AF246471

FORMULAIRE CLINIQUE

FORMULAIRE CLINIQUE

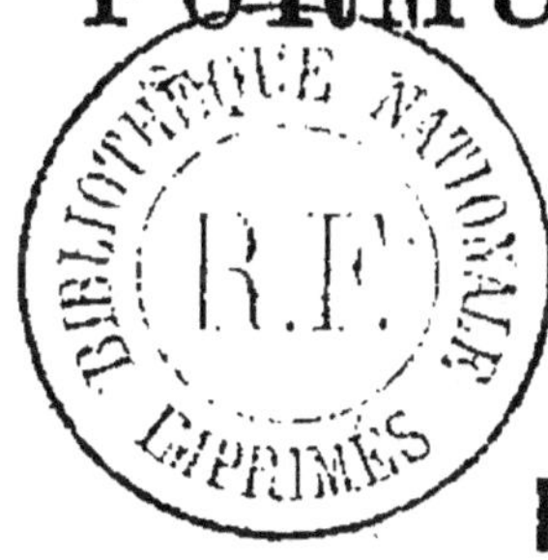

FORMULES PRATIQUES

RECUEILLIES

à la Polyclinique de Vienne (Autriche)

Traduit de la quinzième édition

et augmenté de nombreux travaux originaux

Par le Dr Samuel BERNHEIM

PARIS

A. MALOINE, ÉDITEUR

21, PLACE DE L'ÉCOLE-DE-MÉDECINE, 21

1896

PRÉFACE

*La Polyclinique de Vienne est un centre d'ensei-
gnement où, chaque matin, des Maîtres éminents
comme Benedickt, Hueber, Winternitz, Chiari,
von Hebra, etc., font des leçons cliniques à un nombreux auditoire d'élèves et de praticiens. Toutes les
branches de la médecine et de la chirurgie y sont spé-
cialisées, et tandis que la pathologie interne, les maladies nerveuses, les affections chirurgicales, la gyné-
cologie, les maladies urinaires, les affections des
oreilles, du nez, du larynx, des yeux, la syphilis,
sont étudiées au lit du malade, il existe, d'autre part,
des laboratoires, où sont enseignées également la chimie, la biologie et la bactériologie. C'est par le concours de tous ces professeurs spécialisés que le Formulaire Clinique a été rédigé. Chacun d'entre eux a
écrit le chapitre concernant sa partie, qui, par ce fait
même, a acquis une grande valeur. D'autres Maîtres,
étrangers à la Polyclinique, y ont ajouté quelques
chapitres. C'est ainsi que M. le Professeur Névinny
a écrit la partie concernant les produits explosifs,
M. le Professeur Pollak celle relative à l'examen de
l'oreille, M. le Professeur Göttsteien le chapitre de la
laryngologie, M. le Professeur Breus, celui de l'accouchement anormal, M. le Professeur Meynert, celui des affections mentales, etc., etc.*

*Le rôle d'un traducteur constitue généralement
une œuvre ingrate, en ce sens qu'il ne fait que repro-*

duire la pensée d'un autre auteur. Ma tâche a été cependant rendue intéressante, car non seulement j'ai parcouru un livre des plus instructifs, mais je suis encore devenu le collaborateur de cet ouvrage que j'ai complété par de nombreux chapitres de thérapeutique pure, de biologie et de recherches expérimentales et cliniques. J'espère avoir été à la hauteur de mon entreprise.

Rédigé par un grand nombre d'auteurs, le Formulaire Clinique de Vienne a été bien accueilli en Autriche et en Allemagne, et, en peu d'années, il a atteint sa 15e édition. Chacune de ces éditions a été profondément modifiée, et l'ouvrage s'est enrichi ainsi des découvertes les plus récentes. Mes compatriotes liront, sans doute, avec le même intérêt cet ouvrage de thérapeutique, qui pourra rendre de précieux services aux praticiens français.

Samuel Bernheim.

Table des matières.

Formulaire clinique

ORDONNANCES

AFFÉRENTES A CHAQUE MALADIE

ABCÈS FROID.

Ne pas négliger le traitement général. Evacuer le pus au moyen de ponctions et aspirations. Eviter soigneusement toute intrusion d'air dans la cavité de l'abcès. Immédiatement, après évacuation du pus, injecter une quantité approximativem. équivalente d'émulsion iodoformée. Appliquer ensuite une compresse :

1. *Iodoforme*......... 0 *gr.* 70
   Glycérine.......... 7 *gr.*

ACCUMULATION DE CÉRU-

MEN dans la cavité extérieure de l'oreille.

D'abord amollir la masse obstruante avec de l'eau chaude, glycérine ou

2. *Acide borique*..... 0 *gr.* 50
   Huile d'olives...... 10 *gr.*

En gouttes pour l'oreille.

3. *Bic. de soude*....... 1 *gr.*
   Glycérine .... 20 *gr.*
   Eau distillée........ 10 *gr.*

En gouttes pour l'oreille.

Après amollissement, on injecte dans le conduit externe une solution d'eau tiède dont 1 p. 100 acide phénique ou 1/2 p. 1000 de sublimé à l'aide d'une seringue hermétique, avec une pression douce. Si la masse est trop résistante, répéter la manœuvre.

ACNÉ ROSACÉE.

Traitement pathogén. (Affections sexuelles féminines, gastrites, alcoolisme, etc.) Le traitement local correspond dans les accidents légers, à celui de l'acné simple. Dans les cas plus graves, la scarification des nodosités s'impose, il faut fendre les vaisseaux dilatés dans leur longueur. Employer plutôt le fer rouge (Paquelin) au lieu du bistouri, à cause de l'hémorragie Après opération, badigeonner la place avec :

4. *Liqueur de sesqui-*
   chlorure de fer.
   Eau distillée..... } ãã 10 *gr.*

En badigeonnage.

5. *Acide phénique*...... 1 *gr.*
   Alcool .... 20 *gr.*

En badigeonnage.

ACNÉ VULGAIRE.

Observer l'étiologie : chlorose, maladie des femmes, dyspepsie, iodure, bromure, etc. S'il faut déterminer l'infection intestinale, G. Singer recommande le menthol (0,01 à 0,10) par jour dans des capsules de gélatine. Comprimer les bouchons de matière sébacée. Ouvrir les petits abcès avec un bistouri à pointe, ou un trocart. Racler la peau à la curette. Frictions à l'opodeldoch. Savon de glycérine ou crème de potasse au moyen de la flanelle. Parfois, l'application d'onguent mercuriel ou d'un masque enduit de savon noir est suffisante. Le matin saupoudrer avec :

6. *Oxyde de zinc*......   3 *gr.*
   Amidon pur.........   20 *gr.*

7. *Amidon pur*.........   3o *gr.*
   Poudre d'Alun......   10 *gr.*
   Poudre de racine
    d'iris.............   1 *gr.*
Saupoudrer.

8. *Mercure précipité*
   blanc.............   1 *gr.*
   Lanoline............   20 *gr.*
   Vaseline............   10 *gr.*
Pommade pour pansement.

9. *Acide salicylique*....   2 *gr.*
   Soufre précipité..... } ãã 3o *gr.*
   Savon de potasse.... }

Pommade à appliquer pendant 8 jours le soir.

10. *Lait de soufre*.....   3 *gr.*
   Carbonate de potasse.   1 *gr.*
   Glycérine pure.......   1o *gr.*
   Alc. de vin de France.   10 *gr.*
Pâte (appliquer pendant 3 soirs, l'enlever le matin, puis, frictionner avec une des pommades ci-dessus mentionnées.

11. *Bismuth pharmaceutique*.......... }
   Mercure précipité } ãã 3 *gr.*
   blanc............ }
   Vaseline ....   3o *gr.*
Pommade.

12. *Ichthyol* ....   2 *gr.*
   Eau distillée....... }
   Glycérine .... } ãã 1o *gr.*
   Dextrine .... }
Pâte pour pansement.

13. *Napthol* β......   1 *gr.*
   Soufre précipité..   3 *gr.* 5o
   Saxoléine très pure } ãã 1o *gr.*
   Savon vert....... }
Faire pâte molle. Appliquer pendant 15 à 3o minutes. Puis, enlever et soupoudrer.

14. *Jus de citron* ......   1 *gr.*
   Pâte alcoolique de
    savon de potasse ...   1o *gr.*
   Alcool de Lavande....   4o *gr.*
   Baume du Pérou....   1 *gr.*
   Alcool camphré......   5 *gr.*
Pour frictions.

15. *Onguent de sulfo-*
   benzoate de zinc....   5o *gr.*
   Résorcine pure......}   5 *gr.*
   Argile ....}
Pommade.

16. *Soufre pur*........   1 *gr.*
   Eau distillée.........   20 *gr.*
En badigeonnage.

17. *Carb. de potasse.*   2 *gr.*
   Eau distillée.......   14o *gr.*
   Glycérine ....   1o *gr.*
Eau de toilette.

18. *Borax* .... 3 *gr.*
   Glycérine pure ..... } ãã 10 *gr.*
   Alcool de vin .... }
   Eau de roses .... 30 *gr.*
   Eau de toilette.

19. *Sublimé corrosif* .. 0 *gr.* 10
   T^e de Benjoin ... 5 *gr.* »
   Eau de roses ...... 50 *gr.* »
   Eau de toilette à appliquer 3 nuits de suite, laver le lendemain et frictionner avec une des pommades ci-dessus.

ACTYNOMICOSE.

Ouvrir prématurément les abcès, fendre les fistules. Vider à la curette, traitement antiseptique rigoureux. L'iodure de potassium interne (1 à 2 gr. par jour) a donné fréquemment de bons résultats.

ADÉNITE INGUINALE (bubon).

Au début, repos, compresses froides ou pansement humide et chaud. Si la peau est intacte : badigeonnage d'iode. Si la peau est enflammée, appliquer des compresses d'eau de Goulard ou autres.

20. *Eau de Goulard* .. 150 *gr.*
   Pour cataplasme.

21. *Acétate basique de plomb* .... 10 *gr.*
   Eau distillée .... 150 *gr.*
   Pour cataplasme.

22. *Alun* .... 3 *gr.*
   Eau de plomb ...... 10 *gr.*
   Eau distillée .... 350 *gr.*
   Pour cataplasme.

23. *Teinture d'iode* ..)
   Teinture de noix } ãã 10 *gr.*
   de galle ....)
   Pour badigeonnage (3 à 4 faibles badigeonnages dans l'in-

tervalle de 2 à 3 minutes, 3 fois par jour).

24. *Teinture d'iode* .... 10 *gr.*
   Teinture de belladone .... 1 *gr.*
   A l'extérieur.

25. *Iodate de potasse* .... 1 *gr.*
   Iode pur .... 0 *gr.* 05
   Glycérine .... 10 *gr.*
   A l'extérieur.

26. *Iodate de plomb* ... 3 *gr.*
   Emplâtre de Diachylon .... 30 *gr.*
   Onguent Elemi q. s. f. pour emplâtre mou. Emplâtre. Si l'on constate des fluctuations, ouvrir l'abcès au bistouri aigu, et, suivant le cas, évider à la curette. Injecter une émulsion d'iodoforme en poudre ou en gaze: 3 p. 100 solution phéniquée ou 1 p. 1000 solution sublimée.

27. *Iodoforme pur* .... 10 *gr.*
   A l'extérieur. Avec un pinceau, répandre dans la cavité de blessure. En cas de blessures adénitiques diphtériformes :

28. *Sulfate de cuivre* . 0 *gr.* 50
   Eau distillée ..... 20 *gr.*
   Badigeonner la plaie.

29. *Chlorure de zinc* ... 3 *gr.*
   Eau distillée .... 20 *gr.*
   Pour badigeonnage.

30. *Chlorure de chaux* .... 3 *gr.*
   Eau distillée .... 150 *gr.*
   Pour laver.

31. *Permanganate de potasse* .... 1 *gr.*
   Eau distillée .... 350 *gr.*
   Pour irrigation de la plaie.

En cas de septicémie progressive, répandre du goudron de plâtre sur les surfaces de la blessure.

32. *Bitume de bois*...   o *gr.* 5o
    Sulfate de chaux.   5 *gr.*   »

A l'extérieur.

Pour cautériser le cratère de la blessure des granulations ou bien pour les piqûres, etc.

33. *Nitrate   d'argent*
    fondu............   10 *gr.*

Employé par le médecin.

En cas de conduits purulents, les rincer par des antiseptiques, intrusion de crayons iodoformés et suivant les cas, fendre et cureter les fistules.

34. *Iodoforme*.......   o *gr.* 7o
    Beurre de cacao..   1 *gr.* 4o
    Huile d'amandes
       rectifiée.......   *q. s.*

Baguettes d'ioforme.

AGRYPNIE (insomnie).

Voir formules se rapportant à *l'alcoolisme* et à *l'hystérie.*

ALCOOLISME.

A un degré moyen d'alcoolisme aigu, abandonner le sujet au sommeil, les vêtements déboutonnés, à l'air frais et la tête haut. Dégager éventuellement l'estomac au moyen de la pompe œsophagienne ou de vomitifs.

En cas de collapsus menaçant :

35. *Liqueur d'ammo-*
     niaque caustique   2o *gouttes*
    Eau...........   8o *gr.*

Chaque demi-heure, 2 à 3 cuillerées à bouche :

36. *Camphre*........   o *gr.* 35
    Alcool de vin..〉
    Eau distillée..〉 5 *gr.*   »

Injection.

Delirium tremens, disparaît souvent sans médicaments. Tenir le malade pendant quelques jours dans une chambre mi-obscure, dans la diète des fiévreux. Interdiction absolue d'alcool. En cas de persistance, les hypnotiques à forte dose sont recommandés.

37. *Chloral hydraté..*   2 *gr.*
    Eau distillée.....〉
    Sirop   concentré〈ãã 1o *gr.*
      d'oranges......

Prendre en une fois.

38. *Bromure   de po-*〉
     tassium.......〈ãã   5 *gr.*
    Bromure   d'am-〈
     monium.......〉
    Eau distillée.....   1oo *gr.*

D'heure en heure 1 cuillerée à café.

39. *Sulfonal*..........   6 *gr.*

Faire 6 cachets. En prendre 1 à 2 dans du pain azyme (Hypnotique, cher), de même le trional.

40. *Chloralamide..*   1 *gr.*
    Eau distillée...   8o *gr.*
    Acide chlorhy-
     drique dilué..   4 *gouttes*
    Sirop rouge....   2o *gr.*

A prendre le soir.

41. *Empois d'amidon*   3 *gr.*
    Eau distillée....   8o *gr.*
    Extrait liquoreux   o *gr.* 6o

Prendre le soir la moitié.

42. *Hyosciamine..*   o *gr.* 005
    Eau distillée..   1oo *gr.*   »
    Sirop concentré
     d'oranges...   2o *gr.*   »

Le soir, 1 cuillerée à bouche.

43. *Extrait   alcoolique*
     d'Escholeẓia ca-
     lifornica.......   1 *gr.*4o
   Poudre et extrait liquoreux q. s.
   f. pour pilules n. 4o.

Par jour, 5 à 15 pilules.

44. *Sommal* .... 0 *gr.* 70
   Eau distillée ... 70 *gr.* »
   Sirop rouge .... 30 *gr.* »

Le soir, prendre 1 cuillerée à bouche pleine.

45. *Infusion de feuilles*
   de digitale .... 80 *gr.*
   Tartre stibié ..... 0 *gr.* 03
   Sirop simple ..... 20 *gr.* »

Toutes les 2 heures, 1 cuillerée à bouche.

Dans les formes graves d'alcoolisme chronique, la condition fondamentale de la guérison est la désaccoutumance de l'alcool, que l'on n'atteint que très rarement. Surveillance constante du malade, le mieux dans un sanatorium. La méthode répulsive de Berzélius (imbibition de tous les aliments, boissons, du linge, de l'eau de toilette avec de l'eau-de-vie), rend parfois de grands services. Amélioration de la constitution par le traitement du catarrhe chronique de l'estomac :

46. *Nitrate de strych-*
   nine .... 0 *gr.* 05
   Eau distillée ... 10 *gr.* »

Chaque jour 1 à 2 injections, d'abord de 0 gr. 035, plus tard de 0 gr. 15 (en tout 10 à 15 injections).

47. *Nitrate de strych-*
   nine .... 0 *gr.* 05
   Acide phosphori-
   que dilué ...... 10 *gr.* »

3 fois par jour, 10 gouttes.

48. *Extrait de noix*
   vomique ..... 0 *gr.* 35
   Alcool de vin .. 5 *gr.* »
   Acide phosphori-
   que dilué ..... 10 *gr.* »

3 fois par jour 10 gouttes.

ALOPÉCIE (chute des cheveux).

Tenir compte de l'état général. Traitement tonique et diète. Éliminer, avant tout, la scorrhée, badigeonner ensuite le cuir chevelu avec les alcoolats.

49. *T⁰ de Benioin* .. 15 *gr.*
   Acide salicylique .. 2 *gr.*
   Alcool de vin de
   France .... 50 *gr.*

A l'extérieur.

50. *Résorcine* .... 3 à 5 *gr.*
   Huile de ricin ... 30 *gr*
   Alcool de vin de
   France .... 10 *gr.* »
   Baume du Pérou. 0 *gr.* 35

Chaque jour, appliquer avec une flanelle.

51 *Vaseline* .... 10 *gr.*
   Baume du Pérou .... 1 *gr.*

Pommade.

52. *Tan. de quinine* 1 *gr.*
   Onguent émol-
   lient .... 10 *gr.*
   Huile de roses .. 5 *gouttes*

Pommade.

53. *Huile de cannelle*
   de Chine .... 5 *gr.*
   Éther sulfurique .... 20 *gr.*

En badigeonnage (chaque jour pendant quelques semaines).

Lasser recommande le traitement suivant : Après friction énergique du cuir chevelu au moyen de savon de goudron, laver la tête à l'eau tiède, puis à l'eau fraîche. Après séchage frotter encore avec :

54. *Solution de bichlo-*
     rure dans l'eau.   o gr.o5
    Eau distillée.....   10 gr. »
    Glycérine ....⎰ ãã 5 gr. »
    Alcool des colonies⎱

Avec 1/2 p. 100 d'alcool de naphtol et ensuite faire pénétrer par friction abondante dans le cuir.

55. *Acide salicylique.*   1 *gr.* 5o
    Teinture de ben-
       join ....   2 *gr.* »
    Huile de pieds de
      bœuf ....   40 *gr.* »

Ehrmann recommande la faradisation du cuir chevelu. Hallopeau le traitement de Wintergreen et de l'éther en parties égales.

AMÉNORRHÉE (arrêt des menstrues).

Déterminer la cause (chlorose, scrofulose, tuberculose, anémie) et la traiter en conséquence. Régulariser la diète et les selles. Dans certains cas, changer d'air. En tous cas, envisager la grossesse, l'hématométra, etc.

56. *Extrait d'aloès ..*   o *gr.* 5o
    Poudre de myrrhe *q. s. f.*
     pour pilules n⁰ 5o.

3 fois par jour 2 à 3.

57.   *Teinture de pi-*
    ment............   2 *gr.*
    Rhum supérieur.... 20 *gr.*
    Mixture de gomme.. 80 *gr.*

Toutes les 3 heures, 1 cuillerée à café.

58. *Perm. de potasse.*   o *gr.* 25
    Beurre de cacao... 1 *gr.* »
    Poudre de cacao q. s. f. pour
    pilules n⁰ 5o.

3 fois par jour 1 à 2 pilules.

AMYGDALITE.

Voir *Angine.*

ANÉMIE.

Voir *Chlorose.*

ANÉMIE CÉRÉBRALE.

Considérer de préférence les causes déterminantes (hémorragies permanentes, allaitement excessif, diarrhées habituelles, etc.). Ordonner le repos horizontal, aération des vêtements, aspersions d'eau froide, sels anglais, suppression des conditions provoquant des syncopes, etc., nourriture appropriée surtout chez les enfants. Réchauffer après les diarrhées.

ANÉMIE PERNICIEUSE PROGRESSIVE.

Il importe, pour l'étiologie, d'exclure la présence de l'ankylostome duodénal. Les symptômes se combattent par de fortes doses d'arsenic, fer.

59. *Arsenic blanc...*   o *gr.* 10
    Poivre noir........ o *gr.* 5o
    Poudre et extr. liquoreux
     q. s. f. pour pilules n⁰ 100.

Chaque jour 1 pilule. Tous les 3 jours monter de 1 pilule jusqu'à 10 par jour et au delà.

Eau de Bussang, préparations ferrugineuses. En plus, séjour à l'air vif. Gros vins.

ANÉVRISME.

Traitement général : repos absolu, diète rigoureuse, modérer l'énergie de l'activité cardiaque. (Digitale et iodure de potassium, ce dernier par 1 à

2 gr. trois fois par jour.) Traitement local par la chirurgie ou par compression et bandages élastiques.

ANGINE DIPHTÉRITIQUE.

Isolement du malade. Compresses froides ou hydropathiques, pilules de glace, gargarismes, irrigations buccales, badigeonnage de la membrane (le mieux avec une sonde ou une pincette portant du coton hydroph.).Inhalations,insufflations analeptiques, camphre, éther, musc, vin, cognac. Contre la fièvre : quinine, acide salicylique, pilocarpine.

60. *Eau de chaux....* 150 *gr.*
Eau de toilette.

61. *Chlorate de potasse ....* 2 *gr.* »
Eau distillée.... 300 *gr.* »
Extr.aqueux d'opium........ 0 *gr.*20
Sirop simple.... 20 *gr.* »
Gargarisme pour la bouche et la gorge.

62. *Cyanure de mercure........* 0 *gr.* 03
Eau de menthe.. 300 *gr.* »
Gargarisme pour la gorge.

63. *Acide salicylique à..........* 0 *gr.*50
3 *gr.* »
ou Acide phénique.......... 3 *gr.* »
ou Acide borique 10 *gr.* »
ou Thymol ..... 3 *gr.* »
Eau distillée ... 350 *gr.* »
Pour irrigations.

64. *Camphre ......* 2 *gr.*
Huile de ricin.. 10 *gr.*
Alcool à 90°... 5 *gr.*
Acide phénique.. 0 *gr.*35
Acide tartrique.. 0 *gr.*50
En badigeonnage (pour enlever les fausses membranes).

65. *Acide salicylique..* 2 *gr.*
Alcool de vin rectifié .... ãã 10 *gr.*
Glycérine........
Pour badigeonnage.

66. *Sublimé corrosif.* 0 *gr.*05
Acide tartrique.. 1 *gr.* »
Eau distillée.... 35 *gr.* »
Pour badigeonnage.

67. *Acide lactique concentré pur...* 10 *gr.*
Pour badigeonnage.

68. *Acide borique...* 3 *gr.*
Glycérine pure.. ãã 0 10 *gr.*
Eau distillée....
Pour badigeon.

69. *Chloral hydraté....* 2 *gr.*
Eau distillée....... 10 *gr.*
Chaque demi-heure, badigeonnage.

70. *Papayotine récente ....* 1 *gr.*
Eau distillée...... 10 *gr.*
Acide chlorhydrique q. s. pour réaction acide.
Toutes les 10 à 15 minutes, badigeonnage.

71. *Résorcine ....* 2 *gr.*
Glycérine .... 20 *gr.*
En badigeonnage.

72. *Iode pur........* 0 *gr.*20
Alcool de vin.... 10 *gr.* »
Chloroforme .... 10 *gr.* »
En badigeonnage.

73. *Acide chromique....* 1 *gr.*
Eau distillée....... 10 *gr.*
En badigeonnage.

74. *Liqueur de sesquichlorure de fer.* 10 gr
Eau distillée...... 10 gr
En badigeonnage.

75. *Sublimé corrosif.*   o gr.o1
Eau distillée....   15o gr. »
En vaporisations.

76. *Acide phénique...*   I gr.
Eau distillée.....   15o gr.
En vaporisations.

77. *Eau de chaux..* } ãã 100 gr.
Eau distillée... }
En inhalations.

78. *Eau oxygénée.....*   10 gr.
Eau distillée......   70 gr.
En inhalations.

79. *Acide lactique.....*   40 gr.
Eau distillée......   25 gr.
En inhalations.

80. *Chlorate de po-*
tasse ....   2 gr.
Eau distillée.....   15o gr.
En inhalations.

81. *Iodoforme pulvé-*
risé.............. } ãã 5 gr.
Lactose........... }
En insufflation.

82. *Borax ou alumine*
pulvérisée........ } ãã 5 gr.
Sucre blanc .... }
En insufflation.

83. *Soufre sublimé...* } ãã o gr. 15
Sulfate de quinine... }
A insuffler 2 fois par jour.

84. *Chlorhydrate de*
pilocarpine.....   o gr.o2
Pepsine..........   o gr.5o
Eau distillée.....   5o gr. »
Acide chlorhy-
drique........   o gr.20
Par heure I cuillerée à café.

85. *Chlorhydrate de*
pilocarpine....   o gr.o5
Eau distillée ....   1o gr. »
En injection hyp.

86. *Essence de téré-*
benthine .... } ãã I gr.
Sucre blanc .... }
Gomme arabique... }
Eau distillée.......   80 gr.
Toutes les 3 heures, I cuil-
lerée à café.

87. *Liqueur de sesqui-*
chlorure de fer..   1oo gr.
Eau de cannelle.   5o gr.
Par heure, I cuillerée à enfant.

88. *Eau oxygénée à*
2 p. 100...........   8o gr.
Chaque demi-heure, I cuillerée à café.

89. *Chlorate de potasse.*   2 gr.
Eau distillée......   12o gr.
Sirop rouge.......   3o gr.
Toutes les 2 heures, I cuil-
lerée à enfant.

90. *Chlorhydrate de*
quinine ....   o gr. 1o
Sucre blanc ......   o gr.35
Diviser en 20 paquets, à
prendre un toutes les 2 heures.

91. *Salicylate de soude*
(ou antipyrine)....   2 gr.
Eau distillée.......   70 gr.
Sirop simple ......   3o gr.
Toutes les 2 heures, I cuil-
lerée à bouche.

ANGINE DE POITRINE.

Voir *Sténocardie.*

ANGINE TONSILLAIRE CA-TARRHALE.

Dans l'angine simple : compresses froides ou étuvées autour
du cou. Ensuite : gargarisme
simple. Dans les cas graves,
pilules de glace ou sorbets.

Pour les enfants : repos au lit. S'il se forme des abcès : compresses étuvées, gargarismes de thé chaud (décoction de guimauve ou mauve), suivant le cas : incision. Dans l'hypertrophie des tonsilles, badigeonner à la teinture d'iode, en cas de récidive fréquente de l'angine : tonsillotomie, et au besoin cautérisation. Éthérisation de la gorge au vaporisateur.

92. *Eau de guimauve*........ 140 *gr.*
Teinture de laudanum simple. 50 *gouttes*
Sirop de mûres. 130 *gr.*
Eau dentifrice....

93. *Chlor. de potasse.* 3 *gr.*
Eau distillée.... 210 *gr.*
Eau de menthe. 20 *gouttes*
En gargarisme.

94. *Acide salicylique.* 2 *gr.* »
Chlor. de potasse. 5 *gr.* »
Carbonate de soude 3 *gr.* »
Eau distillée ..... 210 *gr.*
En gargarisme.

95. *Salyc. de soude.* 2 *gr.* »
Eau distillée..... 140 *gr.* »
Eau dentifrice.

96. *Perm. de potasse.* 1 *gr.* »
Eau distillée..... 140 *gr.* »
Pour gargarisme.

97. *Alumine*........ 3 *gr.* »
Eau distillée...... 140 *gr.* »
T^e de laudanum simple.......... 0 *gr.* 70
Miel rosat....... 10 *gr.* »
Eau dentifrice.

98. *Feuilles de sauge.* 20 *gr.* »
Employer une partie en infusion pour se gargariser.

99. *Eau de chaux..* 140 *gr.* »
Eau dentifrice.

100. *Chlorhydrate de cocaïne*...... 1 *gr.* »
Eau distillée...... 30 *gr.* »
Pour badigeonnage du palais.

101. *Nitr. d'argent.* 0 *gr.* 50
Eau distillée ..... 20 *gr.* »
Pour badigeonnage.

102. *Hyd. de chloral.* 1 *gr.* »
Sucre blanc...... 10 *gr.* »
En enduire le palais.

103. *Extrait de seigle ergoté* ...... 1 *gr.* »
Teinture d'iode... 2 *gr.* »
Glycérine.........) 20 *gr.* »
Pour badigeonnage.

ANGIOME (Téléangiectasie).
Enflure des vaisseaux.

Extirper au bistouri, galvanocaustie, acuponcture, ligature élastique, cautériser aux acides sulfurique, nitrique et chlorhydrique. Pour les tumeurs caverneuses, Mosetig conseille des injections d'eau oxygénée.

104. *Liq. de sesquichlorure de fer.* 1 *gr.* »
Chlorate de soude. 1 *gr.* »
Eau distillée...... 4 *gr.* »
Injecter 3 ou 4 gouttes dans la tumeur.

105. *Emplâtre adhésif*........... 10 *gr.* »
Tartre émétique. 0 *gr.* 10
Étendre sur la peau et l'y maintenir pendant 8 jours.

ANTHRAX.

Ouvrir l'anthrax par incisions copieuses cruciformes au bistouri. Thermocautère, irrigation d'antiseptiques, remplissage des orifices avec des mèches ou bandelettes de gaze iodoformées. Pansement antiseptique, ensuite pommade au nitrate d'argent.

106. *Nitr. d'argent.*   0 gr. 70
    Baume du Pérou..   3 gr. »
    Onguent simple...   70 gr. »
Pommade.

ANKYLOSTOME DUODÉNAL

Difficile à supprimer. On recommande :

107. *Santonine....*⎞
    Protochlorure de⎬ aã 0 g. 02
    mercure.......⎠

En faire 3 paquets, et en prendre 1 par jour.

108. *Extrait de*
    fougère ....   3 gr. »
Prendre dans l'espace de 2 jours.

109. *Extrait de*⎞
    fougère éthéré.⎬ aã 1 gr. 40
    Huile de ricin...⎠
Prendre en 1 fois.

110. *Thymol ......*   0 gr. 15
A prendre en 1 jour.

APHTE. Muguet. Stomatite pultacée.

Lavage fréquent de toute la cavité buccale. Essuyer avec un linge ou pinceau de charpie mouillée, surtout après boire. Précaution contre la contagion.

111. *Chlorate de po-
tassium..........*   1 gr. »

Eau distillée .....   70 gr. »
Sir. de Rubus Idœa. 10 gr. »
Par heure, une cuillère à enfant.

112. *Perm. potasse.*   0 gr. 5
    Eau distillée.....   140 gr. »
Pour gargarisme.

113. *Borax........*   1 gr. »
    Eau distillée.....   70 gr. »
    Miel rosat........   10 gr. »
Pour badigeonnage et lotion.

114. *Eau phagédé-
    nique.........*⎫
              ⎬ aã 10 gr. »
    Glycérine ....⎭
Pour badigeonnage.

APHTE (Stomatite aphteuse).

Nettoyage radical de la bouche. Eviter toute lésion des muqueuses (pincement, écorchure). Sur les petits boutons, la cautérisation au crayon est le plus efficace. S'ils s'étendent, employer fréquemment un lavage buccal, de préférence en pulvérisation.

115. *Borax........*   3 gr. »
    Eau distillée .....   140 gr. »
Pour gargarisme.

116. *Salic. de soude.*   2 gr. »
    Eau distillée......   140 gr. »
Pour gargarisme.

117. *Chlorate de po-
    tasse..........*   1 gr. »
    Eau distillée.....   140 gr. »
    Sirop rouge......   10 gr. »
A l'intérieur, surtout chez les enfants, toutes les deux heures 1 cuillerée à café.

118. *Nitr. d'argent.* 1 gr. »
Eau distillée ..... 10 gr. »
En badigeonnage.

119. *Jus de citron.*} ãã 10 gr. »
Sirop rouge. ....}
En badigeonnage.

APOPLEXIE. (Hémorrhagie cérébrale.)

Enlever les vêtements oppressifs, air vif; chez les adultes et sanguins : saigner, ce que par contre il faut éviter chez les personnes pâles, d'apparence anémique âgées, affaiblies, chez les malades atteints d'une lésion valvulaire du cœur, d'hypertrophie passive ou d'artériosclérose. Tenir la tête haute, compresses de glace sur la tête, injections sous-cutanées d'éther, laxatifs violents, suivant le cas, sonde, odeurs révulsives (ammoniaque), friction et bouchonnage de la peau, ensuite repos dans l'obscurité. Traitement ultérieur symptomatique ; dans les cas graves d'activité cardiaque, vin, café pur, ensuite :

120. *Ether sulfu-*}
rique ....} P. E.
Camphre.}

Injecter sous la peau 1, 2 à 3 seringues de Pravaz.

121. *Musc* .... 0 gr. 35
Racine de valériane 10 gr. »
Amidon .... 10 gr. »
Eau .... Q. S.
En lavement.

122. *Infusion de séné ou de racines de rhubarbe 10 gr. jusqu'à 140 gr.*
Sel amer ....}
Sirop rouge ....} ãã 4 gr.
Toutes les 2 heures, 1 cuillerée à soupe.

123. *Teinture de Cantharide* ..... 0 gr. 25
Essence de térébenthine .... 15 gr. »
Pour frictions.

Pour éviter les accidents du décubitus et l'hypostase pulmonaire, changer la position fréquemment. Pour éviter les phénomènes paralytiques, faradiser, massage des extrémités paralysées au bout de quelques semaines.

Dans la dégénérescence descendante, employer avec précaution le courant galvanique descendant le long de l'épine dorsale. Plus tard, bains Téplitz, Wildbad, Gastein, Ragatz, Pfaeffers.

Dans les accès moindres injecter :

124. *Nitrate de strychnine* .... 0 gr. 005
Eau distillée ...... 10 gr. »
Par jour, 1 seringue, en inj.

ARTHRITE.

Voir *Rhumatisme articulaire.*

ARTHRITE URIQUE. Podagre. Goutte.

Vie régulière, notamment réduire et préciser la quantité d'aliments. Nourriture variée, fruits, peu ou pas d'alcool. Selles journalières nécessaires. Exercices méthodiques développant les muscles et activant le courant lymphatique (massage, frictions à froid.) Cures d'eaux minérales alcalines (Gresshubler, Radein, Salvator), salicylate de soude (3 à 4 grammes par jour). Contre les douleurs : narcotiques. Eaux recommandables : Carlsbad, Marienbad, Pystyan, Baden près Vienne, Vichy, Hombourg,

Kissingen. Bains de boue (Extrait de boue de Mattoni), compresses hydropathiques et bains de boue.

125. *Carb. de lithine.* 3 *gr.* »
Sucre blanc..... 1 *gr.* 50

Diviser en 10 paquets ; à prendre 2 par jour.

126. *Iod. de lithine.* 0 *gr.* 10
Extrait de poudre de gentiane
Q. S. *pour* 1 *pilule.* F. s. a.
30 pilules semblables.

Par jour 3 à 4 pilules.

127. *Pipérazine ....* 0 *gr.* 05
Eau distillée...... 10 *gr.* »

A prendre chaque jour le matin 10 gouttes.

128. *Teinture de colchique ....* 10 *gr.* »

10 à 20 gouttes le matin, à midi et le soir.

129. *Vin de colchique............* 100 *gr.*
Iodure de potassium. 2 *gr.*

3 fois par jour, 1 cuillerée.

130. *Extrait de stigmates de maïs..* 0 *gr.* 02
Benzoate de soude } ãa 0 *gr.* 20
Carb. de lithine.. }
Essence d'anis..... 2 *gouttes*
Pour 1 *pilule, n° 60.*

2 pilules avant chaque repas pendant 20 jours du mois.

131. *Iod. de sodium.* 0 *gr.* 7
Iode pur......... 0 *gr.* 07
Vaseline......... 10 *gr.* »

Pour friction.

132. *Sulfolithyolate*)
de soude .... } ãa 10 *gr.*
Lanoline ....)

Pommade. En friction.
Dans les accès aigus : repos au lit, diète ; soigner les selles, placer les parties douloureuses en contre-haut.

133. *Salic. de soude.* 4 *gr.* »

Partager en 6 paquets, en prendre 3 par jour.

134. *Extr. de belladone.........* 2 *gr.* »
Axonge......... 20 *gr.* »

Pommade, pour frictions.

135. *Ichthyol.......* 2 *gr.* »
Vaseline.......... 20 *gr.* »

Pommade, pour frictions.

ASCARIDES LUMBRICOIDES.

D'abord purgation simple (calomel, rhum). En cas d'insuccès, seulement administrer semence de courges. Lavements avec 1/2 à 1 0/0 solution acide carbolique.

136. *Santonine pure..* 0 *gr.* 10
Poudre de calomel.. 1 *gr.* »
Sucre blanc........ 2 *gr.* »

Partager en 10 paquets ; à prendre 3 par jour

137. *Santonine pure.* 0 *gr.* 025
Lactose .... 2 *gr.* »

Diviser en 5 paquets, à prendre toutes les 2 heures.

138. *Santonine pure.* 0 *gr.* 05
Huile de ricin.... 100 *gr.*
Huile éthérée..... 4 *gouttes*

2 à 3 cuillerées à café par jour.

139. *Santonine pure.* 0 gr. 15
Sucre blanc....... 0 gr. 35
Gomme adragante. q. s.
Diviser ces 15 pilules : matin et soir 1 à 2.

140. *Poudre de se-*
men-contra..... 0 gr. 35
Poudre de tuber-
cules de jalap.. }ãã 1 gr. »
Sucre blanc......
Partager en 5 paquets; à prendre 1 chaque demi-heure.

141. *Poudre de*
fleurs de bina.. 0 gr. 70
Racine de jalap... 0 gr. 10
Sulfate de soude.. 0 gr. 70
Miel rosat q. s. pour élec-tuaire. Le soir, une cuillerée à enfant.

ASCITE. (Hydropisie abdo-minale.)

Traiter les douleurs patho-géniques, douleurs du foie, du cœur ou des poumons. Ensuite, ordonner des diurétiques ou su-dorifiques, suivant le cas des purgatifs drastiques. Nourriture médiocrement fortifiante. Bois-sons : Gresshubler, Salvator, cure de lait. En cas de danger, ponctions abdominales pour éva-cuer l'ascite, ainsi que la sérosité des extrémités ou du scrotum. On recommande le trocard capillaire de Southey.

142. *Liqueur d'acé-*
tate de potasse. 0 gr. 70
à .... 10 gr. »
Oxymel de scille. 0 gr. 70
Sirop simple..... 100 gr.
Toutes les 2 heures, 1 cuil-lerée à bouche.

143. *Inf. de genièvre.* 0 gr. 70
à.......... 10 gr. »

Extrait de Scille.. 0 gr. 01
à.......... 1 gr. »
Sirop simple...... 100 gr.
Par heure, 1 cuillerée à bouche.

144. *Déc. de prêle.* 0 gr. 70
à.......... 10 gr. »
Oxymel de scille. 2 gr. »
Sirop simple....... 100 gr.
Par heure, 1 cuillerée à bouche.

145. *Poudre de feuil-*
les de digitale.. 0 gr. 80
Nitrate de soude.. 0 gr. 90
Partager en 10 paquets; à prendre 1 toutes les 3 heures.

146. *Diurétine Knoll.* 0 gr. 35
à.......... 0 gr. 50
Eau distillée..... 80 gr. »
Prendre tous les jours en cuil-lerées à bouche.

147. *Calomel.......* 1 gr. »
Sucre blanc ...... 3 gr. »
Partager en 10 paquets; à prendre 3 par jour.

148. *Caféine......* 0 gr. 70
Sucre blanc....... 3 gr. »
Partager en 10 paquets, à prendre 1 toutes les 2 heures.

149. *Camphre......* 1 gr. »
Poudre de scille. 5 gr. »
Extr. de belladone. 0 gr. 10
Vaselin.e......... 20 gr. »
Frictionner 3 fois par jour.

150. *Chlorhydrate de*
Pilocarpine..... 0 gr. 10
Eau distillée...... 10 gr. »
Injecter 1/2 ou 1 seringue.

ASPHYXIE.

Elimination de tout corps étranger dans les voies respiratoires, introduction d'air vif, rehausser la position de la tête. Retirer tout vêtement oppressif de respiration, frictions révulsives. Dans la léthargie des nouveau-nés, éliminer les glaires de la cavité buccale, respiration artificielle, révulsifs, sondes respiratoires, traction rythmée de la langue.

151. *Salic. de soude.*   3 *gr.*   »

En 10 paquets ; à prendre 1 toutes les heures.

ASTHME BRONCHIQUE.

(Crampes des bronches.)
Rechercher l'affection causale (nez, gorge). Pour abolir les accès : Eviter tout changement violent de température, et certains degrés de température, les aliments et boissons excitants, ainsi que toute odeur pouvant provoquer des accès, ce que démontre l'expérience ; utilité fréquente de changer d'air ou de climat, traitement pneumatique, emploi de l'air comprimé et raréfié, mouvements au grand air. Pendant les accès, dans le cas où les frictions n'aboutiraient pas, inhalations de chloroforme, nitrite d'amyle ou iodure d'éther, cigarettes à asthme, sinapismes, bains de pieds et de mains chauds, pilules de glace, café, inhalations d'oxygène.

152. *Chlorh. de mor-*
    phine .... 0 *gr.* 05
    Sucre blanc ...... 1 *gr.* 50

Partager en 5 paquets ; à prendre 1 en cas d'accès.

153. *Codéine pure* .. 0 *gr.* 10
    Lactose .... 1 *gr.* 50

Partager en 5 paquets, à prendre comme les précédents.

154. *Poudre de ra-*
    cine d'ipéca-
    cuanha .... }
    Extrait de jus- } āā 0 *gr.* 15
    quiame ...... }
    Sulfate de quinine. 0 *gr.* 70
    Sucre blanc ...... 1 *gr.* 50

Partager en 10 cachets ; à prendre 1 chaque 3 heures.

155. *Extrait de bel-*
    ladone .... 0 *gr.* 10
    Poudre de racine
    d'Ipécacuanha ... 2 *gr.* »
    Extrait de pissenlit
    q. s. pour faire pilules n° 20.

Par jour, 5 pilules.

156. *Éther sulfuri-*
    que .... 1 *gr.* »
    Extr. de belladone. 0 *gr.* 05
    E. de laur.-cerise. 10 *gr.* »
    Eau distillée ..... }
    Sirop d'écorce d'o- } āā 60 *gr.* »
    range .... }

Par heure, 1 cueillerée à bouche.

157. *Arséniate de*
    soude .... 0 *gr.* 005
    Eau distillée ..... 100 *gr.* »

Par jour, 1 cuillerée à bouche.

158. *Chloral hydraté.* 1 *gr.* »
    Sirop simple ...... 20 *gr.* »

Prendre en 1 fois.

159. *Chloral hydraté* 1 *gr.* »
    Nitrate de potasse. 0 *gr.* 50
    Teinture de stra-
    moine .... 0 *gr.* 70
    Sirop simple ...... 40 *gr.* »

Toutes les 4 heures, 1 cuillerée à café dans 1 verre d'eau.

160. *Nitrate de soude.* 3 gr. »
Eau distillée...... 100 gr. »
3 à 4 cuillerées à bouche par jour.

(Nitrate de soude, prudence !) Inhalation de 4 à 5 grammes d'eau de laurier-cerise au moyen d'un appareil à vapeur.

161. *Chlorh. de coc.* 0 gr. 70
Eau distillée ..... 10 gr. »
Pour badigeonnage de la muqueuse.

162. *Ether amylnitrique.........* 0 gr. 35
Huile de fenouil.. 1 gr. 70
En cas d'accès, inhaler 2 à 5 gouttes sur un mouchoir.

163. *Ether iodhydrique...........* 3 gr. »
Inhaler 5 gouttes, 6 à 8 fois par jour.

164. *Paraldéhyde...* 0 gr. 15
à............. 0 gr. 20
Eau distillée...... 10 gr. »
Sirop simple...... 10 gr. »
Prendre en 2 fois dans l'intervalle de 20 minutes.

165. *Résorcine......* 0 gr. 10
Eau distillée ..... 50 gr. »
Sir. d'éc. d'orange. 10 gr. »
Chaque 1/2 heure, 1 cuillerée à bouche.

166. *Chlorure de sodium ....* } *āā* 0 gr. 7
Carbonate de soude }
Eau distillée...... 140 gr. »
En inhalation.

167. *Iodure de potassium ....* 3 gr. »
Eau distillée ...... 100 gr. »
S. d'éc. d'oranges. 50 gr. »
3 cuillerées à bouche par jour.

168. *Tᵉ de lobelia..* } 3 gr. »
Ether acétique..... }
Chaque 1/2 heure, 10 à 20 gouttes.

169. *Lobéline........* 0 g.0005
Extrait liquoreux.. 0 gr.035
Faire pilules nº 5 ; toutes les 2 heures, 1 pilule.

170. *Vin stibié......* } *āā* 3 gr.
Teinture de lobelia. }
Liqueur ammoniacale. 7 gr.
En cas d'accès, chaque 1/4 d'heure, 10 gouttes.

171. *Ext. de quebracho* 3 gr. »
Eau.............. 100 gr. »
3 fois par jour, 1 à 2 cuillerées à café.

ASTHME CARDIAQUE.

En cas de pression élevée des vaisseaux, alléger le cœur. Réduction graduelle de la boisson, exercice musculaire méthodique, purgatifs salins et au besoin diurétique (voyez Ascites). Traitement d'un vice du cœur, s'il y a lieu. Voir aussi Asthme et Bronchite.

172. *Tᵉ de Naregamia.* } *āā* 7 gr.
E. de laurier-cerise. }
2 à 3 fois par jour, 10 gouttes.

ATELECTASIA PULMONAIRE.

Epaississement des bronches.

Chez les nouveau-nés, provoquer de profondes aspirations (cris). Nettoyer la bouche de toutes glaires. Chez les enfants souffrant de bronchite capillaire, éliminer les glaires par des vomitifs, rhum, cognac, thé.

173. *Tartre stibié....* o gr. 01
Mixture de gomme. 40 gr. »
Chaque 1/4 d'heure, 1 cuillerée à café.

174. *Rac. d'Ipécac....* o gr. 35
à............. o gr. 70
Sirop rouge....... 100 gr.
Chaque 1/2 heure, 1 cuillerée à café.

175. *Liqueur ammoniacale anisée....* 10 gr.
2 à 5 gouttes dans l'eau.

176. *Vin stibié......* ⎫
Oxymel de Scille... ⎭ ãã 5o gr.
Toutes les 10 minutes, 1 cuillerée à café.

177. *Ether sulfurique.* 10 gr. »
1 à 2 gouttes dans l'eau.

178. *Camphre.......* o gr. o5
Muc. gommeux.... 40 gr. »
En cuillerées à café.

AVORTEMENT. Prophylaxie.

Repos physique et moral, éventuellement repos au lit. Si l'on soupçonne la présence de la syphilis, appliquer le traitement spécifique à la malade. En cas d'accès de fièvre, abaisser énergiquement la température du corps. Traiter les hémorragies, en tant que signe d'avortement, par le repos au lit exclusif. Si l'avortement ne peut être enrayé s'abstenir de toute intervention

en cas d'hémorragie légère. En cas de persistance de la maladie ou d'hémorragie violente administrer :

179. *Extrait de seigle ergoté...........* 1 gr.
Glycérine......... ⎫
Eau distillée...... ⎭ ãã 10 gr.
En injection sous-cutanée.

180. *Pdre de seigle ergoté............* ⎫
Pdre de rac. d'Ipécacuanha........ ⎭ ãã 3 gr.
Faire 12 cachets, à prendre toutes les heures ou toutes les 2 heures.

181. *Extr. de seigle ergoté...........* 2 gr. »
Eau distillée...... 80 gr. »
Cognac........... 10 gr. »
Sirop simple....... 30 gr. »
1 cuillerée à bouche toutes les heures ou toutes les 2 heures.

En cas d'hémorragie intense, poser des vessies de glace sur l'abdomen, appareils réfrigérants, tampons vaginaux en gaze iodoformée, retirer les tampons au bout de 4 à 6 heures et désinfecter le vagin.

182. *Sublimé cor..* ⎫
Chlorate de soude ⎭ ãã o gr. 5o
Eau distillée....... 35 gr. »
Moitié pour 1000 de la solution de sublimé, pour désinfecter.

183. *Acide phénique; ou créoline (Pearson ou Lysol)...* 1 gr. »
Eau distillée...... 100 gr. »
Pour désinfecter.

En cas d'expulsion incomplète de l'œuf ou des sanies, enlever les débris de l'œuf à la curette.

Pour éviter l'avortement chronique, Debierre recommande l'emploi de l'extrait liquide de viorne quatre jours avant la date supputée des menstrues, et pendant douze jours consécutifs.

184. *Br. d'ammonium.* 1 *gr.* »
Extrait de viorne... 1 *gr.* »
Eau distillée....... 80 *gr.* »

2 à 3 fois par jour, 1 cuillerée à café.

BALANITE. (Blennorrhée du prépuce.)

Nettoyer à l'eau tiède, ensuite avec des médicaments antiseptiques le gland du prépuce, par introduction de gaze. Les bubons et autres lésions réclament un traitement spécial.

Voir Ulcus, Sclérose, Phimosis.

185. *Chlor. de potas,* 4 *gr.*
Eau distillée..... 140 *gr.* »
U. E.

186. *A. bas. de plomb* 3 *gr.*
Eau distillée.... 140 *gr.* »
U. E.

187. *Sublimé cor..* 0 *gr.* 10
Eau distillée..... 140 *gr.*
Pour lotions.

188. *Tannin pur...*}
Amidon pur......} ãã 7 *gr.*
Pour saupoudrer.

BLENNORRHÉE VAGINALE.

Voir **Flueurs blanches.**

BLENNORRHÉE DES NOUVEAU-NÉS. Blennorrhée ophtalmique des nouveau-nés.

Danger imminent d'infection de l'autre œil et ceux de l'entourage. Il faut être très soigneux et faire de fréquents nettoyages de l'œil au permanganate de potasse. Éviter chaude température de la chambre, poussière, fumée, etc. Tempérer la lumière, crayonner au nitrate d'argent et enduire le front et les tempes à la pommade de belladone.

Prophylaxie : laver les yeux des nouveau-nés avec une solution de 1 à 2 0/0 acide borique immédiatement après le bain. On recommande de laisser tomber une goutte de solution à 2 0/0 nitrate d'argent.

189. *Nitrate d'argent cristallisé..* 0 *gr.* 10
Eau distillée...... 10 *gr.*
Badigeonner 1 à 2 fois par jour.

190. *Nitrate d'argent cristallisé.......* 0 *gr.* 10
Eau laurier-cerise. 10 *gr.*
En badigeonnage.

191. *Sulfate d'atropine..........* 0 *gr.* 10
Eau distillée..... 10 *gr.*
En gouttes pour l'œil.

192. *Sulfate d'atropine...........* 0 *gr.* 35
Vaseline .... 35 *gr.*
Introduire très exactement. 1 morceau de la grosseur d'un pois dans le sac conjonctival.

193. *Perm. de potasse.* 0 *gr.* 10
Eau distillée ..... 10 *gr.* »
Eau de toilette (diluer avec de l'eau jusqu'à couleur rouge.

BLENNORRHÉE URÉTHRALE.

Dans les formes aiguës avec pyorrhée abondante, inflammation et enflure œdémateuse autour de l'orifice du canal, accompagnées de douleurs dans le parcours : compresses froides, maximum de repos, ensuite injections, diète rigoureuse, pas de bière, ni vin, pas d'aliments irritants ; laxatifs légers, suspensoir, peu de mouvements. Attirer l'attention sur le danger de l'écoulement pour les yeux. Après diminution des phénomènes inflammatoires et en cas de purulence abondante, procéder prudemment aux injections. Le patient doit uriner préalablement, ensuite injecter 1/2 seringue (contenant environ 10 grammes du liquide tiède), de 2 à 4 reprises différentes, et le rejeter aussitôt. Prendre ces injections suivant l'intensité des sécrétions, 3 à 6 par jour. Dans la 2° et 3° semaine, on peut injecter une seringue pleine, dont le contenu doit être retenu pendant 1 à 2 minutes, dans l'intérieur du canal, en comprimant s'orifice. Au lieu d'injections, on se sert aussi de médicaments internes.

194. *Ac. bas. de plomb*   1 gr. 50
    Eau distillée...... 70 gr.   »

En injections. On l'utilise aussi en cataplasme dans les cas de phlegmon.

195. *Sulf. de zinc*...   1 gr. 50
    Eau distillée....... 70 gr.   »

En injections.

196. *Acétate de zinc*.   1 gr. 50
    Eau distillée....... 70 gr.   »

U. E.

197. *Tannin*...........   10 gr.
    Eau distillée.......   100 gr.
    U. E.

198. *Perm. de potasse.*   0 gr. 35
    Eau distillée...... 70 gr.   »
En injections.

199. *Acide borique*...   3 gr.
    Eau distillée........   100 gr.
U. E.

200. *Créoline ou Lysol*.............   0 gr. 50
    Eau distillée   100   gr.
En injections.

201. *Sulf. de cadmium*   0 gr. 10
    Eau distillée.....   70   gr.   »
En injections.

202. *Ichthyol*.......   0 gr. 50
    Eau distillée......   100 gr.
En injections.
Au début 3 à 5 injections par jour, plus tard en plus petit nombre.

203. *Chloral hydraté*....   1 gr.
    Eau distillée......   70   gr.   »
En injection 2 fois par jour.

204. *Résorcine pure.*   1 gr. 50
    Eau distillée......   100 gr.   »
En injections.

205. *Europhène*....   0 gr. 70
    à...............   3   gr.   »
    Huile d'olives ....
    Poudre de gomme
        arabique.......   āā 7 gr.
    Eau distillée......   140 gr. »
Pour injections.

206. *Salol* ....   7 gr
    Gomme arabique....   3 gr.
    Eau distillée.......   140 gr.
Injection.

207. *Alumine*........   1 gr. 50
    Eau distillée......   140 gr. »
Injecter le premier jour, 3 à 4 fois, puis 1 fois par jour.

208. *S.-nitrate de bismuth*........ 5 gr.
Eau distillée..... 100 gr.
Injection. (Agiter.)

209. *Perm. de zinc.* 0 gr. 35
Eau distillée..... 140 gr.
Injection.

210. *Baies de genièvre* ....} ãã 10 gr.
Feuilles d'uva ursi.}
1 cuillière à café d'infusion.

211. *Décoction de graines de lin*... 35 gr. »
Sirop diacode..... 70 gr.
Toutes les 2 heures, 1 cuillerée à bouche.

212. *Baume de copahu*.......... 40 gr.
Matin, midi et soir, chaque fois 10 gouttes.

213. *Baume de copahu* .... 10 *gouttes*
Mettre dans une capsule gélatineuse. Matin, midi et soir, 2 à 3 capsules.

214. *Baume de copahu*.......... 0 gr. 50
Cire jaune........ 0 gr. 15
Poudre de cubèbe q. s. pour faire une pilule ; n° 50. 5 à 10 pilules par jour.

215. *Poudre de cubèbe* .... 2 gr. »
En cachets, n° 20, à prendre 3 par jour.

216. *Poudre de cubèbe.*}
Extrait alcoolique de cubèbe ....} ãã q. s.
Pour faire des pilules du poids de 0 gr. 0,10 ; n° 20.
Enduire de lycopode. 3 fois par jour 1 pilule.

217. *Huile de bois de Santal*.......... 10 gr.
20 à 30 gouttes par jour.

218. *Sulfate de zinc*}
Acide phénique....} ãã 0 gr. 10
Alumine ....}
Eau distillée...... 70 gr. »
U. E.

219. *Nitrate d'argent.* 0 gr. 35
Eau distillée,...... 70 gr. »
En instillations.

220. *Sulfate de cuivre.* 0 gr. 05
à .... 0 gr. 35
Eau distillée........ 30 gr. »
En instillations.

221. *Sal. de bismuth*... 5 gr.
Eau distillée .... 70 gr.
Injection.

222. *Sulfate de zinc.*}
Acétate de plomb.} ãã 0 gr. 35
Eau distillée...... 70 gr. »
U. E.

223. *Extrait de seigle ergoté*...... 1 gr.
Eau distillée...... 70 gr. »
Injection.

224. *Mercure précipité rouge*...... 0 gr. 35
Vaseline.......... 10 gr.
Pommade.

225. *Nitrate d'argent.* 0 gr. 01
Glycérine.......}
Beurre de cacao..} ãã q. s. p. faire un petit crayon mou.
Le soir mettre un crayon dans le méat urinaire.

226. *Alumine*........ 0 gr. 05
Lanoline ....}
Beurre de cacao...} ãã q. s.
Faire suppositoire pour l'urèthre ; n° 5.
Comme le précédent.

Au lieu d'alun, tannin o *gr.* 20
  à............... o *gr.* 35
  ou sulfate de zinc.. o *gr.*010
  à................ o *gr.* 20

227. *Tannin pur*..... o *gr.* 35
Opium en poudre.. o *gr.* 02
*Glycérine pure q. s. p. faire
un suppositoire.*

A introduire dans le méat urinaire. Baguettes de tannin glycériné, longues de 5 à 10 centimètres.

228. *Tannin pur* .... o *gr.* 5o
Gélatine q. s. p. baguette.

2 fois par jour, introduire dans le méat urinaire une baguette de gélatine. En outre, on peut aussi prescrire acétate de plomb, sulfate de zinc, également en baguette.

229. *Beurre de cacao.* 7 *gr.* »
  Cire jaune........ 1 *gr.* »
  à .... 3 *gr.* »
  Nitrate d'argent... o *gr.* 5o
  Baume du Pérou... 1 *gr.* »

Pommade (réchauffée, y plonger sondes métalliques ou canules); pour bad. l'urèthre.

23o. *Nitrate d'argent
cristallisé* .... o *gr.* 5
Eau distillée....... 1o *gr.* »

En badigeonnage.

Dans les cas invétérés, sonder au moyen de sondes métalliques coniques et lourdes qui doivent être introduites graduellement par ordre numérique (22 à 27 Charrière) quotidiennement jusque dans la *partie prostatique.* Lubrifier à la glycérine et non à l'huile.

231. *Sulfate de zinc.*
Alumine........... } āā o*gr.*10
Acide phénique.... } à o *gr.*15
Eau distillée....... 15 *gr.* »

En instillations.

Les médicaments liquides peuvent être employés sous forme concentrée au moyen d'instruments à badigeonner. Le tube droit endoscopique doit être introduit avec l'obturateur jusqu'au bulbe du patient couché horizontalement; on retirera ensuite l'obturateur et l'on introduira le pinceau imprégné de médicaments que l'on tournera avec le tube.

232. *Nitrate d'argent
cristallisé*........ o *gr.* 20
Eau distillée....... 20 *gr.* »

Pour badigeonnage.

BLÉPHARITE.

Elimination soigneuse des croûtes préalablement graissées et ramollies. Nettoyage de l'œil à l'eau tiède et à la tisane. Emploi pendant longtemps de la pommade recommandée tous les soirs. Dans les formes chroniques, diète, défense d'irritants, médicaments dissolvants, fer à l'intérieur, etc.

233. *Mercure précipité
jaune*........... o *gr.* 15
Vaseline........... 15 *gr.* »

Mêle très exactement, pour onguent pour les yeux. Pommade. Avant le coucher, frictionner avec gros comme une tête d'épingle.

234. *Précipité jaune.* o*gr.* 010
Lanoline.......... 5 *gr.* »
Vaseline.......... 1o *gr.* »
Laudanum de Sydenham........ 5 *gouttes*

Comme la précédente.

235. *Précipité blanc.*
Fleur de zinc..... } āā o *gr.* 1o
Vaseline .... 5 *gr.*

Pommade.

236. *Acide borique*.. 5 *gr.*
Vaseline.......... 50 *gr.*
Pommade.

237. *Iodoforme en pou-
dre*............ 1 *gr.*
Lanoline......... 10 *gr.*
Vaseline......... 20 *gr.*
Pommade.

238. *Acide salicylique.* 1 *gr.*
Oxyde de zinc..... 1 *gr.* 50
Vaseline.......... 20 *gr.*
En Pommade.

239. *Sucre*.......... 2 *gr.*
Chlorh. de cocaïne. 0 *gr.* 20
à............... 0 *gr.* 50
Vaseline jaune..... 20 *gr.*
En Pommade.
Dans les formations de bubons passer le crayon de nitrate sur les ulcérations ou les badigeonner à l'huile de cade.

240. *Onguent dia-
chylon*.......... 30 *gr.* »
Pour pansement.

241. *Précipité rouge.* 0 *gr.* 15
à............... 0 *gr.* 35
Vaseline jaune..... 110 *gr.*
M. p. Pommade.

BLÉPHAROSPASME.

Traiter l'affection fondamentale, électrothérapie hydrothérapie. La myotomie sous-cutanée du muscle orbiculaire est recommandée. Visière et conserves.

242. *Chlorh. de cocaïne* 0 *gr.* 50
Vaseline.......... 20 *gr.*
En Pommade.

243. *Sulfate d'atropine* 0 *gr.* 001
Extrait et poudre de gentiane

q. s. f. pour faire 1 pilule n° 30. 3 à 6 pilules par jour.

244. *Sulfate d'éserine.* 0 *gr.* 005
Eau distillée...... 140 *gr.* »
1 à 4 cuillerées à bouche par jour.

BRONCHIECTASIE.

Traitement du catarrhe des bronches (voir Catarrhe pulmonaire). Baumes internes et inhalations.

245. *Huile de téré-
benthine*......... } ãã 3gr.50
*Gomme de résine
ammoniaque*..... }
Précipité et extrait de racine parties égales en q. s. pour faire pilules n° 50. Matin, midi et le soir, 5 pilules.

246. *Baume du Pérou.* 10 *gr.*
*Huile de térében-
thine*............ 1 *gr.*
Matin, midi et le soir, chaque fois 10 gouttes.

247. *Myrtol*......... 0 *gr.* 02
Donner cette dose en capsules gélatineuses n° 30. Par jour, 3 à 5 capsules.

BRONCHITE AIGUË

Repas chauds, température égale et chaude de la chambre et des vêtements. En cas de bronchite capillaire avec fièvre ou pneumonie catarrhale, administrer des vomitifs. Boissons : lait d'amande. Eau de Salvator, Giesshubler, eau de Gleichenberg, thé Eibisch. Diète proportionnée à la fièvre. Application de linges chauds et humides sur la poitrine. Inhalations de vapeurs d'eau ou 1 à 3 o/o des solutions de chlorate de soude, de bicarbonate, de chlorate d'am-monium. Soigner les selles.

248. *Décoction de ra-cine d'Ipécacuanha* 5 gr.
à.............. 10 gr.
Teinture de lauda-num simple....... 15 gouttes
Sirop d'écorce d'o-ranges.......... 100 gr.
Toutes les 2 heures, 1 cuillerée à bouche.

249. *Chlorh. d'apomor-phine ....* 0 gr. 001
à............... 0 gr. 005
Chlorh. de morphine 0 gr. 01
Acide chlorhydri-que dilué........ 0 gr. 05
Eau distillée ...... 100 gr.
Toutes les 2 à 4 heures, 1 cuillerée à soupe.

250. *Acide benzoïque.* 0 gr. 5
Sucre blanc .... 3 gr. »
Partager en 10 paquets; à prendre 1 toutes les 2 heures.

251. *E. de guimauve.* 140 gr. »
Teinture de lauda-num simple...... 10 gouttes
Sirop d'ipéca...... 10 gr. »
Toutes les heures, 1 cuillerée à soupe.

252. *Déc. rac. Poly-gala..........* 10 gr. »
à............... 140 gr. »
Sirop de guimauve. 30 gr.
Extrait de corne de cerf.... 0 gr. 15
Toutes les heures, 1 cuillerée à soupe.

253. *Fleurs pectorales.* 20 gr.
En tisane, matin et soir, 1 tasse.

254. *Chlorh. de mor-phine ....* 0 gr. 05
Sucre blanc........ 1 gr. 50
Partager en 5 cachets, à prendre 1 toutes les 3 heures.

255. *Chlorh. de mor-phine...........* 0 gr. 01
Poudre de racine d'ipéca .... 0 gr. 10
En 1 paquet, n° 5, à prendre 1 paquet matin et soir.

256. *Poudre de Dower.* 0 gr. 15
Bic. de soude...... 5 gr.
Partager en 5 cachets, à prendre 1 matin et soir.

257. *Ext. de jusquiame.* 1 gr.
Sucre blanc........ 4 gr.
Partager en 10 cachets; à prendre 1 toutes les 2 heures.

258. *Codéine........* 0 gr. 7
Poudre et extrait liquoreux, p. é. q. s. p. faire pilules n° 30, 2 à 3 par jour.

259. *Poudre de racine d'ipéca..........* 0 gr. 35
Sirop d'ipécacuanha. 30 gr.
Toutes les 10 minutes, 1 cuillerée à café, jusqu'à ce qu'arrive le vomissement.

260. *Poudre de ra-cine d'ipécacuanha.* 0 gr. 60
Tartre stibié....... 0 gr. 03
Partager en 3 cachets; pour faire vomir.

261. *Fleur de benjoin.* 0 gr. 7
Poudre de gomme.. 2 gr.
Partager en 5 cachets, à prendre un toutes les 3 heures.

262. *Teinture de na-regamia..........* } āā 5 gr.
Eau de laurier-cerise.
Toutes les heures, 10 gouttes.
En cas de fièvre aiguë, antipy-rétiques : quinine, antipyrine, phénacétine, antifibrine.

Chez les vieillards, soigner la régularité des selles en même temps que les expectorants. Maintenir les forces. Vins vieux.

Chez les enfants, la diète doit être également réglée (Diminuer l'alimentation). Température égale, selles faciles, employer la chaleur humide sur la poitrine.

263. *Looch*.......... 40 *gr.* »
 Sirop d'ipéca ...... 10 *gr.*
 E. de laurier-cerise. 5 *gr.*

Toutes les 2 heures, 1 cuillerée à café.

264. *Déc. de guimauve.* 70 *gr.* »
 Sirop d'ipéca...... 10 *gr.*

Toutes les 2 heures, 1 cuillerée à enfant.

265. *Déc. de racine*
 d'ipéca.......... 10 *gr.*
 Sirop rouge........ 70 *gr.*

Toutes les 2 heures, 1 cuillerée à enfant.

266. *Sirop de Séné*... 10 *gr.*
 Oxymel simple.... 10 *gr.*

Toutes les 2 heures, 1 cuillerée à café.

267. *Infusion de po-*
 lygonum........ 70 *gr.* »
 Liqueur ammoniaque
 d'anis.......... 20 *gouttes*

Toutes les 2 heures, 1 cuillerée à enfant.

268. *Chlorh. d'apomor-*
 phine............ ogr. 001
 Eau distillée....... } ãã 10 *gr.*
 Sirop de guimauve. }

Toutes les heures, 20 gouttes.

269. *Poudre de racine*
 de belladone..... 0 *gr.* 35
 Sucre blanc........ 3 *gr.* 50

Partager en 5 cachets, à prendre 1 le matin, à midi et le soir.

270. *Poudre de Dower.* } ãã 1 *gr.*
 Sucre blanc........ }

Partager en 5 cachets ; à prendre 1 trois fois par jour.

271. *Acide benzoïque.* 0 *gr.* 10
 Sulfure d'antimoine
 orangé.......... 0 *gr.* 10
 Lactose.......... 2 *gr.*

Partager en 10 cachets ; à prendre 1 toutes les 2 à 3 heures.

272. *Acide benzoïque* } ãã 0 *gr.* 50
 Camphre......... }
 Sulfure d'antimoine
 orangé.......... 0 *gr.* 10
 Lactose .... 5 *gr.*

Partager en 10 cachets ; à prendre 1 toutes les 2 ou 3 heures.

273. *Acide lactique*... 10 *gr.*
 Eau distillée....... 350 *gr.*

En inhalation.

274. *Iod. de potassium.* 1 *gr.*
 Eau distillée....... 50 *gr.*
 Sirop d'écorce d'o-
 ranges.......... 50 *gr.*

Par heure, 1 cuillerée à enfant.

BRONCHITE CHRONIQUE.

Éviter les causes nuisibles (poussière, fumée, etc.) Chez les individus dégénérés, régularisation correspondante et diète, médicaments fortifiants, eaux minérales ; Gresshubler, Krondorfer, Preblau, Radein, Salvator, cure de lait, hydrothérapie, foulard autour du cou. En été, bords de la mer, eaux salines, air des montagnes. En hiver, climats chauds. Si la cause d'une longue bronchite est un défaut cardiaque, ordonner la digitale, le strophantus.

275. *Décoction de racine d'ipéca*...... 10 *gr.*
Eau de laurier-cerise. 10 *gr.*
Sirop de Senega... 70 *gr.*
Par heure, 1 cuillerée à bouche.

276. *Chlorh. d'apomorphine*........... 0 *gr.* 001
Acide chlorh. dilué. 0 *gr.* 15
Eau distillée ...... 80 *gr.* »
Toutes les 2 heures, 1 cuillerée à soupe.

277. *Extr. de jusqu.*
Sulfure orangé d'antimoine .... āā 0 *gr.* 35
Sucre blanc........ 3 *gr.*
Partager en 15 cachets ; à prendre 1 le matin, à midi et le soir.

278. *Extr. de jusqu.* 0 *gr.* 35
Eau de laurier-cerise. 10 *gr.*
10 gouttes toutes les 3 heures.

279. *Extr. de chanvre indien*........... 0 *gr.* 15
Emulsion huileuse.. 140 *gr.* »
Remuer : toutes les 2 heures, 1 cuillerée à bouche.

280. *Sulf. d'antimoine.* 0 *gr.* 20
Sucre blanc....... 2 *gr.*
Partager en 10 cachets ; à prendre 1 toutes les 3 heures,

281. *Extr. de belladone* 0 *gr.* 10
Sulfure d'antimoine. 0 *gr.* 20
Sucre blanc....... 3 *gr.*
Partager en 10 cachets ; à prendre 1 le matin, à midi et le soir.

282. *Décoction de racines d'asperges*.. 30 *gr.*
Oxymel de scylle.. 30 *gr.*
Sirop de capillus Veneris........ 40 *gr.*

Toutes les heures, 1 cuillerée à soupe.

283. *Huile de térébenthine* .... 10 *gr.*
En gouttes dans le lait.

284. *Terpine hydraté.* 0 *gr.* 20
Sucre blanc.......
Gomme arabique... āā 0*gr.*07
En 1 pilule ; 3 fois par jour, 1 à 4 pilules semblables.

285. *T^e d'eucalyptus.* 10 *gr.*
3 fois par jour, 10 gouttes.

286. *Chlorh. d'apocodéine*........... 0 *gr.* 15
Eau distillée ...... 15 *gr.* »
10 à 30 gouttes par jour. Egalement en injections sous-cutanées.

287. *Eau de chaux*... 70 *gr.* »
En inhalations.

288. *Huile de térébenthine rectifiée.* 10 *gr.*
10 à 20 gouttes dans un verre avec de l'eau chaude pour verser et respirer.

289. *Myrtol*......... 0 *gr.* 10
Renfermer dans des capsules gélatineuses ; n° 10. En prendre 1 matin et soir.

290. *Poudre de Dower.* 0 *gr.* 15
Extr. de chanvre indien........... 0 *gr.* 10
Sucre blanc........ 3 *gr.*
Partager en 10 cachets ; à prendre 1 le matin, à midi et le soir.

291. *Extr. de jusqu.* 0 *gr.* 10
Sucre de lait ...... 3 *gr.*
Partager entre 10 cachets ; à prendre 1 le matin, à midi et le soir.

292. *Décoction de ra-*
cines d'asperges. 60 *gr.*
Sirop rouge....... 40 *gr.*
Par heure, 1 cuillerée à café.

BRULURES.

En cas d'étendue légère, compresses froides, au besoin à l'eau de Goulard ou eau sous-acétate de plomb. Tenir la brûlure humectée continuellement à la glycérine phéniquée qui est le plus parfait et le plus durable analgésique. Les cloques sont à crever à la partie déclive. Pansement à la gaze iodoformée qu'on ne doit changer que la deuxième semaine. Si les sécrétions traversent, il suffit de changer d'ouate (Mosetig). Pour le visage : pommade iodoformée et superposer un masque de gutta renouvelé tous les jours. L'Ichtyol est aussi recommandé contre les brûlures. En cas de grande étendue, bain d'eau continu. Contre les douleurs, badigeonner avec une solution de chloral hydraté 5 à 10 0/0, ou bien avec une solution de 2 0/0 de cocaïne. En cas de granulations, cautériser au nitrate d'argent.

293. *Huile de lin*....$\Big\}$ ãã 30 *gr.*
Eau de chaux......$\Big\}$
U. E.

294. *Onguent diachy-*
lon .... 30 *gr.*
Étendre en pommade.

295. *Iodoforme*...... 1 *gr.* »
Vaseline .... 10 *gr.* »
Lanoline .... 20 *gr.* »
En pommade.

296. *Iodoforme*...... 0 *gr.* 7
Huile d'olives .....$\Big\}$ ãã 20 *gr.*
Vaseline ....$\Big\}$
Sous-acétate de plomb. 1 *gr.* »
Pour pansement.

297. *Acide phénique*
neigeux .... 0 *gr.* 50
Huile d'olives...... 10 *gr.* »
Vaseline.......... 40 *gr.* »
Lanoline .... 20 *gr.* »
En pommade.

298. *Chlorh. de cocaïne* 0 *gr.* 05
Eau distillée ...... 50 *gr.* »
En badigeonnage.

299. *Chloral hydraté.* 0 *gr.* 50
Eau distillée...... 350 *gr.*
En badigeonnage ou lotions.

300. *Acide borique* ..$\Big\}$ ãã 0 *gr.* 7
Cire blanche ......$\Big\}$
Paraffine ....$\Big\}$
Huile d'amandes ãã 15 *gr.*
douces ....$\Big\}$
En pommade.

301. *Créoline*........ 1 *gr.* »
Vaseline .... 30 *gr.* »
Pommade.

302. *Aristol* .... 2 *gr.* »
Huile d'olives...... 10 *gr.* »
Lanoline .... 70 *gr.* »
Pommade pour pansement.

BUBON, voir Adénite inguinale.

CALCULS BILIAIRES, voir Lithiase biliaire.

CANCER DE L'ESTOMAC.

Après établissement du diagnostic, ablation chirurgicale de la partie carcinomateuse, si l'affection est localisée. En d'autres cas, traitement symptomatique et régime fortifiant. Par suite, médicaments contre les vomissements (pilules de glace, E. Giesshubler), et contre les hémorragies gastriques et les douleurs. Soigner les selles, lait ou bouillon contenant de l'extrait de viande en petite quantité. Acide chlorhydrique après le repas (voyez Catarrhe et Ulcère abdominal) Contre les phénomènes dyspeptiques, on recommande : c o n d u r a n g o, viande crue, vin rouge, petit-lait.

Pour la nutrition anale : peptone, ensuite, lavement à la viande et au pancréas, consistant en 300 gr. de viande hachée menu et 110 gr. de pancréas. Administrer en 2 fois (midi et 6 heures du soir) après un lavement de propreté.

303. *Ecorce de con-*
    durango .... 10 gr. »
Faire macérer dans
    eau .... 250 gr. »
Puis bouillir jus-
    qu'à .... 120 gr. »
2 à 3 cuillerées par jour.

304. *Extrait de con-*
    durango .... 1 gr. »
Chloral hydraté ... 0 gr. 50
Eau distillée ...... 100 gr. »
Sir. d'éc. d'or. am. 10 gr. »
Par jour, 3 à 6 cuillerées à bouche.

305. *Décoction de con-*
    durango .... 12 gr.
Teinture d'opium.. 0 gr. 35
Résorcine .... 0 gr. 50
Sir. d'éc. d'or. am. 100 gr.
Toutes les 2 heures, 1 cuillerée à bouche.

306. *Vin de condu-*
    rango .... 200 gr.
1 cuillerée à café avant le repas.

307. *Salic. de soude.* 2 gr. »
Bicarbonate de soude 40 gr. »
1 pincée avec le plat du couteau après le repas.

308. *Nitr. d'argent.* | ãã 0 gr. 35
    Extr. de belladone |
Eau distillée. ...... 20 gr. »

3 fois par jour, 15 à 20 gouttes dans de l'eau sucrée. Contre les flatuosités 5 à 10 gouttes liqueur d'ammoniaque anisée ou huile cajeputi 2 à 3 fois par jour (quelques gouttes).

CANCER DU SEIN. Carcinoma mammæ.

Si la peau est encore intacte : pommade iodée ou emplâtre; opération en temps opportun. Si la peau se désagrège, soins antiseptiques, désinfectants, calmants, et fortifiants internes suivant besoin. Récemment Mosetiy a eu des succès dans les néo-formations malignes avec des injections, à 2 0/00 de pyoctanine dans la région des néo-formations que l'on devra imprégner de solution.

309. *Iod. de potassium.* 0 gr. 5
Iode pur .... 0 gr. 05
Lanoline pure ..... 15 gr. »
Vaseline .... 5 gr. »
Pommade pour pansement.

310. *Chlor. de potasse* 3 gr. »
Eau distillée ...... 140 gr. »
A l'extérieur.

311. *Perm. de potasse.* 0 gr. 7
Eau distillée ...... 140 gr. »
A l'extérieur.

312. *Acide phénique.* 2 gr. »
Eau distillée ...... 200 gr. »
A l'extérieur.

313. *Onguent à l'acé-*
    tate de plomb .... 20 gr. »
Pommade.

CANCER DE L'UTÉRUS

Excision partielle ou extirpation de l'utérus, si la néoformation est limitée à l'utérus. En cas contraire, traitement symptomatique. Propreté et antisepsie, aliments et médicaments fortifiants. Eviter fatigue physique et morale. En cas d'hémorragie, repos au lit, injections, tampons au besoin ou cautérisations. Contre l'insomnie et les douleurs : narcotiques. Contre les maux de cœur, vomissements, prises de glace, eau de Seltz, de Gresshubler, Salvator, eau de laurier-cerise.

314. *Chlor. de potasse.* 10 *gr.* »
Eau distillée ...... 1 *litre*
En injections.

315. *Perm. de potasse.* 7 *gr.* »
Eau distillée...... 100 *gr.* »
1 cuillerée à café dans 1/2 litre d'eau, pour injections.

316. *Chlor. de chaux.* 10 *gr.* »
Eau distillée ...... 1 *litre.*
Injection.

317. *Acide phénique* 30 *gr.* »
Eau distillée ...... 1 *litre.*
Injection.

318. *Sesquichlorure de*
fer soluble ...... 30 *gr.* »
Eau distillée....... 1 *litre.*
Injection. (Fait des taches).

319. *Iodoforme*...... 3 *gr.* »
Glycérine......... 20 *gr.* »
Eau distillée...... 100 *gr.* »
Gomme adragante. 10 *gr.* »
Pour pansement.

320. *Elixir d'acide de*
Haller .... 0 *gr.* 05
Sirop de Rubus Idæa 30 *gr.* »
Ajouter à la boisson.

321. *Chlorh. de mor-*
phine........... 0 *gr.* 10
Sucre blanc .... 2 *gr.* »
Partager en 10 cachets ; à prendre 1 à 2 chaque soir.

322. *Chlorh. de mor-*
phine .... 0 *gr.* 10
Beurre de cacao q. s.
pour faire suppos. N° 10
Employer chaque soir 1 à 2 suppositoires.

323. *Chanvre tanniqué* 0 *gr.* 10
Sucre blanc........ 3 *gr.* »
Partager en 10 cachets ; à prendre 1 le soir.
On recommande comme caustique : l'iodophénol, 1 iode à 4 d'acide phénique liquéfié ; à appliquer en tampons sur le col et dans son canal.

CARIE DES OS.

D'abord : traitement de la tuberculose, scrofulose, syphilis causale. Immobilisation locale du membre. Igniponcture à titre d'essai. Chez les adultes : mise à nu immédiate du foyer de l'affection, récurage profond à la curette, tampons lâches de gaze iodoformée. Régime fortifiant et médication qui souvent suffit seule, chez les enfants, à amener la guérison.

324. *Brom. de potas-*
sium............ } ãã 7 *gr.*
Brom. d'ammonium. }
Partager en 10 cachets ; à prendre un dans l'eau 2 à 3 par jour.

CATHARRE BRONCHIQUE.

Voir **Bronchite**.

CATARRHE AIGU DE l'ESTO-MAC.

Dans l'indigestion simple, diète rigoureuse (aliments fades et faciles à digérer), pendant 1 à 2 jours. Administrer purgatifs et vomitifs si l'on soupçonne encore des aliments dans l'estomac. Le lavage de l'estomac est préférable. Avaler des morceaux de glace, compresses de glace sur l'estomac (là où elles sont supportables). Dans la fièvre gastrique, repos au lit, diète pendant plusieurs jours, régler les selles. Contre la soif, eau de Seltz, Gresshubler, Radein, Krondorf, Prebleau, Salvator. Dès l'amélioration, choisir les aliments.

325. *Poudre d'ipéca.*   1 *gr.* »
Sucre blanc .... 3 *gr.* »

En 5 cachets ; à prendre 1 toutes les 10 minutes, jusqu'à vomissement.

326. *Poudre d'ipéca..*   1 *gr.* »
Tartre stibié .... 0 *gr.* 05

2 cachets ; vomitif.

327. *Tartre stibié*... 0 *gr.* 03
Eau distillée ...... 30 *gr.* »

Vomitif ; en 2 fois dans l'intervalle de 10 minutes.

328. *Chlorh. d'apomorphine*........ 0 *gr.* 01
Eau distillée....... 10 *gr.* »

En injection hypodermique. (Injecter demi à une seringue).

329. *Bic. de soude.*   1 *gr.* »
Eau distillée....... 100 *gr.* »
Sirop rouge .... 10 *gr.* »

Par heure, 1 cuillerée à bouche.

330. *Bic. de soude*...   2 *gr.* »
T° de noix vomique. 10 *gouttes*
Eau distillée....... 100 *gr.* »
Sir. d'éc. d'or. am. 50 gr. »

Par heure, 1 cuillerée à bouche.

331. *Résorcine*......⎱ ãã 0gr.50
Acide chlorh. dilué.⎰
Eau distillée....... 60 *gr.* »
Sir. d'éc. d'orange. 40 *gr.* »

Toutes les 2 heures, 1 cuillerée à bouche.

332. *Papaïne*........ 0 *gr.* 50
Faire cachets...... N° 10

Prendre 3 cachets par jour.

333. *E. de laur.-cerise.* 10 *gr.* »
Chlorh. de morphine 0 *gr.* 10

Par heure, 5 gouttes.

334. *Teinture amère (ou teinture d'absinthe)* 20 *gr.* »
Teinture de noix vomique .... 5 *gr.* »

15 à 20 gouttes, 4 à 5 fois par jour.

335. *Teinture de q. q.*⎱ ãã 10 *gr.*
Teinture de Baumé⎰

Avant le repas, 10 gouttes sur du sucre.

336. *Acide chlorhydrique* .... 0 *gr.* 35
Eau distillée....... 70 *gr.* »

3 fois par jour, 1 cuillerée à bouche.

337. *Extr. de gentiane* 1 *gr.* »
Eau distillée....... 70 *gr.* »

3 fois par jour, 2 cuillerées à bouche.

338. *Bicar. de soude.* 4 *gr.* »
 Eau distillée........,... 70 *gr.* »
 Eau de laurier-cerise 10 *gr.* »
 Sirop rouge........ 10 *gr.* »

Par heure, 1 cuillerée à enfant.

339. *Bicar. de soude.* 2 *gr.* »
 T° de noix vomique. 20 *gttes.*
 Eau distillée ...... 70 *gr.* »
 Sir. d'éc. d'orange.. 30 *gr.* »

Par heure, 1 cuillerée à enfant.

340. *Ac. chlorh. dilué.* 10 à 20 *gttes*
 Eau distillée...... 50 *gr.* »

Matin, midi et soir, 1 cuillerée à enfant.

341. *S.-nit. de bismuth* 7 *gr.* »
 Poudre de Dower.. 0 *gr.* 7
 Sucre blanc........ 7 *gr.* »

En 10 cachets ; à prendre 2 à 3 par jour.

CATARRHE CHRONIQUE DE L'ESTOMAC.

Déterminer les causes. Régularisation d'un régime long à observer ; pas d'aliments gras ou épicés, ni boissons alcooliques, pas de légumes secs, peu de verts, pas trop de liquides. Lait ordinaire, surtout aigre ; viande plutôt maigre, facile à digérer, œufs à la coque. Chez les buveurs, enrayer l'usage de l'alcool. Pour les sédentaires, mouvements au grand air. Selles quotidiennes. Contre l'anémie : préparations ferrugineuses, source Gubber, Franzensbad, Cudova, Bussang, traitement mécanique (pompe œsophagienne), massage, hydrothérapie. Eaux de Carlsbad ou Marienbad. Essence de peptone albumino-ferrugineuse.

342. *Bic. de soude.* \
 Sucre blanc........ } ãã 7 *gr.*

1 pincée avec le couteau, 1/2 heure après le repas.

343. *Bic. de soude..* 0 *gr.* 35
 Extrait de noix vomique........... 0 *gr.* 01

Faire 10 cachets semblables ; à prendre 1 le matin, à midi et le soir.

344. *S.-nit. de bismuth* 0 *gr.* 35
 Sucre blanc....... 2 *gr.* »

Faire 10 cachets semblables ; à prendre 1 le matin, à midi et le soir.

345. *Pepsine........* \
 Sucre blanc........ } ãã 0*gr.*15

5 cachets semblables ; à prendre 1 un quart d'heure avant le repas.

346. *Ac. chlorh. dilué.* 0 *gr.* 5
 Eau distillée ...... 140 *gr.* »

En cuillerées à bouche.

347. *Sal. de soude...* 2 *gr.* »
 Bicarbonate de soude. 90 *gr.* »

Avec le revers du couteau, une pincée après le repas.

348. *S.-n. de bismuth.* 0 *gr.* 5
 Chlorhydrate de morphine....... 0 *gr.* 05
 Bicarbonate de soude \
 Sucre blanc........ } ãã 0*gr.* 5

En 5 cachets, à prendre 1 le matin, à midi et le soir.

349. *Sulfate de soude.*   70 gr. »
  Bicar. de soude....   50 gr. »
  Chlorate de soude..   20 gr. »
  Sulfate de potasse .   0 gr. 35
Prendre 1 cuillerée à café dans 1/2 verre d'eau, 1 à 2 fois par jour.

350. *Bicar. de soude.*
  Magnésie..........
  Pdre de rac. de rhu-
    barbe .... } āā 7 gr. »
  Oléosaccharolé de
    fenouil ....   10 gr. »
3 fois par jour, 1 pincée après le repas.

351. *Décoction de ra-*
  cine de rhubarbe.   50 gr. »
  Résorcine ....   1 gr. »
  Bicarbonate de soude   5 gr. »
  Sirop simple ......   50 gr. »
Toutes les 2 heures, 1 cuillerée à bouche.

352. *Pepsine..........*   0 gr. 10
  Extrait de noix vo-
    mique.......... } āā 0 gr. 01
  Sulfate de zinc....
  Chlorh. de morphine   0 gr. 005
  Lactose ....   0 gr. 30
Faire 15 cachets semblables; à prendre 3 fois par jour avant le repas.

353. *Eau de chaux.*   200 gr. »
Après le repas, 1 à 2 cuillerée à bouche.

354. *Pancréatine....*   0 gr. 35
Donner 30 cachets semblables; à prendre 3 fois par jour après le repas.

355. *Diastase........*   0 gr. 20
Donner 30 cachets semblables; à prendre 1 à 2 trois fois par jour.

356. *E. de laurier-*
  cerise..........   7 gr. »
  T. de noix vomique   3 gr. »
Matin et soir, chaque fois 10 gouttes.

357. *E. de laurier-*
  cerise..........   10 gr. »
  Tᶜ. de belladone..   10 gouttes
Matin, midi et soir 10 gouttes.

358. *L. de Hoffmann.*
  Eau de Cologne.... } āā 10 gr.
Pour frictionner la région stomacale.
Contre le goût acide de la bouche, rinçage avec une solution de bicarbonate de soude. Contre le goût amer et pâteux, des acides dilués. Gargarismes alcalins, contre les formations glaireuses et abondantes de l'estomac. Employer les médicaments suivants :

359. *Sulfate de zinc..*   0 gr. 01
  Sucre blanc ....   0 gr. 20
Faire 10 cachets semblables; à prendre 1 matin et soir.

360. *Sulfate de zinc.*   0 gr. 05
  Eau distillée ......   100 gr. »
  Eau de laurier-cerise   10 gr. »
  Sirop de Rubus Idæa   10 gr. »
Matin, midi et soir 1 cuillerée à bouche.

361. *Nitrate d'argent.*   0 gr. 25
  Poudre et extrait de racine d'a-
  corus q. s. p. faire 50 pilules.
Matin et soir, 2 pilules.

362. *Extrait de noix*
  vomique.........   0 gr. 01
  Sucre blanc........   0 gr. 15
Pour 1 cachet. Faire 5 cachets; à prendre 1 matin et soir.

363. *Extrait de trèfle.*
  Poudre de racine } āā P. E.
    d'acorus ....
30 pilules, à prendre 2 matin, midi et soir.

364. *Extrait de gen-*
tiane............ 1 *gr.* »
Eau distillée...... 140 *gr.* »
Sirop d'écorce d'o-
range.......... 30 *gr.* »

Toutes les 3 heures, 1 cuillerée à bouche.

365. *Teinture amère.*⎫
  Teinture de quin- ⎬ āā 20 *gr.*
  quina composé... ⎭

Avant chaque repas, 1 cuillerée à café.

366. *Ecorce de condu-*
rango.......... 10 *gr.* »

Faire macérer pendant 12 h.
avec :

Eau distillée ...... 200 *gr.* »
Puis chauffer jusqu'à réduction
à.............. 100 *gr.* »

Ajouter :

Sirop d'écorce d'o-
range.......... 50 *gr.* »

4 cuillerées à bouche par
jour.

367. *Vin de condu-*
rango............ 100 *gr.* »

1 cuillerée à café avant le
repas.

368. *Teinture vineuse*
  de rhubarbe..... 300 *gr.* »

3 cuillerées à café par jour.

369. *Papaïne*........ 0 *gr.* 05
Pour 1 cachet. Faire 10 cachets, à prendre 3 par jour.
Chez les enfants surtout, les
nourrissons, diète réglée, légers
purgatifs (voy. Dyspepsie); chez
les enfants plus âgés éviter les
graisses, donner peu d'amylacés, de légumes, pas trop de liquide, mais en première ligne,
lait, viande, ses composés (solution de viande de Leube et Rosenthal, compresses mouillées
froides sur la région stomacale,

E. Gresshubler, Preblau, Radein,
Salvator, Krondorf et suivant le
cas, petites quantités d'eau de
Carlsbad, sel de source de
Mattoni.

370. *Pepsine*......⎫ āā 0 *gr.* 10
  Sucre blanc.....⎭

Pour 1 cachet. Faire 10 cachets, semblables à prendre 1
avant chaque repas.

371. *Ac. chlorh. dilué* 100 *gttes*
  Eau distillée...... 100 *gr.* »

Prendre en cuillerées à thé.

372. *Nitrate d'argent.* 0 *gr.* 01
  Eau distillée...... 30 *gr.* »

Employer en 1 jour.

CATARRHE INTESTINAL.

Aigu.

Repos au lit, cataplasme
chauds, lavements amylacés.
Boissons lénifiantes, thé chaud,
diète stricte, soupes crémeuses,
Contre les douleurs dans la région stomacale, compresses froides ou injections sous-cutanées
de morphine. En cas de masses
fécales dans le rectum, lavements à l'huile de ricin.

Chronique. — Déterminer
cause, purgatif ou lavement s'il
y a des matières dures dans
l'intestin. Diète proportionnée,
aliments faciles à digérer (cure
de lait), ceinture abdominale
chaude. Eviter les refroidissements et les écarts de régime
contre la diète. Cure d'eaux minérales, boire Carlsbab, Gresshubler; en certains cas, hydrothérapie.

373. *Décoction de lin.* 100 *gr.* »
  Laudanum pur.... 0 *gr.* 05
  Sirop diacode..... 10 *gr.* »

Par heure, 1 cuillerée à
bouche.

374. *Mixture gom-*
meuse......... 100 gr. »
Extrait aqueux....
d'opium........ 0 gr. 10
Par heure, 1 cuillerée à bouche.

375. *Mixture gom-*
meuse......... 100 gr. »
Teinture de lauda-
num simple..... 0 gr. 15
Par heure, 1 cuillerée à bouche.

376. *Décoction de bois*
de campêche..... 10 gr. »
Laud. de Syd... 20 gouttes
Sir. d'éc. d'or. am. 100 gr. »
Toutes les 2 heures, 1 cuillerée à bouche.

377. *Diastase pure.* 1 gr. »
Sucre de lait...... 5 gr. »
Partager en 10 cachets ; à prendre 3 par jour.

378. *Teinture de boto*) āā 5 gr.
T. de laudanum..)
Toutes les 2 heures, 5 à 10 gouttes.

379. *Décoction de ra-*
cine de ratanhia. 100 gr. »
Teinture d'opium
simple........ 0 gr. 7
Sirop de canelle... 30 gr. »
Toutes les 2 heures, 1 cuillerée à bouche.

380. *Laudanum pur.* 0 gr. 15
Tannin pur......) āā 5 gr.
Sucre blanc .....)
Partager en 10 cachets ; à prendre 1 toutes les heures.

381. *Tannin pur.*... 2 gr. »
Chlorh. de morph. 0 gr. 10
Sucre blanc...... 3 gr. 35
Partager en 10 cachets ; à prendre 1 le matin, à midi et le soir.

382. *Poudre de Dower* 0 gr. 50
Tannin pur ......) āā 0gr. 35
Extrait de colombo.)
Sucre blanc ...... 5 gr. »
Partager en 5 cachets, à prendre 1 par heure.

383. *Tannin pur*.... 1 gr. »
Eau distillée...... 70 gr. »
Ajouter en agitant :
Solution de blanc
d'œuf.......... 10 gr. »
Toutes les 2 heures, 1 cuillerée à bouche.

384. *Laudanum pur.*) āā 0 gr. 15
Acétate de plomb..)
Partager en 5 cachets ; à prendre 1 toutes les 2 heures.

385. *Laudanum pur.* 0 gr. 15
Sucre blanc ...... 5 gr. »
Partager en 5 cachets, à prendre 1 toutes les heures.

386. *Poudre de Dower* 1 gr. »
Extr. de colombo.) āā 5 gr.
Sucre blanc......)
Partager en 10 cachets ; à prendre 1 toutes les 2 heures.

387. *Sal. ou S.-n. de*)
bismuth ....) āā 5 gr.
Sucre de lait......)
Partager en 10 cachets ; à prendre 1 toutes les 3 heures.

388. *Acide lactique.* 1 gr. »
Eau distillée..... 60 gr. »
Sirop simple...... 40 gr. »
Prendre en 4 portions.

389. *Salicine*....... 0 gr. 35
Gomme arabique.. 4 gr. »
Sucre blanc...... 2 gr. »
Partager en 8 cachets ; à prendre 1 toutes les heures.

390. *Décoction de ra-*
cine de ratanhia. 140 gr. »
T. de Laudanum.. 0 gr. 15
Pour lavement.

391. *Acide phénique.*
Alcool de vin..... } ãã 0 gr. 50
Eau distillée...... 150 gr. »
Pour lavement.

392. *Teinture amère.*
Teinture de ratanhia } ãã 5 gr.
Teinture de cannelle.
En gouttes (comme apéritif).

393. *Naphtaline très*
pure........... } 2 gr.
Sucre blanc.......
Huile de bergamote. 0 gr. 01
Partager en 20 cachets; à prendre 5 à 10 par jour.

394. *Benzonaphtol...* 0 gr. 15
4 à 8 cachets semblables par jour (la moitié chez les enfants).

395. *Salol..........*
Salicylate de bismuth } ãã 5 gr.
Bicarbonate de soude
Divisez en 30 cachets. En prendre 1 à 2 deux fois par jour, avant le repas.

396. *Résorcine......* 0 gr. 35
Eau distillée...... 120 gr. »
Eau de cannelle ... 10 gr. »
Toutes les 2 heures, 1 cuillerée à bouche.

397. *Magnésie dis-*
soute........... } ãã 0 gr. 15
Sucre blanc.......
Poudre de racine de
rhubarbe........ 0 gr. 05
10 cachets semblables; à prendre 1 trois fois par jour.

398. *Eau de menthe.*
Eau de fenouil..... } ãã 50 gr.
Chlorh. de morphine 0 gr. 02
Sirop de rhubarbe.. 20 gr. »
Toutes les 2 heures, 1 cuillerée à bouche.

399. *Tannate de qui-*
nine .... 0 gr. 10
Poudre de Dower.. 0 gr. 05
Sucre blanc........ 0 gr. 25
10 cachets semblables ; à prendre 1 toutes les 3 heures.

400. *Salol ....* 0 gr. 05
Poudre de Dower. 0 gr. 10
Sucre blanc .... 0 gr. 35
10 cachets semblables ; à prendre 1 toutes les 3 heures.

CATARRHE INTESTINAL.

Chez les enfants, régler la diète : bouillon, soupes crémeuses, eau albuminée, viande. Dans la diarrhée ordinaire, supprimer toute nourriture laiteuse, à remplacer par la soupe au blanc d'œuf. Dans la diarrhée violente réduire les aliments au minimum. Chez les enfants au-dessous d'un an, donner le sein, régler la diète, mélange à la crème, 1/4 litre crème douce, 3/4 litre d'eau, 15 grammes sucre de lait. Mélange à la crème artificiel de Biedert, lavement d'amidon, graine de lin ou décoction de salep. Contre la soif: Salvator, Gresshubler, thé. Le meilleur médicament est l'opium en teinture simple ou poudre Dower. Dosage suivant le tableau ci-après :

AGE DE L'ENFANT	Teinture opium simpl.		Poudre Dower.	
	Mélange.	Dose isolée.	Dispensation.	Dose isolée.
Jusqu'à 6 sem.	1 goutte sur 100 de liquide	1 cuil. à café tout. l. 2 h.	0.003 en 10 doses	2 à 4 p. par jour.
6 sem. à 3 mois.	1 goutte sur 70 liquid.	1 cuillère à dessert toutes les 2 heures.	0.004 en 10 doses	1 paquet toutes les 2 heures.
3 à 9 mois.	2 gouttes sur 100 liqu.		0.007 en 10 doses	
9 à 12 mois.	2 gouttes sur 70 liquid.		0,007 en 10 doses	
1 à 2 ans.	3 à 4 gouttes sur 100 liqu.		0.007 à 0.04 en 10 doses	

401. *Déc. de racine de ratanhia* .... 50 *gr.* »
Teinture de ratanhia 20 *gouttes*
T. de laudanum ... 1 à 2 *gttes*
Sirop simple ...... 50 *gr.* »
Par heure 1 cuillerée à enfant.

402. *Déc. d'éc. de cascarille concentrée.* 50 *gr.* »
Sirop de camomille. 30 *gr.* »
Toutes les 2 heures, 1 cuillerée à enfant.

403. *Déc. de racine de colombo* .... 60 *gr.* »
Sirop rouge ...... 40 *gr.* »
Toutes les 2 heures, 1 cuillerée à enfant (éventuellement, ajouter 1 à 5 gouttes de laudanum simple.

404. *Extr. de colombo.* 0 *gr.* 01
Poudre de Dower .. 0 *gr.* 10
Sucre blanc .... 0 *gr.* 20
10 cachets semblables ; à prendre 1 toutes les 2 heures.

405. *Teinture de boto.* 10 *gr.* »
5 à 10 gouttes au plus par jour.

406. *Cotoïne* 0 *gr.*005
Sucre blanc .... 0 *gr.* 35

10 cachets semblables ; à prendre 3 à 5 par jour.

407. *Sesquichlorure de fer soluble* .... 10 *gouttes*
Eau distillée ...... 80 *gr.*
Sirop simple .... 20 *gr.*

Toutes les 2 heures, 1 cuillerée à enfant.

408. *Tᵉ de ratanhia* 0 *gr.* 20
Eau distillée .... 70 *gr.* »
Tᵉ d'opium simple. 10 *gttes*
Sirop simple .... 30 *gr.* »

Toutes les 2 heures, 1 cuillerée à enfant.

Dans le catarrhe chronique, irrigation intestinale à 5 o/oo sel de cuisine, ou 3 o/o solution benzoate de soude tous les 2 jours. Si le collapsus menace, thé russe avec ou sans rhum, liqueur ammoniac. anisée, éther int.

409. *Argile pure....*   0 gr. 10
Eau distillée......   80 gr. »
Teinture Laud....   0 gr. 10
Sirop de cannelle...   20 gr. »
Toutes les 2 à 3 heures, 1 cuillerée à café.

CATARRHE LARYNGÉ.

Voir **Laryngite.**

CATARRHE DU PHARYNX.

Gargarisation fréquente de tisane de sauge ou guimauve. Plus souvent : petites quantités de lait, lait d'amandes, etc. Compresses froides ou de Priessinitz autour du cou. Voir aussi Angine tonsillaire.

Dans le catarrhe chronique du pharynx, éviter les irritants (alcool, tabac), user d'eaux buccales, badigeonnages de médicaments. Dans les cas invétérés, toucher au crayon de nitrate. Cautériser au thermocautère.

410. *Chlor. de potasse.*   3 gr.   »
Eau distillée.......   350 gr. »
Sirop de mûres....   50 gr. »
Pour gargarisme.

411. *Alumine en poudre............*   1 gr. »
Eau distillée......   350 gr. »
Sir. d'éc. d'orange.   50 gr. »
Pour gargarisme.

412. *Acide salicylique.*   2 gr. »
Chlorate de potasse.   4 gr. »
Eau distillée......   200 gr. »
Pour gargarisme.

413. *Sulfate de zinc..*   0 gr. 25
Eau de menthe.....   350 gr. »
Pour gargarisme.

414. *Borax.........*   3 gr. »
Eau distillée.......   350 gr. »
Sirop diacode.....   50 gr. »
Pour gargarisme.

415. *Décoction de racines de ratanhia...*   100 gr.
Teinture de myrrhe.   0 gr. 20
Sirop simple.......   10 gr. »
Pour gargarisme.

416. *Chlor. d'ammon.*   1 gr. »
Eau ordinaire.....   140 gr. »
Tᵉ d'opium simple.   15 gouttes
Pour gargarisme.

417. *Tᵉ de ratanhia.*   5 gr. »
Eau distillée.......   350 gr. »
Pour gargarisme.

418. *Sulfate de zinc.*   0 gr. 50
Eau de menthe.....   350 gr. »
Pour gargarisme.

419. *Nitr. d'arg. crist.*   0 gr. 05
Eau distillée.......   10 gr. »
En badigeonnage.

420. *Iod. de potassium.*   1 gr. »
Iode pur..........   0 gr. 10
Glycérine.........   10 gr. »
En badigeonnage (particulièrement dans la pharyngite sèche et syphilitique).

421. *Lozoiodol......*   0 gr. 50
Eau distillée.......   10 gr. »
En badigeonnage.

422. *Acide trichloracétique..........*
Iode pur.......... āā 0 gr. 10
Iod. de potassium.
Glycérine.........   10 gr. »
En badigeonnage.

423. *Chlorh. de cocaïne.*   1 gr. »
Glycérine.........   10 gr. »
Eau distillée.......   5 gr. »
En badigeonnage.

424. *Sublimé corrosif.* o *gr.* I
Eau distillée.......
Alcool de vin con- }ãã 5 *gr.* »
centré. ....
En badigeonnage.

CATARRHE VAGINAL. Voir

Flueurs blanches.

CATARRHE VÉSICAL. Voir

Cystite.

CÉPHALALGIE. Voir Hémi-

cranie.

CHALAZION. (Orgelet.)

Décortication ou ponction avec expression extérieure. Chez les sujets répugnant à l'acier, ou après ponction inefficace, frictionner avec la pommade de précipité jaune, ou d'iodure de potassium.

425. *Iod. de potassium.* o *gr.* 5o
Lanoline .... 5 *gr.* »
Vaseline .... Io *gr.* »
Pour pansement.

426. *Emplâtre dia-*
chylon .... Io *gr.* »
Etendre sur chalazion.

CHANCRE. Ulcère conta-

gieux.

CHARBON. Pustule maligne.

CLOASMA, taches hépati-

ques. Ephélides.

CHLOROSE .

Déterminer les causes. Régler l'alimentation, le genre de vie, etc. Changement d'air au début de l'affection, traitement symptomatique. Tenir compte de la résistance de l'estomac dans l'administration du fer, supprimer la constipation préexistante. Source Gubber, Franzenzbad. Pyrawarth. Bains et extrait de boue de Matoni.

En cas graves : cure d'engraissement (Playfair-Mitchell) combinée avec le massage général ; on recommande le lavage de l'estomac.

427. *Oxydate de fer*
dialysable .... o *gr.* 35
Eau distillée......
Eau de cannelle....}ãã 70 *gr.*
Sirop de cannelle... 3o *gr.* »
Chaque heure, I cuillerée à bouche.

428. *Teinture de ma-*
late de fer....... 3o *gr.* »
Teinture d'écorce d'o-
range.......... Io *gr.* »
Eau de laurier-cerise Io *gr.* »
Matin, midi et soir, I cuillerée à café.

429. *Fer oxydulé dia-*
lysable. ....
Poudre de racine de }ãã o *gr.* 5o
rhubarbe de Chine.
Extrait de racine d'acorus q. s. p. f. 5o pilules ; à prendre 2 matin, midi et soir.

43o. *Lactate de fer.* o *gr.* o5
Oléosaccharolé de
roseau .... o *gr.* 20
Pour I cachet ; faire Io cachets ; à prendre I matin, midi et soir.

431. *Lactate de fer..* o *gr.* 5o
Poudre de rhizome de
Zingiber .... 2 *gr.* »
Extrait de gentiane, q. s. p. faire 5o *pilules* ; à prendre 3 matin, midi et soir.

432. *Sulfate de fer.*
Bicarbonate de soude. }ãã 2 *gr.* »
Extrait de racines d'acorus q. s. p. faire 5o pilules ; à prendre 3 matin, midi et soir

433. *Carbonate de fer.*   o *gr.* o5
Sucre blanc........ }
Bic. de soude..... } ãã o *gr.* 15
Poudre de racine de
  rhubarbe de Chine.   o *gr.* o5

Pour 1 cachet; faire 10 cachets semblables; à prendre 1 matin, midi et soir.

434. *Ethiops martial.* }
Ext. de malate de fer } ãã o *gr.* 5o

Poudre de fenouil q. s. p. faire
5o *pilules;* à prendre 1 matin, midi et soir.

435. *Citrate de fer..*   o *gr.* o5
Poudre de trèfle.... }
Sucre blanc........ } ãã o *gr.* 15

Pour 1 cachet; faire 10 cachets semblables; à prendre 1 matin, midi et soir.

436. *Iodure de fer.* }
Sucre de lait....... } ãã o *gr.* 35

Pour 1 cachet; faire 10 cachets semblables; à prendre 1 matin, midi et soir.

437. *Fer réduit......*   o *gr.* o5
Poudre de quinquina }
Oléosacch. de citron. } ãã o *gr.* 35

. Pour 1 cachet; faire 10 cachets semblables; à prendre 3 par jour.

438. *Ac. chlorh. dilué.*   o *gr.* 15
à...............   o *gr.* 3o
Eau distillée.......   14o *gr.* »

1 à 2 cuillerées à bouche une demi-heure après le repas.

439. *Hémol (ou hémo-*
  gallol) pulvérisé.   1o *gr.* »

1 pincée dans 1 cachet; 3 fois par jour, un peu avant le repas.

CHOLELITHIASE.

Calculs biliaires, coliques biliaires. Traitement symptomatique des douleurs, par la morphine interne, ou sous-cutanée; des vomissements, de la constipation transitoire par le séné, rhubarbe, etc.

Aliments : viande maigre, poissons, œufs, fruits, légumes verts, abstinence de graisses, huile, vin pur, acides et plats produisant des acides, mouvements au grand air. Dans les intervalles, médicaments pour la dissolution possible des calculs. E. de Gresshubler, Carlsbad, Ems; Radein, Preblau, Salvator, Vichy. Pendant les accès, on recommande en dehors de la morphine, inhalations de chloroforme ou éther.

440. *Huile d'olives...*   14o *gr.* »
Menthol ....   o *gr.* 35
Cognac supérieur..   1o *gr.* »
Jaunes d'œufs.....   N° 2

Prendre pendant le jour.

441. *Podophyllin....*   o *gr.* 15
Extrait de belladone.   o *g.* 10
P. de rac. de calamus.   o *gr.* 3o

Extrait de gentiane q. s. p.
faire 3o *pilules;* à prendre 1 à 2 trois fois par jour.

442. *Ether sulfurique,*   6 *gouttes*
Essence de térében-
  thine rectifiée....   4 *gouttes*

Pour 1 capsule; faire 5o capsules semblables; à prendre 5 par jour.

443. *Chloroforme ...*   o *gr.* 5o
Alc. de vin concentré.   2o *gr.* »
Mixture de gomme..   1oo *gr.* »

3 fois par jour, 1 cuillerée à bouche.

CHOLÉRA.

Calmer les coliques par des opiacés et des lavements amylacés. Comme abortif on recommande le lavement au Laudanum et l'injection sous-cutanée à la morphine. Contre les vomissements, pilules de glace et narcotiques, café, E. de Gresshubler, Salvator. Frotter le corps avec des linges chauds et frictionner aux alcools à cause des crampes. Dans la période cyanotique, administrer des stimulants. Traitement hydrothérapique (désinfection circonspecte, 5 o/o acide phénique 1 o/oo sublimé). Pendant les épidémies de choléra apporter tous soins à la diarrhée ordinaire.

444. *Déc. de bois de*
     campêche........ 100 *gr.*
     Extrait de colombo. 3 *gr.* »
     Sir. d'éc. d'or. am.. 50 *gr.* »
Chaque heure, 1 cuillérée à bouche.

445. *Laudanum......* 0 *gr.* 15
     S.-nit. de bismuth. 0 *gr.* 35
     Sucre blanc .... 0 *gr.* 35
Pour 1 cachet. Faire 10 cachets ; à prendre 1 toutes les heures.

446. *Déc. de rac. de salep* 140 *gr.* »
     T° d'opium jaune.. 1 *gr.* »
Toutes les demi-heures, 1 cuillerée à bouche ou pour lavement.

447. *Poudre de racine*
     de colombo...... 0 *gr.* 10
     Extr. aq. d'opium.. 0 *gr.* 15
     Sucre blanc........ 0 *gr.* 35
Pour 1 cachet. Faire 10 cachets semblables ; à prendre 1 matin et soir.

448. *Extr. aq. de lau-*
     danum.......... 0 *gr.* 10
     Eau distillée...... 10 *gr.* »
En injection sous-cutanée.

449. *Acide tannique..* 1 *gr.* »
     Gomme arabique... 2 *gr.* »
     Teinture d'opium.. 0 *gr.* 15
     Eau distillée....... 40 *gr.*
Lavement, à 40°.

450. *Chlor. de soude.* 2 *gr.* »
     Carbonate de soude. 0 *gr.* 30
     Eau distillée....... 500 *gr.* »
Injecter à 40° dans le tissu cellulaire sous-cutané.

451. *T° d'op. simple.* 2 *gr.* »
     Extr. aq. d'aloès.. 3 *gr.* »
10 à 15 gouttes dans un verre de vin.

452. *Ac. salicylique..* 0 *gr.* 35
Pour 1 cachet. Faire 10 cachets semblables ; prendre toutes les 2 heures.

453. *Salol..........* 0 *gr.* 35
     Sal. de bismuth... 0 *gr.* 15
Pour 1 cachet. Faire 10 cachets semblables ; à prendre 3 par jour.

454. *Créosote......* }
     Ess. de genièvre. } ãã *gr.* 035
     Baume du Pérou... 2 *gr.* »
     Mucilage de gomme
     arabique........ 30 *gr.* »
     Eau distillée...... 70 *gr.* »
Toutes les 2 heures, 1 cuillerée à bouche.

455. *Chlorh. de mor-*
     phine .... 0 *gr.* 05

T° *d'opium jaune*.. 15 *gr.* »
Eau de laurier-cerise 10 *gr.* »

Chaque demi-heure, 10 gouttes.

456. *Extrait de seigle
    ergoté*........... 30 *gouttes*
Sulfate de morphine. 0 *gr.* 05
Sulfate d'atropine.. 0 *gr.* 01
Eau distillée....... 15 *gr.* »

Pour injections sous-cutanées.

457. *Laudanum pur.* 0 *gr.* 01
Camphre.......... 0 *gr.* 02
Sucre blanc....... 0 *gr.* 25

Pour 1 cachet. Faire 10 cachets; à prendre 1 toutes les heures.

458. *Eau de cannelle.*} ãã 100 *gr.*
Sirop de cannelle..}
Jaunes d'œufs..... N° 2
Cognac........... 5 *gr.* »

Chaque heure, 1 cuillerée à café.

459. *Camphre*....... 0 *gr.* 02
Sucre blanc....... 0 *gr.* 2

Pour 1 cachet. Faire 10 cachets semblables ; à prendre 1 toutes les heures.

460. *Camphre*....... 2 *gr.* »
Ether sulfurique... 10 *gr.* »

Pour injections hypod.

461. *Musc*.......... 0 *gr.* 2
Huile de Menthol.. 10 *gouttes*
Ether sulfurique... 10 *gr.* »

Chaque heure, 5 à 10 gouttes.

462. *H. de genévrier.* 2 *gr.* »
Ether acétique..... 10 *gr.* »

Chaque heure, 5 à 10 gouttes.

463. *Ether sulfurique.* 1 *gr.* 50
Eau distillée....... 70 *gr.* »
*Sirop d'écorces d'o-
    ranges*.......... 10 *gr.* »

Chaque heure, 1 cuillerée à bouche.

CHOLÉRA INFANTILE.

Repos au lit, diète rigoureuse, compresses de Priessnitz sur l'abdomen, lavements d'amidon, décoction de graine de lin ou de racine de salep. Constipants internes (voir Catarrhe intestinal). Pour les nourrissons : le sein, changement de nourrice, bouillon de veau avec lait (3-4 cuillerées à café par heure) ; contre les forts vomissements, lavage de l'estomac, eau albuminée suivant le cas. Au stade asphyxique, bain de moutarde, rhum, cognac, café, camphre, liqueur ammoniac. anisée.

464. *Résorcine*...... 3 *gr.* »
Eau distillée...... 700 *gr.* »

Pour lavage de l'estomac.

465. *Résorcine subli-
    mée*............. 0 *gr.* 2
Eau distillée...... 50 *gr.* »
Teinture amère.... 0 *gr.* 7
Sirop simple....... 100 *gr.*

Chaque heure, 1 cuillerée à café.

466. *Benz. de soude.* 1 *gr.* »
Eau distillée....... 70 *gr.*

Comme le précédent.

467. *Créosote*........ 60 *gouttes*
Eau distillée...... 70 *gr.*

Pour friction cutanée.

468. *Sesquichlorure
    de fer soluble*.... 40 *gouttes*
Eau distillée....... 80 *gr.* »

Pour 2 lavements.

469. *Extrait de sei-*
   gle ergoté...... āā o *gr.* 35
Teinture d'opium.
Eau de menthe.... 70 *gr.* »
Sirop de citron.... 10 *gr.* »
Toutes les 2 heures, 1 cuille-
   à café.

470. *Nitr. d'arg. crist.* o *gr.* 02
Déc. de rac. de salep. 70 *gr.* »
Pour 2 lavements.

471. *Acide salicylique.* 4 *gr.* »
Dissoudre dans quantité suffi-
sante d'alcool, et ajouter.
Eau distillée....... 80 *gr.* »
Pour 2 lavements.

472. *Créosote.......* 10 *gttes*
Eau distillée...... 70 *gr.* »
Teinture d'opium.. 2 à 3 *gttes*
Eau de cannelle... āā 25 *gr.*
Sirop simple......
Par heure, 1 cuillerée à café.

473. *Inf. de fl. de ca-*
   momille .... 70 *gr.* »
Résorcine.,........ o *gr.* 7
Eau de menthe.... āā 25 *gr.*
Sirop simple......
Par heure, 1 cuillerée à café.

474. *Chlor. de soude.* 3 *gr.* »
Carb. de soude.... o *gr.* 20
Eau distillée...... 500 *gn.* »
Faire chauffer et filtrer.
(Chaud pour lavage de l'es-
tomac.)

475. *Éther sulfurique.* 2 *gr.* »
Mixture gommeuse. 70 *gr.* »
Eau de cannelle... āā 35 *gr.*
Sirop simple......
Par heure, 1 cuillérée à en-
fant.

476. *Liqueur ammo-*
   niacale anisée... āā 5 *gr.*
Éther............
Chaque demi-heure, 3 à 10
gouttes.

477. *Benz. de soude..* o *gr.* 35
Eau distillée...... 70 *gr.* »
Alcool de vin rectifié. 10 *gr.* »
Sirop simple....... 40 *gr.* »
Par heure, 1 à 2 cuillerées
à enfant.

478. *Camphre.......* o *gr.* 50
Mixture oléosaccha-
   rée .... 100 *gr.* »
Chaque demi-heure, 1 cuillerée pour enfant.

CHORÉE (Danse de St-Guy).

Traitement causal dans les formes réflexes et secondaires. Eliminer les helminthes, extraction
des dents, précipiter l'accouchement dans la chorée des femmes
enceintes. Dans la chorée atte-
nante au rhumatisme : salicylate de soude. En général, éviter toute excitation nerveuse,
alcools, café. Chez les chloro-
anémiques, tonifiants : fer de
quinine, surtout quinine ferro-
citrique, habitation aérée, éviter
toute fatigue physique ou morale,
galvanisation, massages et gymnastique, hydropthérapie légère.

479. *Carb de fer.....* 2 *gr.* »
Oxyde de zinc...... o *gr.* 50
Sucre blanc........ 10 *gr.* »
Matin, midi et soir, 1 pincée.

480. *Ferrocitrate de*
   quinine.......... o *gr.* 10
Oléosaccharolé de
   roseau.......... o *gr.* 20
Pour 1 cachet. Faire 10 cachets semblables ; à prendre
3 par jour.

481. *Liq. de Fowler.* 10 *gr.* »
5 gouttes, 3 fois jour.

482. *Liq. de Fowler .* āā 5 *gr.* »
Eau distillée......
Pour injections sous-cutanées.

483. *Liqueur d'arsé-*
niate de potasse. } ãã 5 gr. »
Eau distillée. ....
6 gouttes, 3 fois par jour.

484. *Antipyrine.....* 0 gr. 5
Faire 20 cachets semblables;
à prendre 2 à 4 par jour.

485. *Brom. de potass.* 3 gr. »
Eau distillée....... 70 gr. »
Sir. d'éc. d'oranges. 10 gr. »
Matin, midi et soir, 1 cuille-
rée à bouche.

486. *T^e de mal. de fer.*
Liq. de Fowler.... } ãã 10 gr.
De 5 gouttes aller jusqu'à
20 par jour.

487. *Fleur de zinc...* 0 gr. 05
Sucre blanc....... 0 gr. 15
Pour 1 cachet. Faire 5 cachets
semblables; à prendre 1 matin,
midi et soir.

488. *Val. de zinc..* 0 gr. 05
Sucre blanc....... 0 gr. 15
Pour 1 cachet. Faire 5 cachets semblables; à prendre chaque matin, midi et soir.

489. *Fleur de zinc...* 0 gr. 05
Poudre de valériane. 0 gr. 015
Poudre de gomme.. 0 gr. 7
Pour 1 cachet. Faire 30 ca-
chets semblables; à prendre
3 par jour.

490. *Exalgine.......* 0 gr. 15
Faire 10 cachets semblables;
à prendre 3 par jour dans de l'eau
sucrée tiède.

491. *Hyd. de chloral.* 0 gr. 35
Eau distillée...... 100 gr. »
Sirop simple....... 20 gr. »
Par heure, 1 cuillerée à
bouche.

492. *Sulfate de phy-*
sostigmine....... 0 gr. 50
Eau distillée...... 10 gr. »
Commencer par demi-seringue
de Pravaz, puis aller jusqu'à
2 seringues. Pour injection.

493. *Chlorh. d'hyoscine* 0 gr. 005
Eau distillée...... 10 gr. »
En injection; comme le pré-
cédent.

CIRRHOSE HÉPATIQUE (Gra-nulations du foie).

Traitement pathogénique.
Chez les buveurs, désaccoutumance des boissons alcooliques.
En cas ou après intermittences:
quinine; contre l'infection: traitement syphilitique, régler la
diète, ordonner les eaux minérales y relatives: Carlsbad, Marienbad, au besoin, Ems, Vichy,
Hombourg, purgatifs légers,
iodure de potassium. En cas
d'hypertrophie des granulations,
on recommande le calomel
(0 gr. 10 calomel, 6 fois, puis
4 fois par jour pendant 3 jours,
puis interruption de 3 jours
pendant assez longtemps. Traitement symptomatique. Envisager surtout le catarrhe de l'estomac. Voir Ascite.

CHORIOIDÉITE. — Traite-ment pathogénique. Examiner surtout la syphilis. Dans l'inter-mittence, purgatif.

494. *Chlorhydrate de*
pilocarpine...... 0 gr. 10
Eau distillée...... 10 gr. »
Pour injection sous-cutanée.
Par jour, injecter 1 seringue
de Pravaz (0 gr. 01).

495. *Az. de strychnine.* 0 gr. 10
Eau distillée....... 10 gr. »
Injection.

496. *Feuilles de ja-
    borandi*.......... 5o *gr.* »
  Eau chaude....... 1oo *gr.* »
  Prendre 1 tasse.

497. *Salic. de soude.* o *gr.* 40
  Faire 6 cachets semblables ;
à prendre 1 matin et soir.

CHUTE DES CHEVEUX.

  Traitement des causes, par
suite : remèdes contre la chorée, syphilis, etc. Dans ce dernier cas, pommades blanches révulsives.

498. *Liq. amm. caust.*⎫
  H. d'amandes douc.⎬ãã o *gr.* 5
  Chloroforme.....⎭
  Esprit-de-vin...... 1o *gr.* »
  Moyen de lavage :
  Employer, après avoir nettoyé
les cheveux avec une brosse.

499. *Essence de muci.* o *gr.* 5o
  Huile d'olives..... 1o *gr.* »
  Frictionner 2 fois par jour.

5oo. *Mercure préci-
    pité blanc*....... 1 *gr.* »
  Vaseline.......... 1o *gr.* »
  Pour onctions.

5o1. *Résorcine pure*.. 3 *gr.* »
  Huile de ricin..... 3o *gr.* »
  Esprit-de-vin ..... 1o *gr.* »
  Baume du Pérou... o *gr.* o5
  Frict. chaque jour sur la peau
de la tête avec flanelle.

CLOU. Voir *Furoncle.*

CONDYLOME LATENT. Voir

  Syphilis générale.

COLIQUES FLATULENTES.

  Déterminer et combattre la
cause du météorisme, surtout
provoquer la péristaltique par
des purgatifs (Hunyadi Janos,
eau amère de François-Joseph),

cataplasmes, bouillottes, linges
chauds, frictions, compressions
et massages du ventre, compresses de boue). Thé chaud,
camomille, menthe, mélisse, etc.
Chez les enfants : déterminer
et combattre les causes. Éva-
cuer l'intestin par des lavements,
massages, bains de boue, extrait
de boue de Mattoni, bains
chauds. Dans les accès violents,
lavements de chloral, régler la
diète en quantité et qualité, surtout pas de lait trop gras (ca-
séeux), pas de féculent. Chez
les nourrissons, changer de
nourrices.

5o2. *Eau de mélisse.* 1oo *gr.* »
  *Extrait de bois de
    Campêche*....... o *gr.* 35
  *Teinture de lauda-
    num composé*.... 15 *gttes*
  Sirop simple....... 1o *gr.* »
  Toutes les 2 heures, 1 cuille-
rée à bouche (au lieu d'eau de
mélisse, employer aussi eau de
menthe).

5o3. *Fleurs de tilleul.*⎫
  Fleurs de camo-⎬ãã 5 *gr.* »
    mille..........⎪
  Fleurs d'oranger..⎭
  Comme tisane.

5o4. *Extrait fluide de
    cascara sagrada*.. 1 *gr.* »
  Sir. d'éc. d'oranges. 2oo *gr.* »
  3 fois par jour 1 cuillerée à
bouche.

5o5. *Chlorh. de mor-
    phine* .... o *gr.* 2o
  E. de laurier-cerise 1o *gr.* »
  En gouttes.

5o6. *Bic. de soude*..⎫
  Oléosaccharolé de⎬ãã o *gr.* 15
    fenouil.........⎭
  Pepsine allemande. o *gr.* 1o
  Pour 1 cachet. Faire 1o ca-

chets ; à prendre 3 à 4 par jour, 1 heure après le repas.

507. *Ether sulfurique.*   1 *gr.* »
 Laud. de Syd..... 10 *gouttes*
 Eau de menthe.... 70 *gr.* »
 Eau de tilleul..... 30 *gr.* »
 Par heure, 1 cuillerée.

508. *Chloroforme....* 40 *gouttes*
 Eau de tilleul...... 100 *gr.* »
 Chaque demi-heure, 1 cuillerée.

509. *Extrait de bel-*
 ladone.......... 0 *gr.* 05
 Eau d'amandes am.. 10 *gr.* »
 10 à 20 gouttes toutes les 3 à 4 heures.

510. *E. d'amand. am.*   10 *gr.* »
 Extr. de belladone. 0 *gr.* 05
 Toutes les heures ou les 2 heures, 20 gouttes.

511. *H. de camomille.*}
 Huile de fenouil..|āā 10 *gtes*
 Teinture d'opium\
 Sucre de lait....... 20 *gr.* »
 Toutes les heures ou les 2 heures, 1 pincée.

512. *T^e aromatique.*}āā 20 *gttes*
 Ether...........}
 Eau distillée....... 50 *gr.* »
 T^e d'opium simple. 1 à 3 *gtes*
 Toutes les 2 heures, 1 cuillerée à café.

COLIQUES MENSTRUELLES.

Voir *Dysménorrhée.*

COLIQUES DE PLOMB.

Repos au lit dans les cas intenses. Soigner les selles ; opium à l'intérieur contre les douleurs. En cas de douleurs aiguës, injections sous-cutanées de morphine, bains chauds, compresses sur l'abdomen, thé chaud, sau-

vegarde des ouvriers dans les mines de plomb.

513. *Ext. de belladone* 0 *gr.* 05
 E. d'amand. am.... 10 *gr.* »
 2 à 5 gouttes sur du sucre.

514. *Laudanum pur..* 0 *gr.* 01
 Sucre blanc........ 0 *gr.* 15
 Pour 1 cachet. Faire 5 cachets semblables ; à prendre 1 chaque demi-heure.

515. *H. de croton ti-*
 glium........... 3 *gouttes*
 Huile de ricin..... 30 *gr.* »
 Prendre en 3 fois.

COLLAPSUS.

Respiration artificielle, linges chauds, bouillottes, frictions, révulsifs. En cas d'hémorragies, relever les articles inférieurs, envelopper fermement toutes les extrémités, transfusion de sang, infusion chaude de solutions au sel de cuisine, excitants, vins forts, champagne, café, cognac, ensuite :

516. *Éther sulfurique.* 10 *gr.* »
 Camphre, Disssoudre autant qu'on peut. Injecter 1 à 2 seringues.

517. *Huile camphrée.* 10 *gr.* »
 Comme ci-dessus.

518. *Camphre.......* 0 *gr.* 05
 Poudre de gomme.. 0 *gr.* 35
 Pour 1 cachet. Faire 10 cachets semblables ; à prendre 1 toutes les heures ou toutes les 2 heures.

519. *Musc..........* 0 *gr.* 50
 Carb. d'ammoniaque 0 *gr.* 35
 Eau distillée...... 5 *gr.* »
 Alcool de vin rectifié. 10 *gr.* »
 Essence de menthe. 10 *goutt.*
 Par heure, 30 gouttes dans 1 cuillerée à bouche d'eau.

COMÉDONS.

Traitement local, exprimer les dépôts avec les ongles ou une clef de montre. Frotter la surface au savon, etc. Picoter au vinaigre, frotter au jus de citron, badigeonner à l'acide chlorhydrique dilué, éliminer les têtes noires. Envisager une affection pathologique générale au besoin.

520. *Lessive alcoolique de potasse*....... 30 gr. »

Pour se laver.

521. *Lait de soufre* .. 5 gr. »
Alcool de vin de France.......... 30 gr. »
Alcool de lavande.. 15 gr. »
Glycérine......... 10 gr. »

Pour se laver.

522. *Kaolin*......... 1 gr. »
Glycérine......... 10 gr. »
Vinaigre.......... 10 gr. »
Pommade.

523. *Naphtol*........ 0 gr. 35
Soufre précipité.... 1 gr. »
Vaseline.........⎫
Savon vert ......⎭ ãã 10 gr.

Avec cette pommade frotter le visage 2 à 3 fois par semaine pendant 10 ou 15 minutes (arrêter dès qu'une légère rougeur ou chaleur se manifeste), essuyer et poudrer. Dans les intervalles, traiter aux pommades neutres et amidon.

COMMOTION CÉRÉBRALE.

Calme absolu, chambre noire, vessie de glace sur la tête, diète de fièvre, purgatifs. Dans la syncope persistante, révulsifs, frictionner aux linges chauds, lavements froids, senteurs violentes (ammoniaques, sels anglais). En cas de rétention d'urine, sonde.

CONDYLOME SAILLANT.

Ablation aux ciseaux courbés et cautérisation au crayon de nitrate d'argent; la curette et les couteaux galvanocaustiques sont également efficaces. La cautérisation seule est trop douloureuse et retarde la guérison. En cas de plusieurs petites verrues, ou chez des individus ayant la phobie de l'acier, employer la poudre qui devra être éliminée au fur et à mesure et remplacée par une eau à pansement à chaque apparition d'excoriation.

524. *Sesquichlorure de fer soluble*.... 3 gr. »
Eau distillée....... 10 gr. »
En badigeonnage.

525. *Chlor. de potasse*. 2 gr. »
Eau distillée....... 140 gr. »
Pour pansement.

526. *Calomel*........ 10 gr. »
Saupoudrer, après lavage avec eau salée.

527. *Poudre de sabine*⎫ ãã 10 gr.
Alun dissous......⎭
Sulfate de cuivre... 0 gr. 10
Pour saupoudrer.

On peut employer aussi : badigeonnage à l'acide nitrique, solution sublimée concentrée, chlorure de fer, teinture d'iode pure, etc.

528. *Teinture d'iode.* 10 gr. »
T. de noix de galle. 5 gr. »
Iode pur .... 0 gr. 10
Badigeonner matin et soir.

CONGÉLATION.

Chez les anémiques et ceux exposés aux engelures, fortifier la nutrition. Dans la saison chaude, hydrothérapie. Dans la congélation toute fraîche, frictions de neige, eau froide. Dans la mortification des tissus, thérapeutique antiseptique.

529. *Eau de Goulard.* 140 gr. »
Pour compresse.

530. *Acét. bas. de plomb* 3 gr. »
Eau distillée .... 140 gr.»
Pour compresses.

531. *Oxyde de zinc.* 2 gr. »
Lanoline .... 15 gr. »
Vaseline .... 10 gr. »
Pommade.

532. *Mercure précipité blanc.* ...... 1 gr. »
Vaseline. .... 10 gr. »
Pommade.

533. *Créosote* .... 1 gr. »
Onguent simple .... 10 gr. »
Pommade.

534. *Emplâtre adhésif.* 10 gr. »
Etendre sur un linge.

535. *Alun* .... 3 gr. »
Acétate de plomb ... 10 gr. »
Eau distillée .... 350 gr. »
Compresses.

536. *Alun* .... 3 gr. »
Dissoudre dans :
Eau distillée .... 100 gr. »
Dissoudre dans :
Acétate de plomb cristallisé .... 10 gr. »
Eau distillée .... 200 gr. »
Mélanger, filtrer et réduire jusqu'au poids de 100 gr. Mettre dans une bouteille bien bouchée.
Pour compresses.

537. *Bitume de bois.* 5 gr. »
Sulfate de chaux ... 30 gr. »
Pour saupoudrer.

538. *Perm. de potasse*⎫
Argile blanc ......⎬āā 5 r. »
Carbonate de chaux⎭
Pour saupoudrer.

CONGESTIONS. Voir *Hypérémie cérébrale.*

CONJONCTIVITE BLENNORRHAGIQUE AIGUE.

Repos au lit, diète, soigner les selles, pénombre de la chambre, nettoyage minutieux de l'œil toutes les demi-heures, désinfection au permanganate de potasse ou acide borique Grand péril de contagion de l'autre œil. Compresses de sûreté, médication antifébrile, compresses de glace, 8 à 10 sangsues, qui dans les maladies de l'œil doivent être appliquées le mieux à l'angle mastoïdien, aux tempes ou derrière les oreilles, rarement ou jamais au cartilage du nez. Se méfier dans le pansement des complications du côté de la cornée ; au besoin scarification. Traiter la blennorrhagie présente s'il y a lieu.

539. *Nitrate d'argent.* 0 gr. 30
Eau distillée ...... 30 gr. »
A l'usage du médecin.
Solution de nitrate d'argent à employer en badigeonnages de la conjonctive 1 à 2 fois par jour ; est applicable au début comme dans les cas de sécrétion modérée. En cas de sécrétion abondante, solutions plus concentrées.

540. *Nitrate d'argent.* 0 gr. 60
Cocaïne .... 1 gr. »
Eau distillée .... 30 gr. »
A l'usage du médecin.
Solution de nitrate à 2 p. 100.
En cas d'infiltration grise de la

conjonctive et de dépôt diphtérique, éviter la cautérisation. On cautérise ordinairement au crayon mitigé.

541. *Nitr. d'argent.* | ãã 5 gr. »
Nitrate de soude. |

Pour cautériser.

542. *Nitrate d'argent.* 2 gr. 50
Nitrate de soude... 1 gr. 50
Pour cautériser.

543. *Iode...........* 0 gr. 50
Eau distillée....... 20 gr. »

Pour cautériser.

544. *Ong. mercuriel.* 10 gr. »
Extr. de belladone. 1 gr. »

Badigeonner de la grosseur d'un petit pois sur le front et les tempes plusieurs fois par jour.

545. *Sulf. d'atropine.* 0 gr. 35
Eau distillée....... 10 gr. »
Instillations.

546. *Perm. de potasse.* 0 gr. 05
Eau distillée...... 10 gr. »
Pour désinfecter.

547. *Acide borique..* 2 gr. »
Acide salicylique... 0 gr. 50
Eau distillée....... 100 gr. »
Pour désinfecter.

CONJONCTIVITE BLENNOR-RHAGIQUE. Chronique, granuleuse, égyptienne, militaire.

Précautions contre la contamination de l'autre œil et de ceux d'autrui. Propreté rigoureuse, lunettes conserves, éviter la fumée, atmosphère poussiéreuse. Epargner les yeux. Pour atténuer les douleurs après les injections de cuivre, compresses froides ou cocaïne. Electrolyse, péritomie.

548. *Sulf. de cuivre*
crist........... 5 gr. »
Pour cautériser.

Le cristal de cuivre doit être poli, plat. En cas de sécrétion abondante, nitrate d'argent en solution, rarement en crayon. En cas de sécrétion modérée alterner le cuivre et le nitrate d'argent et le médicament suivant.

549. *Sacch. de plomb.* 1 gr. »
Eau distillée...... 30 gr. »
Pour badigeonnage.

550. *Tᵉ d'opium.* |
jaune .... | ãã 5 gr. »
Eau distillée...... |

Instiller 1 goutte dans le sac conjonctival.

Poudrer également au calomel. Si le médecin ne peut visiter le malade tous les jours, qu'il pratique lui-même la cautérisation de la paupière inférieure au sulfate de cuivre ou dans le cas contraire, qu'il emploie une eau ophtalmique.

551. *Sulf. de cuivre.* 0 gr. 35
Vaseline........... 35 gr. »
Pommade.

552. *Sulfate de cuivre.* 0 gr. 50
Glycérine......... 10 gr. »
Gouttes pour les yeux.

553. *Acétate de plomb.* 1 gr. »
Glycérine anhydre. 10 gr. »
A l'extérieur.

554. *Chlorh. de cocaïne* 0 gr. 50
Eau distillée....... 10 gr. »
En instillations pour l'œil.

555. *Poudre de se-
mences de jéqui-
rity* .... 10 *gr.* »
Faire infuser pendant 24 heures. *Avec eau distillée
froide*.......... 350 *gr.* »
Filtrer.
Pendant 3 jours laver par
3 fois les paupières non retrous-
sées.

CONJONCTIVITE BLENNOR-RHAGIQUE DES NOUVEAU-NES. Voir *Blennorrhée des nouveau-nés.*

CONJONCTIVITE CATAR-RHALE.

Lavages répétés de l'œil, surtout le matin, avec de l'eau
tiède ou du thé (Kaesepappel),
pas de compresses froides. Interdire tout séjour dans des locaux enfumés, cuisines, etc.,
ainsi que la sortie par le vent
ou la poussière, etc. En général,
épargner les yeux, lire et tra-
vailler peu. Dans les formes
aiguës cautériser tous les jours
à la solution de nitrate d'argent.
Dans le catarrhe sec douche des
yeux. Tenir compte en même
temps de la blépharite présente.

556. *Nitrate d'argent.* 0 *gr.* 10
Eau distillée........ 10 *gr.* »
Donner dans un flacon noir.
Confier au médecin. (Solution à 1/2 ou 1 p. 100 ; pour
badigeonner la conjonctive au
moyen d'un pinceau.)

557. *Col. astr. jaune*
Eau distillée......} ãã 5 *gr.* »
Eau pour l'œil (matin, midi et
soir, 1 à 2 gouttes).

558. *Sulfate de zinc.* 0 *gr.* 50
Eau distillée....... 30 *gr.* »
Eau pour l'œil.

559. *Sublimé corrosif.* 0 *gr.* 01
Eau distillée....... 10 *gr.* »
T. d'opium jaune. 5 *gouttes*
Eau pour l'œil.

560. *Déc. de mauve.* 140 *gr.* »
Saccharate de plomb. 0 *gr.* 35
T. d'opium jaune.. 10 *gttes*
Eau pour l'œil.

561. *Tannin pur....* 0 *gr.* 35
Eau distillée ...... 30 *gr.* »
Eau pour l'œil.

562 . *Biborate de
soude*........... 0 *gr.* 15
Eau distillée ...... 30 *gr.* »
Eau pour l'œil.

563. *Extrait liquide de
seigle ergoté*..... 1 *gr.* »
Eau distillée....... 20 *gr.* »
Eau pour l'œil.

564. *Mercure préci-
pité blanc*.......} ãã 0 *gr.* 50
Extr. de belladone.}
Onguent simple.... 10 *gr.* »
Appliquer toutes les 2 à
3 heures la grosseur d'un haricot sur le front et les tempes.
S'il se produit des complications du côté de la cornée, ordonner de l'atropine ou au besoin
de l'ésérine et renoncer aux excitants, si le malade ne les supporte pas. Dans les abcès de la
cornée : iodoforme. Dans la sensation de sécheresse et lourdeur
des paupières :

565. *Mercure précipité
blanc*........... 0 *gr.* 50
Lanoline pure....} ãã 15 *gr.*
Vaseline.........}
Frictionner gros comme un
pois sur les paupières.

566. *Iodoforme ino-
    dore en poudre..* 5 *gr.* »
Pour saupoudrer.

Gouttes de teinture d'opium également recommandables.

Dans le catarrhe léger, sans sécrétions importantes, laver les yeux avec des médicaments alcoolisés (Franzbranntwein), eau de Cologne.

567. *Pierre divine...* o *gr.* 35
Eau distillée...... 10 *gr.* »
T. d'opium jaune.. 5 *gouttes*
Acétate de plomb... o *gr.* 10

Gouttes dans les yeux.

568. *Alcool de vin.*)
Eau distillée ..... }ãã 5 *gr.* »
Eau de roses.....)

Eau pour laver.
On emploie aussi cristaux d'alun.

CONJONCTIVITE DIPHTÉRI-TIQUE.

Protéger l'œil sain par des compresses imperméables, observer la cornée. Atropiniser sans interruption, froid, compresses chaudes en cas d'atténuation des phénomènes inflammatoires. Injections de sérum Behring.

569. *Perm. d'argent..* o *gr.* 5o
Eau distillée...... 10 *gr.* »

A instiller 2 à 3 fois par jour.

CONJONCTIVITE CROUPALE.

Rigoureux antiphlogistiqnes. Poudrer la conjonctive au sulfate de quinine caustique après élimination définitive des membranes.

CONJONCTIVITE FOLLICU-LAIRE.

570. *Nitrate d'argent.* o *gr.* 35
Eau distillée....... 3o *gr.* »
En instillation.

571. *Acétate de plomb.* o *gr.* 10
Eau distillée .... 1o *gr.* »
Eau pour l'œil.

CONJONCTIVITE SCROFU-LEUSE.

Nettoyage des yeux à l'eau tiède ou thé. Elimination des croûtes des paupières préalablement amollies à la graisse. En cas d'aversion accentuée de la lumière, gouttes de cocaïne. Soigner spécialement le régime, régler l'alimentation (viande, œufs, lait, bière, peu de féculents), habitation sèche, mouvement au grand air. Interne : eau de Halle, fer, quinine, iodure de potassium, phosphore, huile de foie de morue.

572. *Calomel à la va-
    peur dédoublé d'eau* 1o *gr.* »
À l'usage de médecin.
Pour badigeon.

573. *Iodoforme pul.* }ãã 5 *gr.* »
Sucre de lait......)
U. E.

574. *Mercure précipité
    jaune..........* 1 *gr.* »
Vaseline.......... 20 *gr.* »

Mêler très exactement ; pour onguent ophtalmique.
Au moyen du pinceau répartir également sur la conjonctive tendue.

575. *Sublimé........* o *gr.* o5
Lanoline.......... 1o *gr.* »
Vaseline.......... 5 *gr.* »
Pour pansement

576. *Chlorh. de co-*
caïne............ o *gr.* 30
Eau distillée...... 30 *gr.* »
Gouttes pour l'œil.

577. *Mercure blanc.* 1 *gr.* »
Extr. de belladone. o *gr.* o5
Vaseline.......... 20 *gr.* »
Frictionner gros comme un haricot sur le front et les tempes.

578. *Sulf. d'atropine.* o *gr.* oo5
Vaseline.......... 10 *gr.* »
Pommade (porter gros comme un pois avec un pinceau sur la conjonctive).

579. *Carb. de fer*.... 2 *gr.* »
Sulfate de quinine.. o *gr.* 5o
Sucre blanc....... 10 *gr.* »
Mêler. 1 pincée matin et soir.

580. *Iod. de potassium.* 2 *gr.* »
Eau distillée....... 10 *gr.* »
Sirop de Rubus Idæa. 3o *gr.* »
Matin et soir, 1 cuillerée à bouche.

CONSTIPATION.

Eliminer les causes dans la constipation habituelle ou temporaire. Régler le régime. Lavages froids de l'abdomen et ceinture de Priessnitz. Massage abdominal. Faradisation de l'abdomen. Marienbad. Eaux purgatives de Mattoni, Hunyadi, François-Joseph, Friedrichshall.

Introduire 10 à 3o gr. de glycérine anhydre dans le rectum par de petites seringues et tubes anaux longs. Récemment, on recommande les lavements d'huile (3oo à 5oo cent. cube huile olive pure chauffée à la température du corps (lentement sous basse pression, bassin élevé). Répéter pendant plu-

sieurs jours ; pour produire 1 ou 2 selles.

581. *Inf. feuilles séné.* 10 *gr.* »
Sulfate magnésie .. 20 *gr.* »
Sir. Rubus Idæa... 100 *gr.* »
Toutes les 2 heures 1 cuillerée à bouche.

582. *Huile de ricin.* 3o *gr.* »
Huile de croton.... 3 *gouttes*
Toutes les 2 heures, 1 cuillerée à café.

583. *Calomel*....... o *gr.* 2
Sucre de lait...... o *gr.* 2
Faire 6 cachets semblables ; à prendre 1 toutes les 2 heures jusqu'à effet.

584. *Huile de ricin*.. 3o *gr.* »
En cuillerée à café ou à bouche (dans bière, soupe, thé, etc.). L'huile de ricin se prend aussi en capsules à o gr. 2 à o gr. 35. Huile de ricin même en cap sules à 3.

585. *Huile de ricin*... 20 *gr.* »
Pdre de g. arabique 1 *gr.* »
Eau distillée....... 100 *gr.* »
Sirop mannite..... 10 *gr.* »
Par heure, 1 cuillerée à bouche.

586. *Sel amer*....... 10 *gr.* »
Eau distillée...... 14o *gr.* »
Ac. sulf. dilué.... o *gr.* 15
Par heure, 1 cuillerée à bouche.

587. *Sel amer*....... 20 *gr.* »
Prendre en 1 à 2 fois dans l'eau.
Purgatifs plus faibles recommandés.

588. *Espèces laxatives*
Saint-Germain .. 20 *gr.*
Dans le thé (le quart en inf. dans 1 tasse).

589. *E. lax. Viennoise.*   3o gr. »
   Sirop Rubus Idæa.   2o gr. »
   E. de laur.-cerise.   1o gr. »
   Prendre tiède.

59o. *Elect. lénitif....*   3o gr. »
   En 2 portions.

591. *T° aq. de rhubarbe.* 1oo gr.
   En cuillerée à bouche.

592. *Résine de jalap.*   o gr. 35
   Jaune d'œuf.......   N° 1
   E. de fl. de Napta.   2o gr. »
   Sirop émulsif......   3o gr. »
   Par heure, 1 cuillerée à café.

593. *Décoction pulpe*
      de tamarin...... 1oo gr. »
   Citrate magnésie..⎫ ãã 1o gr.
   Sirop mannite....⎭
   Toutes les 2 heures, 1 cuille-
rée à bouche.

594. *Manne de Ca-*
      labre..........   3o gr. »
   E. de menthe poivrée 1oo gr. »
   En cuillerées à bouche.
   Prendre régulièrement pen-
dant quelque temps contre la
constipation.

595. *Extr aq. d'aloès.*
   Extrait de jalap..⎫ ãã o gr. 5o
   Savon médic. ....⎭
   Poudre et extrait de
      rhubarbe de Chine.   q. s.
   Pour faire 5o pilules; à pren-
dre 4 le matin.

596. *Extr. aq. d'aloès*⎫
   Ext. de racine de⎮
      rhubarbe........⎬ ãã o gr. 1o
   Poudre de racine de⎮
      rhubarbe.......⎭
   Faire 1o pilules; à prendre 1
le soir.

597. *Extr. aq. d'aloès*⎫ ãã o gr. 5o
   Extr. de pissenlit.⎭
   Faire 5o pilules; à prendre
2 matin et soir.

598. *Crème de tartre.*   1o gr. »
   Poudre feuilles séné.   1 gr. »
   Sucre blanc........   2o gr. »
   Matin et soir, 1 cuillerée à
café.

599. *Crème de tartre.*   1o gr. »
   Carb. de magnésie.   5 gr. »
   Sucre blanc........   2o gr. »
   Matin et soir, 1 cuillerée à
café.

6oo. *Sel d'amm. pu-*
      rifié...........   2 gr. »
   Tartrate d'émétique.   o gr. 35
   Poudre de réglisse.   1o gr. »
   1 pincée matin et soir.

6o1. *Sulfate de pot..*⎫ ãã 1o gr.
   Crème de tartre...⎭
   Sucre blanc ....   2o gr. «
   Matin et soir, 1 cuillerée à
café.

6o2. *Sulfate de soude.*   5 gr. »
   Poudre de racine de
      rhubarbe........   2o gr. »
   Bicarbonate de soude. 1o gr. »
   Le soir, 1 pincée.

6o3. *Extr. fluide de*⎫
   cascara sagrada..⎬ ãã 1oo gr.
   Sirop d'écorces d'o-⎮
      ranges.........⎭
   Matin et soir, 1 cuillerée à
café.

6o4. *Poudre de racine*⎫
      de rhubarbe. ...⎬ ãã o gr. 5o
   Ext. aqueux d'aloès.⎭
   Extrait pissenlit...   q. s.
   Pour 5o pilules; à prendre
4 chaque matin.
   Dans le manque d'appétit
concomitant :

605. *Poudre de racine
   de rhub. de Chine.* o gr. 50
Extrait de trèfle... q. s.

Pour faire 50 pilules ; à prendre 5 chaque matin.

Plus énergiques :

606. *H. de croton ti-
   glium.* .... 5 gouttes
*Poudre et extrait
   d'eteorus.* .... q. s.

Pour faire 10 pilules ; à prendre 3 chaque matin.

607. *Huile de croton.* 2 à 5 gtes
Muc. de g. arabique. 10 gr. »
Eau distillée .... 30 gr. »
Sirop de guimauve. 10 gr. »

En cuillerée à café.

608. *Poudre de racine
   de rhub. de Chine.* o gr. 35
Extrait d'aloès..... o gr. 20
Ext. de coloquinte. o gr. 35
*Extrait de racine de
   rhubarbe* .... q. s.

Pour faire 20 pilules ; à prendre 2 matin et soir.

609. *Podophyllin...*}āā ogr. 015
Savon médic. ....}
Miel purifié .... q. s.

Pour faire une pilule. N° 20, à prendre 1 à 3 par jour.

610. *Podophyllin....* o gr. 40
Extrait de rhubarbe.}āā ogr. 80
Extrait d'aloès.....}
Extrait de pissenlit. q. s.

Pour 40 pilules ; à prendre 1 à 2 le soir.

611. *Podophyllin.....* o gr. 10
Eau distillée ...... 10 gr. »
Liq. ammoniac..... 5 gouttes

Injections hypodermiques.

612. *Extrait coloq...*)
Pdre r. de rhubarbe.(
Poudre d'aloès....}āā ogr. 05
Résine de jalap ....(
Gomme-gutte......)
Myrrhe.......... o gr. 15

Faire 50 pilules ; à prendre 1 à 4 par jour (pilules de Norisson).

613. *Poudre de Jalap.*}āā ogr. 20
Pdre de scammonée.}
Extr. r. de gentiane q. s.

Pour faire 10 pilules ; à prendre 2 à 5 jusqu'à effet.

614. *Sulfate de soude.* 70 gr. »
Bicarbonate de soude 50 gr. »
Chlorure de sodium. 20 gr. »
Sulfate de potasse.. 3 gr. »

1 à 2 cuillerées à café dans 1 verre d'eau chaude (sel de Carlsbad artificiel).

615. Magnésie anglaise. 20 *gr.*

En cuillerée à café, le matin à jeun.

616. *Mannite crist...* 5 gr. »
Eau distillée ...... 30 gr. »

Par heure, 1 cuillerée à café. Pour nourrissons.

617. *Sirop mannite.*}āā 25 gr.
Sirop de rhubarbe.}

Par heure, 1 cuillerée à café Pour enfant, jusqu'à ce qu'une selle se produise.

618. *Podophyllin....* o gr. 05
Alcool de vin rectif. 10 gr. »
Sir. de Rubus Idæa. 30 gr. »

1 à 2 cuillerées à bouche.

619. *E. lax. Viennoise.*)āā 20 gr.
Sirop de Rubus Idæa{
E. de laurier-cerise. 10 gr. »

1 à 2 cuillerées à bouche (d'après l'âge de l'enfant).

620. *Sulf. crist. de soude* .... 10 gr. »
Eau de Rubus Idæa. 70 gr. »
Sirop de chicorée ou de rhubarbe.. 10 gr. »
Chaque 2 heures, 1 cuillerée à enfant.

621. *Tartr. de soude et de potasse* ..... 1 gr. »
Eau de carvi ...... 30 gr. »
Sirop mannite ...... 10 gr. »
Chaque 2 heures, 1 cuillerée. Chez les adolescents, contre la constipation opiniâtre.

622. *Déc. pulpe tamar.* 10 gr. »
Sel amer .... 5 gr. »
Sirop mannite ...... 10 gr. »
Chaque 2 heures, 1 cuillerée pour enfant.

623. *Inf. r. rhubarbe.* 50 gr. »
Sirop mannite ..... 10 gr. »
Par heure, 1 cuillerée à bouche.

624. *Déc. p. tamarin.* 100 gr. »
Phosphate de soude. 0 gr. 50
Sirop de citron .... 10 gr. »
Chaque 2 heures, 1 à 2 cuillerées à bouche.

625. *Poudre racine de rhubarbe de Chine*
Carb. de magnésie. } ãã 5 gr. »
Oléosacch. d'anis..
1 pincée, 1 à 2 fois par jour.

626. *Inf. f. séné* ... 100 gr. »
Sirop de mannite ... 20 gr. »
Par heure, 1 cuillerée à bouche.

627. *Calomel* .... }
P. de racine de jalap } ãã 0 gr. 10
Sucre blanc .... 0 gr. 15
Faire 10 cachets semblables; à prendre 1 matin, midi et soir. Lavement de camomille, quel-ques cuillerées de glycérine, eau, etc. Suppositoires de beurre de cacao, glycérine. Irrigations du rectum.

CONTUSIONS.

Dans les extravasions de sang, massage circonspect, envelopper les extrémités du tour au centre. Froid.

CONVULSIONS. Voir *Éclampsie.*

COQUELUCHE. Voir *Toux convulsive.*

CORYZA. Voir *Oʒène.*

COXALGIE.

Traitement général, régime fortifiant, bains iodés, fer, huile de foie de morue, corriger la position des extrémités dans la narcose, suivant le cas. Immobiliser les hanches par un pansement raide, extension de poids permanente (Crosby), application locale de froid, plus tard appareil de Taylor. Dans la luxation spontanée du fémur sur la surface extérieure du fémur réduction et immobilisation sous l'influence narcose.

628. *Iode pur* .... 0 gr. 02
Iod. de potassium .. 0 gr. 50
Eau ordinaire ...... 60 gr. »
Sirop simple .... 40 gr. »
3 fois par jour, prendre 1 cuillerée à enfant.

629. *Iod. de fer sucré.* 0 gr. 05
Poudre de racine de rhubarbe de Chine .... 0 gr. 05
Sucre blanc .... 0 gr. 15
Pour un cachet. Faire 10 cachets semblables ; à prendre 3 par jour.

CRAMPES D'ESTOMAC. Gastralgie.

Egards aux causes déterminantes (surtout ulcère de l'estomac). De toutes façons, régime particulier, narcotique contre les douleurs, fer chez les chlorotiques, source Gubber. Chez les neurasthéniques, nourriture fortifiante, frictions sèches du corps, galvanisation de la région stomacale, le cas échéant climat élevé, bains de mer. Si les moyens internes sont trop lents ou en cas d'accès aigu, injections de morphine.

630. *Bismuth officinal.*   1 *gr.*   »
   Chlorh. de morphine   0 *gr.* 10
   Bic. de soude .....}
   Sucre blanc ......} ãã 5 *gr.* »

Partager en 10 cachets ; à prendre 1 matin et soir.

631. *S.-n. de bismuth.*   0 *gr.* 20
  Acétate de morphine..   0 *gr.* 01
  Oléosacchar. menthe.   0 *gr.* 05

3 fois par jour, 1 cachet semblable une demi-heure après le repas.

632. *Ext. de belladone*   0 *gr.* 10
  Liq. amm. d'anis.   2 *gr.*   »
  Eau distillée ......   10 *gr.* »

Toutes les 2 heures, 10 à 20 gouttes.

633. *Liq. de Fowler.*   5 *gr.*   »
  Eau distillée ......   5 *gr.*   »

2 fois par jour 5 gouttes ; puis monter jusqu'à 30 gouttes par jour.

634. *Chl. de cocaïne.*   0 *gr.* 10
  Sucre blanc ....   1 *gr.*   »

Partager en 10 cachets ; à prendre 1 trois fois par jour.

635. *T° de n. vomique.*}
  E. de laurier-cerise.} ãã 5 *gr.*

2 fois par jour 10 à 15 gouttes.

636. *T° de castoreum.*}
  T° de n. vomique. ..} ãã 0 *gr.* 35

10 gouttes pendant l'accès.

637. *Chl. de morphine*   0 *gr.* 05
  Oléosacch. anis ....   2 *gr.* »

Partager en 5 cachets ; à prendre 1 pendant l'accès.

638. *Codéine pure...*   0 *gr.* 05
  Sucre blanc ....   2 *gr.* 50

Partager en 5 cachets ; comme le précédent.

639. *Chloral hydraté.*   5 *gr.*   »

Partager en 10 cachets ; à prendre dissous dans un verre d'eau.

640. *Huile de cajéput.*   20 *gouttes*
  T° éth. de valériane.   5 *gr.* »

Toutes les 3 heures 30 gouttes.

641. *Ferro-cyanhydrate de zinc....*   0 *gr.* 06
  Sucre blanc ....   4 *gr.*   »

Partager en 12 cachets ; à prendre 1 toutes les 2 heures.

CROUP. Voir *Laryngite croupale.*

CYSTITE.

Repos au lit, compresses chaudes, ainsi que cataplasmes aromatiques sur l'abdomen, bains chauds, surtout bains de siège. Contre la fièvre : quinine. Contre les frissons : boissons chaudes ou aromatiques (tilleul, thé léger à la russe); contre les douleurs vives au périnée et gros intestin : sangsues. Contre la poussée d'urine : narcotiques internes en suppositoires ou lavements. Supprimer les injections dans les catarrhes de la vessie consécutifs de blennorrhagie, éviter les aliments et boissons irritants. Soigner les selles. Boisson : lait, lait d'amandes, application de la bougie molle au besoin, injection dans la vessie, dans les cas chroniques : Carlsbad, Marienbad, Wildungen. Eaux minérales : Salvator, Gresshubler, Glerchenberg, Krondorf, Presblau, Radein. Prophylaxie : circonspection en cas de blennorrhagie, et asepsie des sondages.

642. *Déc. sem. de lin.* 120 *gr.* »
   Laudanum simple.. 15 *gouttes*
   Eau de laurier-cerise 10 *gr.* »
   Sirop diacode..... 10 *gr.* »
Par heure, 1 cuillerée à bouche.

643. *Eau de chaux..* 150 *gr.* »
Un tiers dans un verre de lait chaud, 3 fois par jour.

644. *Mixture de gomme.* 140 *gr.*
   T^e de laudanum ... 15 *gouttes*
   E. de laurier-cerise. 10 *gr.* »
Par heure, 1 cuillerée à bouche.

645. *Herbe des her-*
    nies.............. $\bar{a}\bar{a}$ 10 *gr.*
   Feuilles d'uva-ursi.
En tisane.

646. *Tan. de plomb.* 0 *gr.* 05
   Sucre blanc........ 0 *gr.* 35
Pour un cachet. Faire 10 cachets semblables; à prendre 1 matin, midi et soir.

647. *Lupulin........* 0 *gr.* 01
   Tannin pur....... 0 *gr.* 10
   Sucre blanc .... 0 *gr.* 15
Pour 1 cachet. Faire 5 cachets semblables; à prendre 1 toutes les 3 heures.

648. *Ext. aq. d'are-*
    naria rubra...... 0 *gr.* 40
   Poudre de réglisse. q. s.
Pour 20 pilules. Soir, 4 à 5 pilules.

649. *Chl. de morphine.* 0 *gr.* 05
   Beurre de cacao.... q. s.
Pour faire 3 supp. Soir un suppositoire.

650. *Chl. de cocaïne.* 0 *gr.* 25
   Beurre de cacao.... q. s.
Pour faire 3 à 5 supp. Comme précédent.

651. *Tannin pur....* 0 *gr.* 05
   Camphre.......... 0 *gr.* 05
   Sucre blanc....... 0 *gr.* 15
Pour 1 cachet. Faire 10 cachets semblables; à prendre 1 matin, midi et soir.

652. *Ext. de chanvre*
    indien .... 0 *gr.* 02
   Sucre blanc .... 0 *gr.* 35
Pour 1 cachet. Faire 10 cachets semblables; 1 toutes les 3 heures.

653. *Ext. de jusquiame* 0 *gr.* 05
   Sucre blanc........ 0 *gr.* 35
Pour 1 cachet. Faire 10 cachets semblables, à prendre 1 toutes les 3 heures.

654. *Ext. de chan-*
    vre indien......
   Extrait de jus- $\bar{a}\bar{a}$ 0 *gr.* 02
    quiame ....
   Sucre blanc........ 0 *gr.* 35
En cachet; N° 10. Un matin, midi et soir.

655. *Sal. de soude..* 0 *gr.* 50
Faire 10 cachets semblables; à prendre 1 matin, midi et soir (en cachets ou eau).

656. *Acide benzoïque.* 0 *gr.* 35
   Eau distillée...... 140 *gr.* »
   Sir. d'éc. d'orange. 10 *gr.* »
Par heure, 2 cuillerées à bouche.

657. *Chlor. de potasse.* 2 gr. »
Eau distillée...... 240 gr. »
Par heure, 1 cuillerée à bouche.

658. *Salol...........* }āā 0gr.35
Sucre blanc........ }
Pour 1 cachet. Faire 5 cachets semblables ; à prendre dans le courant du jour.

659. *Ess. de bois*
de santal........ 10 *gouttes*
Renfermer dans capsules gélatineuses N° 30, à prendre 2, 3 fois par jour.

660. *B^a de copahu.* }āā 3 gr.
Ess. de téréb... }
Carbonate de magnésie. q, s.
Pour faire 30 pilules ; 2 fois par jour 3 à 4 pilules.

661. *Arbutine.......* 2 gr. »
Eau distillée...... 100 gr. »
Sir. d'éc. d'orange. 10 gr. »
Employer dans le courant du jour.

662. *Sulfate zinc....* }
Alun pulv........ }āā 0g. 15
Acide phénique.... }
Eau distillée....... 350 gr. »
Pour injection.

663. *Phénol..........* 0gr.10
Eau distillée........ 140gr.»
Pour injection.

664. *Acide borique...* 2 gr. »
Eau distillée....... 140gr.»
Pour injection.

665. *Perm. potasse..* 0 gr. 15
Eau distillée...... 150 gr. »
.Comme ci-dessus.

666. *Ac. chlorhyd..* 0 gr. 05

Eau de camomille.. 170 gr. »
Teinture opium.... 0 gr. 35
Matin et soir injecter le quart dans la vessie.

667. *Borax........* 3 gr. »
Eau distillée...... 150 gr. »
Pour injection.

668. *Iodoforme......* 3 gr. »
Glycérine.......... 200 gr. »
Eau distillée...... 100 gr. »
Gomme adragante. 10 gr. »
1 cuillerée à bouche dans un demi-litre d'eau tiède. Pour injections.

669. *Pyoctan. bleue..* 0 gr. 7
Eau distillée....... 350 gr. »
Deux fois par jour laver la vessie.

670. *Nitrate d'argent.* 0 gr. 03
Eau distillée...... 300gr. »
Pour injection (1/2 à 1/10 p. 100).

671. *Sublimé corrosif.* 0 gr. 03
Eau distillée...... 300gr. »
Pour injection (1 sur 10 000).

672. *Résorcine ......* 2 gr. »
Eau distillée...... 200gr. »
Comme le précédent.
Dans les cas invétérés, astringents plus puissants : permanganate de potasse 0 gr. 10 sur 100. Alun 1 à 2 p. 100. Sulfate de zinc 0,20 gr. p. 100 etc.
Dans le catarrhe chronique du col de la vessie, traitement local, injections à la sonde irrigatoire de Ulzemann ou traitement aux suppositoires introduits au moyen du porte-remède de Dithel.

673. *Phénol.........* 0 gr. 50
Eau distillée....... 300 gr. »
Chauffer pour injections.

674. *Nitrate argent..*   o *gr.* 10
   Eau distillée...... 3oo *gr.* »
   Comme le précédent.

675. *Nitrate d'argent.*   o *gr.* o5
  Beurre cacao......   *q. s.*
  Pour faire 5 supp. uréthraux.

DÉCUBITUS.

Au début, révulsifs, lavage à l'eau vinaigrée, Franzbranntwein. Frictionner à l'écorce de citron et appliquer des cataplasmes. Lavage soigné et pansement protecteur si des pertes de substance se sont déjà produites. Bains continus.

676. *Empois de savon.*   5o *gr.*
   Etendre sur un linge.
   Emploi pour pansement.

  677. *Empois de céruse.*   15 *gr.*
   Etendre sur une peau.

678. *Iodoforme......*   2 *gr.*
  Lanoline..........   10 *gr.*
  Vaseline ....   20 *gr.*
   Pour pansement.

679. *Chlor. de chaux.*   1 *gr.*
  Eau distillée ......   2oo *gr.*
   Pour lavages.

68o. *Perm. de potasse.*   8 *gr.*
  Ou phénol........   o *gr.* 5o
  Eau distillée.......   15o *gr.*
   Pour lavages.

681. *Poix liquide....*   3 *gr.* »
  Sulfate de chaux...   3o *gr.*
   Poudre à saupoudrer.

682. *Phénol........*   1 *gr.*
  Huile d'olives......   1oo *gr.*
   A l'extérieur.

Kaposi recommande des bains simples prolongés. Il laisse ses malades dans un bain pendant des mois et quelquefois durant plus d'une année.

683. *Phénol..........*   4o *gr.*
  Huile d'olives......   4o *gr.*
  Craie blanche......   *q. s.*
   Pour faire pâte molle.
   Etendre sur peau de daim.
  (Pâte de Lister.)

684. *Tannin........*   4 *gr.*
  Acét. bas. de plomb   2 *gr.*
  Onguent simple....   4o *gr.*
   Pour pansement.

DELIRIUM TREMENS DES BUVEURS. Voir *Alcoolisme.*

DIABÈTE SUCRÉ.

Régler la diète, alimentation exclusive de viande. Eviter les féculents, le sucre, pas de bière, etc. Pour le café, thé, etc., saccharine au lieu de sucre. La suppression des féculents s'arrête dès que l'analyse de l'urine accuse de l'acide acétique. Développer les muscles méthodiquement. Cure systématique de Carlsbad, Gresshubler, Salvator, Vichy, Nérices, acides minéraux et remèdes digestifs.

685. *Opium pur....*   o *gr.* o5
  Bic. de soude......   o *gr.* 7
   Pour 1 dose. Faire 20 doses semblables ; à prendre 4 à 5 par jour.

686. *Iodoforme.....* } ãã o *gr.* o5
  Extrait de lait sat. }
  Gomme arabique..   *q. s.*
   Pour faire 20 pilules ; 4 à 10 pilules, en 2 doses en 24 heures.

687. *Fleurs de benj.* } ãã o *gr.* 15
  Poudre de gomme. }
   Pour 1 dose. Faire 10 doses semblables ; à prendre 1 toutes les 2 heures.

688. *Sulf. de quinin.* o gr. 20
. *Oléosaccharole.....* o gr. 15
Pour 1 dose. Faire 5 doses semblables ; à prendre dans le courant du jour.

689. *Sal. de soude..* 1 gr.
Eau distillée...... 100 gr.
Sir. d'éc. d'oranges. 50 gr.
1 cuillerée à bouche par heure.

690. *Phénol.........* o gr. 70
Eau distillée....... 140 gr.
Sir. d'éc. d'oranges. 50 gr.
Toutes les 2 heures, 1 cuillerée à bouche.

691. *Salic. de lithine.* 3 gr. 50
. *Benzoate de lithine.* 7 gr.
Suc et poudre de réglisse........... q. s.
Pour faire 100 pilules ; 5 à 6 par jour.

692. *Exalgine.......* 2 gr.
Alcool de menthe... 10 gr.
Eau distillée....... 140 gr.
Sirop simple ...... 20 gr.
Matin et soir, 1 cuillerée à bouche.
Si le coma menace ou se manifeste, révulsifs (éther camphré), douches froides ou bain tiède. Stadennalm recommande les alcalins en grande quantité.

693. *Acide citrique...* 1 gr.
Carb. de soude..... 2 gr. 50
Saccharine......... o gr. 20
Eau distillée........ 200 gr.
Ess. de menthe..... 30 gttes
A prendre dans les 24 heures.

694. *Acét. d'amm....* 2 gr.
Eau.............. 200 gr.
Saccharine......... o gr. 02
Essence de citron... o gr. 40
Comme ci-dessus.

695. *Tart. de soude..* 4 gr.
Eau............... 200 gr.
Saccharine........ o gr. 05
Essence de citron.. o gr. 5
Comme ci-dessus.

696. *Br. de sodium.* 1 gr.
Eau distillée...... 140 gr.
Bic. de soude...... 2 gr.
A prendre par cuillerée à potage.

DIATHÈSE URIQUE. Voir *Arthritis urique.*

DIARRHÉE. Voir *Catarrhe intestinal.*

DILATATION DE L'ESTOMAC.

Tenir compte des causes. Dans les formes anodines, le règlement du régime suffit, repas courts et répétés. Diminuer la boisson, nourriture facile à digérer. Eviter les aliments épicés ou trop salés. Repos après le repas, petits morceaux de glace ou lait glacé, hydrothérapie, eau de Carlsbad.

A un degré grave, traitement mécanique, éviter les boissons abondantes bien que l'on puisse étancher la soif avant de pomper. Repos après le repas, ceinture élastique. Convalescence : Carlsbad, hydrothérapie avec massage simultané.

DIPHTÉRIE. Voir *Angine diphtéritique et laryngite croupale.*

DYSENTERIE.

Traitement prophylactique pendant les épidémies de dysenterie. Régler le régime, éviter les aliments provoquant la diarrhée, traiter tout relâchement avec soin. Se protéger du froid. Traitement général : repos au lit, diète sévère, ventilation, propreté absolue dans l'entourage du malade, désinfection rigoureuse. Au début, vomitif contre les aliments restés dans l'estomac ou purgatif léger contre des matières demeurées dans la partie supérieure de l'intestin (huile de ricin). Contre les douleurs, compresses chaudes sur le ventre, opium dans les véhicules linitifs, salep ou lavements d'amidon, thé russe avec rhum ; grand danger de contagion pour l'entourage. Éviter soigneusement les diarrhées.

Dans le stade inflammatoire :

697. *Huile de ricin.* 35 *gr.*

2 cuillerées à bouche. Si après 3 heures suivent des évacuations pas fortes, encore 1 cuillerée à bouche. Répéter au 3ᵉ, 5ᵉ et 7ᵉ jour.

698. *Rac. de rhubarbe.* 2 *gr.*
Racine d'ipéca..... 1 *gr.*
Déc. et laisser ré-
duire à.......... 2 *gr.*

Ajouter :

Gomme arabique... 2 *gr.*
Sirop de guimauve. 40 *gr.*

Par heure, 1 cuill. à bouche.

699. *Huile de croton..* 2 *gouttes*
Huile d'amandes... 10 *gr.*
Gomme arabique... 2 *gr.*
Eau de menthe..... 200 *gr.*
E. de laurier-cerise. 10 *gr.*
Sirop d'amande.... 40 *gr.*

Par heure, 1 cuillerée à bouche (chez les enfants 1 cuillerée à café).

700. *Iod. de potassium.* 0 *gr.* 50
Teinture d'iode.... 1 *gr.*
Eau distillée....... 140 *gr.*

Pour lavement.

701. *Teinture d'o-*
pium simple .... } āā 0 *gr.* 35
Acétate de plomb. }
Eau distillée....... 150 *gr.*

Pour lavement.

702. *Ergotine.......* 1 *gr.*
Mucilage.......... 100 *gr.*
Phénol........... 0 *gr.* 50
Tᵉ d'opium simple.. 0 *gr.* 20

Toutes les 2 à 3 heures, 1 cuillerée à café.

703. *Ext. de belladone* 0 *gr.* 10
Beurre de cacao... *q. s.*

En faire 4 suppositoires.

704. *H. d'am. douces.* 10 *gr.*
Gomme arabique... 2 *gr.*
Eau distillée....... 140 *gr.*

Faire émulsions, et ajouter :

E. d'amandes amères 2 *gr.*
Sirop simple ...... 30 *gr.* »

Toutes les 1 à 2 heures, 1 cuillerée à bouche.

705. *Myrol anisé...* } āā 1 *gr.*
Sucre blanc ...... }

Faire 10 cachets ; à prendre 1 toutes les 2 heures.

706. *Naphtaline ....* 1 *gr.*
Beurre de cacao.... *q. s.*

Faire suppositoire.

707. *Naphtaline......* 1 *gr.*
Huile d'olive....... 100 *gr.*

Pour lavement. Au début 3 à 4 lavements en 24 heures.

708. *Nitrate d'argent.* 0 *gr.* 05
Eau distillée....... 140 *gr.*
E. de laurier-cerise. 10 *gr.*

Renfermer dans un flacon noir, 4 fois par jour, 1 cuillerée à bouche.

709. *Extr. aq. de*
    strychnine....... 0 gr.005
Eau de cannelle.... 100 *gr.*
Mucilage de gomme⎫
    arabique ....⎬ãã 20 *gr.*
Sirop simple......⎭

Toutes les 2 heures, 1 cuillerée à bouche.

DYSMÉNORRHÉE.

Déterminer la cause (causes mécaniques et si elles sont utérines ou ovariennes). Éviter la fatigue et les refroidissements à l'époque des menstrues. Soigner les selles, compresses chaudes sur l'abdomen, irrigations chaudes, bains de boue (Mathoni).

Repos, antispasmodiques, narcotiques, suppositoires opiacés, belladone, spiritueux, bains de pied. Dans la dysménorrhée dite congestive, saignées locales par des sangsues ou profondes scarifications.

710. *E. de laur.-cerise* 10 *gr.*
  Chlorh. de morphine. 0 *gr.* 15

Par heure, 10 gouttes sur sucre.

711. *Codéine*........ 0 *gr.* 01
Lactose. .... 1 *gr.*

Faire 5 cachets semblables ; à prendre 1 trois fois par jour.

712. *Extrait de chanvre indien*....... 0 *gr.* 01
Sucre blanc .... 0 *gr.* 50

Faire 10 cachets semblables ; à prendre 1 toutes les 3 heures.

713. *Infusion fleurs de camomille* .... 100 *gr.*
Teint. laudanum.. 15 *gttes*
Sirop de menthe ... 20 *gr.*

Par heure, 1 cuill. à bouche.

714. *Extrait hydrastis fluide*.......⎫
Vin de Malaga.....⎬ãã 100 *gr.*
Sirop de cannelle... 50 *gr.*

Toutes les 2 à 4 heures, 1 cuill. à café.

715. *Teint. de castoréum du Canada.*⎫
Teinture strychnine.⎬ãã 5 *gr.*

4 fois par jour, 20 gouttes.

716. *Teinture thébaïque* ....⎫
Teinture belladone.⎪
—   jusquiame.⎬ãã 5 *gr.*
—   valériane .⎪
—   stramoine.⎭

3 à 4 fois par jour 20 gouttes (Pruis).

717. *Extrait viorne.*⎫
Sirop simple ......⎬ãã 20 *gr.*

2 à 4 fois par jour, 1 cuillerée à café.

718. *Ext. seigle ergoté.* 0 *gr.* 10
Sucre blanc......... 1 *gr.*

Faire 5 cachets semblables ; à prendre dans le courant du jour.

719. *Sulfate quinine*.. 0 *gr.* 20
Solanine........... 0 *gr.* 05

Faire 10 cachets semblables ; à prendre 1 par jour.

DYSPEPSIE.

Supprimer des causes, régler la manière de vivre, surtout chez les anémiques. Bon lait de nourrice chez les enfants faibles ou nourris artificiellement. Mélange crème de Biedert. Régler la nourriture en ne faisant boire l'enfant que toutes les 2 ou 3 heures et modérément.

En cas de nécessité d'alimentation artificielle, administrer les succédanés efficaces : lait de vache avec crème d'avensa, bouillon de veau ou solution de gélatine, 10 gr. sur 1/2 litre d'eau. Eau albumineuse, 1 blanc d'œuf sur 1/2 litre d'eau bouillie. Asepsie de l'anus. (Voir *Intertrigo, Eczéma*.)

720. *Bic. de soude.*   3 gr.
  Eau distillée.......   100 gr.
  Sirop simple.......   50 gr.
  Toutes les 3 heures, 2 cuillerées à enfant suivant la nourriture.

721. *Eau de chaux.*) ãã 35 gr.
  Eau distillée......)
  Sirop simple.......   30 gr.
  Comme le précédent. Donner agité.

722. *Extrait cascarine*   0 gr. 10
  *Poudre de racine
    de rhub. de Chine.*   0 gr. 05
  Sucre blanc ....   0 gr. 50
  Faire 10 cachets semblables ; à prendre 1 matin, midi et soir.

723. *Tᵒ cascarille*..) ãã 50 *gttes*
  Teinture ratanhia.)
  Oléosacch. de maci.) ãã 10 gr.
  Lactose...........)
  1 pincée.

724. *Pepsine*........   0 gr. 50
  Sucre blanc........   1 gr.
  Faire 10 cachets semblables ; à prendre 1 avant chaque repas.

725. *Acide chlorhy-
    drique dilué*......   10 *gttes*
  Eau distillée.......   100 gr.
  Sirop simple.......   50 gr.
  En cuillerées à café.
  Si le suc gastrique contient un trop-plein d'acide, le bicarbonate de soude est indiqué. Dans le cas contraire seulement, ordonner acide chlorhydrique. Dragées de dessert à la pepsine chlorhydratée du Dʳ Friedlaender.

726. *Acide chlorhy-
    drique dilué*....) ãã 0 gr. 30
  Résorcine........)
  *Sirop d'écorce d'o-
    range*........ ...   40 gr.
  Eau distillée.......   60 gr.
  Toutes les 2 heures, 1 cuillerée à bouche.

727. *Chlorh. morph.*..   0 gr. 15
  Extrait de gentiane.)
  Poudre de racine de) ãã q. s.
    guimauve.......)
  Pour faire 20 pilules.
  1 à 2 fois par jour 3 à 5 pilules dans 1 tasse de bouillon de viande.

728. *Sal. de soude*..   4 gr.
  Bicarbonate de soude   40 gr.
  1 pincée après le repas.

DYSPNÉE.

Déterminer la cause et tenir compte de l'affection fondamentale. Inhalations d'oxygène. Quebracho très renommé surtout en cas d'emphysème.

729. *Extrait de que-
    bracho aqueux*...   3 gr.
  Eau distillée.......   175 gr.
  Toutes les 3 heures, 1 cuillerée à café.

730. *Québrachine*...   0 gr. 35
  Extrait de réglisse.   q. s.
  Pour faire 10 pilules. 4 à 5 par jour.

731. *Extr. stramoine.*   0 gr. 01
  Teinture digitale...   0 gr. 30
  Eau de valériane...   100 gr.
  En cas d'accès, prendre en cuill. à café.

732. *Teint. lobélia.*   10 gr.
  *Teinture opium ben-
    zoïque* ....   20 gr.
  Prendre 20 gouttes dans eau sucrée.

733. *Inf. f. de digitale.* 10 *gr.*
Sir. d'éc. d'oranges. 20 *gr.*
Teint. strophantus.}
Eau laurier-cerise.} ãã 1 *gr.*
3 fois par jour, 10 à 15 gouttes.

ÉCLAMPSIE.

Protection prophylactique contre refroidissements et humidité. Dans la néphrite constatée, recommander la médication diaphorétique, avec bains chauds et enveloppement. Dans les prodromes de l'éclampsie, repos au lit, vessie de glace sur la tête, narcotique (injections de morphine ou lavemeut au chloral). Pendant l'accès, le mieux est d'administrer un narcotique parfait (lavement au chloral hydraté, injections de morphine, inhalations de chloroforme), protéger la langue contre les morsures. Activer l'accouchement dans les cas extrêmes. En cas graves anesthésie générale comme *indicatio vitalis.* Si la parturition est en train, accélérer le travail avec circonspection.

734. *Sel de Seignette.* 10 *gr.* »
Eau distillée..... 100 *gr.* »
Sirop mannite..... 10 *gr.* »
Chaque demi-heure 1 cuillerée à bouche.

735. *Chloroforme....* 50 *gr.* »
Pour usage du médecin.

736. *Chloral hydraté.* 2 *gr.* »
Mixture de gomme. 200 *gr.* »
Pour un lav. Répéter, si le malade est de nouveau agité, jusqu'à narcose complète.

737. *Nitrite d'amyle.* 1 *gr.* »
Essence fenouil.... 3 *gr.* »
2 à 5 gouttes sur 1 mouchoir pour respirer.

738. *Chlorh. morph.* 0 *gr.* 10
Eau laurier-cerise. 10 *gr.* »
Chaque quart d'heure, 15 gouttes.

739. *Laudanum pur..* 0 *gr.* 01
Sucre blanc........ 0 *gr.* 25
Faire 10 doses semblables ; à prendre 1 chaque demi-heure.

740. *Teinture laudanum simple......* 10 *gr.* »
20 gouttes pour 1 lavement (et appliquer chaque heure).

ÉCLAMPSIE INFANTILE.

Tenir compte des indications causales (maladies du cerveau, catarrhe de l'estomac, de l'intestin, constipation, diarrhée, parasites intestinaux, fièvre, prodromes d'exanthème aigu, etc.), pendant l'accès frictions à froid, compresses froides, lavement à l'eau vinaigrée (50 p. 100). Surveiller l'hypérémie et l'anémie cérébrales. Entre les accès, calme absolu, fer, quinine et autres toniques.

741. *Ac. phosphorique.* 0 *gr.* 01
Sirop de rhubarbe.. 10 *gr.* »
Eau distillée...... 90 *gr.* ⸫
Chaque demi-heure, 1 cuillerée à bouche.

742. *Chloral hydraté.* 0 *gr.* 50
Eau distillée...... 100 *gr.* »
Pour lavement.

743. *Chloral hydraté.* 0 *gr.* 35
à............... 0 *gr.* 70
Bromure d'amm... 2 *gr.* »
Eau distillée....... 70 *gr.* «
Sirop simple....... 30 *gr.* »
Chaque demi-heure, 1 cuillerée à enfant.

744. *Calomel*........ o *gr.* o5
Sucre blanc .... o *gr.* 35
Faire 10 cachets semblables ; à prendre 1 chaque heure.

745. *Br. de potassium.* 1 *gr.* »
Eau distillée ...... 70 *gr.* »
Sirop de Rubus Idæa. 3o *gr.* »
Par heure, 1 cuillerée à enfant.

746. *Br. potassium.* 2 *gr.* »
Bromure ammonium. 1 *gr.* »
Eau distillée ...... 70 *gr.* »
Sirop simple........ 3o *gr.* »
3 à 4 fois par jour, 1 cuillerée à bouche.

747. *Iod. de potassium* o *gr.* 5o
Eau distillée....... 70 *gr.* »
Sirop de Rubus Idæa. 3o *gr.* »
Par heure, 1 cuillerée à enfant.

748. *Sulf. atropine.*. o *gr.*oo5
Acide sulf. dilué... o *gr.*oo5
Eau distillée ...... 20 *gr.* »
1 à 3 fois par jour, 10 gouttes.

749. *Chloroforme.*... 5o *gr.* »
Pour respirer.

75o. *Musc.*.......... o *gr.* o5
Mixture de gomme. 100 *gr.* »
Chaque quart d'heure, 1 cuillerée à enfant.

ECTHYMA. Voir *Impétigo.*

ECZÉMA.
Eliminer les croûtes après graissage à l'huile de foie de morue, onguent simple ou huile d'amande. Employer une pommade.

751. *Lessive alcool. de potasse.*......... 35 *gr.* »
Pour frictionner.

752. *Savon vert.*...... 70 *gr.* »
Savon de graisse.... 3o *gr.* »
Pour lotions.

753. *Savon vert.*..... 10 *gr,* »
Alcool rectifié...... 40 *gr.* »
Alcool de lavande.... 3o *gr.* »
Pour frictions.

754. *Ong. diachylon.* 3o *gr.*»
En pommade.

755. *Emplâtre diachy-*}
lon simple........}ãã 35 *gr.*
Vaseline...........)
Essence de berga-
mote. .... o *gr.* 5o
En pommade (onguent à la vaseline et au plomb).

756. *Thilanine* ...... 3 *gr.* »
Axonge........... 3o *gr.* »
En pommade.

757. *Borax.*......... 3 *gr.* »
Lanoline .... 20 *gr.* »
Vaseline .... 10 *gr.* »
En pommade.

758. *Carb. de plomb.* 3 *gr.* »
Onguent émollient.. 3o *gr.* »
En pommade.

759. *Ong. acét. de pl.* 3 *gr.* »
Axonge .... 3o *gr.* »
En pommade.

76o. *Ong. à la céruse.* 3o *gr.* »
Étendre.

761. *Oxyde de zinc*... 3 *gr.* »
Poudre de benjoin.. 1 *gr.* »
Axonge de porc..... 3o *gr.* »
Pommade (Onguent de Wil-lon).

762. *Salol* .... 1 *gr.* »
Huile d'olives ......)
Axonge de porc.....}ãã 10 *gr.*
Lanoline ....)
En onctions.

763. *Acide salicylique.* 1 *gr.* »
Teinture de benjoin. 0 *gr.* 50
Onguent émollient.. 20 *gr.* »
Onctions.

764. *Acide borique...* 3 *gr.* »
Vaseline.......... 30 *gr.* »

765. *Acide borique...* 2 *gr.* »
Lanoline très pure. 20 *gr.* »
Pommade.

766. *Acide salicylique.* 5 *gr.* »
Gélatine blanc..... 35 *gr.* »
Eau distillée ...... 70 *gr.* »
Pansement à la gélatine. (En diluer une partie au bain-marie). De même tous autres remèdes dans une proportion arbitraire.

767. *Oxyde de zinc...* } ãã 3 *gr.*
Amidon pur....... }
Vaseline pure...... 35 *gr.* »
Acide salicylique... 1 *gr.* »
Faire pâte molle. Pommade.

768. *Oxyde de zinc..* 2 *gr.* »
Gélatine.......... } ãã 10 *gr.*
Glycérine .... }
Eau distillée ...... 40 *gr.* »
Mêler exactement pour pansement à la gélatine.

769. *Naphtol........* 0 *gr.* 50
Lait de soufre..... 10 *gr.* »
*Less. alcool. de po-
tasse...........* 15 *gr.* »
Alcool dilué....... 35 *gr.* »
Glycérine......... 10 *gr.* »
Pour frictions dans eczéma chronique.

770. *Acide picrique..* 0 *gr.* 02
*Ether sulfurique q. s.
jusqu'à dissolution*
Lanoline.......... 10 *gr.* »
En pommade.

771. *Acide picrique..* 0 *gr.* 15
*Ether .... q. s.
jusqu'à dissolution*
Eau de roses...... 40 *gr.* »
Eau pour lavage.

772. *Litharge........* 0 *gr.* 5
Vinaigre .... 2 *gr.* »
Huile d'olives..... } ãã 10 *gr.*
Graisse .... }
Ichthyol.......... 1 *gr.* »
Faire onguent.
(Pommade à l'ichthyol de Unna).

773. *Sulfoichthyolate
d'ammoniaque....* 0 *gr.* 10
à............... 2 *gr.* »
Eau distillée ...... }
Glycérine pure..... } ãã 10 *gr.*
Dextrine......... }
Chauffer doucement, pour pâte.

774. *Dermatol.......* 5 *gr.* »
Lanoline.......... 15 *gr.* »
Vaseline jaune..... 40 *gr.* »
En pommade.

775. *Dermatol.......* } ãã 1 *gr.* 50
Oxyde de zinc blanc. }
Vaseline jaune..... 15 *gr.* »
En pommade.

776. *Dermatol......* 2 *gr.* »
Oxyde de zinc blanc. } ãã 15 *gr.*
Amidon.......... }
Faire pâte.

777. *Dermatol.......* } ãã 3 *gr.*
Oxyde de zinc blanc. }
Gélatine .... }
Glycérine .... } ãã 20 *gr.*
Eau distillée....... }
Faire une gélatine.

778. *Thymol........* 3 *gr.* »
Ether sulfurique... }
Esprit-de-vin rectifié } ãã 10 *gr.*
Eau distillée ...... }
En teinture.

779. *Thymol........* 3 *gr.* »
Fleur de zinc...... }
Sous-nitrate de bis- } ãã 2 *gr.*
muth........... }
Onguent lénitif.... } ãã 15 *gr.*
Onguent simple.... }
Pour pansement.

780. *Alumnol*............ 7 *gr.* »
  Lanoline .... 35 *gr.* »
  Paraff. liquide .... 25 *gr.* »
  Cérésine .... 35 *gr.*

En pommade.

Dans l'eczéma chronique frictionner les mains et les pieds envelopper avec l'emplâtre ci-dessus ; gants en caoutchouc ou doigts de gant, lavages de savon, bains de mains et de pieds avec :

781. *Potasse caustique*. 15 *gr.* »
  Eau ordinaire.... 350 *gr.* »

Addition pour 5 bains.

En cas d'eczéma aigu, lorsque la peau ne supporte aucune pommade. Compresses d'amidon ou saupoudrer avec

782. *Amidon*........ 50 *gr.* »

Poudre à saupoudrer.

783. *Fleur de zinc*....⎫
  Poudre d'alun hy-⎬āā 10 *gr.*
  draté...........⎭
  Amidon pur .... 30 *gr.* »

784. *Poudre de riz*... 30 *gr.* »
  Poudre d'alun..... 5 *gr.* »
  Poudre de racine
  d'iris .... 1 *gr.* »

Poudre à saupoudrer.

785. *Oxyde de zinc*..⎫
  Céruse...........⎬āā 2 *gr.*
  Poudre de talc..... 35 *gr.* »

Poudre à saupoudrer.

786. *Phénol*......... 3 *gr.* »
  Huile d'olives..... 150 *gr.* »

Pour frictionner.

787. *Acide salicylique*. 0 *gr.* 50
  Teinture de benjoin. 2 *gr.* »
  Vaseline.......... 35 *gr.* »

En pommade.

788. *Oxyde de zinc*.. 3 *gr.* »
  Acide salicylique... 1 *gr.* 50
  Poudre de riz......⎫
  Glycérine.........⎬āā 10 *gr.*
  Eau distillée ...... 50 *gr.* »

Faire bouillir et laisser réduire.

Colle de pâte.

Contre les démangeaisons violentes, humecter de vin. Saupoudrer avec poudres calmantes.

789. *Phénol*.........⎫
  Glycérine pure....⎬āā 1 *gr.*
  Baume du Pérou...⎭
  Esprit-de-vin...... 140 *gr.* »

Pour frictions.

790. *Huile de lin*... 10 *gr.* »
  Lessive alcool. de
  savon .... 3 *gr.* »
  Glycérine .... 10 *gr.* »

A l'extérieur.

791. *Huile de cade*...⎫
  Savon vert ....⎬āā 1 *gr.* 50
  Alcool rectifié ..... 10 *gr.* »

Badigeonner 2 fois par jour.

792. *Huile de cade*.. 1 *gr.* 50
  Glycérine .... 10 *gr.* »

Pour frictionner.

793. *Oléate de cocaïne*. 0 *gr.* 10
  Lanoline.......... 5 *gr.* »
  Huile d'olives...... 10 *gr.* »

Faire onguent.

En cas d'inflammation de la peau avec fortes douleurs, poser des compresses froides. Compresses de :

794. *Acétate de plomb*. 4 *gr.* »
  Alun.............. 15 *gr.* »
  Eau distillée...... 140 *gr.* »

La moitié de la solution avec 1 litre d'eau : pour compresses.

795. *Borax*........... 2 *gr.* »
  Acide salicylique... 0 *gr.* 50
  Eau distillée...... 130 *gr.* »
  Glycérine .... 20 *gr.* »

Pour lavages.

796. *Amidon*........ 35 *gr.* »
Poudre à saupoudrer.

797. *Oxyde de zinc...*⎰ãã 2 *gr.*
Céruse............⎱
Poudre de talc..... 35 *gr.* »
Poudre à saupoudrer.

798. *Créoline........* 1 *gr.* »
Craie préparée.....⎰ãã 10 *gr.*
Axonge de porc.....⎱
Essence de menthe. 5 *gouttes*
Pour frotter 2 à 3 fois par jour.
En cas d'eczéma invétéré et épaississement de l'épiderme, application de savon noir.
Ensuite traitement aux pommades suivantes :

799. *Papaïne........* 1 *gr.* »
Borax pulvérisé.... 2 *gr.* »
Eau distillée ..... 100 *gr.* »
Badigeonner 2 fois par jour.

800. *S.-nit. de bismuth* 2 *gr.* »
Lanoline .... 35 *gr.* »
Appliquer cette pommade, l'étendre sur de la toile ou peau de chamois, après que la partie malade de la peau aura été soigneusement lavée avec un morceau de flanelle.

ECZÉMA MARGINÉ.

Contre les démangeaisons : lavages au savon vert, opodeldoch, savon de glycérine liquide ou un des remèdes suivants :

801. *Potasse caustique.* 0 *gr.* 50
Eau distillée...... 150 *gr.* »
2 fois par jour, lotion.

802. *Phénol.........* 3 *gr.* »
Huile d'olives..... 100 *gr.* »
Pour onctions.

803. *Phénol.,........* 3 *gr.* »
Esp.-de-vin concentré 100 *gr.* »
Pour frictions.

804. *Chrysarobine...* 3 *gr.* »
Lanoline .... 20 *gr.* »
Vaseline.......... 40 *gr.* »
Pommade.

805. *Traumaticine ...* 2 *gr.* »
Chrysarobine...... 0 *gr.* 21
Vaseline .... 10 *gr.* »
Pour frictions.

806. *Ac. Pyrogal.* 1 *gr.* »
Onguent simple.... 10 *gr.* »
En pommade.

807. *Pyrogallol......* 1 *gr.* »
Glycérine pure..... 10 *gr.* »
Esprit-de-vin...... 20 *gr.* »
Pour badigeonner.

808. *Chlorhydrate d'hydroxylamine.* 0 *gr.* 20
Alcool .... 70 *gr.* »
Carbonate de chaux. q. s.
Jusqu'à neutralisation.
Pour badigeonner.

809. *Lait de soufre..* 3 *gr.* »
Naphtol.......... 0 *gr.* 50
Less. alc. de potasse. 10 *gr.* »
Alcool............ 70 *gr.* »
Glycérine .... 10 *gr.* »
Pour frictionner.

810. *Sublimé corrosif.* 0 *gr.* 05
Alcool rectifié...... 140 *gr.*
Pour lotions (prudence).

811. *Naphtol........* 2 *gr.*
Esprit-de-vin...... 70 *gr.*
Glycérine......... 10 *gr.*
Pour badigeonner.

812. *Fleur de soufre.*⎰
Essence de bois...⎱ãã 15 *gr.*
Craie blanche.....⎰
Savon vert........⎱ãã 30 *gr.*
Axonge...........
(Modification de la pommade Wilkinson.) Frictionner pendant 6 jours matin et soir ; ensuite

5

couvrir la partie malade de laine ou de flanelle.

EMPHYSÈME PULMONAIRE.

Traitement du catarrhe des bronches. Éviter tout ce qui l'aggrave. Régime. Frictionner la poitrine pendant les accès d'asthme. Adduction vers l'intestin. Respirer de l'air comprimé et aspiration d'air raréfié au moyen de l'appareil pneumatique ; chambre pneumatique. En été, séjour sous les bois de pins.

813. *Extrait belladone.*.   o *gr.* 15
 Pdre de rac. d'ipéca.   1 *gr.*
 Sucre blanc........   3 *gr.*
En faire 15 cachets ; à prendre 3 par jour.

814. *Extr. de jus-*
 quiame.........} ãã o *gr.* 15
 Soufre d'antimoine.}
 Bicarb. de soude...   2 *gr.*
En faire 12 cachets ; à prendre 1 matin et soir.

815. *Apomorphine hy-*
 dratée ....   o *gr.* o5
 Poudre et extrait de
 réglisse.........   *q. s.*
En faire 5o pilules ; à prendre 1 à 3 toutes les 1 à 3 heures.
Si les symptômes violents du catarrhe bronchique font défaut, ordonner :

816. *Sel ammoniac.*   o *gr.* 3o
 Pdre et ext. de réglisse.   *q. s.*
Pour faire 5o pilules ; à prendre 5 pilules chaque matin et soir.

817. *Nitr. de strych.*   o *gr.*007
 Sirop simple ....   70 *gr.*
2 à 4 fois par jour, 1 cuillerée à bouche.

818. *Liq. d'arséniate*
 de potasse.......   5 *gr.*
 Eau distillée.......   100 *gr.*
Pour inhalations.

819. *Vinaigre de scille.*   3 *gr.*
 Carb. de potasse...   *q. s.*
 Jusqu'à saturation.
 Eau de persil......   70 *gr.*
 Sirop de menthe
 poivrée.........   3o *gr.*

Toutes les 2 heures, 1 cuill. à bouche.
En cas de constipation concomitante, rhubarbe, séné, eau amère.

820. *Pilocarpine*.....   o *gr.* 10
 Eau distillée.......   10 *gr.*

Injecter 1/2 seringue sous la peau.

821. *Inf. f. jaborandi.*   10 à 15 g.

Boire en une fois.
Chez les dégénérés, préparations ferrugineuses légères.

822. *Fer réduit par*
 hydrogène .....} ãã o *gr.* 40
 Sulfate de quinine.}
 Extrait pissenlit...   *q. s.*

Pour faire 40 pilules ; à prendre 1 à 2 après le repas de midi et du soir.
Aussi : faradisation des nerfs phréniques. Voir *Dyspnée.*

ENDOCARDITE.

Traitement purement symptomatique, remèdes fébrifuges, compresses froides sur la région précordiale. Digitale ou nitrate de potasse en cas de fréquence du pouls. Révulsifs contre la paralysie menaçante du cœur. Saignée contre l'œdème menaçant du poumon. Traitement pathogénique parallèle. Pour alcaliniser le sang et agir sur la fibrine, Bamberger recommande :

823. *Bicarb. de soude.*   2 *gr.*
 Eau ordinaire......   100 *gr.*
3 à 4 fois par jour, une cuillerée à soupe.

824. *F. digitale....* o *gr.* 5o
Acétate de potasse.. o *gr.* 15
Sirop simple ...... 100 *gr.*

A prendre en 1 ou 2 fois.

825. *Pdre f. digitale.* o *gr.* 10
Sucre blanc....... o *gr.* 15

Faire 6 doses semblables ; à prendre 3 par jour..

826. *T⁰ de strophantus.* 10 *gr.*

3 fois par jour, 10 à 20 gouttes.

ENDOMÉTRITE.

Repos au lit contre l'endométrite aiguë non puerpérale.
Purgatifs légers. Bains de siège chauds. Compresses de Priessnitz sur le ventre. Irrigations vaginales désinfectantes. Ovules vaginaux.

827. *Chlorhydrate de morphine ou extrait de belladone* o *gr.* 01
Beurre de cacao.... 2 *gr.* »

Pour 1 suppositoire ; n° 6. A poser 1 ou 2 suppositoires par jour.
Dans l'endométrite chronique, irrigations utérines d'eau phéniquée et solutions de lysol et de sublimé (1 à 5000), etc. Tampons vaginaux et bougies utérines contenant : tannin, acide borique, teinture d'iode, sesquichlorure de fer, etc. Dans les cas rebelles, cureter l'endométrium.
Remplir les cavernes utérines de iodoforme ou 10 p. 100 de gaze éthérée à l'aristol.
Dans l'endométrite cervicale, traiter les érosions. Badigeonner la muqueuse cervicale à la sonde Playfair avec vinaigre de bois, sesquichlorure de fer, ichtyol.

ENGELURES.

Epargner le plus possible les parties atteintes par des chaussures *ad hoc.* Peu de mouvements. Contre l'extension trop grande et douleurs, repos pendant quelques jours et compresses.

828. *Mercure précipité blanc.......* o *gr.* 35
Onguent émollient. 35 *gr.*
Pommade (étendre pincée sur une toile).

829. *Nitrate d'argent cristallisé........* o *gr.* 10
Vaseline .... 10 *gr.*
En pommade.

830. *Oxyde de zinc..* 3 *gr.*
Onguent émollient. 3o *gr.*
En pommade.

831. *Phénol.........* o *gr.* 5o
Onguent de plomb ⎱ ãã 15 *gr.*
Lanoline......... ⎰
Essence d'amandes. o *gr.* 25
Essence lavande.... 3o *gouttes*
Pour pansement.

832. *Moelle d'os.....* 10 *gr.*
Acide chlorhydrique concentré........ 2 *gr.*
Ong. de guimauve. 6o *gr.*
Extr. aqueux opium. o *gr.* 35
Camphre......... o *gr.* 5o
Térébenthine de Venise .... 2 *gr.*
En pommade.

833. *Méthylchloral..* o *gr.* 5o
Chlorhyd. cocaïne.. o *gr.* 5o
Camphre......... 1 *gr.*
Liq. au sav........ 100 *gr.*
Pour badigeonner.

834. *Alcool camphré.* ⎱ ãã 5 *gr.*
Teinture opium... ⎰
Phénol........... o *gr.* 25
Alcool de vin..... ⎱ ãã 10 *gr.*
Eau distillée...... ⎰
Pour badigeonner.

835. *Alun* .... } ãã 3 *gr.* »
   Borax .... }
   Teinture de benjoin. 25 *gr.*
   Pour badigeon.

836. *Huile camphrée.* 10 *gr.*
   Lanoline .... 20 *gr.*
   En pommade.

837. *Collodion pur* .. 15 *gr.*
   Iode pur .... 0 *gr.* 20
   Pour badigeonner.

838. *Collodion* .... 35 *gr.*
   Huile de ricin ..... 20 *gr.*
   Térébenthine ...... 3 *gr.*
   Pour badigeonner.

839. *Iodoforme* ...... 1 *gr.*
   Éther sulfurique ... 10 *gr.*
   Collodion .... 35 *gr.*
   Pour badigeonner.

840. *Iodoforme* ...... 1 *gr.*
   Onguent émollient. 20 *gr.*
   En pommade.

841. *Phénol* .... 0 *gr.* 50
   Iode pur .... } ãã 1 *gr.* 50
   Tannin. .... }
   Onguent cire ...... 20 *gr.*
   Pommade.

ÉPHÉLIDES.

Taches de rousseur. Si les taches couvrent largement le visage, le couvrir de linges imprégnés de :

842. *Sublimé corrosif.* 0 *gr.* 05
   Eau distillée .... 50 *gr.*

et les conserver 4 heures humides. En cas d'inflammations, adoucir les compresses froides. Percer et vider les cloques par le côté. Poudre de riz. Au lieu de ce drastique, laver la peau avec 1 p. 100 du savon sublimé, plusieurs fois par jour et le soir.

843. *Sublimé corrosif.* 0 *gr.* 05
   Vaseline .... 20 *gr.*
   En pommade.

844. *Acide salicylique.* 2 *gr.*
   Savon vert .... 4 *gr.*
   Vaseline .... 20 *gr.*
   En pommade.

845. *Sublimé corrosif.* 0 *gr.* 50
   Emuls. d'amandes . 40 *gr.*
   Teinture benjoin ... 0 *gr.* 10
   Le soir frictionner le visage.

846. *Borax* .... 1 *gr.*
   Alcool des colonies. 15 *gr.*
   Eau distillée .... 100 *gr.*
   Comme plus haut.

847. *Bibor. de soude.* 2 *gr.*
   Carbonate de soude. 0 *gr.* 70
   Eau de roses ..... } ãã 10 *gr.*
   Alcool des colonies. }
   Soir frictionner et matin laver.

848. *Oxyde de zinc.* }
   Bismuth pharm ... } ãã 2 *gr.*
   Mercure précipité }
   blanc. .... }
   Lanoline .... 10 *gr.*
   Vaseline .... 20 *gr.*
   Pommade, à frictionner le soir.

849. *Mercure préci-* }
     pité blanc ...... } ãã 2 *gr.*
   Borax. .... }
   Onguent émollient. 35 *gr.*
   Essence de rose ... } ãã 5 *gouttes*
   Huile de naphte .. }
   Pommade.

850. *Borax* .... 10 *gr.*
   Carbon. de potasse. 3 *gr.* »
   Eau de fleur d'o- }
     ranger .... } ãã 60 *gr.*
   Alcool des colonies. }
   Talc prép. .... } ãã 2 *gr.*
   Oxyde de zinc .... }
   A l'extérieur.

851. *Soufre précip* ... 10 *gr.*
   Camphre. .... 0 *gr.* 70
   Muc. gomme arab ... 3 *gr.* »
   Eau de chaux ..... } ãã 70 *gr.*
   Eau de roses ..... }
   A l'extérieur.

852. *Naphtol*........ 2 *gr.*
   Glycérine. .... 5 *gr.*
   Less. alcool potasse. 35 *gr.*
   A l'extérieur.

ÉPILEPSIE.

Éviter les causes d'accès. Interdiction des efforts physiques, intellectuels. Considérer l'état général. Pendant les accès, protéger contre les chocs et blessures. Ouvrir les vêtements. Introduire dans la bouche un objet long enveloppé de linge pour éviter les morsures de la langue. Éviter toute gêne pendant et après les accès. Tube de Chapman. Dans l'épilepsie consécutive de syphilis, traitement spécifique (iodure de potassium).

853. *Brom. de sodium* 7 *gr.*
   En faire 10 cachets, à prendre 2 à 4 par jour.

854. *Bromure de pot.* 5 *gr.*
   Eau distillée ...... 100 *gr.*
   Sirop d'éc. d'or... 30 *gr.*
   Toutes les 2 heures, 1 cuillerée à bouche.

855. *Brom. de potas.* 10 *gr.*
   Teinture de calabar. 4 *gr.*
   Eau distillée....... 100 *gr.*
   2 fois par jour, 1 à 2 cuillerées à café.

856. *Brom. de sodium.*
   Brom. de potassium. ãã 5 *gr.*
   Brom. d'ammonium.
   Eau distillée........ 200 *gr.*
   1 fois par jour, 3 à 6 cuillerées à bouche dans une tasse de thé.

857. *Picrotoxine.....* o *gr.* 02
   Alcool............ 10 *gr.*
   Eau distillée....... 90 *gr.*
   Par jour, 2 cuillerées à café avant repas.

858. *Sulfate atropine.* o *gr.* 02
   Esprit-de-vin conc. 15 *gr.*
   Matin et soir, 5 gouttes sur sucre.

859. *Sulfate atropine.* o *gr.* o5
   Poudre et extrait de
     réglisse......... *q. s.*
   En faire 50 pilules ; à prendre 1 p. jour.

860. *Oxyde de zinc...*
   Extrait de valériane. ãã o gr. 35
   Extrait de belladone. o *gr.* 15
   Pdre rac. valériane. *q. s.*
   Pour faire 100 pilules ; à prendre 1 à 3 par jour.

861. *Brom. d'amm..* 4 *gr.* »
   Eau distillée ...... 70 *gr.* »
   Sirop citron .... 3o *gr.* »
   Toutes les 3 heures, 1 cuillerée à bouche.

862. *Amidon hydraté.* 3 *gr.* »
   Eau distillée...... 100 *gr.* »
   2 à 3 cuillerées à bouche par jour.

863. *Sulfate de cuivre.* o *gr.* o1
   Valériane de zinc..
   Nitrate d'argent.... ãã o gr.20
   Poudre et extrait racine d'acorus..... *q. s.*
   Pour faire 3o pilules ; à prendre 3 par jour.

864. *Nitrate d'argent.* o *gr.* 25
   Poudre et extrait
     diacorus......... *q. s.*
   Pour faire 5o pilules ; à prendre 4 à 10 le jour.

865. *T° de quinquina.* 25o *gr.* »
   1 cuillerée à café dans l'eau.
   Dans les cas accumulés, chloral hydraté interne ou en lavements 2 ou 3 grammes.
   Il paraît qu'une cuillerée à café de sel de cuisine immédiatement après l'aura épileptique empêche l'attaque. Chez quelques anémiques, la respiration du nitrate d'amyle coupe l'accès au moment de l'aura.

Préventif pendant l'aura :

866. *Chlorhydrate
d'apomorphine* ... o gr. 10
Eau distillée....... 10 gr. »

Injection hypod. Au début, une demi-seringue, graduellement moins jusqu'à un quart de seringue.

ÉPISTAXIS (Saignement de nez).

Injection d'eau glacée ou d'eau vinaigrée dans les orifices nasaux. (Maintenant, on recommande les injections d'eau chaude). Tamponner les narines en tenant la tête haute. Dans les hémorrhagies fortes ne pouvant être arrêtées par les moyens élémentaires, tamponner le nez avec le tube de Bellocq.

867. *Alun pulvérisé.* 4 gr. »
Eau distillée....... 35 gr. »
Eau à aspirer.

868. *Sulfate de zinc.* o gr. 50
Alun.............. o gr. 15
Eau distillée....... 30 gr. »
Eau à aspirer.
Pour les personnes souffrant d'hémorrhagies n a s a l e s f r é- quentes et modérées.

869. *Sesq. de fer so-
luble*........... o gr. 50
Eau distillée....... 100 gr. »
Injection.

ÉPULIE (Fongosité des gencives).

Excision aux ciseaux, bistouri, etc., ou cautérisation au nitrate d'argent, teinture d'iode. En cas d'hémorrhagie ou de reproduction de la tumeur, badigeonner aux caustiques concentrés.

870. *Teinture d'iode*..⎱ āā 5 gr.
 Esprit-de-vin......⎰
Pour badigeonner.

871. *Phénol*......... o gr. 5o
Esprit-de-vin...... 10 gr. »
Pour badigeonner.

872. *Nitrate d'argent
cristallisé*........ o gr. 5o
Eau distillée....... 10 gr. »
Pour badigeonner.

873. *Liq. sesq. de fer.* 15 gr. »
Pour toucher légèrement.

ÉRECTIONS DOULOUREUSES

Compresses froides sur le membre et le périnée. Frictions aux pommades indiquées ci-dessous. Dans les cas violents, suppositoires à la morphine ou injections de morphine. Respirer 3 à 5 gouttes de nitrate d'amyle. Interne : bromure de potassium ou camphre, électrothérapie, pointes de feu aux reins.

874. *Chl. de cocaïne.* o gr. 10
Eau distillée...... 10 gr. »
Quelques gouttes 4 à 5 fois par jour pour injecter dans l'urèthre.

875. *Extr. de bellad.* o gr. 5o
Lanoline.......... 5 gr. »
Vaseline .... 15 gr. »
En pommade, pour frictions.

876. *Chlorhy. de mor-
phine*........... o gr. 01
Beurre de cacao... q. s.
Pour faire 1 suppositoire ; N° 9.

877. *Hyd. de chloral.* 2 gr. »
Eau distillée...... 70 gr. »
Sirop simple....... 30 gr. »
La moitié d'abord, puis l'autre moitié 10 minutes après, si le sommeil n'est pas encore arrivé.

878. *Empois d'amidon.* 2 *gr.* »
　E. de fl. d'oranger. 30 *gr.* »
　Sir. d'éc. d'oranges. 20 *gr.* »
　Le soir, prendre la moitié.

879. *Extr. aq. d'opium* 0 *gr.* 10
　Beurre de cacao.... q. s.
　Pour faire 5 suppositoires. Le
soir, employer 1 à 2 suppositoires.

880. *Lupulin........* 0 *gr.* 10
　Camphre.......... 0 *gr.* 10
　Extrait de lupulin. q. s.
　Pour faire 10 pilules. Toutes
les heures ou les 2 heures,
1 pilule.

881. *Camphre......* 0 *gr.* 35
　Jaune d'œuf....... N° 1
　Extrait d'opium.... 0 *gr.* 10
　Eau distillée....... 20 *gr.* »
　Pour 2 lavements.

ÉROSIONS au col de l'utérus.
　Injections vaginales quotidiennes. Permanganate de potasse, solution d'acide phénique,
créoline ou ichthyol. Ponctions
aux glandes de Naboth. Contre
l'hyperhémie des muqueuses,
scarification, injections de vinaigre de bois au moyen du spéculum en caoutchouc durci. Répéter pendant plusieurs semaines :

882. *Vinaigre pyro-*
　ligneux......... 20 *gr.* »
　U. Externe.
　Cautériser les érosions pendant 4 à 5 jours à l'acide nitrique (Fritsch).

ÉRYSIPÈLE.
　Traitement pathogénique. Repos au lit, compresses froides ;
dans les cas anodins, compresses
de glace ; dans les cas graves,
compresses chaudes dans la dé-

croissance seulement. Boissons
acidulées Salvator, Gresshubler.
En cas de besoin, purgatifs. Enduire d'huile ou de graisse. Si
la température du corps est trop
élevée, quinine, antipyrine, salicylate de soude. Dans le collapsus, café, vin, musc. Injections
sous-cutanées d'acide phénique,
à 2, 3 p. 100 à distance de
6 centimètres dans la peau
saine voisine. Wœlfler recommande de poser du diachylon
large de 3 centimètres sur la
peau saine à proximité de la
limite pour éviter une invasion
de l'affection. Injection avec
sérum antistreptococcique.

883. *Vin. de lith....* 140 *gr.* »
　Pour composition avec de
l'eau stérilisée. En lotions.

884. *Acét. bas. plomb.* 7 *gr.* »
　Eau distillée...... 140 *gr.* »
　Pour composition avec de
l'eau. En lotions.

885. *Phénol.........* } ãã 1 *gr.*
　Esprit-de-vin......)
　Ess. de térébenthine. 10 *gr.* »
　Glycérine......... 35 *gr.* »
　Pour badigeonner toutes les
2 heures la surface enflammée
et son voisinage.

886. *Phénol.........* 1 *gr.* »
　Huile d'olives...... 30 *gr.* »
　Pour badigeonner.

887. *Sulfo-ichthyol*)
　　d'ammon........ } ãã 3 *gr.*
　Ether sulf.........)
　Collodion élast...... 60 *gr.* »
　Pour badigeonner.

888. *Ichthyol........* } ãã 5 *gr.*
　Amidon...........)
　Albumine......... 0 *gr.* 15
　Eau distillée....... 30 *gr.* »
　Même usage.

889. *Essence de pin..* ⎫
Essence de hêtre... ⎬ ãã 10 *gr.*
Huile d'olives...... ⎭
Pour badigeonner.

890. *Extr. de seigle*
ergoté........... 2 *gr.* »
Glycérine .... 10 *gr.* »
Injection hypodermique (2 à 3 ser.).

891. *Phénol........* o *gr.* 10
Eau distillée....... 10 *gr.* »
Injections hypodermiques.

892. *Sulf. quin......* o *gr.* 70
Sucre blanc........ 2 *gr.* 50
Faire 5 cachets; à prendre 3 par jour.

893. *Camphre.......* o *gr.* 25
Sucre blanc........ 2 *gr.* »
Faire 5 cachets; à prendre 1 toutes les 3 heures.

ÉRYTHÈME.

Poudres simples ou composées, compresses froides dans certains cas seulement. Quinine dans la fièvre simultanée.

894. *Acét. bas. plomb.* 3 *gr.* »
Eau distillée ..... 140 *gr.* »
Pour composition, dans perte de l'épiderme.

895. *Phénol........* o *gr.* 50
Esprit-de-vin rectifié 100 *gr.* »

896. *Alun pulvérisé..* 20 *gr.* »
Poudre à saupoudrer.

897. *Oxyde de zinc...* 3 *gr.* »
Amidon pur....... 20 *gr.* »
Poudre à saupoudrer.

898. *Spermacétine ...* 25 *gr.* »
Pour laver.

FAVUS (Teigne héréditaire).

Aspersions répétées des masses teigneuses à l'huile (foie de morue). Frictionner à la brosse dure. Eliminer les masses molles. Laver au savon ou alcool de savon. Epilation quotidienne. Frictions à l'acide salicylique et goudron, acide phénique, solution de résorcine, un mélange de pétrole.

899. *Savon vert .....* ⎫
Savon de graisse... ⎬ P. E.
Pour lotions.

900. *Less. alcool potasse............* 35 *gr.* »
Mêler avec savon pour lotions.

901. *Huile de cade...* ⎫
Savon vert......... ⎬ ãã 35 *gr.*
Esprit-de-vin...... 70 *gr.* »
Usage extérieur.

902. *Ichthyol........* 4 *gr.* »
Acide salicylique... 2 *gr.* »
Glycérine .... ⎫
Esprit-de-vin...... ⎬ ãã 35 *gr.*
Usage extérieur.

903. *Phénol (ou acide salicylique.......* 1 *gr.* 50
Glycérine pure..... ⎫
Alcool .... ⎬ ãã 15 *gr.*
Eau distillée....... 70 *gr.* »
En badigeonnage.

904. *Pyrogallol......* 1 *gr.* 50
Vaseline.......... 15 *gr.* »
En pommade.
Frictionner à l'huile phéniquée 1 sur 20, ou huile de cade.

905. *Thymol ....* o *gr.* 55
Chloroforme....... 3 *gr.* »
Huile d'olives...... 15 *gr.* »
Pour badigeonner.

906. *Pétrole........* 15 *gr.* »
Baume du Pérou... 1 *gr.* »
Pour badigeonner.

907. *Chrysarobine...* 3 *gr.* »
Acide salicylique... 2 *gr.* »
Collodion .... 25 *gr.* »
Pour badigeonner.

908. *Résorcine*....... 2 *gr.* »
   Vaseline.......... 40 *gr.* »
   Usage extérieur.

909. *Sublimé corrosif,* o *gr.* o5
   Alcool de vin...... 70 *gr.* »
   Pour lavages et coupages. Badigeonner aussi à l'acide acétique (efficace). Dans la teigne des parties non épileuses, employer le savon, ensuite l'huile et l'onguent, et goudron en dernier.

FIÈVRES INTERMITTENTES

Pendant les frissons, repos au lit. Réchauffer par frictions avec linges chauds, thé chaud, bouillotte, etc. Pendant la transpiration, compresses froides, boissons rafraîchissantes de Gresshubler, Salvator, Rœmgswarter, Richard. Traitement spécifique dans les intervalles : quinine, changement d'air, cure de lait.

910. *Sulf. de quinine.* o *gr.* 35
   Sucre blanc....... o *gr.* 25
   Faire 5 cachets semblables ; à prendre 1 cachet 3 heures, 1 autre 2, et 1 autre 1 h. avant le début.
   Si le moment de l'accès est inconnu, administrer matin, midi et soir, 1 cachet ou après le début des transpirations. Autres préparations de quinine :

911. *Chlorh. quinine.* o *gr.* 70
   Extrait de gentiane. *q. s.*
   Pour faire 5 pilules ; à prendre avant l'accès.

912. *Quinoïdine*..... o *gr.* 6o
   Acide tartrique.... o *gr.* 3o
   *Mucilag. de gomme
     arabique*........ *q. s.*
   Pour faire 3o pilules ; prendre 1 à 2 par heure.

913. *Déc. éc. de quinquina*........... 5o *gr.*
   Liq. Fowler...... o *gr.* o2
   Sirop de cannelle.. 1oo *gr.*
   Matin, midi et soir, 1 cuillerée à bouche.

914. *Déc. éc. quinquina
     au vin rouge*.... 1o *gr.*
   Teinture Zingiber. 1o *gr.*
   Sirop de cannelle... 5o *gr.*
   Par heure, 1 cuillerée à bouche, dans apyrexie.

915. *Teinture de quinoïdine*.......... 15 *gr.*
   Acide de Haller.... o *gr.* 5o
   Eau de menthe.... 35o *gr.*
   Toutes les 2 heures, 1 cuillerée à café.

916. *Bromh. de quinine*.............. 5 *gr.*
   Acide citrique..... o *gr.* 5o
   Eau distillée....... 5 *gr.*
   Inj. hyp. (inj. 2 ser.).

917. *Chlorh. de quinine.* 1 *gr.*
   Chlorure de sodium. o *gr.* 5o
   Eau distillée ...... 1o *gr.*
   Injecter, réchauffé à 37°, dans une veine du bras.

918. *Ac. bromhydriq.* 5 *gr.*
   Toutes les 4 heures, 15 gouttes dans l'eau.

919. *Antifébrine*..... 1 *gr.*
   Sucre blanc ....}
   Gomme arabique...} ãã 2 *gr.*
   Eau distillée....... *q. s.*
   Pour faire 2o pilules ; à prendre 3 à 5.

920. *Décoc. de feuilles
     d'eucalyptus gl*... 6o *gr.*
   Sir. d'éc. d'oranges 4o *gr.*
   Par heure, 1 cuillerée à bouche.

921. *Picronitrate d'am-*
monium........ o *gr.* 20
à............... o *gr.* 60
Poudre de racine de⎫
réglisse.........⎬āā 2 *gr.*
Suc de réglisse....⎭

Faire avec eau 30 pilules ; à prendre 4 à 5 dans le courant du jour.

922. *Résorcine*...... o *g.* 20

Faire 3 cachets semblables ; à prendre 1 toutes les 2 heures.

923. *Liq. de Fowler*.. 10 *gr.*
3 à 5 gouttes par jour.

924. *Ether sulfur*.... 10 *gr.*
Camphre......... 15 *gr.*

En gouttes.
Pour les enfants :

925. *Tannate de qui-*⎫
nine............⎬āā o *gr.* 15
Sucre blanc......⎭

Faire 6 cachets semblables ; à prendre 3 par jour dans le lait, dans l'intervalle de 3 heures.

926. *Bisulf. de quinine.* o *gr.* 15
Sucre blanc...... o *gr.* 20

Faire 10 cachets semblables ; à prendre 3 à 6 avant l'accès.

FIÈVRE PUERPÉRALE.

Prophylaxie : aucune infection venant de l'accouchée ou de son entourage, désinfection rigoureuse. Dans la maladie constatée, traitement fébrifuge, quinine, acide salicylique, compresses de glace, au besoin compresses de Priessnitz ou chaudes humides sur l'abdomen. Traitement local (lésions, tumeurs), irrigations d'eau phéniquée ou de chlore. Permanganate de potasse, etc. Badigeonner les lésions à la teinture d'iode, etc. Tenir compte de l'inflammation des organes internes. Au besoin, opération chirurgicale. Dans

l'endométrite lavage de l'utérus à l'acide phénique à 2 p. 100, au sublimé à 1 p. 2000. Interne : rhum, opiacés, inj. hyp. de morphine. Soigner les selles, (voy. *Péritonite.*)

Injection de sérum antiseptique cocaïque.

927. *Acide phosphor.* o *gr.* o5
Sir. de Rubus Idæa. 35 *gr.*

Addition aux boissons (dans la diarrhée).

928. *Sulf. de quinine* o *gr.* 20

Faire 5 cachets semblables ; à prendre 1 toutes les 2 heures.

929. *Antipyrine*..... o *gr.* 15
à............... o *gr.* 35

Faire 10 cachets semblables ; à prendre 1 par heure.

930. *Acide salicyl*... o *gr.* 15

Faire 10 cachets semblables ; à prendre 1 toutes les 2 heures.
Dans le délire et collapsus :

931. *Camphre*...... o *gr.* o5
Sucre blanc...... o *gr.* 15

Faire 5 cachets semblables ; à prendre 1 toutes les 2 heures.

932. *Sublimé corrosif.* o *gr.* 35
Eau distillée...... 350 *gr.*

Pour laver (prendre garde à l'intoxication).

933. *Phénol*......... 3 *gr.*
Eau distillée...... 300 *gr.*

Pour injections.

FISSURE DE L'ANUS.

Application de solution de cocaïne à 5 p. 100 ou onguent, ou pommade, ou solution nitrate d'argent à 10 p. 100. Tamponner avec acide nitrique dilué ou sulfure de cuivre en solution. Cautériser au fer, rouge. Employer souvent la pommade suivante :

934. *Calomel*........ o *gr.* 50
   Poudre d'opium....⎫
   Extrait de belladone.⎬ āā o gr. o5
   Onguent au sureau. 35 *gr.*

En pommade.
Suivant Récamier : opération chirurgicale consistant en fente linéaire de la tumeur ou du sphincter ou dilatation du sphincter.

FLATULENCE. Voir *Colique flatulente.*

FLUEURS BLANCHES.

Leucorrhée, blennorrhée vaginale et catharre vaginal.
Aigu : Compresses froides, injections eau froide. Dans les symptômes de fièvre : boissons acidulées, toujours repos au lit, ou éviter tous mouvements.
Chronique : Déterminer la pathogénie et l'étendue de la maladie dans les annexes, voir si primaire ou secondaire. Traitement local par injections ou caustiques. Bains au sel de Mattoni. Chez les enfants, propreté, lavages, bains.
Astringents locaux. Introduire des bougies iodoformées. Insertion de coton antiseptique. Au besoin, traitement général à l'huile de foie de morue, quinquina, etc.

935. *Acétate basique*
   de plomb........ 5 *gr.*
   Eau.............. 100 *gr.*

1 cuillerée à bouche dans 1 demi-litre d'eau. En lotion.

936. *Chlor. de potasse* 30 *gr.*
   Eau distillée....... 1 *litre*
Pour injections.

937. *Alun*.......... 5 *gr.*
   Eau distillée....... 350 *gr.*
Pour injecter.

938. *Sulfate de zinc*.. 1 *gr.*
   Eau distillée...... 1 *litre*
Injection.

939. *Phénol*........ 10 *gr.*
   Eau distillée...... 1 *litre*
Injection.

940. *Créol. ou lysol.* 10 *gr.*
   Eau distillée....... 1 *litre*
Injection.

941. *Acide salicylique.* 10 *gr.*
   Eau distillée...... 1 *litre*
Injection.

942. *Chl. de chaux.* 10 *gr.*
   Eau distillée...... 1 *litre*
Injection.

943. *Perm. de potasse.* 1 *gr.*
   Eau distillée...... 1 *litre*
Injection.
Plus efficace que les injections opérées par la patiente elle-même, est l'emploi des liquides employés par le médecin, en ce qu'il immobilise le vagin au moyen du spéculum et qu'après élimination des sécrétions il introduit le liquide au moyen de coton et lave les parties pendant quelques minutes. Il y introduit après un tampon portant une ficelle, que la patiente retirera au bout de quelques heures. Injections vaginales au moyen de l'extrait de boue de Mattoni.

944. *Sublimé corrosif.* o *gr.* 10
   Eau ordinaire...... 150 *gr.*
Pour injecter.

945. *Sulfate de cuivre.* 1 *gr.*
   Eau distillée....... 100 *gr.*
Pour badigeonner.

Dans les cas récents déterminés par contagion :

946. *Nitrate d'argent.*   o *gr.* 10
   Eau distillée ......   10 *gr.*
Pour toucher.
Dans les tumeurs de la région
gion vaginale :

947. *Nitrate d'argent.*   o *gr.* 70
   Eau distillée ....   15 *gr.*
En badigeonnage.

948. *Teinture d'iode.*}
   Teinture de noix de} ãã 35 *gr.*
     galle .... }
   Iode pur ....   3 *gr.*
En badigeonnage.

949. *Tannin pur* .....   15 *gr.*
   Glycérine pure ....   150 *gr.*
En badigeonnage.

950. *Acide chromique.*} ãã 3 *gr.*
   Eau distillée ...... }
Caustique (toucher avec une
baguette de verre).

951. *Iodoforme* .....   1 *gr.*
   Glycérine ....   10 *gr.*
   Essence de menthe.   2 *gouttes*
En badigeonnage.
Tampons vaginaux en coton
à imbiber de :

952. *Iod. de potassium*   1 *gr.*
   Iode pur ....   o *gr.* 50
   Glycérine ....   25 *gr.*

953. *Tannin pur* .....   5 *gr.*
   Glycérine ....   25 *gr.*
Pour badigeonner.

954. *Alun* ....   10 *gr.*
   Beurre de cacao ...} ãã *q. s.*
   Onguent émollient. (
Pour faire 10 supp. ou ovules ;
à introduire 1 à 2, par jour, dans
le vagin.

955. *Sulfate de zinc.*   2 *gr.* 50
   Beurre de cacao ....} ãã *q. s.*
   Onguent émollient.)
Pour faire 10 suppositoires ou
ovules.
Dans les flueurs blanches des
petites filles :

956. *Iodoforme* ......   o *gr.* 10
   Beurre de cacao. ...   *q. s.*
Faire 10 suppositoires, à in-
troduire 1 matin et soir.
Dans les douleurs de la région
utérine :

957. *Chl. de morphine.*   o *gr.* 10
   Beurre de cacao ....} ãã *q. s.*
   Onguent émollient. .(
Pour faire 10 ovules.
Dans le catarrhe de l'utérus,
dilatation sanglante ou non
(laminaria), nettoyer au tampon
d'ouate, injection d'astringents à la soude de Bozeman
(solution acide phénique 2 p. 100,
créoline 1/2 p. 100 cuivre,
10 p. 100 alun, sulfure de zinc,
permanganate de potasse, tannate teinture d'iode, etc.

FURONCLES.

Au début, compresses froides,
badigeonner à la teinture d'iode
ou cautérisation. Vaporisations
phéniquées. Inciser à temps ou
par des cataplasmes chauds.
Dans la récidive fréquente : régler le régime et l'habitation.
Changement d'air. Au besoin
purgatif. Eau d'Hunyadi ou
François-Joseph, ou Mattoni.
Dans les élancements :

958. *Chl. de morphine.*   o *gr.* 10
   Sucre blanc ....   1 *gr.*
Faire 5 cachets ; à prendre
1 à 2 le soir.

959. *Onguent de plomb.*   o *gr.* 50
   Lanoline ....   10 *gr.*
   Vaseline ....   10 *gr.*
Pommade pour recouvrir les
plaies.

960. *Acide salicylique.*   o *gr.* 50
   Empl. au savon ....   4 *gr.* 50
   Empl. de diachylon.   2 *gr.* 50
Etendre sur un linge.
En emplâtre.

961. *Mercure précipité rouge*....... 1 *gr.*
Lanoline.......... 35 *gr.*
Pommade.

GALACTORRHÉE. Abondance de lait.

Régler le régime. Purgatifs. (Eaux amères de Mattoni), lavages fréquents de la gorge à l'eau fraîche. Soutenir les mamelles trop pleines. Compresses chaudes, appliquer l'aspirateur de lait.

GALE.

Après un bain de savon d'une demi-heure, frictionner à l'un des onguents suivants, matin et soir pendant 2 jours, avec enveloppement dans des couvertures de laine. Ensuite bains de propreté. Les eczémas persistants sont à traiter plus tard. Si l'on est empêché de se frictionner le jour, frictions pendant 3 ou 4 soirs.

962. *Chaux vive*..... 1 *gr.* 75
Soufre citrin...... 3 *gr.* 5
Faire bouillir avec :
Eau ordinaire... . 35 *gr.*
Jusqu'à réduction à 20 *gr.*
Pour frictions (solution de Vlemminghse, modifiée par Hébra).

963. *Fleur de soufre.*
Huile de cade .....$\}$ ãã 10 *gr.*
Craie blanche ..... 2 *gr.*
Savon vert........
Axonge ....$\}$ ãã 30 *gr.*
Pour frictions (solution de Wilkinson, modifiée par Hébra).

964. *Naphtol*........ 10 *gr.*
Axonge de porc... 70 *gr.*
Savon vert........ 35 *gr.*
Craie blanche...... 10 *gr.*
Pour frictions (une seule friction suffit).

965. *Napthol pur crist.* 7 *gr.*
Huile de lin .... 70 *gr.*
Friction 3 à 4 fois en 24 à 36 heures.

966. *Styrax liquide* ..
Fleur de soufre....$\}$ ãã 5 *gr.*
Craie blanche .....
Savon vert........
Axonge ....$\}$ ãã 20 *gr.*
Pour frictions (pommade de Weinberg).

967. *Fleur de soufre.*
Carbonate de potasse.$\}$ ãã 5 *gr.*
Lanoline .... 40 *gr.*
Vaseline.......... 15 *gr.*
Pommade.

968. *Savon médicinal.* 20 *gr.*
Essence de pétrole.
Alcool............$\}$ ãã 10 *gr.*
Cire blanche....... 5 *gr.*
Savon. Savonner le corps 3 à 4 fois par jour.

969. *Styrax liquide..*
Baume du Pérou...$\}$ ãã 35 *gr.*
Pour frictions (parfois suffit aussi la friction de baume du Pérou).

970. *Soufre* ....
Baume du Pérou....$\}$ ãã 5 *gr.*
Axonge de porc.... 35 *gr.*
Pour frictions.

971. *Pétrole*.........
Huile d'olives .....$\}$ ãã 35 *gr.*
Pour frictions.

972. *Ess. de lavande.*
Essence de girofle..$\}$ ãã 0 *gr.* 70
Carb. de potasse.. 15 *gr.*
Lait de soufre..... 50 *gr.*
Axonge de porc.... *q. s.*
Pour faire pommade.

GANGRÈNE PULMONAIRE.

Thérapie symptomatique. Régime fortifiant.

973. *Créosote de hêtre.* 2 gr.
   Teinture d'absinthe. 2 gr.
   Cognac............ 35 gr.
   Vin de Malaga.... 100 gr.

3 fois par jour 1 cuillerée à bouche dans de l'eau sucrée. Agiter.

974. *Ec. de quinquina.* 10 gr.
   Macérer pendant 6 heures dans
   Vin de France.... 120 gr.

Puis filtrer et ajouter :

T^e nervo-tonique... 1 gr. 50
Eau de cannelle....)
Sirop d'écorce d'o- } aa 15 gr.
   range ....)

Toutes les 2 heures, 1 cuillerée à bouche.

975. *Ess. térébenthine* 35 gr.
   Inhalation.

976. *Phénol........* 5 gr.
   Alcool de vin rectifié.)
   Glycérine .... } aa 100 gr.
   Inhalation.

977. *Menthol.......* 0 gr. 10

Faire 10 capsules gélatine semblables ; à prendre 2 à 4 par jour.

Désinfecter les crachats au permanganate de potasse, chlorure de calcium ou solution de créoline à 2 p. 100.

GASTRALGIE (douleur d'estomac). Voir *Catarrhe stomacal.*

GASTRECTASIE. Voir *Dilatation stomacale.*

GASTRO-ENTÉRITE. Voir *Catarrhe stomacal.*

GINGIVITE (Inflammation des gencives).
Hygiène sévère de la bouche. Nettoyer les gencives à la brosse à dents ou chiffon. Rin-

çages fréquents de la bouche avec :

978. *Borax.........* 3 gr.
   Miel rosat......... 30 gr.
   En badigeonnage.

979. *Chlor. pot......* 3 gr.
   Eau distillée...... 350 gr.
   Eaux dentifrices.

980. *T^e de ratanhia*)
   T^e noix de galle... } aa 5 gr.

T^e laudanum simple. 0 gr. 50
   En badigeonnage.
   Eaux buccales : Voyez *Angine, Aphte, Stomatite mercurielle.*

GLAUCOME (Cataracte verte).
Le diagnostic établi, instillations immédiates d'éserine ou pilocarpine jusqu'à l'opération (iridectomie, sclérotomie). Eviter jalousement l'atropine et les remèdes mydriatiques en général, même dans les cas où il n'existe que le glaucome vert.

981. *Sulfate éserine..* 0 gr. 05
   Eau distillée....... 10 gr.
   Instiller 2 fois par jour 1 goutte.

982. *Chlorh. pilocarpine..........* 0 gr. 05
   Eau distillée....... 10 gr.
   Comme plus haut.

983. *Sulfate d'éserine.*)
   Chlorh. de mor- } aa 0 gr. 05
   phine..........)
   Eau distillée....... 10 gr.
   Comme précédemment. Souvent l'énucléation s'impose.

GLOSSITE (Inflammation de la langue).
Compresses glacées autour du cou et mâchoire inférieure. Morceaux de glace. En cas graves, incisions longitudinales profondes sur le dos de la langue. En danger de suffocation, trachéo-

tomie. Ouvrir prématurément tout abcès. Eaux de lavage antiseptiques (voir *Angine, Stomatite mercurielle*). Comme excitants, cognac et vin.

GOITRE.

Dans le goitre parenchymateux, badigeonner à la teinture d'iode pure ou diluée, ou glycérine iodée. Frictions de pommade d'iodure de potas. Eau iodée de Haller ou Lepick interne ou en compresses. Iodure de potas. interne. Injections parenchymateuses de teinture d'iode (1 à 5 gouttes 2 fois par semaine) ou solution de iodoforme (Mosetig), cataplasmes iodoformes (Gussenhauer).

984. *Iodoforme*...... 0 *gr.* 50
Ether............. 5 *gr.*
Huile d'olives...... 6 *gr.*

Donner dans un flacon couvert de papier noir.

Injecter chaque 5 à 8 jours, 1 à 2 seringues de Pravaz dans le goitre.

985. *Iodoforme*...... 1 *gr.*
Ether.............} ãã 10 *gr.*
Huile d'olives......}

Comme plus haut.

986. *Iodoforme désodorisé*........... 0 *gr.* 5
Vaseline .... 10 *gr.*

Etendre 1 pincée sur une compresse.

On placera la compresse autour du cou. Ensuite envelopper avec compresses trempées dans l'acétate d'alumine, puis fermer hermétiquement au papier de gutte, et répéter matin et soir pendant 3 à 8 semaines. Contre le goitre cystique : ponction avec teinture d'iode subséq. Ensuite pansement au collodion.

987. *Acide borique* .. 1 *gr.*
Vaseline blanche ... 20 *gr.*
Usage extérieur.

988. *Iode* .... 0 *gr.* 20
Iod. pot.......... 2 *gr.*
Vaseline.......... 15 *gr.*
Lanoline .... 10 *gr.*
Pommade. Pour frictions.

989. *Teinture d'iode.*} ãã 5 *gr.*
T° noix de galle..}
Pour badigeonner.

990. *Teinture d'iode.* 10 *gr.*
Pour badigeonner (éventuellement pour injections parenchymateuses).

991. *Iode*........... 5 *gr.*
Alcool absolu...... 30 *gr.*
Teinture d'iode plus forte.
Cette teinture préparée d'après la pharmacie anglaise est 2 fois plus forte que l'autrichienne. Cette dernière contient une partie iode sur 16 d'alcool.

992. *Aristol*......... 0 *gr.* 20
Savon de potasse... 20 *gr.*
Ether sulfuré .....} ãã 3 *gr.*
Alcool............}
Axonge........... *q. s.*
Pour pommade.
Etendre le soir sur la peau et couvrir d'une compresse de Priessnitz. Le matin, lavage de l'onguent et frictions de vaseline boriquée.

GONITIS (Inflammation de l'articulation du genou. Synovite).

En cas aigus, repos, position horizontale des extrémités, compresses froides. Après arrêt des douleurs, pansement fort à claire-voie. Compression avec éponges sèches. Dans les fortes douleurs, pommade de morphine. Dans la synovite séreuse chronique, employer la pommade d'iodure de potassium ou bien ponction et injection d'iode. Massage. Cas chroniques : bains de boues. Extrait de boue de Mattoni.

993. *Emplâtre de sa-*
fran ....
Emplâtre de mer-
cure .... } *ãã* 5 *gr.*
En emplâtre.

994. *Teinture d'iode..*
T^e noix de galle... } *ãã* 5 *gr.*
En badigeonnage.

995. *Gomme amm...* 35 *gr.*
Bouillir avec
Vinaigre de scille.. *q. s.*
Pour faire pâte molle.
En pommade.
La pommade encore chaude sera étendue épais sur une bande de toile et le genou sera couvert sur toute la surface spirale descendante, par application centripétale. Pansement compresseur par dessus. N'enlever le tout qu'après séparation naturelle.

GONORRHÉE. Voir *Blennorrhée uréthrale.*

GOUTTE. Voir *Arthritisme.*

HELMINTHIASE. Voir *Ascaris lombricorides, Oxyure vermiculaire, Tænia.*

HÉMATURIE.

Rechercher la cause, si le sang provient de la vessie, du canal de l'urèthre ou du rein : le repos au lit est le meilleur. Diète, compresses froides. En cas de blennorrhagie suspendre les injections.

996. *Sesquichl. de fer.* 0 *gr.* 20
Eau de cannelle.... 100 *gr.*
Sirop de cannelle.. 50 *gr.*
Chaque 2 heures, 1 cuillerée à bouche.

997. *Sulfate de fer*
cristallisé. .....
Bicarb. de soude.. } *ãã* 0 *gr.* 10
Extrait millefeuille. *q. s.*
Faire 60 pilules semblables; à prendre 3 fois par jour.

998. *Extr. de seigle*
ergoté. .... 0 *gr.* 50
Sucre blanc....... 1 *gr.*
Faire 5 cachets; à prendre 1 chaque 3 heures.

999. *Ergotine.......* 0 *gr.* 10
Laudanum pur .... 0 *gr.* 05
Sucre blanc........ 2 *gr.*
Faire 5 cachets semblables; à prendre 1 toutes les 3 heures

1000. *Extrait de seigle*
ergoté aqueux....
Eau distillée...... } *ãã* 10 *gr.*
Filtrer; pour injections hyp.

1001. *Extr. fluide de*
chanvre indien...
Vin de Malaga.... } *ãã* 30 *gr.*
Sirop de cannelle... 10 *gr.*
1 à 2 cuillerées à café toutes les 2 à 4 heures.

1002. *Déc. d'écorce de*
quinquina rouge. 70 *gr.*
Extrait de bois de
Campêche....... 0 *gr.* 05
Sirop de cannelle.. 30 *gr.*
Toutes les 2 heures, 1 cuillerée à bouche.

1003. *Extr. hémost.*
Tannin pur...... } *ãã* 0 *gr.* 05
Sucre blanc....... 0 *gr.* 15
Faire 5 cachets semblables; à prendre 1 toutes les 3 heures.

HÉMICRANIE (Migraine).

Elimination de tout trouble possible du sang et de la digestion, etc. Eviter les émotions. Pendant l'accès, repos absolu. Séjour dans des locaux sombres. Compresses chaudes ou froides suivant le tempérament. Appliquer les crayons (menthol). Dans les intervalles : quinine, caféine, bromure de potassium, etc. Faradisation, bains de pieds chauds, révulsifs. Lavage eau de Cologne ou éther goutte à goutte sur la tête. Massage..

1004. *Sulf. de quinine*   0 *gr.* 35
Sucre blanc .... 0 *gr.* 15
    Faire 3 cachets semblables ; à prendre chaque demi-heure avant l'accès.

1005. *Brom. de caféine*   0 *gr.* 25
Sucre blanc .... 0 *gr.* 25
    Faire 10 cachets semblables ; à prendre 1 matin et soir.

1006. *Citrate caféine*   0 *gr.* 10
Phénacétine .... 0 *gr.* 05
Sucre blanc .... 0 *gr.* 50
    Faire 10 cachets semblables ; à prendre 1 toutes les 2 à 3 heures.

1007. *B. de potassium.*   3 *gr.*
Eau distillée ...... 160 *gr.*
Sir. cap. ven ...... 40 *gr.*
    Matin, midi et soir, 2 cuillerées à bouche.

1008. *Brom. d'or* .... 0 *g.* 015
Sucre blanc .... 0 *gr.* 35
    Faire 10 cachets semblables ; à prendre 1 avant et après le repas.

1009. *Antipyrine* .... 0 *gr.* 35
    Faire 5 cachets semblables ; à prendre 1 à 2 au commencement de l'accès, dans l'intervalle de 1 heure.

1010. *Phénacétine* .... 0 *gr.* 05
    Faire 5 cachets semblables ; comme le précédent.

1011. *Ergotine* ..... 0 *gr.* 35
Extrait jusquiame.   ãã 1 *gr.*
Chanvre indien ...
Sulf. de quinine ... 3 *gr.*

Faire 60 pilules ; à prendre 1 toutes les 3 heures, puis 2 par jour.

1012. *Europhine* .... 0 *gr.* 30
    En faire 10 cachets ; à prendre 3 à 5 par jour.

1013. *Antinervine* ..
Sucre blanc ......   ãã 0 *gr.* 05
    Faire 10 cachets semblables ; à prendre 1 toutes les 2 heures.

Salicylate de soude.   0 *gr.* 50
    Au début des douleurs. Répéter la dose toutes les heures jusqu'à arrêt de douleurs, ou apparition de bourdonnements d'oreilles.

1014. *Menthol* ......   1 *gr.*
Huile d'olives ...... 30 *gr.*
Lanoline. .... 10 *gr.*
    En pommade. Pour frictions.

1015. *Extr. chanvre indien* .... 0 *gr.* 35
Pdre et extr. de pissenlit .... *q. s.*
    Pour faire 25 pilules ; à prendre 3 fois par jour avant le repas.
    Contre la pâleur du visage et faiblesse du pouls :

1016. *Nitrite amyle* ..   5 *gr.*
    Inhal. 1 à 5 gouttes sur un mouchoir.

1017. *Nitroglycérine.*   0 *gr.* 35
Eau distillée ...... 5 *gr.*
    D'abord 1 à 2 gouttes, et après 3 minutes 2 à 3 gouttes.

HÉMOPTISIE (Hémorrhagie des bronches, toux sanguinolente, etc., hémorrhagie du poumon).

Repos absolu, horizontal. Compresses de glace, morceaux de glaces. On recommence à recommander les com presses sinapisées des membres. Défense de parler, ou d'aliments chauds ; régler le régime en conséquence. Interdire tout accès d'émotion ; fortifiants. S'abstenir de percussion.

1018. *Chl. de morph.*   0 gr.005
Alun pulvérisé....⎱ãã 0 gr. 15
Sucre blanc......⎰
Faire 5 cachets semblables ; à prendre toutes les 2 heures.

1019. *Laudanum pur.*   0 gr. 05
Acét. de plomb.....   0 gr. 10
Sucre blanc........   5 gr.
Faire 10 cachets ; à prendre 1 toutes les 2 heures.

1020. *Chl. de morph.*   0 gr.005
Tannin pur.......⎱ãã gr. 25
Sucre blanc........⎰
Faire 5 cachets semblables ; à prendre 1 toutes les 2 heures.

1021. *Feuilles digit.*
    purpurines......   0 gr. 05
Chlorh. de morph..   0 gr.005
Alun pulvérisé.....⎱ãã 0 g. 25
Sucre blanc........⎰
Faire 5 cachets semblables ; à prendre 1 toutes les 2 heures.

1022. *T° de strophan-*⎱
    tus..............⎰ãã 5 gr.
E. de laur.-cerise..
2 fois par jour, 20 gouttes.

1023. *Infus. de seigle*
    ergoté..........   10 gr.
T. de laudanum...   10 gttes
Sirop capill. ven..   50 gr.
Chaque demi-heure, 1 cuillerée à bouche.

1024. *Ergotine pure.*⎱ãã 0 gr. 10
Tannin..........⎰
Extr. d'opium aq...   0 gr.005
Extr. de réglisse..   q. s.
Faire 20 pilules semblables, à prendre 1 toutes les 3 heures.

1025. *Sesq. de fer sol.*   0 gr. 50
Eau distillée.......   40 gr.
Teint. de laudanum.   0 gr. 70
Sirop de cannelle...   35 gr.
Chaque demi-heure, 1 cuillerée à bouche.

1026. *Extr. hémost.*   0 gr. 02
Chlorh. morphine.   0 gr.005
Oléosacch. de fenouil   0 gr. 15
Faire 10 cachets semblables ; à prendre 1 toutes les 2 heures.

1027. *Sesquichl. de fer.*   0 gr. 10
Eau distillée......   15 gr.
Pour inhalation.

1028. *Extr. de seigle*
    ergoté..........   1 gr.
Glycérine pure.....   10 gr.
Injection hypodermique.

1029. *Extr. de seigle*
    ergoté..........   1 gr.
Eau distillée......   10 gr.
Même usage.

1030. *Chl. de morph.*   0 gr. 05
Sulfate d'atropine..   0 gr. 005
Eau distillée......   10 gr.
1 demi à 1 seringue sous la peau.

1031. *Acide sclérotin.*   0 gr. 50
Eau distillée......   10 gr.
Inj. hypod. de 2 à 3 ser. en 24 heures.

1032. *Ess. de térében-*
    thine............   80 *gttes*
Renfermer dans 20 capsules gélatineuses ; à prendre 2 toutes les 3 heures.

1033. *Ess. de térében-*⎱
    thine............⎰ãã 3 gr.
Huile d'amandes...⎱
Mucil. de g. arabi-⎱
    que..............⎰ãã 15 gr.
Sirop simple......⎰
Eau distillée......   60 gr.

Par heure, 2 cuillerées à bouche.

HÉMORRHAGIE INTESTI- NALE.

Prophylaxie dans les abcès du duodénum ou typhiques. Mesures de régime, aliments fades, diète au lait. Si l'on constate des œufs d'ankylostome dans les selles, antihelminthiques et purgatifs (voir Ankylostome duodénal). Isolants. Immobiliser l'intestin par des préparations opiacées. Application du froid sur le ventre. Excitants (voir Collapsus).

1034. *Bismuth pharm.*   o *gr.* 5o

Faire 12 cachets semblables ; à prendre 1 toutes les 3 heures.

1035. *Carbon. pulv.*   4 *gr.*

En faire 6 doses ; à prendre 1 toutes les 2 heures.

1036. *Carb. de chaux.*   4 *gr.*

En faire 6 doses ; à prendre 1 toutes les 2 heures.

1037. *Tannin.......*   o *gr.* o5
Opium pur........   o *gr.* o1
Oléosac. de menthe.   o *gr.* 4o

Pour 1 cachet. Faire 10 cachets semblables ; à prendre 1 toutes les 3 heures.

1038. *Alun.........*   o *gr.* 15
Opium...........   o *gr.* o1
Sucre blanc.......   o *gr.* 35

Pour 1 cachet. En faire 6 semblables ; à prendre 1 toutes les 3 heures.

1039. *Extr. de seigle
ergoté.........*   1 *gr.*
Eau distillée......   7o *gr.*
Sirop de rubus idæa.   3o *gr.*

Par heure, 1 cuillerée à bouche.

1040. *Ergotine......*   5 *gr.*

Injection, 1 demi à 1 seringue de Pravaz.

HÉMORRHOIDES.

Soigner et régulariser les selles (eau amère d'Ofen, de Mattoni). Proscrire les alcools et mouvements corporels excessifs. En revanche, promenades régulières, si possible replacement. En cas inflammatoires : vessie de glace et suppositoires. Ergotine sous-cutanée ou en suppositoires. Bains de siège froids. Extrait de boue de Mattoni. Injections interrectales chaudes, très efficaces. Traitement chirurgical.

1041. *Sulfate de fer.*
Poudre d'aloès.... } ãã o *gr.* 2o
Ext. de rac. d'aconit   o *gr.* o5

Pour faire 20 pilules ; à prendre une matin et soir.

1042. *Alun.........*
Tannin pur........ } ãã 2 *gr.*
Beurre de cacao....   q. s.

Pour faire 10 suppositoires ; dans hémorrhagies.

1043. *Extr. opium
aqueux..........*   o *gr.* 15
Lanoline..........   1o *gr.*
Vaseline..........   2o *gr.*

En pommade.

1044. *Ergotine......*   o *gr.* 5o
Eau distillée......   15o *gr.*

Pour compresses.

1045. *Extr. de seigle
ergoté..........*   o *gr.* 35
Glycérine..........   o *gr.* 5o
Gélatine..........   q. s.

Pour faire 1 supp. ; à introduire 1 à 2 semblables dans le courant du jour.

1046. *Chrysarobine.* 0 gr. 50
Iodoforme........ 0 gr. 20
Extr. de belladone. 0 gr. 20
Vaseline......... 20 gr.

Pommade. Appliquer, après lavage, avec 2 p. 100 de solution phéniquée, et séchage avec ouate.

1047. *Iodure de pot.* 1 gr.
Iode pur.......... 0 gr. 10
Glycérine........ 25 gr.

Appliquer avec ouate sur partie affectée et changer toutes les 2 à 3 heures.

1048. *Chrysarobine.* 0 gr. 50
Iodoforme........ 0 gr. 25
Extr. de belladone. 0 gr. 10
Beurre de cacao... 5 gr.
Glycérine........ q. s.

Pour faire 5 suppositoires.

1049. *Chlorh. cocaïne.* 0 gr. 70
Lanoline pure......}
Vaseline.........} āā 35 gr.

Pommade. Appliquer après savonnage.

Cure de lait et de raisins, Carlsbad, etc., recommandables.

HERNIE.

Dans la hernie libre, replacement de l'intestin et bandage spécial. Au besoin, opération radicale, surtout si la hernie augmente.

Dans la hernie inflammatoire, enlever immédiatement le bandage. Repos au lit, hernie en contre-haut, chaleur humide, vider l'intestin par des lavements. Au besoin, opération.

Dans la hernie étranglée, avant tout symptôme de gangrène, essayer le tapis. Bain chaud avant. Récemment, on a repris l'application d'éther sulfurique. On fait dégoutter 1 à 2 cuillerées à soupe d'éther sur la tumeur herniaire et sur la région de l'anneau étranglé, dans des intervalles de 10 à 15 minutes. Après des essais de 3/4 d'heure à 3 heures, le replacement devra s'opérer spontanément ou après un léger coup de main. Dans le cas contraire, herniotomie.

HERPÈS.

Traitement expectatif. Pendant la formation des boutons saupoudrer d'amidon. Graisser les gros boutons. Pansement protecteur spécial.

1050. *Oxyde de zinc.* 3 gr.
Amidon pur....... 7 gr.

Poudre à saupoudrer.

1051. *Alun*.........}
Pdre de fl. d'iris..} āā 1 gr.
Amidon pur....... 30 gr.

Poudre à saupoudrer.

1052. *Ong. de plomb.* 1 gr.
Onguent émollient. 15 gr.

En pommade.

1053. *Sulf. de quinine.* 0 gr. 10
Sucre blanc....... 0 gr. 25

Faire 5 cachets semblables; à prendre 1 toutes les 3 heures.

1054. *Chlor. de potasse* 1 gr.
Eau distillée....... 100 gr.
Sirop de rubus Idæa. 50 gr.

Pour gargarismes.

1055. *T⁰ de ratanhia.* 15 gr.

En badigeonnage.

Contre les douleurs dans l'herpès, injections sous-cutanées de morphine ou chloroforme.

1056. *Extrait de laudanum aqueux*... 1 gr.
Empois de litharge. 5 gr.

En empl.

1057. *Extr. de bella-
    done* .... 2 *gr.*
  Vaseline .... 20 *gr.*
  En pommade.

1058. *Ichthyol liquide.* 1 *gr.*
  Axonge .... 15 *gr.*
  Pommade.

HERPÈS TONSURANT.

Si l'étendue est anodine, le savon noir suffit. Plus grave : bains de savon et frictions successives de solutions phéniquées ou salicylées. Ensuite, amidon. Dans l'herpès tonsurant des cheveux comme dans le favus, faire lotions avec :

1059. *Savon vert* ....
  Savon de graisse ... } ãã P. E.
  Pour lotions.

1060. *Less. alcool pot.* 35. *gr.*
  Pour laver.

1061. *Phénol* ....
  Alcool de lavande .. } ãã 1 *gr.*
  Alcool de vin .... 70 *gr.*
  Pour frictions.

1062. *Ac. salicyl* .....
  Alcool de lavande .. } ãã 1 *gr.*50
  Alcool de vin ...... 70 *gr.*
  Pour frictions.

1063. *Amidon pur* ...
  Alun pulv. .... } ãã 35 *gr.*
  Poudre à saupoudrer.

1064. *Acide borique* . 4 *gr.*
  Alcool de vin ..... 200 *gr.*
  Essence de girofle .. 0 *gr.* 20
  Frictions.

1065. *Naphtol* ...... 1 *gr.*
  Alcool de vin ..... 100 *gr.*
  2 fois par jour, badigeonner pendant 2 à 3 jours.

1066. *Ess. de térébenthine.* 20 *gr.*
  Frictions.

1067. *Chrysarobine* .. 2 *gr.*
  Traumaticine ...... 20 *gr.*
  En badigeonnage.

1068. *Chrysarobine* .. 1 *gr.*
  Lanoline .... 20 *gr.*
  Graisse de suif .... 5 *gr.*
  Frictionner avec un pinceau de soie de cochon.

1069. *Anthrarobine* .. 1 *gr.*
  Huile d'olives ...... 10 *gr.*
  Lanoline .... 20 *gr.*
  Pommade.

1070. *Anthrarobine* .. 1 *gr.*
  Glycérine .... 10 *gr.*
  En badigeonnage.

1071. *Soufre précipité.* 2 *gr.*
  Ammoniaque .... 0 *gr.* 15
  Thymol .... 0 *gr.* 50
  Vaseline .... 10 *gr.*
  Onguent simple .... 20 *gr.*
  En pommade.

1072. *Potasse caustique* 0 *gr.* 50
  Phénol .... 1 *gr.*
  Lanoline .... 60 *gr.*
  Beurre de cacao .... 20 *gr.*
  En pommade.

1073. *Savon vert* .... 70 *gr.*
  Naphtol .... 2 *gr.*
  Alcool de lavande ... 5 *gr.*
  Frictionner 2 ou 3 soirs.

1074. *Oxyde de zinc.* 35 *gr.*
  Vaseline .... 35 *gr.*
  En pommade.

1075. *Mercure préc.
    blanc* .... 3 *gr.*
  Lanoline .... 30 *gr.*
  Vaseline .... 10 *gr.*
  En pommade.

Ainsi que le traitement au savon noir (voy. *Psoriasis*) onguent de Wilkinson, onguent pyrogallique dans l'herpès tonsurant maculosus.

HOQUET.

Dans l'apparition typique potion narcotique. Essayer les morceaux de glace, alcool camphré sur le creux de l'estomac. Vaporiser à l'éther sulfurique pendant 10 minutes l'épigastre et pendant 5 minutes les deux côtés du cœur. Faradiser l'épigastre, galvaniser le n. phrénique. Injections hypodermiques de morphine ou atropine. Inhalation de nitrite d'amyle 1 à 2 gouttes. Chloroforme interne. Essayer aussi pilocarpine ou hydrate de chloral en petite quantité.

1076. *E. de laur.-cer.*   5 *gr.*
Chl. de morphine.   o *gr.* o5
5 gouttes toutes les 2 heures.

1077. *Teint. éth. de*
valériane........ 10 *gr.*
5 à 10 gouttes sur un morceau de sucre.

1078. *Extrait de belladone* .... o *gr.* 5o
Poudre d'herbe de
belladone........ {*q. s.*
Extrait de pissenlit. }
Pour 100 pil. ; à prendre 2 à 3 par jour.

1079. *Créosote* ...... 2 *gr.*
Mixt. huileuse .... 200 *gr.*
Essence de menthe. 2 *gouttes*
Chaque demi-heure 1 cuillerée à bouche.

1080. *Déc. de feuilles*
de jaborandi ..... 10 à 20 *g.*
En 1 à 2 fois.

HYDROCÉPHALITE.

Dans l'hydrocéphalite aiguë, même procédé que dans la méningite ou hyperhémie cérébrale (compresses de glace, aspersions froides, lavements révulsifs). Dans l'hydrocéphalite infantile aiguë, traitement du rachitisme et scrofulose ; donc alimentation spécifique, air de la campagne, lait de nourrice, fer, huile de foie de morue.

1081. *Iodoforme*..... 1 *gr.*
Collodion. .... 20 *gr.*
Pour badigeonner (sur front, tempes et nuque, plusieurs fois par jour).

1082. *Carb. de fer* o *gr.* o5
Sucre blanc. .... o *gr.* 15
Faire 20 cachets semblables ; à prendre 1 matin et soir.

1083. *Iod. pot.*....... 1 *gr.*
Eau distillée. ..... 3o *gr.*
Sirop de Rubus Idæa. 3o *gr.*
Par heure, 1 cuillerée à enfant.

HYDROPHOBIE. Voir *Rage.*

HYDROPISIE. Voir *Ascite.*

HYPERHÉMIE CÉRÉBRALE.

En premier lieu, tenir compte de la pathogénie (vices du cœur, symphyses, etc.), tête en contrehaut, repos absolu, chambre obscure, ensuite saignée. Compresses de glace sur la tête, adduction de chaleur aux extrémités, ensuite purgatifs énergiques, lavements ; régler la manière de vivre ; peu d'aliments.

HYPERHYDROSE (Transpiration excessive).

Saupoudrer d'amidon ou alun pulvérisé. Tenir la peau sèche. Coton aux jointures, aux régions génitales pour éviter le frottement. Aux pieds, chaussures légères, saupoudrer d'amidon, lavages fréquents froids, bains de tannin, de sublimé, de décoction de chêne. En cas intenses d'hyperhydrose des pieds, badigeonner avec solution d'acide chromique à 5 p. 100 et au besoin, répéter au bout de 8 jours.

1084. *Acide salicyl.* 2 *gr.*
   Amidon pur.......⎱ãã 35 *gr.*
   Talc prép. pulv...⎰
Poudre à saupoudrer.

1085. *Ac. chromique.* 0 *gr.* 20
   Alcool...........⎱ãã 30 *gr.*
   Eau distillée......⎰
Badigeonner la plante du pied et la peau (répéter dans l'intervalle de 8 à 14 jours).

1086. *Talc*......... 30 *gr.*
   S.-nitr. de bismuth. 35 *gr.*
   Permang. de potasse. 2 *gr.*
   Salicyl. de soude.. 4 *gr.*
Poudre à saupoudrer.

1087. *Ong. diachylon.* 5 *gr.*
En pommade.

1088. *Naphtol.* ...... 3 *gr.*
   Alcool........... 70 *gr.*
   Glycérine. .... 30 *gr.*
Appliquer 1 à 3 fois par jour, et puis amidon.

1089. *Amidon pur*... 35 *gr.*
   Naphtol.......... 5 *gr.*
Poudre à saupoudrer.

1090. *Acide borique.* 3 *gr.*
   Vaseline.......... 30 *gr.*
En pommade.

1091. *Acét. d'alumine.* 1 *gr.*
   Eau distillée ...... 150 *gr.*
Pour lavages.

1092. *Tannin*........ 3 *gr.*
   Alcool de vin ...... 200 *gr.*
Pour lavages.

1093. *Sulfo-ichthyol.*⎱
   d'ammon........⎰ãã 3 *gr.*
   Térébenthine. ....⎰
   Onguent de zinc... 10 *gr.*
Laver les pieds avec alcool camphré, et puis frictionner.

HYPERTROPHIE DU CŒUR

ET LÉSIONS VALVULAIRES.

Traitement symptomatique. Éviter tous mouvements violents et toute émotion; rarement les bains tièdes; régler les selles. Dans la période menstruelle traitement diététique; éviter tout effort physique ou moral. Diète. Viande, lait, œufs; ne permettre la bière et le vin léger qu'en très petite quantité. Proscrire les épices, le café fort et le thé. Hiverner dans le sud. En été, choisir les bois pas trop montagneux. Chez les anémiques, préparation ferrugineuse légère; chez les pléthoriques, cure de lait et de raisin. Soigner les selles. En cas de troubles de la compensation (battements de cœur, arythmie) froid sur la région du cœur, diurétiques légers; digitale.

1094. *Infusion feuilles*
   de digitale....... 10 *gr.*
   à............... 60 *gr.*
   Sirop de Rubus Idæa. 40 *gr.*
Toutes les 2 heures, 1 cuillerée à bouche.

1095. *Feuilles digitale* 0 *gr.* 50
   Solution de sulfate
   d'atropine....... 0g.02 o/o
   à............... 0 *gr.* 07
   Sirop simple...... 100 *gr.*
1 cuill. à soupe toutes les 3 heures.

1096. *Infusion feuilles
      digitale* .... 10 *gr*
   Chl. de morphine .. 0 *gr.*
   Sirop de genièvre .. 60 *gr.*
   Toutes les 2 heures, 1 cuillerée
à bouche.

1097. *T° de digitale.* 10 *gouttes*
   E. de laurier-cerise. 5 *gr.*
   En gouttes (3 fois par jour
10 gouttes).

1098. *T° de strophan-
      tus* .... 10 *gr.*
   8 fois par jour 5 à 20 gouttes.

1099. *Citr. de caféine.* 0 *gr.* 07
   à .... 0 *gr.* 15
   Sucre blanc. ...... 0 *gr.* 20
   Faire 5 cachets semblables ; à
prendre dans le jour.

1100.   *Sulfo-benzoate
        de caféine.* ...... 0 *gr.* 10
   Faire 18 cachets semblables ;
à prendre 4 à 8 par jour.

1101. *Infusion de con-
      vallaria maialis* .. 50 *gr.*
   Sirop simple .... 100 *gr.*
   Toutes les 2 heures, 1 cuille-
rée à bouche.

1102. *Teinture de con-
      vallaria maialis* .. 10 *gr.*
   10 gouttes 3 fois par jour.

1103. *Sulf. de spartéi.* 0 *gr.* 05
   Eau distillée .... 70 *gr.*
   Sir. d'éc. d'oranges. 30 *gr.*
   1 cuillerée à bouche 3 à 4 fois
par jour.

1104. *Nitrate de soude.* 0 *gr.* 30
   Eau distillée .... 100 *gr.*
   3 à 4 cuillerées à bouche par
jour.

1105. *Sulf. de quinine.* 0 *gr.* 10
   Sucre blanc .... 0 *gr.* 20

Pour 1 cachet. Faire 10 cachets semblables ; à prendre 1
matin et soir.

1106. *Teinture nervo-
       tonique* .... 1 *gr.*
   *Teinture de quin-
   quina composé* .... 10 *gr.*
   3 fois par jour 15 gouttes.

1107. *Feuilles de digi-
      tale en infusion* ... 0 *gr.* 05
   à .... 1 *gr.*
   Éther nitrique ..... 0 *gr.* 10
   Oxymel de scille ... 5 *gr.*
   Eau distillée .... 150 *gr.*
   1 cuillerée à bouche toutes les
3 heures.

1108. *Nitroglycérine.* 0 *gr.* 02
   Alcool .... 5 *gr.*
   3 fois par jour, 4 à 6 gouttes.

1109. *Sulf. de quinine.* 0 *gr.* 05
   *Sulfure orangé d'an-
   timoine* .... }
   Fleur de benzoès ... } ãã 0 g. 01
   Sucre blanc .... 0 *gr.* 15
   Pour 1 cachet. Faire 5 ca-
chets ; à prendre 1 toutes les
2 heures.

1110. *Sulf. de quinine.* 0 *gr.* 25
   Chlorh. de morphine 0 *gr.* 015
   Sucre blanc .... 0 *gr.* 15
   Pour 1 cachet. Faire 10 cachets
semblables ; à prendre 1 matin
et soir.

1111. *T° de lobelia.* 10 *gr.*
   Par heure, 10 à 15 gouttes.

1112. *E. de laur.-cerise* 10 *gr.*
   T° de digitale .... }
   Teinture de Lobelia. } ãã 3 *gr.*
   Par heure, 4 à 5 gouttes.

1113. *Inf. de fl. d'arn.* 10 *gr.*
 Sirop de Rubus Idæa 60 *gr.*

Par heure, 1 cuillerée à bouche.

1114. *Fleur de benzoès.* 0 *gr.* 15
 Camphre......... 0 *gr.* 05
 Sucre blanc....... 0 *gr.* 20

Pour 1 cachet. Faire 12 cachets semblables ; à prendre 1 toutes les 3 heures.

1115. *Décoction de racine d'asperges...* 100 *gr.*
 Liqueur d'acétate de potasse......... 0 *gr.* 50

Toutes les 2 heures, 1 cuillerée à bouche.

1116. *Diurétine Knoll.* 3 *gr.*
 Eau distillée....... 70 *gr.*
 Sirop simple....... 30 *gr.*

Toutes les 2 heures, 1 cuillerée à bouche.

1117. *Décoction de racine de Valériane.* 70 *gr.*
 Ether sulfurique... 0 *gr.* 50
 Sp. d'éc. d'oranges. 30 *gr.*

Par heure, 1 cuillerée à bouche.

HYSTÉRIE.

Traiter l'anomalie probable de la menstruation, chlorose ou anémie. Considérer l'état de l'utérus et des annexes. Régler les fonctions intestinales. Médicaments (bromure de potassium) à limiter aux accès. Eviter les narcotiques le plus possible. Dans la dyspnée par suite de flatulence, poudre effervescente, éther. Dans l'anémie cérébrale ; excitants, occupations et mouvements correspondant, à l'air vif. Massage, cure Playfairmitchel (introduction de fortes proportions d'aliments avec repos au lit absolu, de massage fréquent de tout le corps. Traitement psychique, cure d'eau froide. Cure à Marienbad ou Frangensbad. Bains de boue de Mattoni source Guber, bains de mer, antispasmodiques internes, électricité dans les cas adaptés.

1118. *T° de fer.....* 2 *gr.*
 Teinture castoréum. 10 *gouttes*
 Eau laurier-cerise.. 5 *gr.*

5 gouttes matin et soir.

1119. *Lactate de fer..*
 Poudre de racine de $\widetilde{a}\widetilde{a}$ 5 *gr.*
 rhubarbe ....
 Extrait de gentiane. q. s.

Pour faire 60 pilules ; à prendre 2 à 3 par jour.

1120. *Ferro-citrate quinine..........* 0 *gr.* 35
 Extrait d'acorus... q. s.

Pour faire 10 pilules ; à prendre 3 à 10 par jour.

1121. *T° valériane.* 2 *gr.*
 Eau............ 100 *gr.*

Toutes les 3 heures, 1 cuillerée à café.

1122. *Castoréum.....* 0 *gr.* 05
 Sucre blanc........ 0 *gr.* 15

Faire 10 cachets semblables ; à prendre 1 matin et soir.

1123. *Ext. valériane.* 2 *gr.*
 Eau de castoréum.. 35 *gr.*

3 fois par jour 1 cuillerée à café.

1124. *T° castoréum..*
 Teinture valériane.. $\widetilde{a}\widetilde{a}$ 2 *gr.*
 Teinture Asa fœtida. 4 *gr.*
 T. opium jaune.... 0 *gr.* 50

3 fois par jour 10 gouttes.

1125. *Br. de potassium.*
 Bromure de sodium. $\widetilde{a}\widetilde{a}$ 2 *gr.*
 Bromure ammonium.

Dissoudre dans :

, *Décoction de racine
    valériane*........ 50 gr.

1 cuillerée à dessert dans du café 1 à 3 fois par jour.

1126. *Chloral hydraté* o gr. 15
    à.............. o gr. 25
    Chlorh. morphine.. o gr.oo5
    à.............. o gr. o2
    Sucre blanc........ o gr. 15

Prendre en 1 fois.

1127. *Ext. belladone.* o gr. 70
    Oxyde de zinc..... 3 gr. 50
    *Poud. et mucil. de
    gomme arabique*.. q. s.

Pour faire 100 pilules ; 1 à 3 par jour.

1128. *Sulfate duboi-
    sine*........... o gr. o2
    Eau distillée ...... 15 gr.

Une demi à 1 seringue dans l'accès.

1129. *Paraldéhyde*... o gr. 15
    *Sirop d'écorce d'o-
    range*.......... 10 gr.

En 1 fois.

1130. *Sulfonal* ...... 2 gr.
    Eau distillée....... 80 gr.
    Sirop diacode...... 20 gr.

La moitié 2 heures avant le coucher.

1131. *Chloralamide*.. o gr. 15
    Eau distillée....... 70 gr.
    Ac. chlorhyd. dilué. 4 gouttes
    Sirop d'éc. d'orange. 30 gr.

En 1 fois.

1132. *Empois d'ami-
    don*............ 100 gr.

Le soir, 1 cuillerée à café dans un verre de bière après le repas.

1133. *Somnal*........ 5 gr.
    Eau distillée....... 70 gr.
    Sirop Rubus Idæa.. 30 gr.
    Le soir, 1 cuillerée à bouche.

1134. *Trional*....... o gr. 35

Faire 5 cachets semblables ; à prendre 1 à 2 avant le coucher.

ICTÈRE (Jaunisse).

Traitement pathogénique et symptomatique : par suite, remèdes contre catarrhe de l'estomac et du duodénum (voir celui-ci). Dans la fièvre, repos au lit et diète. Dans les douleurs de la région du foie, compresses chaudes. Ensuite laxatifs et diurétiques. Contre les démangeaisons de la peau : bains chauds ; souvent efficace : Carlsbad et Vichy.

1135. *Bic. de soude*..
    *Sucre blanc (ou pou-
    dre racine de rhu-
    barbe)*.......... } āā 10 gr.

1 pincée après le repas.

1136. *Extr. de n. vomiq.* ogroo5
    P. de rac. de rhubarbe o gr. 15
    Sucre blanc........ o gr. 25

Faire 10 cachets semblables ; à prendre 3 par jour.

1137. *Extrait rhu-
    barbe de Chine*..
    Extrait d'aloès aq. } āā ogr.10
    Poudre trèfle....... q. s.

Pour faire une pilule. 50 pilules semblables ; à prendre 3 matin et soir.

1138. *Déc. de tamarin.* 100 gr.
    Acide tartrique..... 1 gr.
    Sirop de mannite... 20 gr.

Par heure 1 cuillerée à bouche.

1139. *Podophyllin* ... o gr. o1
    Extr. de jusquiame. o gr. o7
    Oléosacch. d'anis... o gr. 35

Faire 10 cachets semblables ; à prendre 2 par jour.

1140. *Menthol (ou acide salicylique)* ... 1 *gr.*
Alcool de vin ...... 20 *gr.*
Usage extérieur.

1141. *Teinture de rhubarbe aqueuse.* .... 100 *gr.*
3 à 4 cuillerées à bouche dans le jour.

ICHTYOSE.

Traitement local exclusif; bains tièdes, frictions de graisse, huile, huile de foie de morue, lanoline, savon noir (voir *Psoriasis*), macération de la toile caoutchoutée.

1142. *Carb. de soude.* 200 *gr.*
Dans bain.

1143. *Naphtol* .... 2 *gr.*
Vaseline .... 20 *gr.*
Lanoline .... 15 *gr.*
En frictions.

1144. *Résorcine* ...... 1 *gr.*
Vaseline .... 15 *gr.*
Lanoline .... 10 *gr.*
En frictions.

1145. *Lanoline* ...... 20 *gr.*
Huile d'olives .... 10 *gr.*
Usage extérieur.

IMPUISSANCE.

Envisager les causes organiques psychiques possibles. Dans ces cas ou onanisme antérieur, relever le moral, électricité, hydrothérapie, cures ferrugineuses, suspension au moyen de l'appareil de Sayre. Traitement local des formes blennorrh. anciennes probables par cautérisation de la pars prostetica et par injections à la sonde (voir *Pollution blennorrh. de l'urèthre* et *cystite*). Appliquer la sonde rafraîchissante par laquelle on introduit de l'eau en commençant par 16°

à 20° cent. pour finir par 11° à 14° cent. et que l'on laisse entre 5 et 30 minutes. Suppositoires de l'urèthre sont parfois très efficaces. On les introduit par le porte-remède de Dithel.

1146. *Tannin* .... 5 *gr.*
Beurre de cacao .... *q. s.*
Pour faire 5 supp. uréthraux longs de 2 centimètres. Le premier jour introduire un demi, plus tard 1 supp. chaque jour.

1147. *Phosphure de zinc* .... 0 *gr.* 50
Ext. de n. vomique. 1 *gr.*
Extrait d'acorus ... *q. s.*
Pour faire 100 pilules; à prendre 3 par jour.

IMPÉTIGO (Pustules).

Déterminer la genèse; éliminer les éléments nuisibles. Amollir les tumeurs par la graisse ou huile, ensuite bains ou compresses à l'eau pure ou additions médicamenteuses. Onguents, pansement phéniqué, poudre de plâtre goudronné.

1148. *S.-nitr. de bismuth* .... 2 *gr.*
Onguent simple .... 20 *gr.*
En pommade.

1149. *Mercure précipité blanc* .... 2 *gr.*
Vaseline ....
Lanoline .... $\tilde{a}\tilde{a}$ 10 *gr.*
En pommade.

INCONTINENCE D'URINE.

Contre le relâchement de la vessie, lavages, bains de siège froids; contre l'incontinence fréquente, bains chauds. Chez les enfants faibles, quinine, préparations ferrugineuses (Radlauer). Faradisation au rhéophore rectal, le 2° pôle sur le périnée en commençant par un courant faible, 5 à 10 minutes par jour pendant 4 à 5 semaines, cure d'eau froide. Récemment, on recommande dormir le bassin haut. Toniques internes.

1150. *Lupulin*....... o gr. 05
Sucre blanc........ o gr. 35

Faire 10 cachets semblables ; à prendre 1 matin et soir.

1151. *Tannin pur*..} ãã o gr. 15
Sulfate de fer ....}
Extr. de rac. d'acorus .... q. s.

Pour 1 pilule ; faire 50 pilules semblables ; à prendre 3 par jour.

1152. *Extr. de bellad.* o gr. 005
Sucre blanc........ o gr. 15

Faire 5 cachets semblables ; à prendre 1 avant le coucher (prudence).

1153. *Nitr. de strychnine* .... o gr. 10
Eau distillée....... 10 gr.

Pour inj. hyp. (1 quart seringue dans la région des reins).

1154. *Ergotine pur.* 1 gr.
Eau distillée....... 60 gr.
Sirop simple...... 40 gr.

Toutes les 3 heures, 1 cuill. à enfant.

1155. *Teint. de rhub. arom.*........... 10 gr.

2 fois par jour, 10 à 15 gouttes dans eau sucrée.

INFLUENZA.

Thérapie symptomatique. Antipyrine, phénacétine, exalgine contre les douleurs de tête ou musculaires. Traiter le catarrhe des bronches. Médication fortifiante, vins, repos au lit, protection contre le froid pendant la convalescence.

1156. *Antipyrine*.... 2 gr.
Alcool. .... 10 gr.
Eau distillée...... 70 gr.
Sirop de guimauve. 30 gr.

Par heure, 1 cuillerée à bouche.

1157. *Salipyrine* .... o gr. 50
Glycérine.. .... 10 gr.
Sirop simple....... 30 gr.
Eau distillée....... 70 gr.

Toutes les 2 heures, 1 cuillerée à bouche.

1158. *Salipyrine*..... ogr.035
à................ o gr. 07

Faire 6 doses semblables ; à prendre 1, 2 à 3 fois par jour (chez les enfants, o gr. 007 à o gr. 02).

1159. *Phénacétine*..} ãã ogr. 10
Sucre blanc.......}

Faire 10 cachets semblables, à prendre 3 fois par jour.

1160. *Exalgine*...... 2 gr.
Alcool de menthe... 10 gr.
Eau de tilleul .... 70 gr.
Sir. fleur oranger. 30 gr.

Matin et soir, 1 cuillerée à café ou soupe.

INTERTRIGO.

Dans les cas anodins, saupoudrer. Contre les excoriations et les tumeurs, onguent après lavage à l'eau de savon ou de son tiède.

1161. *Amidon pur*... 5 gr.

Poudre à saupoudrer.

1162. *Oxyde de zinc.* 5 gr.
Amidon pur....... 20 gr.

Poudre à saupoudrer.

1163. *Alun* ....} ãã 4 gr.
Poud. de fleur d'iris.}
Amidon pur....... 40 gr.

Poudre à saupoudrer.

1164. *Magn. calcinée*
    pulv............ 5 *gr.*
Talc............. 20 *gr.*
Acide salicylique... 2 *gr.*
Poudre à saupoudrer.

1165. *Oxyde de zinc.* 3 *gr.*
   Vaseline........... 30 *gr.*
En pommade.

1166. *Merc. précipité*
   blanc.......... } āā 1 *gr.*
Oxyde de zinc.....)
Vaseline.......... 40 *gr.*
En pommade.

1167. *Sulfate de zinc.* 3 *gr.*
   Eau distillée...... 150 *gr.*
Pour compresses et lavages.

1168. *Acide salicyl.* 2 *gr.*
   Vaseline.......... 40 *gr.*
Oxyde de zinc..... } āā 40 *gr.*
Amidon pur.......)
Pâte.

1169. *Oléate de qui-*
   nine............. 0 *gr.* 50
Lanoline.......... 15 *gr.*
Huile d'olives..... 10 *gr.*
Frictionner 2 fois par jour,
et saupoudrer ensuite.

INSOLATION.

Débarrasser des vêtements,
coucher à un endroit frais, boissons rafraîchissantes, bière,
vin, etc. Saigner dans les cas
graves.

IRITIS.

Envisager la genèse. Cure de
frictions mercurielles, etc., dans
la syphilis. Acide salicylique
dans les formes rhumatismales.
En certains cas repos au lit. Instillation d'atropine. Chambre
obscure, conserves, aucun effort
des yeux. Soigner les selles, sangsues. Dans les douleurs vives,
compresses chaudes. Pour déchi-
rer des synéchies invétérées,
comme mydriatique violent :
hyoscine ou l'usage alternatif
d'un myotique et mydriatique
(ésérine et atropine).

1170. *Sulf. d'atropine.* 0 *gr.* 05
   Eau distillée...... 10 *gr.*
Gouttes pour les yeux (instiller de 1 à 2 gouttes dans sac
conjonctival).
Dans la conjonctivite de
l'atropine suspendre ce médicament. Il peut se produire aussi
des phénomènes d'intoxication.
Duboisin recommande comme
supplétif :

1171. *Duboisine*..... 0 *gr.* 20
   Eau distillée...... 20 *gr.*
Gouttes pour les yeux.

1172. *Bromhydrate*
   d'hématropine ... 1 *gr.*
Eau distillée....... 10 *gr.*
Gouttes pour les yeux (mydriatique très faible).

1173. *Extr. de bellad.* 1 *gr.*
   Ong. cinereum..... 10 *gr.*
Frict. gros comme un pois sur
front et tempes.

1174. *Salicyl. de soude.* 0 *gr.* 07
Faire 5 cachets semblables, à
prendre 1 à 3 par jour.
Dans les fortes douleurs et
phobie de la lumière.

1175. *Chl. de morph.* 0 *gr.* 20
Sulf. atropine...... 0 *gr.* 05
Eau distillée...... 10 *gr.*
Gouttes pour les yeux.

1176. *Chl. de morph.* } āā 0 gr. 05
Sulf. atropine.....)
Eau distillée....... 10 *gr.*
Gouttes pour les yeux.

1177. *Iodhydrate d'hy-
　　oscine*............ o *gr.* o5
Eau distillée........ 10 *gr.*

Gouttes pour les yeux.
Instiller 1 goutte. Le danger
d'instillation est plus grand que
dans l'atropine.

1178. *Sulf. d'ésérine.* o *gr.* o5
Eau distillée........ 10 *gr.*

Gouttes pour les yeux.

1179. *Chlorhyd. pilo-
　　carpine*.......... o *gr.* o5
Eau distillée,...... 10 *gr.*

Gouttes pour les yeux.
Cure de friction dans la syphilis ou au besoin :

1180. *Subl. corr*.... o *gr.* 10
Poud. et extr. acorus. q. s.

Pour faire 20 pilules ; à prendre
1 matin et soir.

1181. *Iod. de pot.* ... 3 *gr.*
Eau distillée....... 100 *gr.*
Sir. d'éc. d'or..... 3o *gr.*

Matin, midi et soir, 1 cuillerée
à bouche.

1182. *Calomel*....... o *gr.* 10
Sucre blanc........ o *gr.* 5o

Faire 5 cachets semblables;
à prendre 2 fois par jour.
Ainsi que des injections sous-
cutanées, des préparations mercurielles (voir *Syphilis*).

KÉRATITE (Inflammation de la cornée).

Envisager la pathogénie, l'affection est primaire (scrofules,
syphilis, traumatisme, refroidissement, ou consécutive (conjonctivite). Au besoin, traitement
général, instillations d'atropine,
pansement protecteur, conserves.
Dans les douleurs intenses chez
les individus ordinairement forts,
sangsues, repos des yeux et du
corps. Purgatifs légers.

1183. *Sulf. atropine.* o *gr.* 10
Eau distillée...... 10 *gr.*

Gouttes pour les yeux.

1184. *Merc. précip.
　　blanc*........... o *gr.* 10
Extr. de belladone. 1 *gr.*
Ong. simple....... 10 *gr.*

Frict. gros comme un haricot
sur front et tempes.

1185. *Chl. cocaïne*.. 1 *gr.*
Eau distillée....... 20 *gr.*

Gouttes pour les yeux.
Contre les douleurs intenses
et irradiantes.

1186. *Extr. de bellad.* o *gr.* 5o
Ong. cinereum..... 10 *gr.*

Frict. sur front et tempes.

1187. *Extr. d'opium aq.* o *gr.* 5o
Onguent mercuriel. 10 *gr.*

Comme précédemment.
S'il n'y a pas de phénomènes
d'irritation et pour éclaircir les
voiles :

1188. *Calomel*...... o *gr.* 5o

Pour saupoudrer dans le sac
conjonctival.

1189. *Merc. préc. jaune* 1 *gr.*
Vaseline.......... 10 *gr.*

Mêler très exactement pour
onguent ophthtalmique. (Répartir également gros comme une
épingle sur paupière saillante.)
(Pommade de Pageastecher.)

1190. *Iodof. pulv*.... 5 *gr.*

Comme précédent.

1191. *T° d'op. jaune.* 5 *gr.*

Instiller 1 goutte dans le sac
conjonctival.
Pour éclaircir les voiles on
recommande aussi le massage et
l'électrolyse.

1192. *Iod. pot.* .... 4 *gr.*
Eau distillée ...... 100 *gr.*
Sir. d'éc. d'or ..... 30 *gr.*
Par heure, 1 cuillerée à bouche.

LARYNGITE STRIDULENTE.

Voir *Spasme de la glotte.*

LARYNGITE AIGUË.

Compresses froides, sudatifs légers (infusion de fleurs de sureau). Repos et température égale. Eviter les boissons froides. Recommander : eau de Seltz, Gresshubler avec du lait, Krondorf, Radein, Salvator. Calmer la toux par des narcotiques. Séjour dans une atmosphère chaude, bains de mer chauds. Inhalation de vapeurs chaudes. Astringents à inhaler plus tard.

Chez les enfants, repos au lit. Air de chambre humide, compresses de Priessnitz, limonade chaude, eau sucrée chaude. Dans la respiration difficile, au lieu des vomitifs usités : inhalation de vapeur exécutable même chez les plus jeunes en couvrant la tête d'une couverture.

1193. *Inf. rac. ipéca.* 60 *gr.*
Sir. Rubus Idæa ... 40 *gr.*
Par heure, 1 cuillerée à bouche.

1194. *Extr. belladone.* 0 *gr.*005
Sucre blanc. .... 0 *gr.* 15
Faire 10 cachets semblables ; à prendre 1 matin, midi et soir.
Pour diminuer l'irritation.

1195. *Poud. de Dower.*
Bicarb. de soude ... āā 0 *gr.*10
Sucre blanc. ....
Faire 10 cachets semblables ; à prendre 1 matin, midi et soir.

1196. *E. de laur.-cer.* 10 *gr.*
Chlorh. de morphine. 0 *gr.*05
Toutes les 2 heures 10 gouttes,

1197. *Chl. de cocaïne.* 0 *gr.*20
Eau distillée. .... 20 *gr.*
En badigeonnage.

1198. *Chl. de potasse.* 4 *gr.*
Eau distillée .... 200 *gr.*
Gargarismes.

1199. *Alun* .... 2 *gr.*
Eau distillée. .... 150 *gr.*
Gargarisme.

1200. *Bic. de soude* .. 3 *gr.*
Eau distillée. .... 150 *gr.*
Pour gargarisme.

1201. *E. laur.-cerise.* .. 10 *gr.*
Chlor. de morphine. 0 *gr.*10
10 gouttes dans du liquide.

1202. *Chl. de morphine.* 0 *gr.* 01
Alun pulvérisé ..... 0 *gr.* 15
Sucre blanc. .... 2 *gr.*
Pour inhaler avec l'aide du laryngoscope et de l'instrument approprié à cela.

1203. *Chlor. de cocaïne.* 0 *gr.*01
à 0 *gr.*03
S.-nitr. de bismuth.
Sucre blanc. .... āā 3 *gr.*
Chlor. de morphine. 0 *gr.* 01
Pour insufflation.

1204. *Chlorh. apo-*
morphine .... 0 *gr.* 01
Eau distillée. .... 10 *gr.*
Injections hypodermiques (une demi-seringue).

1205. *Déc. rac. d'ipéca.* 50 *gr.*
Extr. de jusquiame. 0 *gr.* 10
Sirop Rubus Idæa .. 50 *gr.*
Par heure, 1 cuillerée à enfant.

1206. *Extr. jusquiame.* 0 *gr.* 10
E. d'amandes amères 5 *gr.*
Muc. gomme arab. 80 *gr.*
Sirop émulsif ...... 20 *gr.*
Toutes les 2 heures, 1 cuillerée à café.

1207. *Mixt. oléique* .. 70 *gr.*
   Eau laurier-cerise .. 10 *gr.*
   Sirop d'ipéca ...... 10 *gr.*

Par heure, 1 cuillerée à café.
Dans l'anémie, la scrofulose, etc., considérer l'état général et surtout régler le régime.

LARYNGITE CROUPALE.

Repos au lit, compresses de glace sur la gorge, morceaux de glace, glaces à l'extérieur. Inhalations de vapeurs, cautérisation de la partie croupale à l'aide du miroir laryngique, gargarismes, purgatifs, lavements révulsifs, aération de la chambre ; contre la fièvre, quinine, acide salicylique, diète lactée, bouillon de veau. Dans l'émission abondante de mucosités et oppressions : les remèdes ordinaires : ipéca, vapeurs antiseptiques. En cas opiniâtres, introduction de la sonde dans le larynx et trachée, en dernier lieu vomitifs. En cas de danger, trachéotomie ou tubage.

1208. *Chlor. de potasse*   2 *gr.*
   Eau distillée ...... 70 *gr.*
   Sirop de Rubus Idæa. 30 *gr.*

Gargarisme à employer chaque quart d'heure (aussi à l'intérieur par heure une demi-cuillerée à bouche).

1209. *Phénol* .... 1 *gr.*
   Alcool de vin conc. .. 10 *gr.*
   Glycérine .... 35 *gr.*
   Eau distillée ...... 125 *gr.*

Gargarisme.

1210. *Iod. pot.* .... 1 *gr.*
   Eau distillée .... 70 *gr.*
   Sir. de Rubus Idæa. 10 *gr.*

Toutes les 2 heures 1 cuillerée à enfant.

1211. *Ac. salicyl* ..... 1 *gr.*
   Bicarb. de soude ... 0 *gr.* 50
   Eau distillée .... 70 *gr.*
   Sir. de Rubus Idæa. 30 *gr.*

Par heure, 1 cuillerée à enfant.

1212. *Subl. corr* 0gr.0007
   à 0gr.0035
   Eau distillée .... 70 *gr.*
   Sirop de Rubus Idæa. 30 *gr.*

Par heure 1 cuillerée à café (prudence).

1213. *Sulf. quinine* .. 0 *gr.* 15
   Sucre blanc .... 0 *gr.* 35

Faire 10 cachets semblables ; à prendre 1 toutes les 2 heures.

1214. *Inf. feuilles séné.* 60 *gr.*
   Chlorate de potasse. 3 *gr.*
   Sirop mannité ..... 40 *gr.*

Par heure 1 cuillerée à bouche

1215. *Potasse caust.* 0 *gr.* 50
   Eau distillée .... 15 *gr.*

Pour badigeonnages.

1216. *Phénol* .... 0 *gr.* 50
   Alcool de vin conc. ãã 10 *gr.*
   Glycérine pur ......

Pour badigeonnage.

1217. *Iodoforme* ãã0 *gr.*20
   Sucre de lait ....

En insufflation.

   Benzoate de soude .. 0 *gr.* 35
   à .... 0 *gr.* 7

En insufflation.
D'après l'âge de l'enfant. Si c'est nécessaire, vomitif.

1218. *Tartre stibié* ... 0 *gr.* 05
   Mucil. de gomme
     arabique .... ãã 20 *gr.*
   Sirop Rubus Idæa..

Chaque 10 minutes 1 cuillerée à enfant jusqu'au vomissement.

1219. *Déc. rac. ipéca.* 10 *gr.*
   Sirop simple .... 15 *gr.*

Chaque 10 minutes 1 cuillerée à enfant (vomitif).

Si, en cas de phénomène asphyxique, on ne peut provoquer de vomissements, on fait précéder le vomitif d'un excitant.

1220. *Musc* 0 *gr.*015
Sucre blanc .... 0 *gr.* 15

Faire 5 cachets semblables ; à prendre 1 toutes les 2 heures.

1221. *Brome pur* .... }
Brom. pot. .... } ãã 0 *gr.*20
Eau distillée .... 20 *gr.*

Faire inhaler, en gouttes, sur une éponge. En gargarismes : chlorate de potasse, alun, eau de chaux.

1222. *Ess. de feuilles*
d'eucalyptus ..... 3 *gr.*
Alcool de vin rectif. 15 *gr.*
Eau distillée ...... 120 *gr.*

Agiter avant de s'en servir (pour 10 inhalations).

A côté de ces médicaments antiseptiques, ou concurremment à eux, on ferait bien d'avoir recours à la Serumthérapie dont nous parlons plus loin. Suivant l'âge on injectera 5, 10 à 20 centim. cube d'antitoxine diphtérique. La pratique a sanctionné la méthode de Behring dont les résultats sont indiscutables aujourd'hui. On pourra renouveler cette injection hypodermique 3 ou 4 fois ou même davantage. Inutile de recommander des mesures antiseptiques rigoureuses.

LARYNGITE CHRONIQUE.

Déterminer la cause. Traitement général en tous les cas (syphilis, tuberculose, paralysie des cordes vocales). Eviter toute irritation du larynx ainsi que toutes boissons froides, alcools, aliments pimentés, locaux poussiéreux ou enfumés. Interdiction de sortir au vent ou à la poussière, de fumer, etc.

Calmer l'irritation par des narcotiques.

Insufflation des médicaments pulvérisés à l'aide d'un simple pulvérisateur et d'un miroir à larynx. On insperge, alun, ac. tannique, acétate de plomb, sucre blanc seul ou avec narcotiques.

Badigeonnage (au début solutions faibles) sous le contrôle du miroir avec un pinceau à cautériser. Toute cautérisation doit être suspendue en cas de constatation d'une infiltration constatée par l'examen préalable absolument nécessaire.

1223. *Déc. guimauve.* 70 *gr.*
Sel ammoniac puri-
fié .... 0 *gr.* 07
Sirop cap. Veneris. 10 *gr.*

Par heure, 1 cuillerée à café.

1224. *Extr. de bellad.* 0 *gr.*03
Alun pulv .... }
Sucre blanc .... } ãã 0 *gr.*35

Pour respirer (insufflation à l'aide du miroir laryngoscopique).

1225. *Chl. de morph.* 0 *gr.*03
Tannin pur .... }
Sucre blanc .... } ãã 0 *gr.*35

Pour insuffler.

1226. *Poud. de Dower.* }
Sucre blanc .... } ãã 0 *gr.*35

Pour insuffler.

1227. *Phénol* .... 1 *gr.*
Alcool de vin conc.. }
Glycérine .... } ãã 10 *gr.*

Badigeonnage.

1228. *Nitr. d'argent* 0 *gr.* 10
Eau distillée .... 10 *gr.*

Badigeonnage. Appliquer au début les plus faibles solutions de nitrate d'argent et graduellement les plus

7

fortes. Dans les cas propices, inhalations astringentes pendant 10 à 20 minutes, ensuite, térébenthine, jaborandi, etc. (Voir au supplément). Contre la toux.

1229. *E. laurier-cerise* 10 *gr.*
   Chlorhyd. morph..   o *gr.* 10
En gouttes.

1230. *Extr. de bellad.*   o *gr.* 01
  Sucre blanc........   o *gr.* 15
Faire 10 cachets semblables ; à prendre 1 matin et soir.

1231. *Chl. de morph.*   o *gr.* 01
  Poud. rac. d'ipéca..   o *gr.* 15
  Sucre blanc........   o *gr.* 15
Faire 10 cachets semblables ; à prendre 1 matin et soir.

1232. *Codéine ....*   o *gr.* 007
    à................   o *gr.* 01
  Sucre blanc........   o *gr.* 15
Faire 5 cachets semblables ; à prendre 1 trois fois par jour.

LARYNGOSPASME.

Chez les enfants traitement pathogénique du rachitisme et scrofulose. Règlement du régime, alimentation animale exclusive, grands intervalles entre les repas. Au lieu de l'alimentation artificielle : lait de nourrice. Dans les accès, asperger le visage à l'eau froide. Bains tièdes et douches froides. Aux premiers symptômes de stridor : émétique. Après l'accès, purgatif.

1233.   *Chlorhydrate*
    d'apomorphine ...   o *gr.* 05
  Acide chlorh. dilué. 50 *gouttes*
  Eau distillée ..... 20 *gr.*
  1 à 2 seringues sous la peau.

1234. *Inf. camomille.* 100 *gr.*
  Teint. asa fœtida... 2 *gr.*
Pour lavements.

1235. *Musc..........*   o *gr.* 05
  Mixt. gommeuse ... 70 *gr.*
Par heure 1 cuillerée à enfant.

1236. *Chloral hydr.* 1 *gr.*
  Eau distillée...... 100 *gr.*
Par heure, 1 cuillerée à enfant.

1237. *Brom. pot.....*   2 *gr.*
  Eau distillée....... 60 *gr.*
  Sirop simple....... 40 *gr.*
Prendre en 3 fois.
Dans le laryngospasme des adultes, traitement de l'hystérie ou chorée fondamentale. Inhalations de vapeurs d'eau au besoin additionnées de chloroforme (40 gouttes sur 1 litre d'eau).

1238. *Valér. de zinc.*⎫ ãã o *gr.* 05
  Asa fœtida.........⎭
  Pdre et extr. gentiane   q. s.
Pour 1 pilule ; faire 20 pilules semblables ; à prendre 1 matin et soir.

LEUCÉMIE.

Traitement pathogénique dans la syphilis, malaria. On a exécuté avec succès les injections parenchymateuses d'extrait de seigle ergoté pour réduire les tumeurs chroniques de la rate. Liqueur de Fowler employée avec succès. Diète fortifiante, air de la campagne, préparations de fer et d'arsenic. Liqueur de peptonate albumino-ferrugineuse de Radlauer.

1239. *Ess. d'eucalyp-*
    tus............. 100 *gouttes*
  Piperine...........⎫ ãã o *gr.* 30
  Sucre blanc........⎭
  Poud. rac. guimauve. 2 *gr.*
En faire 100 pilules ; à prendre 3 à 5 trois fois par jour.

1240. *Iod. pot.* ...... 2 *gr.*
    Eau distillée... 100 *gr.*
Toutes les 2 heures, 1 cuillerée à bouche.

1241. *Chlorh. quinine.* } ãã 0 *gr.* 15
    Sucre blanc .... }
Faire 10 cachets semblables ; à prendre 1 toutes les 2 heures.

LEUCORRHÉE. Voir *Flueurs blanches.*

LICHEN.

Dans le lichen scrofuleux, huile de foie de morue interne, externe. Dans le lichen pilaire lavages de savon et frictions d'onguent mou. Dans le lichen rubéfiant prép. a r s e n i c a l e s (Voir *Psoriasis*). Interne : Guber. On recommande l'onguent sublimato-phéniqué au lieu du traitement interne.

1242. *Phénol* .... 1 *gr.*
    Subl. corr .... 0 *gr.* 035
        à .... 0 *gr.* 10
    Onguent simple .... 35 *gr.*
Frictionner plusieurs fois par jour sur tout le corps (Unna).

1243. *Merc. précipité*
        blanc .... 1 *gr.*
    Vaseline .... } ãã 10 *gr.*
    Lanoline .... }
Frictions sur les endroits où il y a de la démangeaison.

1244. *Chrysarobine* .. 3 *gr.*
    Traumaticine ...... 5 *gr.*
Pour badigeonnage.

LUPUS.

Cureter, scarifier au bistouri aigu ou avec une lance simple ou multiple. Scarification linéaire sous l'anesthésie d'éther locale. Compresses de coton. Cautériser les nodosités et infiltrations surtout au visage, deux fois par

semaine avec un crayon de nitrate d'argent bien aigu. Thermocautère de Pacquelin, etc. Chez les enfants, essayer d'abord les anodins : glycérine iodée, teinture d'iode, emplâtre gris. Interne : huile de foie de morue ; iodure de potassium, fer. Pour l'emploi de la tuberculine de Koch, voir à Tuberculose.

1245. *Nitr. argent*
        fondu .... 10 *gr.*
    (Crayon caustique).

1246. *Nitr. arg. crist.* } P. E.
    Eau distillée .... }
Bad. (dans formes ulcér.).

1247. *Potasse caus-*
        tique .... 3 *gr.*
    Eau distillée ...... 10 *gr.*
Badigeonner avec coton.

1248. *Potasse caust.* } ãã 2 *gr.*
    Chaux vive .... }
    Alcool de vin conc... *q. s.*
Pour faire pâte.
(Pâte caustique de Wiener).
Doit être préparé immédiatement avant l'application et rester étendu pendant 10 minutes. C'est pourquoi il faut préparer chaque élément séparément comme suit :

1249. *Pot. caust. fondue.* 10 *gr.*

1250. *Chaux vive* .... 10 *gr.*
    (Caustique).

1251. *Alcool de vin.* 35 *gr.*
Mélanger ces 3 produits immédiatement avant l'usage.
Pour badigeonner.
Employer aussi acides phénique et pyrogallique, chlorure de zinc, la pâte de Cosme, de Landolf et Canguoin, ainsi que le galvanocautère.

1252. *Acide lactique.* 10 *gr.*
Appliquer ou badigeonnage avec ouate.

1253. *Iodhyd. de pot.*   1 *gr.*
  Iode pur.......... 3 *gr.*
  Glycérine .... 15 *gr.*
  Badig. 3 fois par semaine.

1254. *Résorcine*..... 2 *gr.*
  Vaseline.......... 20 *gr.*
  Amidon.......... 10 *gr.*
  Matin et soir frictionner.

1255. *A.pyrogallique* 3 *gr.*
  Vaseline......... 15 *gr.*
  Comme le précédent.
Dans le lupus érythémateux, essayer l'hydrarge concurremment avec le traitement chirurgical.

1256. *Chlorhyd. d'hy-*
   droxylamine..... 0 *gr.* 10
  Alcool de vin.......} ãã 20 *gr.*
  Glycérine.........}
  Badigeonner.

LYMPHANGITE.

Extrémités en contre-haut, les enveloppes en compresses qui doivent être fortement enduites d'un onguent. Imperméabilité à l'air par papier de gutta ou batiste de Billroth. Dans la fluctuation distincte, incision, drainage, pansement antiseptique.

LYMPHOME MALIN.

Traitement arsenical local et interne combinés. Local : 2 à 3 gouttes par jour, solution arsenicale pure avec seringue Pravaz dans le parenchyme du lymphome : En cas de tumeur : suspendre. Interne : commencer par 3 gouttes matin et soir et tous les jours 1 goutte de plus. Aller jusqu'à 30 gouttes et redescendre à 3. En cas de succès incomplet recommencer la série. Arrêter devant symptômes d'intoxication générale. Guber (2 à 3 cuillères à soupe par jour) eau iodée de Haller.

1257. *Liq.ars.Fowler.* 10 *gr.*
  Pour injection soûs-cutanée.

1258. *Liq. Fowler*...}
  Teint. de malate de} ãã 10 *gr.*
  fer ....}
  5 gouttes 2 fois par jour.

MALADIE D'ADDISON.

Traitement symptomatique, diète fortifiante, séjour à la campagne, préparations ferrugineuses et arsenicales. Contre les vomissements : morphine, cocaïne. Contre la diarrhée, astringents et opiacés. Usage de sources naturelles ferrugineuses et arsenicales. Brom. de soude en fortes doses.

1259. *Chlorh. cocaïne.* 0 *gr.* 10
  Eau distillée....... 10 *gr.*
  10 gouttes, évent. plusieurs fois par jour.

1260. *Teinture d'iode.* 0 *gr.* 30
  Eau distillée....... 100 *gr.*
  Toutes les 2 heures, 1 cuillerée à bouche.

1261. *Iod. potassium.* 2 *gr.*
  Eau distillée....... 80 *gr.*
  Sir. rubus Idæa.... 20 *gr.*
  Par jour, 3 cuillerées à bouche.

MALADIE DE BASEDOW.

Éviter les émotions, réduire le travail physique et corporel, régime non épicé, campagne, application de compresses froides sur la région cardiaque. Préparations et eaux arsenicales. Quinine jusqu'à 0 gr. 7 par jour. Digitale, préparations iodées. Suivant opportunité, hydrothérapie ou courants galv. faibles sur la région sympathique : comme hypnotiques, paraldéhyde et sulfonal.

1262. *Chl. de quinine.* 0 gr. 10

Faire 10 cachets semblables: à prendre 3 par jour pendant 3 semaines en intercalant avec :

1263. *Pil. de fer de Vallet.* .... N° 50.

3 fois par jour, 3 pilules.

1264. *Sulfate neutre de duboisine.* 0 gr.005
Eau laurier-cerise. 15 *gr.*

1/4 à 1/2 seringue (1/4 à 1/2 milligr. sous la peau).

1265. *Citrate caféine.* 0 gr.15
Sucre blanc. .... 0 gr. 20

Faire 12 cachets semblables ; à prendre un 3 fois par jour.

1266. *Extr. cannabis.* 0 gr. 10
Sucre de lait. ..... *q. s.*

pour faire 5 pilules ; à prendre en 24 heures.

MAL DE BRIGHT (néphrite).

Au début, expectation, diurétiques légers, acétate de potasse. Contre l'hydrop., bains chauds, 36° pendant 1/4 à 1/2 heure, avec enveloppement consécutif dans des couvertures chaudes pendant 2 à 3 heures. Sudorifiques (surtout Jaborandi et Pilocarpine), thé, etc. Procédé quotidien, puis espacé jusqu'à disparition de l'albumine de l'urine. Contre la persistance, repos, diète lactée aussi longtemps que possible, habitation propice, etc. Traiter les complications possibles : Chroniques : fers digestifs, boissons abondantes Gresshubler, Salvator, Radein, Prebleau, Krondorf. Cure de lait, 1/2 à plusieurs litres par jour. Hygiène et diète, vêtements chauds, au besoin traitement de la syphilis, malaria, séjour dans climats chauds.

1267. *Sulf. de quinine.* 1 *gr.*
Acide sulf. dil. ..... 10 *gouttes*
Eau distillée. ..... 100 *gr.*
Roob de genévrier. .. 10 *gr.*

Chaque 2 heures, 1 cuillerée à bouche.
A administrer dans la période aiguë, diurétiques proportionnels.

1268. *Blattes orient.* 0 gr. 15

Faire 10 cachets semblables ; à prendre 2 à 3 par jour.

1269. *Déc. d'ononis spén.* .... 100 *gr.*
Acét. d'ammon. .....
Roob de genévrier. .. } ãã 4 *gr.*

Chaque 2 heures, 1 cuillerée à bouche.

1270. *Dc. de prêles.* 100 *gr.*
Sirop de genévrier. 50 *gr.*

Par heure, 1 cuillerée à bouche.

1271. *Inf. baies genévrier.* .... 150 *gr.*
Acét. d'amm. ....
Oxymel de Scille. .. } ãã 5 *gr.*

Chaque 2 heures, 1 cuillerée à bouche.

1272. *Extr. de Scille.* 2 *gr.*
Eau de persil ...... 70 *gr.*
Liq. acét. de pot. ... 3 *gr.*
Roob de genévrier. .. 5 *gr.*

Chaque 2 heures, 1 cuillerée à bouche.

1273. *Diurétine-Knoll.* 1 *gr.*
Eau distillée ...... 70 *gr.*
Sirop simple .... 30 *gr.*

En cuillerée à café dans le courant du jour.
Ainsi que d'autres diurétiques végétaux (carex, arenaria, fleur de spira ulmariæ, 5 à 10 sur 200); ensuite on recommande la caféine citrique.
Contre l'abondance d'albumine dans l'urine :

1274. *Tannin pur...*   0 *gr.* 05
Sucre blanc........   0 *gr.* 25
Faire 5 cachets semblables; à prendre 1 toutes les 3 heures.

1275. *Tannin pur....*   4 *gr.*
Extr. aloès aq.....   2 *gr.*
Pdre et ext. pissenlit   q. s.
Pour faire 50 pilules; à prendre 3 matin, midi et soir.

1276. *Tannin.......*   1 *gr.*
Eau distillée......   100 *gr.*
Solut. bicarb. soude.   q. s.
Pour réaction alcaline.
Employer en 2 jours.

1277. *Alun.........*   1 *gr.*
Eau distillée.......   70 *gr.*
Sirop simple.......   30 *gr.*
Toutes les 2 heures, 1 cuillerée à bouche.
Contre l'hématurie :

1278. *Acétate de plomb.*   0 gr.01
Chlorhyd. morphine.   0g.003
Oléosacch. citron...   0 *gr.* 15
Faire 5 cachets semblables ; à prendre 1 toutes les 2 heures.

1279. *Liq. sesquich. fer.*   0 *gr.* 35
Eau de cannelle....   70 *gr.*
Sirop de cannelle...   30 *gr.*
Toutes les 2 heures, 1 cuillerée à bouche.

1280. *Extr. seig. erg.*   0 *gr.* 10
Oléosacch. menthe
poivrée.........   0 *gr.* 15
Faire 5 cachets semblables; à prendre 1 toutes les 3 heures.
Dans les phénomènes urémiques, préparations benzoïques. Contre les accès éclamptiques, compresses de glace sur la tête. lavements excitants, purgatifs, inhalations d'éther de chloroforme. .

1281. *Acide benzoïque.*   0 gr.035
Oléosacch. citron...   0 *gr.* 15

Faire 5 cachets semblables, à prendre 1 toutes les 2 heures.

1282. *Fleurs de ben-*
    join............. } aã 0 *gr.*15
Sucre blanc......
Faire 10 cachets semblables; à prendre 1 toutes les 3 heures.

1283. *Iod. de potas.*   2 *gr.*
Eau distillée.......   70 *gr.*
Sir. d'éc. d'or......   30 *gr.*
Matin, midi et soir, 1 cuillerée à bouche.
Contre l'insomnie et accès urémique :

1284. *Paraldéhyde...*   2 *gr.*
Mucilage de salep...
Sir. d'éc. d'or..... } aã 35 *gr.*
Eau distillée......   80 *gr.*
Toutes les 2 heures, 1 cuillerée à bouche.
Dans la néphrite aiguë des enfants, diète de lait absolue, aucuns diurétiques. Boisson : Gresshubler, Salvator, un peu de Marienbad, Kremzbrun ou Carlsbad (Muhlbrun).
Contre la fièvre et hématurie :

1285. *Tann. quin...*   0 *gr.* 15
Sucre blanc........   0 *gr.* 20
Faire 10 cachets semblables; à prendre dans le lait, 1 toutes les 2 heures.
Contre l'urémie et l'éclampsie, 2 bains, par jour, de 25 minutes. Evacuants et lavements de chloral hydraté.

1286. *Chloral hydraté*   2 à 4 *gr.*
Eau distillée.......   300 *gr.*
Pour 2 lavements.

1287. *Fleurs de benjoin*   0 gr.0
Sucre blanc.......   0 *gr.* 25
Faire 10 cachets semblables; à prendre 1 toutes les 2 heures.

MALARIA. Voir *F. Intermittente.*

MALADIE A TACHES DE WERLOFF.

Régler la diète, les conditions d'habitation. Contre les hémorrhagies nasales, rincer à l'eau froide, au besoin tamponner. Contre expector. sanguinolente, morceaux de glace. Chez les individus faibles, repos au lit.

1288. *Elix. ac. de Haller* .... 0 *gr.* 25
Sir. de rubus Idæa.. 50 *gr.*
Eau distillée....... 150 *gr.*
Par heure, 2 cuillerées à bouche.

1289. *Ac. sulf. dilué.* 0 *gr.* 50
Sirop de rubus Idæa. 150 *gr.*
Toutes les 2 heures, 1 cuillerée à café dans un verre d'eau.

1290. *Déc. éc. quinq.* 15 *gr.*
Ac. sulf. dil .... 0 *gr.* 05
Sir. d'éc. d'or ...... 50 *gr.*
Par heure, 1 cuillerée à bouche.

1291. *Tann. de quinquine* .... 0 *gr.* 10
Extr. seig. erg .... 0 *gr.* 25
Sucre blanc .... 0 *gr.* 25
Faire 10 cachets semblables; à prendre 3 à 4 par jour.

1292. *Extr. seig. erg. aq.* 2 *gr.*
Eau distillée .... 80 *gr.*
Sir. de rubus Idæa.. 20 *gr.*
Toutes les 2 heures, 1 cuillerée à enfant.

MANIES.

Repos au lit. Dans les congestions : compresses sur la tête. Chez les anémiques, alimentation fortifiante. Surveillance dans les grandes excitations et jactance; isolement prolongé, bains chauds (28 à 32° cent.), simultanément compresses froides sur la tête. Insomnie :

bromure de pot. 0 *gr.* 15 à 0 *gr.* 30, hyoscyamine 0 *gr.* 05 à 0 *gr.* 15, chloral hydraté, paraldéhyde.

MAMMITE.

Absence de fluctuation : compresses humides et chaudes. Elever la poitrine par linge triangulaire ou pansement diachylum. Fixer le bras du côté malade dans une écharpe. Dans les fortes douleurs, interdire l'allaitement. Diète de fièvre. Eaux purgatives de Mattoni, Hunyadi ou François-Joseph.

1293. *Inf. feuilles séné.* 100 *gr.*
Sirop Rubus Idæa. 20 *gr.*
Prendre le matin la moitié, éventuellement le tout.
Si l'on peut déterminer la fluctuation, inciser largement en rayons vers le mamelon. Traitement chirurgical.

MASTIODYMIE.

Soutenir la poitrine par des bandages en cas de lourdeur excessive. Vêtements chauds, fourrures sur la poitrine. Dans les douleurs trop fortes, injections sous-cutanées.

1294. *Empl. au savon.* 20 *gr.*
Extrait de belladone. 2 *gr.*
Emplâtre (frotter avec une toile sur partie douloureuse).
Etendre sur une toile et en appliquer sur la partie malade.

1295. *T^e de belladone* 3 *gr.*
E. d'amandes amères 100 *gr.*
Ether .... 5 *gr.*
Matin et soir friction.

MÉLANCOLIE.

Relever l'alimentation (fer, etc.). Tranquillité de l'entourage, éviter les émotions, les plaisirs, les distractions bruyantes. Le mieux est l'isolement, travaux manuels légers. Précautions contre tentative de suicide. Dans la dépression, morphine, alcool, cognac, gros vins. Dans les accès d'épouvante, injections de morphine. Contre l'insomnie, bière en grandes quantités. Paraldéhyde. Contre l'abstinence : alimenter à la sonde œsophagienne.

1296. *Chlorh.morphine*   o *gr*.10
   Eau distillée.......   10 *gr*.
Injections hypodermiques de une seringue.

1297. *Paraldéhyde*...   2   *gr*.
   Sirop écorce orange. 100 *gr*.
Prendre en une fois.

1298. *Pyrophosphate
      de fer avec ammo-
      niaque citrique* ...   o *gr*. 15
   Sucre blanc........   o *gr*. 35
Faire 10 cachets semblables ; à prendre 3 par jour.

MÉNINGITE.

Antiphlogistiques énergiques : compresses de glace sur la tête, purgatifs violents, lavements froids, douches froides, sangsues chez les robustes, etc. Au reste, calme absolu, chambre obscure, température égale. Plus tard iodure de potassium interne.

1299. *Calomel*.......   o *gr*.o5
   Poudre racine Jalap.⎱ãã o*gr*.15
   Sucre blanc........⎰
Faire 5 cachets semblables ; à prendre 1 toutes les 3 heures.

1300. *Iod. pot*........   1 *gr*.
   Eau distillée....... 80 *gr*.
   Sirop de mûres.... 20 *gr*.
1 cuillerée à bouche toutes les 2 heures.

1301. *Camphre*....   o *gr*.5o
   Mixture de gomme. 15o *gr*.

Pour 2 lavements.
Contre les maux de tête violents résistant au froid et à la saignée :

1302. *Chl.de morphine*   o *gr*.oo5
   Sucre blanc........ o *gr*. 20
Faire 10 cachets semblables, à prendre un 3 fois par jour.
Contre l'agitation excessive, inhalation de chloroforme.

1303. *Chloral hydrat*.   2 *gr*.
   Eau ordinaire......⎱ãã 75 *gr*.
   Sirop éc. oranges...⎰
Toutes les 2 heures 1 cuillerée à café.

1304. *Sulfonal*......   2 *gr*.
   Eau ordinaire..... 80 *gr*.
   Sirop diacode....... 20 *gr*.
Prendre en 2 fois à 1 heure et demie d'intervalle.

1305. *Hyoscine*......   o *gr*.o1
   Eau distillée ...... 80 *gr*.
   Sirop simple....... 20 *gr*.
Le soir 1 cuillerée à bouche.

1306. *Chloralamide*..   o *gr*.5o
   Eau distillée....... 80 *gr*.
   Acide chlorhy. dilué. 4 *gouttes*
   Sirop Rubus Idæa. 20 *gr*.
En une fois.

1307. *Emp. d'amidon*.   1oo *gr*.
Prendre 1 cuillerée à café dans un peu de bière.
Contre la somnolence et dépression opiniâtre : douches froides, révulsifs, lavements au vinaigre.

1308. *Camphre*......   1 *gr*.
Agiter avec
   Muc. gomme arab.. 6o *gr*.
Ajouter
   Inf. rac. val ...... 14o *gr*.
Pour 2 lavements.
Ou bien :

1309. *Éther*..........   1o *gr*.
   Camphre..........   o *gr*.1o

En injections hypodermiques.

Chez les enfants : tranquillité de l'entourage, chambre obscure, compresses de glace, envelopper de linges froids. Interne ; iodure de pot.. quinine 0 *gr.* 07 à 0 *gr.* 15 par jour. Plus tard, régime fortifiant et remèdes (fer, etc.). Contre la récidive des convulsions : Bromure ou iodure de potassium (voir *Éclampsie*). Calomel, morphine, chloral hydraté, etc., comme ci-dessus mais doses proportionnées plus faibles.

MÉTRITE.

Aiguë : repos au lit, posture horizontale, bassin en contre-haut, purgatifs, vessie de glace sur le ventre, suppositoires calmants. Éviter plutôt les injections vaginales. Plus tard, compresses de Priessnitz, bains complets chauds, ergot, ergotine en traitement secondaire.

Chronique : éviter efforts corporels, coït, soigner les selles. Chez les anémiques, fer et arsenic, cures thermales : Marienbad, Franzensbad, Kœnigswarter, Schwalbach, bains de boue de Mattoni, extrait de boue. Contre l'hypertrophie de l'utérus, badigeonner la région à la teinture d'iode, tampons vaginaux (glycérine), saignées locales. Interne : seigle ergoté, Hydrastis du Canada. Massage à la Thure-Brandt. Contre opiniâtreté, traitement chirurgical.

1310. *Extr. fluide de Cascara sagrada.* 15 *gr.*

Le soir 10 à 15 gouttes.

1311. *Extr. aloès....* 4 *gr.*
Extr. rhub. comp.. 1 *gr.*
Ext. coloquinte comp. ⎱ ãã 1 *gr.*
Fer pulv........... ⎰

En faire 100 pilules ; à prendre 1 à 3 par jour.

1312. *Iode pur........* ⎱ ãã 2 *gr.*
Iod. pot......... ⎰
Alcool de vin....... 10 *gr.*
Vaseline.......... 30 *gr.*

Pommade (pour frotter l'abdomen).

1313. *Iodoforme.....* 2 *gr.*
Vaseline.......... 25 *gr.*

Comme précédent.

1314. *Iode pur.......* 0 *gr.* 50
Iod. pot........... 3 *gr.*
Glycérine .... 30 *gr.*

A l'extérieur ; imbiber tampons et les introduire dans le vagin.

1314 *bis. Ichthyol....* 2 *gr.*
Glycérine........ 30 *gr.*

Introduire des tampons d'ouate dans le vagin.

1315. *Sulfo-ichthyol* ⎱
d'amm. .... ⎰ ãã 10 *gr.*
Lanoline ....

Frictions du ventre.

MÉTRORRHAGIE.

Déterminer la genèse (fragments de placenta, involution défectueuse de l'utérus, rétroflexion, métrite, polypes, fibromes, carcinomes, adénomes) et les traiter. Repos au lit, diète, boissons rafraîchissantes (Gresshubler, Salvator) et injections. Injecter eau chaude 50°, tampons, compresses froides sur l'abdomen. Dernier remède : injection intra-utérine, mais condition absolue : parfaite liberté du canal. Ergotine sous-cutanée. Indication de vitalité ; injection d'éther.

1316. *Inf. seig. erg.* 35 *gr.*
à .... 100 *gr.*
Elix. acid. d'Haller. 0 *gr.* 10
Sir. de Rubus Idæa. 20 *gr.*

Toutes les 10 minutes, 1 cuillerée à bouche.

1317. *Seig. erg. pulv.* 0 gr. 15

Faire 10 cachets semblables ; à prendre 1 chaque heure.

1318. *Extr. seig. erg.* 1 gr.
Eau distillée....... 70 gr.
Sir. fleurs or...... 30 gr.

Par heure, 1 cuillerée à bouche.

1319. *Teint. cannelle.* 100 gr.

Chaque demi-heure 1 cuillerée à café.

1320. *Teint. acét. de
fer éthérée.......* 7 gr.
Ether acét. pur.... 3 gr.

Chaque demi-heure 15 gouttes.

1321. *Alun..........* 2 gr.
Eau distillée....... 200 gr.

En injections.

1322. *Sesquich. fer sol.* 20 gr.
Dans cavité utérine.

Injecter la cavité utérine, quelques gouttes, à tiède, au moyen de la seringue de Braun.

1323. *Extr. seig. erg.*⎫
Glycérine pure ....⎬ āā 1 gr.
Eau distillée....... 5 gr.
à............... 10 g.

Injections hyp. (inj. 1 ser.).

1324. *Chlorhy. hy-
drastine........* 0 gr. 005
Sucre blanc........ 0 gr. 10

Faire 12 cachets semblables ; à prendre 4 par jour (aussi en capsules de gélatine).

1325. *Extr. fluide
d'hydrastis canad.* 15 gr.

Plusieurs fois par jour, 20 à 30 gouttes.

1326. *Extr. fluide de
coton..........* 15 gr.

Comme le précédent.

1327. *Extr. fluide
d'Hamamel. virg..* 30 gr.

3 fois par jour, 1 cuillerée à café.

1328. *Inf. de sommités
récentes de sabine.* 80 gr.
Sirop de cannelle... 20 gr.

3 fois par jour, 1 cuillerée à café.

1329. *Ether sulfurique.* 10 gr.

Inj. hyp. de 1 seringue de Pravaz.

MIGRAINE. Voir *Hémicranie.*

MUGUET.

Détruire le champignon de la bouche avec des solutions alcalines, eau chargée de bicarb. de soude.

1330. *Bor. de soude.* 4 gr.
Glycérine pure.. 80 gr.

Pour badigeonner.

MOLLUSCUM CONTAGIO- SUM. Voir *Condylome sous- cutané.*

MORPHINISME.

Cure privative suivant les quantités déjà introduites, sera graduelle ou brutale. Surveiller la contrebande. Isolement du malade. Dans les premiers jours de ce traitement : opium, chloral, codéine (de 0 gr. 20 par jour, en augmentant) comme compensation. Contre le collapsus : vins forts, cognac. Au besoin, 1 à 2 injections intérimaires de morphine. Prophylaxie : limiter les injections de morphine en cas strictement nécessaires et proscrire l'usage de la seringue chez le malade et son entourage.

MORPIONS (Pediculi pubis).

Employer le remède de préférence le soir. Le lendemain bains de savon. Traiter après les eczémas possibles.

1331. *Ong. mercuriel.* 35 *gr.*

Pommade. Pour frictions.

1332. *Merc. précip.*
    blanc............ 2 *gr.*
    Vaseline......... 20 *gr.*

Pommade.

Ne frictionner que les parties où siègent les morpions, et n'employer que peu d'onguent pour éviter les stomatites.

1333. *Naphtol*...... 1 *gr.*
    Huile d'olives...... 30 *gr.*

Pour frictionner.

1334. *Pétrole*....... 15 *gr.*
    Baume du Pérou... 0 *gr.* 50

Pour badigeonner.

1335. *Créoline*...... 0 *gr.* 15
    Eau distillée....... 7 *gr.*

Répéter lavages sur parties affectées.

Les lotions ou les bains au sublimé donnent également de bons résultats.

MORVE.

Cautérisation des endroits infectés à l'acide phénique ou nitrique Rotterin. Traiter les phénomènes qui se produisent en conséquence. Ouvrir les abcès, lavage du nez, etc. Frictions mercurielles, essayer 2 fois par jour 2 gr. d'onguent gris.

MYDRIASE.

Déterminer la genèse et si possible la combattre. Comme palliatif : essayer le calabar et ses préparations. Adjuvant optique : Électricité.

1336. *Sulf. ésérine*.. 0 *gr.* 05
    Eau distillée...... 20 *gr.*

Porter 1 goutte dans sac conjonctival.

1337. *Chlorhyd. pilo-*
    carpine......... 0 *gr.* 05
    Eau distillée....... 10 *gr.*

Comme le précédent.
Prudence en cas de faiblesse cardiaque.

MYÉLITE.

Egard à la pathogénie (syphilis, empoisonnement de plomb, etc.). Pose avantageuse ou repos absolu. Compresses froides et frictions, hydrothérapie, massage, bains de boue (extrait de boue de Mattoni). Contre les douleurs aiguës, sinapisme. Persistance : propreté absolue, surveiller le décubitus ? Contre paralysie vésicale : évacuer la vessie avec sonde très propre. Pour activer la nutrition.

1338. *Iod. de fer*.... 0 *gr* 15
    Sucre blanc..:..... 0 *gr.* 25

Faire 10 cachets semblables; à prendre 1 à 3 fois par jour.

MYOCARDITE. Voir *Endocardite.*

MYRINGITE (inflammation de la membrane du tympan). Voir *Otite.*

NÉPHRITE. Voir *Mal de Bright.*

NOMA.

Traitement local, caustiques, fer rouge. Nettoyage fréquent des parties ulcérées, fébrifuges, nourriture fortifiante. Vin, cognac.

1339. *Chlorure de chaux* .... 3 *gr.*
Eau distillée .... 350 *gr.*
Pour laver.

1340. *Chlor. de potas.* 2 *gr.*
Eau distillée .... 200 *gr.*
En gargarisme.

1341. *Phénol* .... 1 *gr.*
Huile d'olives ...... 100 *gr.*
Pour badigeonner.

1342. *Ac. chlorhydr.* 0 *gr.* 50
Miel rosat .... 10 *gr.*
Pour badigeonnner.

NEURASTHÉNIE.

Suspendre activité intellectuelle. Voyages, séjour de l'Océan (chez les éréthiques pas de bains de mer), air de montagne. Faradisation générale et massage. Douche de Franklin. Hydrothérapie. Demi-bains de 28° à 30°, frictions légères. Division méthodique de la journée. Intermittence de travail et de repos. Récréation régulière en plein air. Repas à heures fixes, viande. Eviter les excitants (alcool, nicotine, thé, café). Régler les selles.

Contre l'insomnie.

1343. *Brom. sodium.*
Brom. potassium. āā 0 *gr.* 50
Brom. ammonium.

Faire 12 cachets semblables; à prendre 1 à 2 dans de l'eau le soir.

1344. *Sulfonal* ...... 0 *gr.* 50
Faire 6 cachets semblables; à prendre 3 heures avant le coucher dans le thé ou la soupe.

Dans la dyspepsie :

1345. *Bic. de soude* .. 1 *gr.*
Essence de menthe : 2 *gouttes*
En 1 cachet ; n° 10.

Prendre 1 à 2 cachets 2 heures avant le repas.

1346. *Sal. de bismuth.*
Mag. anglaise ..... āā 0 *gr.* 7
Bicarb. de soude...

Faire 30 cachets semblables; à prendre 1 après le repas de midi et du soir.

Dans la constipation, massage du ventre, lavements.

1347. *Feuilles séné.*
Soufre sublimé .... āā 0 *gr.* 40
Poud. anis étoilé ..
Poud. fenouil ..... āā 0 *gr.* 20
Crème tartre ...... 0 *gr.* 15
Poudre de réglisse. 0 *gr.* 50
Sir. de sucre ...... 100 *gr.*
M. p.

Prendre le soir entre 9 et 10 heures, 1 cuillerée à café dans demi-verre d'eau.

1348. *Salicyl. bismuth.*
Naphtol ....
Craie blanche préparée .... āā 0 *gr.* 35
Phosphate de chaux.

Faire 20 cachets semblables : à prendre 1 après le repas du matin et du soir.

Traitement simultané de l'anémie (fer et quinine). Eau de Carlsbad, de Spa, de Plombières et Guber. Dans la forme torpide prononcée : bains de mer, climats élevés, nourriture consistante (viande, lait, œufs), alcool en quantités réduites, demi-bains frais et frictions.

NÉVRALGIE INTERCOSTALE.

Dans les cas anodins, repos, climat froid ou chaud. Dans les cas graves sinapismes, injections de morphine, électricité, massage, pointes de feu.

1349. *Chloroforme* .. 3 *gr.*
Essence jusquiame.. 20 *gr.*
Pour frictionner.

1350. *Vératrine.....* ⎱ āā 0 gr. 10
Chl. de morphine.. ⎰
Ong. émollient..... 20 gr.

Pour frictionner.

1351. *Extrait d'opium*
aqueux.......... 2 gr.
Onguent émollient.. 20 gr.

Pour frictionner.

1352. *Chl. de morph.* 0 gr. 10
Eau distillée...... 10 gr.

Injections hypodermiques.

OBÉSITÉ.

Transformation durable de la manière de vivre suivant les principes physiologiques.

Rejeter les soi-disant cures passagères. Régime consistant, surtout en blanc d'œuf, pas de graisse, pas de sucre, ni farineux. Légumes : asperges, épinards, choux, etc. Les médicaments et cures d'eaux minérales ne sont que d'efficacité passagère. Façon de vivre réglée et régulièrement active. Si le cœur est intact : mouvement et activité musculaire. Frictions, massage, hydrothérapie, cure de Carlsbad, Vichy. Grandes promenades, exercice ; éviter l'inactivité ; purgatifs répétés.

OCCLUSION INTESTINALE

(iléus volvulus).

Si possible, traitement pathogénique. Evacuer les matières fécales dures ou les corps étrangers, puis dans les cas déterminés par l'inaction, purgatifs violents. Dans tous les autres cas, repos de l'intestin par l'opium.

1353. *Extr. d'opium aq.* 0 gr .02
Sucre blanc........ 0 gr. 15

Faire 10 cachets semblables ; à prendre 1 toutes les 2 heures.

Contre les douleurs vives et vomissements : morceaux de glace, injections de morphine, irrigations d'Hégar. Injections de 2 à 4 litres d'eau, solution de 10 p. 100 de sel cuisine.

1354. *Sulf. magnésie.* 20 gr.
Eau ordinaire..... 35 gr.

Ajouter à 1 litre d'eau.
En lavement.
Si l'empêchement est dans le petit intestin les lavages de l'estomac peuvent être efficaces. Le courant constant (un pôle au rectum, l'autre sur la paroi intestinale) est à recommander. Si tous ces moyens n'agissent pas rapidement : traitement chirurgical. Laparotomie, pratiquer un anus contre nature.

ODONTALGIE.

Dans la carie de la dent, injecter de l'eau tiède dans la cavité pour éliminer les résidus d'aliments, etc. Propreté rigoureuse, employer des calmants.

Contre la périostite, appliquer des dentifrices tièdes. Appliquer 2 à 3 sangsues. Badigeonner à la teinture d'iode ou alcool sinapisé. En cas d'abcès, inciser la tumeur de la gencive. Arracher la dent si le pus ne peut être éliminé autrement. Contre les gencives molles : détartrer et employer des dentifrices astringents.

1355. *Teint. d'opium*
jaune.......... ⎱ āā 3 gr.
Ether sulfurique... ⎰
Essence de menthe..

Au moyen d'ouate dans le creux de la dent, ou pour badigeonner les gencives et leur région.

1356. *Mastic........*⎱
Térébenthine rectif.⎰ãã 2 *gr.*
Liq. amm. caust...⎱
Chloroforme..... 10 *gr.*

Teinture dentaire.

1357. *Teint. myrrhe.* 0 *gr.* 35
T⁰ d'opium simple.⎱ãã 3 *gr.*
Essence girofle....⎰

Comme précédemment.

1358. *Créosote.....* 2 *gr.*
Teint. de menthe... 5 *gr.*

Pour badigeonner les gen-cives.

1359. *Camphre.....* 0 *gr.* 50
Essence cajeput.... 1 *gr.*
Essence girofle.... 5 *gouttes*
Chloroforme...... 5 *gr.*

Gouttes pour yeux.

1360. *Teint. gaïac...* 1 *gr.*
Teint. valériane.... 2 *gr.*
Teint. benjoin comp.⎱ãã *gr.* 35
Alcool.de cochléaria.⎰
Laud. Sydenham... 0 *gr.* 50

1 cuillerée à soupe dans 1 verre d'eau chaude ; pour gargarismes. En garder souvent une cuille-rée à soupe dans la bouche.

1361. *Thymol.......* 2 *gr.*
Alcool.de cochléaria.⎱ãã 2 *gr.*
Alcool de mélisse...⎰
Teint. ratanhia.... 1 *gr.*
Essence de menthe.. 0 *gr.* 05
Essence girofle..... 0 *gr.* 10

10 gouttes dans 1 verre d'eau ; pour eau dentifrice.

1362. *Teint. d'iode...*⎱ãã 10 *gr.*
Glycérine.........⎰

Toutes les 2 heures, badi-geonner la gencive de la dent malade, et 10 minutes après laver avec eau froide.

On recommande l'introduction de chloral hydr. pris sur de l'ouate.

1363. *T⁰ Jusquiame..*⎱ãã 1 *gr.*50
Alc. de Menthe....⎰

Dans le thé, le quart par tasse pour rincer la bouche.

Plus efficace : nettoyer la dent creuse, puis la boucher avec un tampon d'ouate trempé dans une solution de chloral.

On peut faire précéder ce bouchage de l'introduction d'un petit tampon d'ouate imprégné d'acide phénique.

1364. *Sandarac.....* 3 *gr.*
Éther sulf........ 10 *gr.*

Résine pour les dents.

Si la douleur provient de la mise à vif de la pulpe, il ne reste qu'à détruire le nerf den-taire par la cautérisation.

1365. *Arsenic blanc.* 0 *gr.* 15
Chlorh. morphine.. 0 *gr.* 05
Créosote......... *q. s.*

Pour faire pâte molle.

Nettoyer soigneusement la cavité cariée, y déposer prudem-ment un grain gros comme une tête d'épingle masqué par de l'ouate, puis boucher le reste par du coton hydrophile.

1366. *Carb. chaux*
   précipité........ 10 *gr.*
Poudre riz. et fleur
   d'iris........... 0 *gr.* 50
Os séché pulv...... 2 *gr.*
Sucre blanc........⎱ãã 0*gr.*50
Poud. myrrhe.....⎰
Miel et glycérine... *q. s.*

Pour faire pâte dentifrice.

Dentifrice astringent recom-mandé.

1367. *Kina.........* 0 *gr.* 50
Alcool de vin rectif. 40 *gr.*
Essence menthe.... 50 *gouttes*
Essence cannelle...⎱ãã 15 *gtes*
Essence de maci....⎰
Essence girofle.... 12 *gouttes*

Pour teinture dentifrice.

30 gouttes dans un demi-verre d'eau pour rincer la bouche.

1368. *Acide thymique.*   o *gr.* 25
   Ac. benzoïque......   o *gr.* 5o
   Teint. eucalyptus..   2 *gr.*
   Alcool absolu......   1o *gr.*
   Essence de gaulteria. 15 *gouttes*
   Pour teinture dentifrice.

1369. *Carb. magn...*⎫
   Iris..............⎬ āā 2 *gr.*
   Talc.............⎪
   Sav. médic. ....⎭
   Essence menthe.... 1o *gouttes*
   Gomme arab....... *q. s.*
   Pour savon dentifrice.

1370. *Rac. de calamus*⎫
   arom...........⎬ āā 2 *gr.*
   Racine d'iris ......⎭
   Corail rouge prép..⎫
   Bois de Santal rouge⎪
   Carb. soude purif.⎬ āā 3 *gr.*
   sec.............⎭
   Poudre dentifrice.

1371. *Os de seiche*
   prép. blanc......   2o *gr.*
   Poud. rac. iris.....⎫ āā 5 *gr.*
   Carb. magn.......⎭
   Essence menthe.... 5 *gouttes*
   Poudre dentifrice.

1372. *Charbon de peu-*
   plier............   1o *gr.*
   Ecorce quinquina...   3 *gr.*
   — catechu........⎫
   — myrrhe. ....⎪
   — cannelle.......⎬ āā 1 *gr.*
   — girofle ....⎭
   Essence bergam.... 2o *gouttes*
   Poudre dentifrice.

1373. *Craie prép. blanc*   1o *gr.*
   Rac. iris..........   5 *gr.*
   Essence menthe.... 15 *gouttes*
   Poudre dentifrice.

1374. *Carb. chaux*
   précip...........   1o *gr.*
   Ec. quinq........⎫ āā 4 *gr.*
   Coquilles prép....⎭
   Poud. myrrhe.....   2 *gr.*
   Poudre girofle.....   1 *gr.*
   Essence cannelle... 1oà15 *gtes*
   Poudre dentifrice.

1375. *Carb. chaux*
   précip...........   1o *gr.*
   Iris..............   4 *gr.*
   Os seiche pulv.....⎫ 2 *gr.*
   Sucre blanc.......⎭
   Bicarb. soude......   1 *gr.*
   Essence de rose.... 1o *gouttes*
   Poudre dentifrice.

ŒDÈME DE LA GLOTTE.

Morceaux de glace, com-
presses glacées autour du cou,
sangsues, laxatifs énergiques ou
lavements. Révulsifs violents
sur la peau, saignée. Scarification des bourrelets au bistouri
par voie laryngoscopique. Dernière extrémité, trachéotomie.

1376. *Inf. feuilles séné.*   7o *gr.*
   Crème tartre......   1 *gr.*
   Sir. Rubus Idæa... 2o *gr.*

Prendre en 1 fois la moitié.
Contre les sécrétions abondantes dans la trachée et les
bronches : vomitifs.

1377. *Déc. rac. ipéca.*   6o *gr.*
   Tartr. émét.......   o *gr.* o3
   Sir. Rubus Idæa .. 2o *gr.*

Chaque quart d'heure, 1 cuillerée à bouche jusqu'à effet.

1378. *Chlorhyd. apo-*
   morphine........   o *gr.* o1
   Glycérine........,.   4 *gr.*
   Eau distillée.......   6 *gr.*

Inj. 1 ser. de Pravaz.

ŒDÈME PULMONAIRE AIGU.

Vomitifs, excitants, frictionner la peau, lavement avec eau
glacée ou vinaigrée.

1379. *Tartre stibié...*   o *gr.* o15
   Poud. rac. ipéca....   o *gr.* 2o
   Sucre blanc........   o *gr.* 15

Faire 5 cachets semblables ; à
prendre 1 chaque quart d'heure,
jusqu'au vomissement.

1380. *Inf. fleurs arnica.* 60 gr.
Ether acétique. ..... 2 gr.
Sir. éc. or. .... 40 gr.
Chaque quart d'heure, 1 cuillerée à bouche.

1381. *Déc. rac. ipéca.* 60 gr.
Liq. d'amm. anisé ... 1 gr.
Vin stibié .... 10 gr.
Sir. éc. or. .... 30 gr.
Par heure, 1 cuillerée à bouche.

1382. *Chlorhyd. apo-*
morph .... 0 gr. 01
Eau dist. .... 10 gr.
1 à 2 seringues sous la peau.

1383. *Ac. benzoïque.* 0 gr. 20
Camphre ....⎫ ãã 0 g.035
Sulf. or. antimoine.⎰
Sucre blanc ...... 0 gr. 35
10 cachets semblables; à prendre 1 toutes les 2 heures.

1384. *Ether acétique.* 10 gr.
Chaque demi-heure 10 gouttes.

1385. *Musc oriental.* 0 gr.035
Sucre blanc ...... 0 gr. 15
Faire 5 cachets semblables; à prendre 1 par heure.

1386. *Éther sulf.* ....⎫ ãã 2 gr.
Alcool de vin conc..⎰
Eau dist. .... 70 gr.
Sir. de Rubus Idæa. 30 gr.
Par heure, 1 cuillerée à bouche.

1387. *Inf. f. digitale.* 80 gr.
Oxymel de scille ... 20 gr.
2 cuillerées à bouche toutes les 2 heures.

1388. *Te strophantus* 10 gr.
3 fois par jour, 5 à 15 gouttes.

OMPHALITE.

Lavage soigné à l'eau tiède ou thé, saupoudrer d'amidon seul ou avec appliques iodoformées de Bruns. Employer prudemment le nitrate d'argent. Désinfecter en cas de gangrène menaçante. Prophylaxie : couper le cordon ombilical à ras, tenir sec et propre. Asepsie des pansements et instruments.

1389. *Eau de Goulard.* 15 gr.
Usage externe.

1390. *Acét. bas. de*
plomb dissous ... 2 gr.
Eau dist. .... 150 gr.
Eau de pansement.

1391. *Phénol* .... 3 gr.
Eau dist. .... 150 gr.
Pour laver.

1392. *Camphre* ..... 2 gr.
Muc. gomme ar. ...⎫ ãã 35 gr.
Eau dist. ....⎰
Usage externe.

1393. *Ac. salicyl.* ... 1 gr.
Amidon .... 20 gr.
Poudre; à saupoudrer.

1394. *Oxyde zinc* ... 1 gr.
Ong. émollient .... 10 gr.
En pommade.

OOPHORITE (Ovarite).

Cas aigus : compresses froides chez certaines personnes, chaudes chez d'autres. Bains additionnés de boue de Mattoni. Repos. Interne : laxatifs salins faibles. Antispasmodique, suppositoires d'ichthyol, morphine ou opium. Application dans la région cervicale d'une petite boulette de coton imbibée d'opiats. Compresses de Priessnitz permanentes et applications d'onguent ichthyolé (ichthyol, lanoline, en parties égales). Contre les flueurs blanches concomitantes, injections douces avec précaution. Proscrire le coït ou au moins le restreindre. Contre l'oophorite chronique, massage gynécologique.

1395. *Extr. chanvre*
    indien.......... 0 gr. 01
    Extr. aq. laudan... 0 gr. 03
    Camphre.......... 0 gr. 07

En 1 pilule. Faire 10 pilules semblables; à prendre 1 en cas d'accès.

1396. *Brom. de pot.* 1 gr. 50
    Sulf. magn........ 2 gr.
    Eau distillée..... 100 gr.

Prendre en 3 fois, le jour.

1397. *Codéine*....... 0 gr. 07
    Ext. gentiane......}
    Poud. rac. réglisse.} ãã q. s.

En 1 pilule. Faire 30 pilules semblables ; à prendre 2 à 3 pilules par jour.

OPACITÉ DE LA CORNÉE.

A. *Superficielle :* badigeonnage sec de

1398. *Calomel*....... 0 gr. 35

Donner dans flacon bouché.
Au moyen d'un pinceau doux on laisse tomber un petit nuage de poudre sur la cornée.
Ou bien : introduire 0 gr. 35 à 0 gr. 7 d'onguent mercuriel jaune sur 10 gr. vaseline dans le sac conjonctival.
B. *Profonde :* s'il reste une perpective d'éclaircie, massage avec ou sans onguent jaune précipité. Emploi avec des compresses chaudes (2-3) par jour pendant une demi-heure. Electrolyse.

ORCHITE. Épididymite.

Repos immédiat au lit, efficace. Les parties génitales en contre-haut. Compresses de glace, purgatifs, boissons acidulées, diète, pommade ou morphine interne ou sous-cutanée,

Suspendre les injections anti-blennhorragiques. Au deuxième ou troisième jour, employer les préparations iodées.

1399. *Acét. bas. plomb.* 3 gr.
    Eau distillée simple. 150 gr.
Pour compresses.

En cas de douleurs violentes et irradiantes dans le testicule et le cordon spermatique :

1400. *Extr. bellad*... 1 gr. 50
    Vaseline.......... 15 gr.
En pommade. Pour frictions.

1401. *Extr. bellad*... 2 gr.
    Onguent de lith.... 20 gr.
Pommade. Pour frictions.

1402. *Iodoforme*..... 1 gr.
    Vaseline.......... 20 gr.
Pour frictionner.

1403. *Teinture d'iode.*}
    Teint. de galle.....} ãã 5 gr.
Pour badigeonner.

1404. *Iod. pot*........ 1 gr.
    Iode pur.......... 0 gr. 10
    Onguent émoll..... 20 gr.
Faire pommade ; pour frictions.

1405. *Sacchar. plomb.* 1 gr.
    Onguent simple.... 15 gr.
Pommade.
Diachylon, suivant Fricke, est trop embarrassant. Le mieux est, suivant Langlebert, pansement de caoutchouc ouaté et suspensoir.

ORCHITE. inflammation du testicule. Voir *Épididymite.*

ORGELET.

Cataplasmes chauds. Incision opportune et fine. Elimination du pus. Dans la récidive fréquente, profiter des intervalles pour appliquer un onguent le soir ou badigeonner au goudron.

1406. *Merc. préc.*
  jaune............ 1 gr.
  Vaseline.......... 35 gr.
  En pommade.

1407. *Merc. préc.*
  rouge............. 1 gr.
  Onguent émoll...... 35 gr.
  En pommade.

1408. *Lait de soufre.* .1 gr.
  Alcool de vin...... 20 gr.
  Alcool de lavande... 5 gr.
  Glycérine.......... 10 gr.

Le soir porter sur le point malade au moyen d'une baguette de verre.

OSTÉOMALACIE.

Dans l'ostéomalacie gravide, se garder de toute conception nouvelle. Mesures de régime et d'hygiène. Fer, quinine et préparations de chaux. Contre les douleurs osseuses, repos. Récemment la castration a donné de bons résultats.

1409. *Carb. chaux...*
  Oléosacchar. de fe- ãã 7 gr.
  nouil............

Une pincée plusieurs fois par jour.

1410. *Phosphore*..... 0 gr. 10
  Huile de foie de morue.......... 1 litre

1 à 2 cuillerées à café par jour.

OTITE.

Externe : tumeurs du canal auditif : compresses d'abord froides, ensuite chaudes au-dessus de la région auriculaire. Drainage. Frictions d'onguents narcotiques. Contre douleurs vives, chez les sanguins : sangsues, instillations dans le canal, percer l'abcès, courant d'induction. Otite aiguë : antiphlogistiques, gargarismes, insufflations d'air, si ce dernier remède ne provoque aucune douleur. Sans otorrhée, pas d'instillation. Envisager l'état général. Examiner le nez et le larynx. Contre la perforation du tympan : munir le canal d'un tampon d'ouate protecteur.

1411. *Chl. de morph..* 0 gr. 10
  Onguent émoll..... 10 gr.

Pommade. Frictionner gros comme un pois sur l'oreille. Eventuellement badigeon. dans le conduit auditif.

1412. *Eau distillée*... 30 gr.
  Eau d'opium....... 10 gr.

Chaque heure instiller 5 gouttes tièdes dans l'oreille.

1413. *Huile d'olives* 10 gr.
  Acét. morphine..... 0 gr. 10

Frictionner 10 gouttes dans l'enceinte de l'oreille, ou 5 gouttes chaudes sur du coton introduit dans le conduit auditif.

1414. *Ess. jusquiame.* 10 gr.
  Extr. aq. laudan... 0 gr. 05

Comme le précédent.

1415. *Ess. jusquiame*
  Chloroforme....... ãã 5 gr.
  Teint. opium simple.

Introduire 1 cuillerée à café dans l'entrée de l'oreille.

1416. *Déc. têtes pavot.* 10 gr.

Bien filtrer et ajouter :

Teint. opium simple. 10 gt.

Chaque heure, instiller tièdes dans l'oreille et les y laisser 10 minutes.

Dans l'otorrhée et douleurs persistantes :

1417. *Chl. morphine*   o gr. 20
Eau distil. ou de
laurier-cerise ....   10 gr.

Trois fois par jour, instiller 10 gouttes tièdes dans l'oreille et les y laisser 10 minutes

1418. *Chl. de cocaïne.*   o gr. 50
Eau distillée. ......   10 gr.

Introduire 3 gouttes tièdes dans l'oreille et laisser 10 minutes.

1419. *Ac. borique pulv.*   15 gr.

Avec un tuyau de plume souffler dans l'oreille plusieurs fois par jour (d'après la quantité de sécrétion).

1420. *Iodoforme.* ....   2 gr.
Glycérine. ....   10 gr.
Gomme adragante..   1 gr.

Bien agiter et introduire quelques gouttes dans l'oreille.

1421. *Ac. bas. plomb*
dissous. ....   10 gr.

Gouttes; instiller dans l'oreille au début 1 goutte sur une demi-cuillerée à café d'eau tiède: plus tard 3 à 5 gouttes pur et les y laisser 3 minutes, 1 à 2 fois par jour, après l'injection préalable de l'oreille.

1422. *Sulf. zinc.* .....   o gr. 35
Eau distillée. ......   35 gr.

Deux fois par jour instiller 10 gouttes tièdes dans l'oreille.
Dans la myringite, instillation de

1423. *Chl. morphine.*   o gr. 10
Chlorhyd. cocaïne..   o gr. 50
Eau distillée. ......   10 gr.

Instiller 10 gouttes dans le conduit auditif et les y laisser 5 à 10 minutes.
Dans les symptômes graves, froid, saignée, paracentèse du tympan.
Contre le trouble du tympan:

1424. *Glycérine* .....   10 gr.
Iode. ....   o gr. 05
Iod. pot. ....   o gr. 50

Badigeonner membrane du tympan.
Contre l'otorrhée chronique : plomb ou zinc. Plus tard seulement et pour éliminer les secrétions et l'œdème.

1425. *Nitr. arg. crist.*   o gr. 05
Eau distillée. ......   10 gr.

10 à 15 gouttes dans le conduit auditif, l'oreille penchée en avant et de côté. En l'absence de douleurs, laisser 2 à 3 minutes 2 à 3 fois par semaine.
Avant et après l'application de ce remède, on rince l'oreille à l'eau tiède. Au besoin aspersions d'alun ou d'acide borique pur dans la caisse du tympan avec une plume d'oie.
Contre le pus fétide :

1426. *Sublimé corrosif.*   o gr. 05
Eau distillée ....   100 gr.

Verser 2 fois par jour, tiède dans l'oreille.

1427. *Eau de chaux.*
Eau distillée. ......   ãã 50 gr.

Comme le précédent.
Ensuite rinçage à la solution phéniquée (1 à 2 p. 100) et solution permanganate de potasse rose.

1428. *Thymol.* ......   1 gr.
Eau distillée. ......   350 gr.

Pour injections, coupé par moitié d'eau.
Instillations de :

1429. *β-naphtol.* .....   o gr. 50
Alcool ....   10 gr.

Gouttes pour oreille.
Contre les phénomènes diphtériques :

1430. *Ac. salicyl.* .....   3 gr.
Ac. borique. ....   10 gr.

Faire poudre très fine : à insuffler dans l'oreille d'après le besoin, plus souvent le jour.

Contre bourdonnements nerveux, avec un régime général ; traitement électrique au besoin et hydrothérapie.

1431. *Brom. sod*.....　1 *gr.*

Faire 15 paquets semblables ; à prendre 3 par jour.

Contre la névrose générale :

1432. *Teint. aconit*..　5 *gr.*

8 à 10 gouttes par jour.

(N. B.) L'effet ne se produit généralement qu'au bout de 4 jours.

1433. *Camphre*......　1 *gr.*
Ether sulf.........　10 *gr.*

6 à 8 gouttes avec douche d'air, ballon ou procédé de Politzer.

Contre l'otalgie nerveuse : appliquer les onguents narcotiques (voy. plus haut). Injecter cocaïne à 2 p. 100 dans la caisse du tympan au moyen de la sonde. Traiter au courant d'induction galvanique.

1434. *Ess. jusquiame.*　10 *gr.*
Teint. opium simple.　100 *gtt.*

10 gouttes sur du coton dans l'oreille.

Contre les affections du labyrinthe après syphilis : iodure de potassium, interne et externe, et avant tout, électricité.

1435. *Iod. pot*........　2 *gr.*
Iode pur...........　0 *gr.*05
Camphre..........　1 *gr.*
Essence girofle.....　15 *gtt.*
Onguent émoll.....　35 *gr.*

Frictionner gros comme une noisette.

Contre otalgie typique ; quinine, ensuite :

1436. *Teint. ars. Fowler.*　10 *gr.*

3 à 8 gouttes par jour

(ascendant puis descendant). S'il y a odontalgie, inspecter les dents cariées.

Contre les eczémas purulents de la conque et du canal extérieur, rechercher l'étiologie.

1437. *Ong. diachylon.*　10 *gr.*

Pommade.

1438. *Fleurs de zinc*　0 *gr.*35
Onguent émoll.....　10 *gr.*

Pommade.

1439. *Ac. borique*...　1 *gr.*
Onguent émoll.....　10 *gr.*

Dans la période douloureuse.

1440. *Mercure précipité rouge*.......　0 *gr.* 50
Onguent émoll.....　35 *gr.*

Pommade.

Dans la période pelliculaire (Voir *Accumulation de cérum*).

OXALURIE.

Défense rigoureuse de tout hydrocarboné de la nourriture. Donc pas de légumes, ni fruits, pas d'aliments farineux ou sucrés. Vinaigre, jus de citron, vin doux, peu de graisse. Autoriser uniquement la diète d'albumine comme aux diabétiques, donc : viande, poissons, huîtres, bouillons médicamenteux. Chlorhydrate de pepsine, une pincée après le repas et encore 2 doses semblables, une après chaque heure. En outre, alcalins pendant plusieurs mois en poudre ou eaux minérales Vichy, Gresshubler, Carlsbad. Beaucoup de mouvement, gymnastique, hydrothérapie.

1441. *Bicarb. soude*..　4 *gr.*
Carb. lith. effervesc.　4 *gr.*

En faire 20 cachets : à prendre 1 matin et soir dans un peu d'eau.

1442. *Phosph. soude.* o *gr.* 7

Faire 10 cachets semblables ; à prendre 1 après le repas, éventuellement le soir.

1443. *Bicarb. soude.* 2 *gr.*
Carb. lith. efferv...⎫
Carb. neutre de pot..⎭ ãã o*gr.*o5
Eau ordinaire ..... 140 *gr.*
Eau d'anis .... 20 *gr.*

Matin et soir une cuillerée.
Pas de médicaments oxaliques tels que séné, rhubarbe.

OXYURE VERMICULAIRE.

Prophylaxie : Asepsie rigoureuse des mains et des ongles. Souvent, les lavements d'eau froide suffisent, sinon ajouter des médicaments ; on recommande : lavement de lait avec ail broyé, et aussi avec adjonction d'eau calcaire, solution de sel de cuisine ou acide phénique à 1/2, 1 p. 100. Laxatif.

1444. *Tanaisie fleurie.*⎫
Feuilles séné.......⎭ ãã 1 *gr.*

Infusion dans eau chaude pendant 40 minutes, jusqu'à réduction. Ajouter :

Sel amer.......... o*gr.*20
Sirop mannité...... 60*gr.*

La moitié en 1 fois. Le soir suivant, la deuxième moitié. Après l'effet au deuxième et troisième jour du traitement, aborder les irrigations.

1445. *Huile de foie de morue* .... 280 *gr.*
Jaune d'œuf......... N° 1
Eau distillée....... 40 *gr.*

En lavement. Si l'effet manque, donner un deuxième lavement à l'huile de foie de morue.

1446. *Savon médic.* o *gr.*35
Eau distillée ...... 70*gr.*

Pour lavement étendu. Pendant 8 jours irriguer 1 f. p. j. 1/2 à 3 litres.

1447. *Inf. rac. valériane* .... 200 *gr.*
Asa fœtida.......... 2 *gr.*
En lavement.

1448. *Inf. fleur tanaisie.* .... 70 *gr.*
Sirop mannite...... 3o *gr.*
Chaque 2 heures, 1 cuillerée à enfant.

1449. *Santonine.*.... o *gr.*o1
Essence pavot..... 35 *gr.*
En lavement.

1450. *Naphtaline.*.... 2 *gr.*
Eau distillée ...... 140 *gr.*
En lavement.

1451. *Naphtaline.*.... 1 *gr.*
Huile d'olives....... 280 *gr.*
Lavement.
Graisser l'anus avec de l'onguent mercuriel.

OZÈNE.

Contre le catarrhe du nez opiniâtre et abondant, eau nasale ou injection de décoction chaude de fleurs de guimauve ou autre. Dans les formes hyperplastiques ou atrophiques, éliminer les croûtes par injections de solution de sel de cuisine à 1 p. 100. Appliquer le fer rouge. Traiter la cause (syphilis scrofuleuse). Rechercher les esquilles d'os nécrotiques, polypes, etc. L'eau nasale s'administre le mieux en injections, notamment contre les tumeurs.

Le massage vibratoire a donné de très bons résultats.

1452. *Chl. de potasse.* 2 *gr.*
Sucre blanc......... 20 *gr.*
Poudre à priser (2 fois par jour).

1453. *Alun pulvérisé.*   3 *gr.*
   Sucre blanc ....   20 *gr.*
   Poudre à priser.

1454. *Camphre* ..... } ãã 10 *gr.*
   Sucre blanc .... }
   Poudre à priser.

1455. *Salol* ....   0 *gr.* 07
   Acide salicylique ..   1 *gr.*
   Tannin ....   2 *gr.*
   Acide bor. pulv ...   10 *gr.*
   Poudre à priser (Employer chaque heure, mais pas plus longtemps qu'une demi-journée).

1456. *Iodoforme* ....   1 *gr.*
   Poud. gomme ar ....   10 *gr.*
   Poudre à priser (après lavage du nez 3 à 5 fois par jour).

1457. *Iodol. crist* ....   10 *gr.*
   Poudre à priser et à insuffler.

1458. *Iodoforme* .....   2 *gr.*
   Vaseline ....   20 *gr.*
   En pommade. Pansements.

1459. *Chlor. chaux.*   0 *gr.* 35
   Eau distillée ......   35 *gr.*
   Eau à renifler.

1460. *Chl. de potasse.*   3 *gr.*
   Eau distillée ......   350 *gr.*
   Eau à priser.

1461. *Iodure pot* .....   1 *gr.*
   Iode pur ....   0 *g.* 05
   Eau distillée ....   350 *gr.*
   Eau à priser, surtout dans la syphilis.

1462. *Liqueur ammon.* }
   caustique .... } ãã 3 *gr.*
   Phénol .... }
   Alcool de vin rectifié.   10 *gr.*
   Eau distillée ......   40 *gr.*
   Verser 5 gouttes sur du papier brouillard et respirer.

1463. *Acide salicyl.* .   2 .*gr.*
   Borate soude ......   4 *gr.*
   Glycérine ....   50 *gr.*
   Eau distillée ....   150 *gr.*

   1 cuillerée à café dans 1 verre d'eau ; pour injections ou comme eau dentifrice.

1464. *Permang. pot.*   0 *gr.* 35
   Eau distillée .....   350 *gr.*
   Eau à priser.

1465. *Naphtol B* ....   4 *gr.*
   Teinture Quillasaya   30 *gr.*
   Eau distillée ....   140 *gr.*
   Usage externe : 1 tampon d'ouate imbibé de cette solution sera introduit dans le nez nettoyé et y sera laissé un quart d'heure.

1466. *Acéto-tartrate* }
   d'alumine .... } ãã 10 *gr.*
   Eau distillée ...... }
   Comme plus haut.

1467. *Chlorate pot.* .   3 *gr.*
   Eau distillée ....   140 *gr.*
   Glycérine ....   20 *gr.*
   Injections, puis introduction de l'ouate imbibée d'une solution de :
   Glycérine ....   15 *gr.*
   Eau distillée ......   50 *gr.*
   qu'on y laissera 1 heure.

1468. *Chl. de cocaïne*   1 *gr.*
   Eau distillée ....   50 *gr.*
   Comme plus haut.

1469. *Thymol* ....   1 *gr.*
   Eau distillée ....   70 *gr.*
   Pour injections.

1470. *Créosote* ......   0 *gr.* 50
   Onguent glycér ....   50 *gr.*
   En pommade. Dans la syphilis scrofuleuse, etc. : iodure de potasse, fer, Guber intérieurement.

1471. *Phénol* ....   1 *gr.*
   Alcool rectifié .....   35 *gr.*
   Liq. ammon. caust.   1 *gr.*
   Eau distillée ......   15 *gr.*

Renfermer dans flacon bien bouché, et respirer quelques gouttes sur papier brouillard.

1472. *Ichthyol*...... 2 *gr.*
Huile de ricin.... 20 *gr.*
Alcool de vin..... 20 *gr.*

En badigeonnage.

1473. *Nitr. arg. crist.* 0 *gr.*007
à............... 0 *gr.* 10
Gélatine .... *q. s.*

Pour faire 10 suppositoires. Bougies pour le nez.

1474. *Sulf. cuivre*... 0 *gr.* 05
Gélatine.......... *q. s.*

Comme précédent.

1475. *Aristol*...... 10 *gr.*

Pour souffler dans le nez.

PALPITATION DU CŒUR

(Cardiopathie).

Indications causales : traitement de l'anémie, hystérie, neurasthénie, troubles des menstrues, douleurs vermiculaires. Limiter le tabac, contre les accès : froid sur la région cardiaque, bains tièdes.

1476. *Teinture de veratrum vert*....... 0 *gr.*10
Eau distillée ...... 60 *gr.*
Sirop d'éc. d'orang. 40 *gr.*

3 fois par jour, 1 cuillerée à bouche.

PANARIS.

Division prématurée des tissus par incision antiseptique. Eliminer le pus. Appareil fixateur, écharpe. Contre le panaris profond suspendre les extrémités, incision profonde, pansement antiseptique. Contre le panaris septique (après infection) inciser, cautériser à solution sublimé à 1 p. 100 ou chlorate de zinc à 5 p. 100. Pansement antiseptique fréquemment renouvelé.

PANNUS.

Traitement pathogénique (trachom. ou scroful.). Dans le premier cas cuivre. Dans le deuxième contre irritation excessive : atropine, si sans résultat ; calomel, etc. Cas invétérés ou défauts de végétation trachomateuse sur la conjonctive, ainsi qu'en cas de rétrécissement cicatriciel de la conjonctive, vaporiser à l'appareil de Sigle eau de Jequirity. Péritomie, scarification, thermocautère.

1477. *Teint. opium.*
jaune............ } aa 10 *gr.*
Eau distillée ......

Pulvérisation.

1478. *Carb. soude*.. 4 *gr.*
Eau distillée ...... 40 *gr.*

Badigeonnage.

1479. *Sulf. cuivre*... 0 *gr.*50
Eau distillée ...... 30 *gr.*

Pulvérisation.

1480. *Sulf. cuivre*... 0 *gr.*25
Glycérine.......... 25 *gr.*

Badigeonnage.

PARALYSIE.

Envisager la cause si possible. Bains chauds et de vapeur. En certains cas, par contre, froid sous forme de douche ou hydrothérapie. Diète proportionnelle, électricité. Massage. Bains additionnés de l'extrait de boue de Mattoni.

1481. *Sulf. strychnine.* 0 *gr.* 10
Chloroforme ...... 20 *gr.*

Pour frictions.

1482. *Ext. noix vomique*.......... 0 *gr.* 01
P. et ext. Acorus.. *q. s.*

Pour faire 1 pil.; n° 20 ; à prendre 1 matin, midi et soir.

1483. *Sulf.strychnine.* 0 gr. 001
Sucre blanc .... 0 gr. 15

Faire 5 cachets semblables; à prendre 3 par jour.

1484. *Chl. strychn.* 0 gr. 05
Eau distillée ...... 25 gr.

10 gouttes, 3 fois par jour sous la peau.

PARALYSIE AGITANTE.

Traitement pathogénique, hydrothérapie, électricité, massage.

1485. *Liq. ars. pot.* 0 gr. 20
Eau distillée .... 20 gr.

Injections hyp. de une demi-seringue par jour.

1486. *Vératrine* ..... 0 gr. 02
Poudre réglisse ....} ãã q. s.
Suc réglisse ....}

Pour faire 40 pilules. Enfermer en poudre lycopode ; une matin et soir.

1487. *Jusquiame* .... 0 gr. 10
Poudre réglisse ....} ãã q. s.
Suc ....}

Pour faire 20 pilules; couvrir de poudre lycop.; 2 fois par jour, 1 à 2 pilules.

1488. *Sulf. atropine..* 0 gr. 01
Eau distillée ...... 10 gr.

1 fois par jour, injection hyp. de 1 seringue Pravaz.

PARALYSIE FACIALE.

Traitement pathogénique ; syphilis. Élimination de tumeurs, abcès fortuits, etc., comprimant les nerfs. Dans les paralysies rhumatismales, diaphorèse, révulsifs, sangsues. Plus tard, électricité, faradisation des muscles de la face intéressés, galva-nisation de la face (anode sur l'apophyse mastoïde du malade, la cathode sur la partie saine). Dans les cas invétérés :

1489. *Sulf.strychnine.* 0 gr. 01
Eau distillée ...... 10 gr.

1 injection une demi à 1 seringue de Pravaz.

PARALYSIE DE L'OCULO-MOTEUR.

Bains électriques, traitement général.

1490. *Nitrate strychnine* .... 0 gr. 01
Eau distillée ...... 10 gr.

Injections hypodermiques.

PARALYSIE PROGRESSIVE.

Au début, proscrire les efforts physiques et intellectuels, renoncer aux affaires, éviter les émotions, excès, etc. Existence calme, retirée, bon air, vie réglée, iodure et bromure de potassium. Contre les maux de tête : compresses froides, morphine. Contre l'insomnie : bière, paraldéhyde, bains prolongés, extrait de boue de Mattoni. Camisole de force contre l'excitation outrée, hyoscyamine, chanvre indien, injections de morphine. Dans les accès épileptiques et apoplectiques compresses froides et soins proportionnels. Contre les accès répétés : chloral. Cas avancés : propreté aseptique. Contre déglutition pénible, alimentation circonspecte. Le mieux est : nourriture liquide.

PARALYSIE VÉSICALE.

Dans les cas anodins : massages de la région vésicale. Provoquer l'émission d'urine toutes les 1 ou 2 heures. Frictions hydropathiques, bains de siège froids, douche périnéale, électrothérapie.

1491. *Extr. de seigle*
ergoté .... o gr. 25
Sucre blanc....... o gr. 35

En 1 cachet ; n° 20. Matin et soir 1 cachet.

1492. *Sulf. de strych-*
nine............ o gr. 06
Sucre blanc....... 3 gr.

Partager en 6 cachets ; à prendre 1 par jour.

Dans les cas graves, sondages méthodiques, sondages avec lavage subséquent de la vessie à l'acide borique à 4 p. 100 ou acide carbolique un quart à un demi p. 100.

(Voir *Cystite*.)

1493. *Nitr. de strych-*
nine............ o gr. o1
Eau distillée ...... 10 gr.

Injecter une demi à 1 seringue dans l'abdomen.

PARAMÉTRITE. Voir *Périmétrite*.

PARÉSIE VÉSICALE. Voir *Paralysie vésicale*.

PARESSE D'ACCOUCHEMENT

Dans la première période de l'enfantement (période d'effacement) traitement simplement symptomatique. Bains de siège chauds répétés. Dans la deuxième période seulement (pér. de dilatation) et *vers la fin* permettre le seigle ergoté, mais s'assurer des bruits fœtaux réguliers, absence de fièvre et possibilité certaine de terminer l'accouchement par voie manuelle ou instrumentale. Masser l'utérus, posture correspondante. Irriguer la vessie.

1494. *Poudre seigle er-*
goté..............}āā1gr.
Sucre blanc ....}

Faire 5 cachets semblables ; à prendre 1 chaque quart d'heure.

1495. *Déc. seig. erg.* 80 gr.
Sirop Rubus Idæa.. 20 gr.

Chaque demi-heure 1 cuillerée à bouche.

1496. *Extr. seig. erg.* 2 gr.
Eau distillée ...... 70 gr.
Sirop Rubus Idæa.. 30 gr.

Chaque demi-heure, 1 cuillerée à bouche.

PAROTIDITE.

Appliquer chaleur humide. Compresses froides uniquement contre l'inflammation et les douleurs vives. Boissons acidulées, et laxatifs contre la purulence ; incision locale et ensuite compresses phéniquées.

1497. *Iodure pot*.... 2 gr.
Iode pur.......... o gr. 10
Onguent émollient.. 20 gr.

En pommade extérieurement.

1498. *Onguent mer-*
curiel à lanoline. 20 gr.

En frictions.

1499. *Empl. au savon.* 10 gr.

Pour frictions.

1500. *Phénol*........ 1 gr.
Eau distillée...... 100 gr.

Chaud, pour compresses (au moyen de gaze phéniquée). Contre l'induration persistante :

1501. *Iodoforme* .... 1 gr.
Vaseline.......... 25 gr.
Essence menthe.... 10 gout.

En pommade.

PARAPHIMOSIS.

Dans le gonflement anodin de

la partie intérieure du prépuce, avec étranglement, replacement immédiat. Contre le gonflement résistant, compresses d'eau froide (plomb, chlor. de potasse, etc.) pendant 1 heure. Position horizontale. Le replacement sera essayé. Quand c'est impossible, inciser le bourrelet sur le dos de la verge.

1502. *Eau de plomb.*   150 *gr.*
Pour compresses.

1503. *Chlorate pot...*   3 *gr.*
Eau distillée....... 150 *gr.*
Usage externe.
Employer les deux ainsi que l'eau phéniquée ou la Liq. Van Swieten après le replacement en compresses et vaporisations en cas de phimosis.

PEDICULI PUBIS. Voir *Morpions.*

PELIOSE. Voir *Maladie à taches de Werlhof.*

PEMPHIGUS.

Contre les vésicules disséminées : poudre à saupoudrer (voy. *Eczéma*); contre les vésicules rapprochées, incision. Les portions encroûtées et dépecées seront couvertes d'onguents neutres. Contre l'inflammation de la peau, compresses froides. Contre pemphigus vulgaire : essayer les bains. Pemphigus foliacé, bains continus. Pemphigus prurigineux : bain de goudron.

PÉRICARDITE.

Repos absolu, traitement symptomatique de la fièvre, compresses froides sur la région cardiaque, au besoin sangsues. Contre l'augmentation de l'ac-

tion cardiaque : digitale, strophantus (voir *Lésions du cœur*). Régler les selles. Contre les douleurs aiguës : injections souscutanées de morphine, régime fortifiant, toniques, fer, repos au lit, tant que dure l'exsudation. Si le danger est mortel, ponction du péricarde.

1504. *Salicyl. soude.*   3 *gr.*
Eau distillée......   100 *gr.*
Sirop Rubus Idæa.   50 *gr.*
Toutes les 2 heures 1 cuillerée à bouche.

1505. *Carb. ammonium..........*   20 *gr.*
Eau distillée......   70 *gr.*
Sirop Rubus Idæa..   30 *gr.*
Par heure, 1 cuillerée à bouche.

1506. *Inf. baies genévrier...........*   150 *gr.*
Oxymel de scille..   10 *gr.*
Toutes les 2 heures 2 cuillerées à bouche.

1507. *Déc. de prêles.*   150 *gr.*
Liq. acét. pot.......⎱ āā 2 *gr.*
Oxymel scille......⎰
Toutes les 2 heures 1 cuillerée à bouche.

1508. *Alcool de Minderer...........*   10 *gr.*
10 gouttes dans une tasse de thé.

PÉRIMÉTRITE.

Stade aigu : antiphlog. énergiques, repos au lit. Sangsues à la région inguinale, vessie de glace sur le ventre, narcotiques hormis les injections de morphine, suppositoires. Contre la constipation, laxatifs doux. Après la disparition de la fièvre, laxatifs doux (voy. *Constipation*), lavements. Contre la périmétrite chronique : compresses de Priesnitz, bains de siège (ajouter extrait de boue de Mattoni), injections vaginales, bains de boue. Hall, Ischl, Marienbad, Franzensbad. Massage gynécologique.

1509. *Iodoforme.....*   2 *gr.*
   Baume Pérou......   40 *gr.*

Extérieur. Appliquer deux fois par semaine au moyen de tampons.

1510. *Iodoforme.....*   4 *gr.*
   Beurre de cacao....   *q. s.*

Pour faire 8 globules vaginaux. Extérieur. A employer dans les intervalles.

1511. *Ichthyol.......*   2 *gr.*
   Glycérine ....   60 *gr.*

Extérieur. Introduire tous les jours dans le vagin des tampons d'ouate imbibés de cette solution.

1512. *Ichthyol.......*   2 *gr.*
   Vaseline..........   20 *gr.*

Pommade. Pour frictionner le ventre (voy. *Métrite*).

PÉRIOSTITE.

Badigeonner à la teinture d'iode, pansement gutta-percha par-dessus (envelopper les parties intéressées avec de la gaze imbibée d'eau et une faible couche d'ouate du Brüns). Fermeture hermétique par du papier de gutta, dont les bords sont humectés de chloroforme. Contre la suppuration : incision, pansement antiseptique, position proportionnée et fixation des extrémités. Dans les cas chroniques, massage.

PÉRITONITE.

Repos absolu. Compresses de glace sur l'abdomen, opium, plus tard compresses chaudes. Dans la péritonite étendue, sangsues, six au besoin. Contre la fièvre, quinine ou acide salicylique. Lavements alimentaires avec peptone, pancréas. Dans la péritonite chronique alimentation fortifiante avec lait, œufs. Frictions d'onguent cinereum, etc. Chez les déprimés, remèdes fortifiants.

1513. *Extr. aq. opium.*   0 *gr.* 02
   Sucre blanc........   0 *gr.* 15

Faire 10 cachets semblables ; à prendre 1 toutes les 2 heures.

1514. *Emuls. ord....*   140 *gr.*
   Eau laurier-cerise.   10 *gr.*
   Chlorhyd. morph..   0 *gr.* 02

Par heure 1 cuillerée à bouche.

1515. *Résorcine .....*   1 *gr.*
   Eau distillée......   120 *gr.*
   Teint. opium simple.   15 *gout.*
   Sirop simple......   30 *gr.*

Dans un flacon noir. Toutes les 2 heures 1 cuillerée à bouche. Contre les vomissements, morceau de glace, Gresshubler, Salvator.

1516. *E. laur.-cerise.*   10 *gr.*
   Chlorhyd. morphine   0 *gr.* 10

10 gouttes 3 fois par jour.

1517. *Chl. morphine.*   0 *gr.* 01
   Sucre blanc ....   0 *gr.* 25

Faire 10 cachets semblables ; à prendre 1 toutes les 2 à 3 heures.

Contre douleurs, concurremment avec la morphine interne ou hypodermique, légers narcotiques chlorof. dans les cas opiniâtres.

Contre le météorisme pulvérisations d'éther sur l'abdomen. Interne : magnésie calcin., eau de chaux. Introduction d'un long drain dans le rectum. Contre la constipation, lavements après cessation des phénomènes inflammat., et laxat. salins légers. Collapsus : analeptiques, vin, cognac, injection éther.

Contre les exsudats persistants :

1518. *Iodoforme*.... 0 gr.05
Eau ordinaire..... 80 gr.
Sirop éc. orange... 20 gr.

Toutes les 2 heures, 1 cuillerée à bouche.

1519. *Teinture iode.* 10 gr.
Teint. noix de galle. 5 gr.

En badigeonnage.

1520. *Onguent mercuriel*.......... 10 gr.

Frictions gros comme un haricot.

1521. *Iod. pot*....... 2 gr.
Iode pur.......... 0 gr.10
Glycérine........ 35 gr.
Frictions.

PHARYNGITE. Voir *Catarrhe pharyngée.*

PHIMOSIS.

Dans les formes anodines compresses d'eau simple ou coupée des médicaments en injections jusqu'au frein du gland et tout autour. Inflammations intenses : compresses de glace et repos au lit. Incision ou circoncision du prépuce devant la menace de gangrène. Contre les phénomènes stationnaires, ou dans le phimosis aigu congénital, dans quelques cas l'introduction d'une éponge pressée suffit.

1522. *Chlorate pot*... 3 gr.
Eau distillée ...... 150 gr.

A l'extérieur. Injecter dans le sac préputial avec un bout long fixé à une seringue ou irrigateur simple.

1523. *Permang. pot.* 1 gr.
Eau distillée ...... 350 gr.

Extérieur.

1524. *Ac. bas. plomb.* 3 gr.
Eau distillée....... 150 gr.

Extérieur. Peut être employé en compresses sur le membre. Dans la forme gangreneuse ou sphacéleuse du prépuce, injections et compresses de

1525. *Chlorure chaux.* 1 gr.
Eau distillée...... 150 gr.

Extérieur.

PHLÉBITE.

Etat aigu : repos absolu, la partie en contre-haut, vessie de glace ; plus tard frictions à l'onguent cinereum. Après la période douloureuse, envelopper dans la flanelle. Dans la phlébite chronique des articles inférieurs, envelopper, bas élastiques.

PHLEGMON.

Au début, repos, froid, le membre en extension. Compresses d'acétate d'alumine.

1526. *Alun*.......... 0 gr.35
Acét. plomb........ 1 gr.75
Eau ordinaire..... 35 gr.

Usage externe.

Contre la fluctuation ou, si elle ne peut être déterminée, dans les phénomènes généraux de suppuration (fièvre, douleurs, etc.) : Incision, élimination du pus, traitement antiseptique, convalescence : bains locaux chauds, mouvements passifs, massage.

PHTHISIE PULMONAIRE.

Voir *Tuberculose.*

PITYRIASIS VERSICOLORE.

Traitement comme dans l'herpes tonsurant.

PLAIES PAR COUPS OU PAR ECRASEMENT.

Nettoyage soigné de la plaie, le mieux par des irrigations. Posture correspondante (élévation en cas de plaies aux extrémités). Pansement d'usage. Application de coton, ouate salicylée, jute salicylée, gaze iodoformée ou charpie sur les surfaces contusionnées, soit à sec, soit trempée dans un liquide de pansement. Compresses froides, simples compresses sur les endroits contusionnés mais non écorchés.

Il faut pour le traitement aseptique : une solution d'acide phénique à 3 p. 100 ou de sublimé à 1 p. 1000 et de l'alcool à lavage. Acide phénique 2 et demi p. 100 ou une solution de créoline à 2 p. 100, pour le lavage des plaies, des instruments, des éponges et des mains.

Pour les sutures employer du catgut, de la soie antiseptique (soie phéniquée, soie sublimée, soie iodoformée). Tube à drainage, poudre iodoformée, gaze iodoformée ou gaze sublimée.

Dans les pansements iodoformés, on répandra l'iodoforme en poudre directement ou au moyen de pulvérisateur en couches givreuses.

3o à 5o p. 100 de gaze iodoformée afin d'éviter des formations de croûtes.

Appliquer par-dessus cette gaze, repliée quatre ou huit fois, un morceau d'étoffe imperméable la couvrant complètement (batiste de Billroot), ouate laine de cellulose. Les baguettes de iodoforme se prêtent aux plaies profondes. Pour chasser l'odeur du iodoforme, employer la graisse de tonca, cumarine ou huile de bergamote, menthe poivrée, etc., etc. L'acide phénique à 0,05 sur 0,7 d'iodoforme a également une action désodorante.

1527. *Acide phénique.*
Alcool de vin concentré .... $\}$ āā 3 gr.
Eau distillée ...... 100 gr.
A l'extérieur.

1528. *Sublimé corrosif* .... o gr. 35
Eau distillée ...... 350 gr.
Usage externe.

1529. *Sublimé* .... $\}$ āā o gr. 35
Chlorate de soude ..
Eau ordinaire .... 350 gr.
A l'extérieur.

1530. *Créoline* ...... 2 gr.
Eau distillée ...... 140 gr.
A l'extérieur.

1531. *Sublimé corrosif* .... o gr. 35
Acide tartrique .... 2 gr.
Eau distillée ..... 350 gr.
Usage externe.

1532. *Chlorure de chaux* .... 3 gr
Eau distillée ...... 140 gr.
A l'extérieur.

1533. *Eau de chlore* .. $\}$ āā 70 gr.
Eau distillée ....
A l'extérieur.

1534. *Acide phénique.* 3 gr.
Huile d'olives ...... 100 gr.
Pour pansement.

1535. *Ac. salicylique.* 1 gr.
Onguent émollient.. 20 gr.
En pommade.

1536. *Potasse causti-*
que .... 0 gr. 35
Eau distillée avec al-
cool de vin ..... 140 gr.
Pour pansement.

1537. *Acide salicylique.* 3 gr.
E. dist. avec co-
gnac .... 150 gr.
Pansement.

1538. *Eau de chaux.* 350 gr.
Pour laver.

1539. *Iodoforme pur.* 3 gr.
Ac. borique .... 10 gr.
Pour saupoudrer.

1540. *Iodoforme pur.* 30 gr.
Huile de bergamote. 50 gouttes
Pour saupoudrer.

1541. *Iodoforme* ..... 0 gr. 7
Beurre de cacao.... 1 gr.
Huile d'amandes ... q. s.
Pour faire suppositoires.

1542. *Iodoforme* ..... 1 gr.
Vaseline .... 10 gr.
En pommade.

1543. *Iodoforme* ..... 3 gr.
Glycérine .... 30 gr.
Eau distillée .... 20 gr.
Gomme adragante.. 4 gr.
Faire émulsions : pour pan-
sement.

1544. *Iodoforme* ..... 0 gr. 7
Gélatine .... q. s.
Pour faire 1 suppositoire.

1545. *Iodoforme* ..... 7 gr.
Glycérine .... 50 gr.
Huile d'olives ...... 20 gr.
Pour injection dans l'abcès.

1546. *Iodoforme* ..... 3 gr.
Éther sulfurique ... 15 gr.
Pour injections.

PLAIES PAR LACÉRATION ET DÉCHIRURES.

Lavage de la plaie à l'acide
phénique, thymol, sublimé ou
solution de chlorure de zinc,
pansement antiseptique. Dans
les petites coupures simple pansement au taffetas.

1547. *Acide phénique.* 3 gr.
Eau distillée ...... 150 gr.

Solution de phénol à 2 et demi
p. 100. Pour nettoyer la bouche.

1548. *Créoline* ...... 3 gr.
Eau distillée ...... 150 gr.

Solution de créoline 2 p. 100

1549. *Thymol* .... 1 gr. 50
Eau distillée chaude. 350 gr.

A l'extérieur.

1550. *Acide salicyl..* 1 gr. 50
Eau distillée .... 300 gr.

Pour lavage.

1551. *Subl. corrosif.* 0 gr. 30
Eau distillée ...... 300 gr.

Pour lavage.

1552. *Bromoforme..* 0 gr.035
Eau distillée ...... 35 gr.

A l'extérieur.

1553. *Chlorure de*
zinc .... 1 gr.
Eau distillée .... 100 gr.

Solution de chlorure de zinc
à 1 p. 100 ; on peut aller jusqu'à
5 p. 100. Pour lavages.

1554. *Glycérine* ..... 15 gr.
Eau distillée ...... 45 gr.

A l'extérieur.

1555. *Chlorate soude.* 3 gr.
Eau distillée .... 150 gr.

Pour lavage.

1556. *Permanganate de potasse*...... 0 gr. 35
Eau distillée...... 140 gr.
Eau phagédénique.

1557. *Eau de plomb.* 200 gr.
Eau antiseptique.

1558. *Alun* .... 3 gr.
Acétate de plomb... 5 gr.
Eau distillée...... 150 gr.
Usage externe.

1559. *Alun*........ 1 gr.
Acétate de plomb... 3 gr.
Eau distillée....... 300 gr.
Pour lavage.

1560. *Oxyde de zinc.* 3 gr.
Vaseline.......... 30 gr.
Pommade.

1561. *Nitr. d'argent.* 0 gr. 35
Axonge.......... 35 gr.
Pommade.

1562. *Acide borique.*
Paraffine..........⟩ãã 2 gr.
Cire blanche.. .....⟩
Huile d'amandes... 15 gr.
En pommade.

1563. *Eau de chlore.* 3 gr.
Eau distillée....... 35 gr.
A l'extérieur.

1564. *Acide phénique.* 5 gr.
Eau distillée....... 100 gr.
Pour pansement.

PLEURÉSIE.

Calmer les symptômes de fièvre par les antiphlogistiques, boissons acidulées, applications de compresses glacées sur les parties malades. Contre les douleurs aiguës, frictions de chloroforme, inject. hypod. de morphine, au besoin (chez les indiv. robustes) 10 à 12 sangsues, etc. Plus tard, remèdes résolutifs, nourriture fortif., fer, etc. Dans les em-barras aigus de respir., état stationnaire des exsudats pleurétiques, en cas d'exsudats qui remplissent presque ou tout à fait un côté de la poitrine, enfin dans l'empyème : recourir à l'évacuation chirurgicale.

1565. *Chl. quinine.* 0 gr. 20
Sucre blanc....... 0 gr. 35
Faire 5 cachets semblables; à employer dans le courant du jour.

1566. *Chlorh. quinine* ....⟩ãã 0 gr. 10
Salicyl. de soude..⟩ à 0 gr. 40
Faire 4 cachets semblables. Comme précédent.

1567. *Inf. feuill. dig.* 80 gr.
Liq. acét. pot......⟩ãã 5 gr.
Oxymel scille .....⟩
Toutes les 2 heures, 1 cuillerée à bouche.

1568. *Tº strop. hisp.* 10 gr.
3 fois par jour, 5 à 15 gouttes.

1569. *Essence éc. jusquiame*..........⟩ãã 10 gr.
Chlorof............⟩
Pour frictionner.

1570. *Iodhydrate pot.* 1 gr.
Iode pur. .... 0 gr. 35
Glycérine......... 15 gr.
Pour badigeonner.

1571. *Iodhydr. pot.* .. 1 gr.
Iode pur........... 0 gr. 35
Ong. digit.......... 15 gr.
Pomm. (pour frictionner la partie malade ; ensuite papier à la gutta-percha).

1572. *Iod. pot.*....... 2 gr.
Eau distillée....... 70 gr.
Sirop simple...... 30 gr.
Toutes les 2 heures, 1 cuillerée à bouche.

Contre les douleurs violentes inj. hypod. de morph. Pour évacuer les exsudats, on emploie aussi :

1573. *Inf. fruits prêle.*   140 gr.
Extr. scille. ...... 0 gr. 15
Sir. mannité. .... 30 gr.
   Par heure, 2 cuill. à bouche.

1574. *Déc. prêle.* .... 100 gr.
Sirop genévrier. .... 10 gr.
   Par heure, 1 cuill. à bouche.

1575. *Racine ononis.* .
Bois genévrier. .....
Fruits genièvre. .... } ãã 10 gr.
Fruits persil ......
   Pour 1 litre d'infusion.
   Chez les enfants dans les cas aigus.

1576. *Teint. scille* ...
Teint. digitale .... } ãã 10 gtes
Oxymel scill. .... 10 gr.
Eau de tilleul ...... 70 gr.
   Par heure, 1 cuill. à café.
   Convalescence : nutrition fortifiante, séjour à la campagne, dans la montagne, à la mer.

PNEUMONIE.

   Repos au lit, Temp. égale de la chambre, régime sévère, traitement méthodique de bains froids. Dans la haute température, compresses de glace sur la tête et la poitrine. Interne : digitale, quinine ou acide salicylique. Remèdes désaltérants. En cas exceptionnels, saignée. Au besoin laxatifs. Pour conserver la force du cœur, vin rouge, cognac, thé, champagne. Chez les vieillards, traitement de l'alcoolisme dès le début. Sérumthérapie.

1577. *Acid. salicyl* ... 3 gr.
   Pulvériser et faire 5 cachets ; à prendre 1 toutes les 3 heures.

1578. *Salicyl. soude.*   3 gr.
Eau distillée .... 120 gr.
Sir. simple .... 30 gr.
   Par heure, 1 cuill. à bouche.

1579. *Antipyrine* .... 0 gr. 35
   Faire 5 cachets semblables. Si la température dépasse 39°, 1 cachet, 1 heure après 1 second. Eventuellement, 2 heures après 1 troisième.

1580. *Antifébrine* .... 0 gr. 10
Sucre blanc .... 0 gr. 5
   Faire 4 cachets semblables. Comme le précédent.

1581. *Phénacétine* ... 0 gr. 35
   Faire 5 cachets semblables. Comme le précédent.

1582. *Sulfate quinine.* 0 gr. 15
Chlorhyd. quinine. 0 gr. 035
Sucre blanc .... 0 gr. 20
   Faire 10 cachets semblables ; à prendre 3 à 4 fois par jour.

1583. *Déc. rac. guimauve* .... 140 gr.
Sir. Rubus Idæa ... 30 gr.
   Comme boisson.

1584. *Décoct. d'orge* .. 140 gr.
Eau laurier-cerise. 10 gr.
Oxymel simple ..... 5 gr.
   Pour boisson.

1585. *Acide phosph.* 0 gr. 05
Sir. Rubus Idæa ... 50 gr.
   Additionner une cuillerée à soupe à 1 tasse de tisane.

1586. *Chloral hydr.* .. 1 gr.
Eau distillée .... 40 gr.
Sir. d'éc. d'or ...... 20 gr.
   En 1 fois (prudence dans les faiblesses de cœur).

1587. *Teint. capsicum annuum* .... 0 gr. 35
Eau distillée ...... 120 gr.
Sir. simple .... 20 gr.

Toutes les 2 à 3 heures, 1 cuillerée à bouche.

1588. *Camphre* ..... 0 *gr.* 05
Acide benzoïque.... 0 *gr.* 05
Sucre blanc .... 0 *gr.* 15

Faire 5 cachets semblables; à prendre 1 toutes les 3 heures.

1589. *Amm. pur. liq.* 5 *gouttes*
Eau distillée ...... 100 *gr.*
Sir. d'éc. d'or ..... 20 *gr.*

Par heure, 1 cuill. à bouche.

1590. *Liq. amm. anis.* 10 *gr.*

5 gouttes, chaque demi-heure sur sucre.

1591. *Chlorhyd. apo-*
morph 0 *gr.*005
Eau distillée ...... 70 *gr.*
Sirop simple .... 30 *gr.*

Par heure, 1 cuill. à bouche.

1592. *Déc. rac. ipéca.* 80 *gr.*
Sirop Sénég .... 20 *gr.*
Vin antimon .... 2 *gr.*

Toutes les 1 à 2 heures, 1 cuillerée à bouche.

1593. *Teint. de Na-*
regamia .... 1 *gr.*
Eau laurier-cerise .. 10 *gr.*

Par heure, 10 gouttes.

1594. *Éther acét* .... 40 *gttes*
Eau fenouil .... 70 *gr.*
Sirop éc. d'oranges. 30 *gr.*

Chaque demi-heure, 1 cuill. à café.

Dans la tempér. élevée, notamment dans les exacerb. du soir et aussi chez les personnes cachectiques au dernier degré;

1595. *Sulf. quinine*.. 0 *gr.* 10
Sucre blanc .... 0 *gr.* 15

Faire 5 cachets semblables; à prendre 1 toutes les 2 heures.

Dans la pneumonie chronique, compresses de vapeurs ou humides et chaudes.

Chez les enfants, les compresses froides sur la poitrine sont efficaces. Dans la période de résolution, vin, café, excitants. Dans le collapsus, camphre.

1596. *Salicyl. soude.* 2 *gr.*
Eau distillée...... 70 *gr.*
Sirop simple...... 30 *gr.*

Toutes les 2 heures, 1 cuillerée à bouche.

1597. *Inf. f. digitale.* 70 *gr.*
Sirop Rubus Idæa. 30 *gr.*

En 4 portions dans le courant du jour.

1598. *Inf. rac. Polygal.* 70 *gr.*
Liq. amm. anis..... 0 *gr.* 50
Sirop éc. d'oranges.. 30 *gr.*

Toutes les 2 heures 1 cuillerée à enfant.

1599. *Camphre*...... 0 *gr.* 30
Alcool de vin rectif. | ãã *q s. p.*
Poud. gomme arab. | *dissolut.*
Inf. rac. Polygal. 70 *gr.*
Sirop simple....... 30 *gr.*

Par heure, 1 cuill. à bouche. Pendant toute la durée de la pneumonie il est utile de soutenir le patient avec des potions alcoolisées, groogs, café noir, vins toniques, bouillon, lait, et de bien surveiller l'hygiène de l'appartement. La sérumthérapie donne maintenant d'excellents résultats.

POLIMYÉLITE AIGUE ANTÉRIEURE.

Au début des paralysies des reins, vessies de glace à hauteur voulue. Tube de Chapman, au besoin sangsues, plus tard, badigeonnage à la teinture d'iode. Traitement symptom. de la fièvre, des troubles intestinaux, de l'inappétence; 2 à 3 semaines après l'apparition de la paralysie commencer le traitement galvanique de la musculature paralysée et atrophiée (anode au cou ou sur le gras des hanches, — cathode aux muscles). Au bout de quelques semaines, traitement simultané des nerfs périphériques (cathode aux nerfs, anode aux muscles, renverser le courant). Plus tard, bains de boue. Traitement orthopédique. Au début de l'affection :

1600. *Seigle ergoté.* o gr. 35
  Eau distillée....... 70 gr.
  Acide sulf. dilué... o gr. 20
  Sir. Rubus Idæa... 3o gr.

Toutes les 1 à 2 heures, 1 cuillerée à bouche,

POLLUTIONS.

Prophylaxie : surveillance de l'enfant au sujet de l'onanisme. Régler la manière de vivre, du régime, surtout du repas du soir. Lit dur, couverture légère, se lever tôt. Eviter les excitations sexuelles et efforts physiques et intellectuels. Séjour à la campagne, montagnes, traitement lacté hydrothérapie, bains de mer et de rivière. Traitement galvanique au courant continu. Le plus important : traitement local à la sonde, sondes rafraîchissantes, cautérisation de la partie prostatique. Voyez aussi *Spermatorrhée.*

1601. *Sulf. quinine.*⎫
  Oxyde de fer.....⎬ãã o gr. 10
  Sucre blanc.......⎭

Faire 10 cachets semblables; à prendre 1 matin, midi et soir.

1602. *Brom. de pot.* o gr. 70

Faire 10 cachets semblables; à prendre 3 par jour.

1603. *Ergot. benjoin.* o gr. 10
  Sucre blanc........ o gr. 35

Faire 10 cachets semblables; à prendre 3 à 5 par jour.

POUX DU CORPS.

Nettoyage des vêtements par la haute température. Les eczémas artificiels disparaissent après des lavages de savon et frictions huilées. Bains répétés. Bains antiseptiques, au sublimé.

POUX (cheveux ras).

Elimination des lentes. Chez les femmes, lavages fréquents à l'eau de soude saturée. Tuer les parasites par la pommade :

1604. *Huile de pierre.* 15 gr.
  Huile d'olives.....⎫
  Baume du Pérou...⎬ãã 5 gr.

Usage externe.

Fréquemment appliquée. Garder la tête couverte pendant une journée. Laver ensuite à l'opodeldoch.

Lotion au sublimé ou avec une solution salicylée ou phéniquée.

PROCTITE (inflammation rectale.)

Elimination des masses fécales ou corps étranger présents dans le rectum (lavements chauds). Dans les cas aigus, repos au lit, diète, bains de siège à température douce. Compresses de Prissnitz sur le périnée. Contre les douleurs vives, compresses de glace.

1605. *Déc. salep*..... 100 gr.
  Teint. opium simple⎫
  Acide tannique....⎬ o gr. 20

Pour deux lavements.

1606. *Déc. guimauve.* 200 gr.
  Teint opium simple. o g. 15

Addition à deux lavements.

1607. *Chlorh. cocaïne* o gr. 5o
  Onguent émollient.. 15 gr.

Frictions, gros comme un pois dans l'anus. Contre le

catarrhe chronique du rectum. bains de siège froids, lavements.

1608. *Décoction chêne.* 150 *gr.*
  Alun .... 1 *gr.*
  Pour deux lavements.

Dans la périproctite simultanée, traitement chirurgical.

PRURIGO.

Chez les enfants, bains tièdes et frictions simultanées de savon noir. Après séchage, frictions à la graisse ou huile de foie de morue. Bains de soude, égards à l'état général. Chez les adultes, bains froids, douches savon noir, solution de Vlemmingk. Eliminer les éruptions antérieures possibles.

1609. *B⁰ du Pérou..*⎱ãã 15 *gr.*
  Glycérine ....⎰
  Toucher au moyen d'un pinceau.

1610. *Ess. de Roses.* 0 *gr.* 10
  Savon pulvérisé.... 30 *gr.*
  Pour savonner.

1611. *Naphtol* ...... 1 *gr.*
  Axonge .... 10 *gr.*
  En pommade.

1612. *Phénol* .... 1 *gr.*
  Glycérine .... 10 *gr.*
  Eau distillée ...... 70 *gr.*
  Pour lavages.

1613. *Carb. potasse.* 0 *gr.* 50
  Sulfate potasse ..... 1 *gr.* 50
  Eau distillée ...... 70 *gr.*
  Pour lavages.

PRURIT.

Traitement pathogénique. Bains froids (rivière, mer, douches) avec ou sans additions médicamenteuses (sublimé, alun, soude, solution de Vlemmingk, etc.). Tamponner avec des médicaments volatils (voy. *Urticaire*). Dans le prurit vulvaire et vaginal et prurit de l'anus, bains locaux, badigeonnage de cocaïne, injections et tampons astringents (solution 1 p. 100 alun, nitrate d'argent, tannin ou solution de zinc). Contre les démangeaisons excessives, narcotiques. Essayer en outre : bromure de sodium, pilocarpine, liqueur de Fowler, eau de Guber, atropine, quinine. Contre le prurit sénile, lavages du corps avec de l'eau à 30°, à laquelle on aura ajouté 2 cuillerées à bouche de la solution suivante :

1614. *Phénol* .... 2 *gr.*
  Vin aromatique.... 140 *gr.*

1615. *Salicyl. bism ..* 15 *gr.*
  Amidon .... 50 *gr.*
  Pour saupoudrer.

1616. *Alcool vin de*
    France .... 150 *gr.*
  Phénol .... 1 *gr.*
  Pour toucher légèrement.

1617. *Ether sulfur.*⎱ãã 35 *gr.*
  Eau de Cologne...⎰
  Comme précédemment.

1618. *Extrait bellad.* 0 *gr.* 50
  Vaseline .... 20 *gr.*
  Lanoline .... 10 *gr.*
  Pommade.

1619. *Chlorh. cocaïne.* 0 *gr.* 50
  Vaseline .... 20 *gr.*
  Pommade.

1620. *Créoline* ...... 1 *gr.*
  Vaseline .... 10 *gr.*
  Frictions.

G. Singer recommande pour certains cas de prurit sénile (avec infection intestinale prononcée) du menthol par dose de 0 *gr.* 40 à 0 *gr.* 7 par jour dans des capsules de gélatine.

PRURIT DE LA VULVE.

Déterminer la cause (diabète) traitement des eczémas possibles des parties génitales. Soigner les selles. Dans l'anémie, préparations ferrugineuses.

1621. *Phénol* .... 2 *gr.*
Eau ordinaire...... 35 *gr.*
Badigeonner les endroits malades.

1622. *Nitrate argent.* 0 *gr.*50
Eau distillée....... 200 *gr.*
Comme précédemment.

1623. *Phénol*........⎫ ãã 10 *gr.*
Alcool absolu......⎭
En badigeonnage.

1624. *Chlorh. cocaïne.* 0 *gr.*15
Onguent émollient.. 15 *gr.*
Pommade.

1625. *Ong. vaseline*
plomb........... 35 *gr.*
Oxyde zinc.........⎫ ãã 2 *gr.*
Belladone ....⎭
Pommade.

PSEUDOLEUCÉMIE. V. *Chloro-*
anémie.

PSORIASIS.

Bains chauds et couvertures chaudes, frictions systématiques au savon noir : deux fois par jour pendant six jours et une fois par jour pendant trois. Ensuite après une pause de cinq jours soit le quatorzième jour ; bain (friction de savon noir) opodeldoch sur les parties capillaires.

1626. *Savon vert*.....⎫ P. E.
Savon de graisse...⎭
Usage externe.

1627. *Less. alcool. pot.* 100 *gr.*
Frictions avec flanelle.

1628. *Ichthyol*........ 1 *gr.*
Glycérine.......... 35 *gr.*
Frictions.

1629. *Ichthyol*....... 1 *gr.*
Ac. salicyl......... 2 *gr.*
Glycérine.......... 15 *gr.*
Alcool de vin........ 25 *gr.*
Frictions.
Pour les petites surfaces, les onguents sont propices.

1630. *Naphtol*....... 1 *gr.*
Axonge........... 10 *gr.*
Pommade.

1631. *Merc. précip.*
blanc .... 1 *gr.*
Vaseline .... 35 *gr.*
Pommade.

1632. *Sous-nitrate*⎫
bismuth.........⎬ ãã 2 *gr.*
Merc. précip. blanc.⎭
Lanoline.......... 20 *gr.*
Vaseline .... 10 *gr.*
Pommade.
Ainsi que les préparations goudronnées notamment dans le psoriasis du cuir chevelu.

1633. *Huile de cade*.. 10 *gr.*
Frictions avec flanelle.

1634. *Huile de cade*..⎫ ãã 35 *gr.*
Savon vert........⎭
Alcool de vin dilué. 70 *gr.*
Frictions (savon de goudron liquide).

1635. *Huile de Ruscus.* 35 *gr.*
Alcool de vin.......⎫ ãã 5 *gr.*
Ether sulf. ....⎭
Essence de lavande.⎫ ãã 30 *gtt.*
Essence de rue ....⎭
Badigeonner au moyen d'un pinceau. A recommander comme correctif de l'odeur de goudron.

1636. *Merc. précipité*
blanc .... 1 *gr.*
Savon pot.......... 5 *gr.*
Lanoline anhydre,. 35 *gr.*

Pommade (pour chute des cheveux).

1637. *Naphtol*....... 0 gr.10
à............... 1 gr.50
Alcool de vin..... 35 gr.
Frictions.

1638. *Naphtol*....... 1 gr.
Onguent émollient. 35 gr.
Pommade.

1639. *Pyrogallol*.... 3 gr.
Vaseline.......... 30 gr.
Pommade.

1640. *Chrysarobine*. 1 gr.
Vaseline.......... 30 gr.
Essence bergamote. 10 gout.
Pommade.
A frictionner, au moyen d'un pinceau de charpie sur la partie psoriasique après avoir éloigné les pellicules au moyen d'opodeldoch. Protéger la région contre l'érythème. Inapplicable sur le visage.

1641. *Gélatine blanche sèche*....... 35 gr.
Eau distillée ...... 70 gr.
Mettre dans bain vapeur et, après agitation, joindre :

Chrysarobine...... 0 gr. 50
A dissoudre à chaud et frictionner au pinceau. De même pour la gélatine à l'acide pyrogallique.

1642. *Chrysarobine*. 0 gr.10
Ether sulf........ 10 gr.
Cire jaune........ q. s.
Employer comme pommade. Surtout à la partie capillaire de la tête.

1643. *Chrysarobine*. 1 gr.
Traumaticine...... 15 gr.
Badigeonner au moyen d'un pinceau de soie.

1644. *Alumnol*......⎱ãã 1 gr.
Eau distillée......⎰
Glycérine......... 5 gr.
Ong. lanoline...... 10 gr.
Pommade.
Dans le psoriasis invétéré employer aussi la solution de Vlemmingk modifiée :

1645. *Chaux*........ 3 gr.
Soufre sublimé.... 7 gr.
Eau distillée....... 70 gr.
Faire bouillir en remuant jusqu'à 42°. Frictionner sur quelques parties. Après cela, un bain tiède pendant une heure, puis saupoudrer à l'amidon ou friction d'un onguent franc de plomb. Inutilisable pour le visage.

1646. *Fleurs de soufre.*⎱ãã 3 gr.
Essence de bois....⎰
Savon vert........⎱ãã 70 gr.
Axonge...........⎰
Poudre de craie blanche......... 5 gr.
Pendant 6 jours, frictions 2 fois par jour, au moyen d'un pinceau de soie. Du dixième au douzième jour 1 bain.

1647. *Anthrarobine*.. 1 gr.
Alcool............ 10 gr.
Pour badigeonnage.

1648. *Anthrarobine*..⎱ãã 15 gr.
Huile d'olive.....⎰
Axonge de porc.... 40 gr.
Pommade.

1649. *Aristol* .... 2 gr.
Vaseline.......... 20 gr.
Lanoline.......... 10 gr.
Pommade.

1650. *Aristol*........ 0 gr. 15
Oxyde de zinc.....⎱ãã 0gr.35
Amidon...........⎰
Vaseline blanche... q. s.
Faire pâte molle.

1651. *Sol. ars. Fowler.* 6 goutt.
Eau distillée .... 35 *gr.*

En un jour. Augmenter d'une goutte tous les quatre jours. Arrivé à 30 gouttes diminuer d'une goutte tous les quatre jours, jusqu'à atteindre les 6 gouttes par jour. Réduire pour les enfants.

1652. *Sol. ars. Fowler.* 60 *gt.*
Eau de menthe ..... 140 *gr.*

Matin et soir, 1 cuillerée à bouche.

1653. *Sol. ars. Fowler.* 0 gr. 15
Teint. de Mars .... ⎱
Alcool de menthe ... ⎰ ãã 70 *gr.*

Matin et soir 1 cuillerée à bouche.

1654. *Acide arsen.* .... 0 *gr.* 07
Muc. g. arab. .... ⎱
Eau distillée .... ⎰ ãã *q. s.*

Pour 15 pilules, à prendre 1 par jour.

1655. *Arsen. soude* .. 0 gr.05
Eau distillée ...... 15 *gr.*

Trois fois par jour 15 gouttes (solution de Pearson).

1656. *Acide arsen.* .... 0 *gr.* 10
Poivre noir pulv ... 0 *gr.* 50
Gomme arab. .... 1 *gr.*
Eau distillée ...... *q. s.*

Pour 100 pilules; à prendre 1, 2 à 10 par jour.

PURPURA HÉMORRHAGIQUE.

Voir. *Hémorrhagie cutanée.*

PUSTULE MALIGNE.

Cautériser les parties infectées à la potasse caustique ou au thermocautère de Paquelin. Egalement : excision avec cautérisation subséquente, sections profondes en croix. Traitement antiseptique. Compresses de gaze phéniquée trempée dans une solution chaude d'acide phénique à 2 et demi p. 100 D'autre part, on recommande un traitement le plus conservateur possible (eau de chlore ou compresses de plomb), on n'autorise les cautérisations des parties fendues que tout à fait au début. On emploie volontiers l'iode interne et hypodermique contre la splénite et pour réduire la zone d'induration de l'anthrax.

1657. *Sulf. quinine* .. 1 *gr.*
Ac. sulf. dilué .... 10 *gtt.*
Eau distillée ... ... 100 *gr.*
Sirop simple ...... 20 *gr.*

Toutes les deux heures, 1 cuillerée à bouche.

1658. *Phénol* .... 3 *gr.*
Eau distillée .... 150 *gr.*

Pour compresses.

1659. *Acide salicyl* ... 1 *gr.*
Eau distillée ...... 70 *gr.*
Glycérine pure .... 35 *gr.*

Pour pansement.

1660. *Teinture iode* .. 0 gr.50
Eau distillée .... 30 gr.

Injections 10 gouttes sous la peau.

PYÉLITE.

Déterminer la genèse. Compresses froides au début, chaudes ensuite, bains chauds. Contre les douleurs, morphine interne ou en suppositoires. Eviter les mets et boissons excitants. Boissons calmantes (lait, lait d'amandes, Salvator, Giesshubler) recommandé en grandes quantités. Soigner les selles. Dans la pyélite aiguë, repos au lit. Contre la fièvre, quinine au besoin avec morphine. Dans la pyélite chronique, cure de lait, bains tièdes.

1661. *Lupulin*....... o *gr.* o5
Sucre blanc........ o *gr.* 35

Faire 10 cachets semblables :
à prendre 1 matin, midi et soir.

1662. *Feuilles d'Uva-*
ursi .... } ãã 15 *gr.*
Herbes des hernies.. }

En thé; une tasse matin et soir.

1663. *Petit-lait clair.* 35 *gr.*
Alun............. o *gr.*20

Prendre en un jour (lait d'alun).

1664. *Eau de chaux..* 200 *gr.*

Une cuillerée dans un verre de lait chaud; 3 fois par jour.

1665. *Tannin pur (ou*
tannate quinine).. o *gr.* 10
Sucre blanc .... o *gr.* 15

Faire 6 cachets semblables; à prendre 3 par jour.

1666. *Tannin pur....* }
Lupulin pur....... } ãã o*gr.*o5
Sucre blanc .... o *gr.* 15

Faire 10 cachets semblables; à prendre 1 matin, midi et soir.

1667. *B⁰ de Copahu.* 5 *gr.*

En faire 30 cachets; à prendre 3 matin, midi et soir.

PYÉMIE.

Combattre l'origine (opération chirurg.), désinfection soigneuse, traitement fébrifuge, vins forts, cognac, boissons rafraîchissantes, chaleur.

1668. *Sulf. quinine...* o *gr.* 15
Bicarb. soude...... } ãã o*gr.*25
Sucre blanc....... }

Faire 5 cachets semblables; à prendre 1 chaque 3 heures.

1669. *Antipyrine....* 10 *gr.*

En faire 10 cachets; à prendre 1 toutes les 2 heures (jusqu'à diminution de la température).

1670. *Chl. morphine.* o *gr.*oo5
Sucre blanc....... o *gr.* 15

Faire 5 cachets semblables; à prendre 1 le soir.

RACHITISME.

Nutrition méthodique ainsi que l'habitation. Propreté. Séjour à l'air vif, etc. Bains additionnés de sel minéral ou sel de lessive de Hallein, ou sel de boue de Mattoni. Soins particulier en cas de diarrhée ou constipation.

1671. *H. de f. de morue* 1 *litre*

1 cuillerée à café, matin, midi et soir.

1672. *Lactate fer....* o *gr.* o5
Sucre de lait....... o *gr.* 5o

Faire 10 cachets semblables; à prendre 1 matin, midi et soir.

1673. *Phosphore.....* o *gr.* 10
Huile am. douces. 200 *gr.*
Sucre blanc pulv... 5o *gr.*
Ether........... 20 *gttes*

1 cuill. à café par jour.

1674. *Phosphore....* o *gr.* 10
Poud. g. arab...... } ãã 5o *gr.*
Sucre blanc .... }
Eau distillée....... 200 *gr.*

Par jour, 1 cuillerée à café.

1675. *Phosphore.....* o *gr.* 10
Huile de foie de mor. 3oo *gr.*

Par jour, 1 cuillerée à café.

1676. *Pyrophosphate*
fer et soude..... o *gr.* o5
Sucre blanc....... o *gr.* 20

Faire 10 cachets semblables; à prendre 2 à 3 par jour.

1677. *Fer réduit par*
    hydrogène....... 5•gr.
  Huile foie de morue. 500 gr.

Mêler exactement pendant 30 heures. Puis décanter.

2 à 3 cuillerées à bouche p. j.

RAGE (lyssa).

Excision ou mieux cautérisation immédiate de la morsure comme prophylaxie. A l'explos. de la maladie, isolement, surveillance rigoureuse, protéger contre les auto-intoxications. Chez les robustes : saignée, et au besoin injections sous-cutanées de chlorhydr. de morph., pilocarpine ou curare, etc. Traitement par la méthode de Pasteur.

1678. *Pot. caustique.* 3 gr.
  Eau distillée....... 350 gr.

U. E. (pour laver les morsures).

1679. *Phénol*........⎫
  Alcool de vin conc.⎬ãã 1 gr.
  Eau distillée...... 150 gr.

U. E. De même.

RANULA (grenouillette).

Fendre le kyste, excision partielle de la cloison kystique. Remplir la cavité de gaze iodoformée. Après l'expulsion spontanée de celle-ci eau dentifrice antiseptique. Verchère recommande la ponction du kyste au moyen de la seringue de Pravaz. Après aspiration du contenu du kyste laisser la canule et injecter par ce canal une demi-seringue d'une solution de cocaïne à 10 p. 100 et ensuite 10 à 12 gouttes d'une solution de chlorure de zinc à 0,1 p. 100.

RHUMATISME ARTICULAIRE.

Repos, compresses de glaces en cas de fortes douleurs. Envelopper d'ouate, lin, étoupe ou chanvre brut dans les cas anodins. Frictionner de chloroforme ou éther, ichthyol. Remèdes fébrifuges (boissons acidulées, sangsues, vésication. Contre les douleurs persistantes dans un membre : D'abord, repos pendant 1 à 2 semaines. Badig. à la teinture d'iode. Après les phénom. aigus, massage, mouvements passifs, bains locaux. Dans les formes chroniques dépourvues de fièvres usage systémat. de bains tièdes ou de vapeur, bains de boue (extrait de boue de Mattoni), enveloppes humides, douches, hydrothér., cures à Aix-la-Chapelle Teplitz, Wildbad, Aix en Savoie.

1680. *Ac. salicyl*..... 0 gr. 50

Faire 10 cachets semblables ; à prendre 1 matin, midi et soir.

1681. *Salicyl. soude.* 0 gr. 50
  Sulf. quinine...... 0 gr. 10

Faire 10 cachets semblables ; à prendre 1 toutes les 1 à 2 heures.

La demi-dose comme traitement supplémentaire.

On recommande aussi l'administration en lavements, si impossible en cachet.

Après un lavement évacuant :

1682. *Salicyl. soude.* 1 gr.
  Laudanum... ...... 0 gr. 05
  Eau distillée ...... 70 gr.

Pour 1 lavement.

On recommande aussi l'acide salicylique en frictions :

1683. *Ac. salicyl*.....⎫
  Lanoline..........⎬ãã 5 gr.
  Essence térébenthine⎭
  Axonge.......... 40 gr.

Pommade à frictionner les parties affectées.

1684. *Ac. salicyl.* ... 3 gr.
Alcool de vin q. s. jusq. dissol.
Eau distillée. ..... 100 gr.
Sir. éc. or. .... 30 gr.
Toutes les 2 heures, 1 cuillerée à bouche.

1685. *Salicyl. de li-*
thine. .... 1 gr.
Sir. éc. orange. .... 100 gr.
Employer en 24 heures.

1686. *Salol très purifié.* }
Sucre blanc. .... } ãã 0 gr. 10
Faire 10 cachets semblables; à prendre 3 à 4 par jour.

1687. *Salipyrine* .... 1 gr.
Glycérine. .... 20 gr.
Sir. Rubus Idæa. ... 30 gr.
Eau distillée. ..... 50 gr.
Chaque quart d'heure, à demi-heure 1 cuillerée à café.

1688. *Antinervine* ... }
Sucre blanc. .... } ãã 0 gr. 35
Faire 10 cachets semblables; à prendre 1 toutes les 2 heures.

1689. *Sulf. quinine.* . 0 gr. 10
Sucre blanc. .... 0 gr. 15
Faire 10 cachets semblables; à prendre 1 toutes les 3 heures.

1690. *Antipyrine* .... 0 gr. 35
Faire 5 cachets semblables; à prendre 1 toutes les heures.

1691. *Antifébrine.* ... 1 gr.
Sucre blanc. .... }
Gomme arab. .... } ãã P. E.
En faire 20 pil.; à prendre 3 à 5.
Contre les douleurs vives, injections de morphine; contre l'insomnie:

1692. *Chloral hydr.* 1 gr.
Eau dist. .... 70 gr.
Sir. éc. or. .... 30 gr.
Prendre la moitié en 1 fois.

1693. *Chloralamide.* 1 gr.
Eau distillée. ...... 80 gr.
Ac. chlorhyd. dilué. 4 gouttes
Sirop simple .... 20 gr.
Prendre en 1 fois.

1694. *Amidon hydraté.* 2 gr.
Mixt. gomm. .... 50 gr.
Prendre le soir la moitié.

1695. *Sulfonal.* ...... 0 gr. 50
Faire 4 cachets semblables; à prendre 1 le soir.

1696. *Extr. chanvre*
indien. .... 0 gr. 05
Sucre blanc. .... 0 gr. 15
Faire 5 cachets semblables, à prendre 1 toutes les 2 heures.

1697. *Essence éthérée*
de moutarde. ..... 10 gtes
Essence de térében- }
thine. .... } ãã 15 gr.
Lessive alcool. savon. }
Badigeonner 3 fois par jour.

1698. *Chloroforme.* . }
Essence jusquiame. } ãã 15 gr.
Glycérine pure. .... 35 gr.
Pour frictionner.

1699. *Teint. d'iode.* . }
Teint. noix de galles. } 5 gr.
Pour bad. (particulièrement dans le rhumatisme articulaire chronique).

1700. *Ichthyol.* ...... 3 gr.
Ong. émollient. .... 30 gr.
Frict. sur les parties douloureuses.

1701. *Ong. mercuriel.* 10 gr.
Frict. gros comme un pois 2 fois par jour.

1702. *Iod. potas.* ..... 1 gr.
Vaseline. .... 10 gr.
Frict. 3 fois par jour.

1703. *Inf. feuilles digit.* 60 gr.
Sir. Rubus Idæa ... 20 gr.

Toutes les 2 heures, 1 cuillerée à bouche.

1704. *Inf. feuilles digit.*   60 *gr.*
   Acét. pot...........   2 *gr.*
   Oxymel de scille....   1 *gr.*

   Par heure, 1 cuill. à bouche.

1705. *Nitrate pot*....⎫ ãã 1 *gr.*
   Acét. potasse......⎭
   Eau distillée.......   80 *gr.*
   Sir. éc. or.........   20 *gr.*

   Par heure, 1 cuill. à bouche.
   Aussi dans l'arthrite déformante, essayer le massage avec mouvements passifs et actifs.

RHUMATISME MUSCULAIRE.

Traitement local par frictions d'onguent. Frictions, massages. En cas récents, thé chaud, envelopper le corps chaudement. Bains de vapeur, bains de boue. Extr. de boue de Mattoni.

1706. *Huile jusquiame.*   30 *gr.*
   Chlorof...........   3 *gr.*
   Pour frictionner.

1707. *Extr. belladone.*   1 *gr.*
   Ong. émoll........   15 *gr.*
   En pommade.

RHINITE (catarrhe nasal).

V. *Ozène.*

ROUGEOLE.

Traitement expectatif. Repos au lit et dans une temp. appropriée de la chambre. Aération, chambre obscure. Contre les dispositions au catarrhe, chaleur égale du corps, boissons chaudes, au besoin, remèdes indifférents, purgatifs légers, alimentation modérée. Contre les complic. possibles, traitement proport. à appliquer. Isoler les enfants sains.

1708. *Émuls. ord*....   70 *gr.*
   Teint. laud. simp.   2 à 5 *gtes*
   Par heure, 1 cuill. à enfant.

1709. *Poud. de Dower.*   0 *gr.* 10
   Sucre blanc.......   0 *gr.* 15
   Faire 5 cachets semblables; à prendre 1 mat., midi et soir.

1710. *Déc. rac. ipéca.*   70 *gr.*
   Extr. aq. opium...   0 *gr.* 20
   Liq. amm. anisé...   20 *gtes*
   Sir. simple........   30 *gr.*
   Par heure, 1 cuill. à bouche.

1711. *Codéine pure*..   0 *gr.* 007
   à................   0 *gr.* 010
   Sucre blanc.......   0 *gr.* 15
   Faire 5 cachets semblables; à prendre 1 trois fois par jour.

1712. *Extr. jusquiame.*   0 *gr.* 05
   Eau distillée......   80 *gr.*
   Sirop simple......   20 *gr.*
   Toutes les 2 heures, 1 cuillerée pour enfant.

1713. *Chl. morphine.*   0 *gr.* 10
   Eau laurier-cerise..   10 *gr.*
   Chaque fois, 5 gouttes sur sucre (plusieurs fois par jour).

SARCOMPHALUS (Fongosités de l'ombilic).

Cautériser une ou deux fois au nitrate d'argent ou employer

1714. *Acide salicylique*   5 *gr.*
   Poudre de riz......   10 *gr.*
   Poudre à saupoudrer.
   Dans le développement aigu, nouer au fil de soie. Le lendemain pas de bain.

SAIGNEMENT DE NEZ. Voir

Epistaxis.

SALIVATION. Voir *Stomatite*

mercurielle.

SCARLATINE.

Traitement symptomatique. En tous cas, repos au lit jusqu'après les processus de desquamation, aérer la chambre du malade. Température 18°. Isoler les gens sains ; quinine et acide salicylique. Contre la fièvre, boissons acidulées. Contre la fièvre intense, compresses de glace sur la tête, hydroth. dans certains cas : diète des fiévreux (viande pas avant la fin du 1er mois). Soigner les selles. Inspecter la gorge. Examiner les urines tous les jours (albumine). En cas de néphrite avec hydropisie (urémie, anurie), injections hypodermiques de pilocarpine, environ 0 *gr.* 001 par jour à 0 *gr.* 002 par jour suivant l'âge de l'enfant. Bains chauds, Gresshubler avec lait. Radein, Salvator.

1715. *Sulfate quin..*   0 gr. 05
    à............... 0 *gr.* 25
    Sucre blanc....... 0 *gr.* 50
    Poudre, à prendre le soir.

1716. *Salicyl. soude.* 0 *gr.* 25
    Faire 10 cachets semblables ; à prendre 1 chaque 2 heures (jusqu'à abaissement de la température).

1717. *Ac. sulf. dilué.* 0 gr.15
    Eau distillée....... 80 *gr.*
    Sirop Rubus Idæa.. 20 *gr.*
    Par cuillerées à soupe.

1718. *Extr. acide de
    Haller.........* 0 *gr.* 35
    Sir. de Rubus Idæa. 35 *gr.*
    Ajouter une cuillerée à café aux boissons.

1719. *Mixt. huileuse.* 70 *gr.*
    Teinture belladone. 5 *gout.*
    A prendre dans les 24 heures.

1720. *Chlorhyd. pilocarpine...........* 0gr.015
    Eau distillée....... 10 *gr.*
    Injections hypodermiques (chez les petits enfants, injecter un tiers de seringue, et les grands une demi à trois quarts ou toute une seringue). Contre l'hydropisie, après scarlatine, comme diurétiques efficaces :

1721. *Blattes orientales.* 0gr.15
    Faire 10 cachets semblables ; à prendre 1 toutes les 2 heures.

SCIATIQUE.

Envisager la genèse. En cas de constipation : purgatifs, bains de vapeur, révulsifs locaux, frictions d'ichthyol, massage, électricité, pointes de feu. Dans les cas incurables, injections sous-cutanées de morphine. Souvent acide salicylique et iode. Pulvérisation au chl. de méthyle.

1722. *Opodeldoch ...* 35 *gr.*
    Extr. op. aq....... 5 *gr.*
    Matin et soir frictions.

1723. *Vératrine.....* 0 *gr.*10
    Vaseline.......... 20 *gr.*
    En frictions.

1724. *Teint. iode....* 15 *gr.*
    En badigeonnage.

1725. *Iodure de potassium.........* 3 *gr.*
    Eau distillée....... 70 *gr.*
    Sirop simple....... 30 *gr.*
    Matin, midi et soir 1 cuillerée à bouche.

1726. *Acide salicyl...* 0 *gr.* 35
    Faire 10 cachets semblables ; à prendre un toutes les 1 à 2 heures.

1727. *Salicyl. soude..* 0 *gr.* 35
    Faire 10 cachets semblables ; à prendre toutes les 1 à 2 heures.

1728. *Essence téré-*
    benthine rectifiée.   5 gr.
  Carb. magnésie....   q. s.
  Pour faire 50 pilules ; à pren-
dre 5 matin et soir.

1729. *Essence térében-*
    thine...........   3 gr.
  Miel purifié.......   35 gr.
  Matin et soir, une cuillerée à
café.

SCLERŒME.

  Cautériser jusqu'à obtention
d'une blessure nettement purulente. Employer alors une eau
de pansement, onguent ou emplâtre, pour cicatriser, nettoyer
le pansement en conséquence.
Contre l'inflammation ou gonflement œdémateux avec infiltration de la région compresses
froides, traitement simultané des
complications (Voy. *Syphilis*).

1730. *Sulf. cuivre....*   1   gr.
  Eau distillée........   10   gr.
  Pour badigeonnage (dans les
ulcérations diphtéritiques fortement purulentes et présentant
une mauvaise couleur).

1731. *Subl. corr......*   0 gr. 15
  Eau distillée.......⎫
  Alcool de vin conc..⎭ãã 15 gr.
  Pour badigeonnage.

1732. *Sulf. cuivre...*   0 gr. 15
  Lanoline..........   10 gr.
  Ong. émoll........   5 gr.
  En pommade.

1733. *Chlor. potasse.*   1   gr.
  Eau distillée.......   20   gr.
  Usage externe.

1734. *Chlorhyd. zinc.*   1   gr.
  Eau distillée.......   150   gr.
  Usage externe.

1735. *Subl. corrosif.*   0 gr. 10
  Eau distillée   100   gr.
  Eau pour pansement.

1736. *Phénol........*   1   gr.
  Eau distillée.......   100   gr.
  Eau pour pansement.

1737. *Thymol......*   1   gr.
  Eau distillée chaude.   100   gr.
  Usage externe.

1738. *Iodoforme pulv.*   10 gr.
  Essence bergam....   10 gout.
  Pour saupoudrer.

1739. *Empl. merc.*⎫
  Empl. au savon....⎭ãã 15 gr.
  Etendre sur un linge.
  Emplâtre gris.

  De même :
  Empl. au mercure d'Unna.

1740. *Merc. précip.*
    rouge..........   0 gr. 05
  Vaseline ....   15 gr.
  Pommade (la porter directe-
ment et recouvrir d'une toile).

1741. *Plâtre pur....*   20 gr.
  Poix liquide.......   2 gr.
  Poudre à saupoudrer.

SCORBUT.

  Tenir compte de la pathogénie, donner de l'air pur,
habitat. sèche, nourriture correspondante (fruits, lég. verts),
acides, vins. En cas graves,
cure de lait absolue. Contre les
ecchymoses, infiltrations : compresses de vinaigre ou de plomb.

1742. *Déc. de malt*
    avec pin........   150 gr.
  Levure de bière....⎫
  Oxymel de Scille...⎭ãã 15 gr.
  Par heure, 1 cuillerée à bou-
che.

1743. *Déc. écorce de*
    Pérou........   115 gr.
  Elixir acide de
    Haller..........   0 gr. 15
  Sir. de Capillus Ve-
    neris...........   15 gr.

Par heure, 1 cuillerée à bouche.

1744. *Rac. d'Armoracia* .... 2 *gr.*
Cochléaire récente.
Cresson récent ..... }
Feuilles de trèfle ... } āā 1 *gr.*
Sem. de moutarde .)
Chlorhyd. ammon. .. 0 *gr.* 50
Alcool de cochléaire. 10 *gr.*
Vin blanc .... 200 *gr.*

Macérer pendant 10 jours, puis filtrer ; un demi à un verre de vin deux à trois fois par jour (vin antiscorbutique).

1745. *Nitrate pot* .... 2 *gr.*
Eau distillée ...... 120 *gr.*
Sir. de Rubus Idæa. 30 *gr.*

Toutes les 2 heures, 1 cuillerée à bouche.

1746. *Teint. quinq. comp* .... 200 *gr.*
Teint. orange ..... 50 *gr.*

Quatre fois par jour. 1 cuillerée à bouche.

1747. *Permang. pot.* 3 *gr.*
Eau distillée ...... 150 *gr.*

Eau dentifrice (à diluer).

1748. *Ac. salicyl* ..... 3 *gr.*
Eau distillée avec un peu d'alcool de vin. 350 *gr.*

Eau dentifrice.

1749. *Teint. ratanh..* 10 *gr.*
Eau distillée .... 150 *gr.*

Eau dentifrice.

1750. *Ac. chlorhydrique dilué* ..... 1 *gr.*
Miel rosat .... 100 *gr.*

Comme précédemment.

1751. *Teint. ratanh.*)
Teinture de noix de } āā 1 *gr.*
galle ....)

Pour badigeonnage des gencives.

1752. *Feuilles de sauge.* 35 *gr.*

En thé (verser comme eau dentifrice).

1753. *Eau hémost.* .... 35 *gr.*
Alun pulv .... 10 *gr.*

Pour badigeonnage.

SCROFULOSE.

Avant tout, nutrition méthodique. Repas absolument régulier, lait, œufs, bouillon, viandes (rôties) faciles à digérer, aucun farineux (pomme de terre, ni pain). Air frais dans l'habitation et chambre à coucher. Mouvements au grand air, campagne. Bains salins (extrait de boue de Mattoni), Hall, Lipik, Creuznach. Traiter les tumeurs, caries, ophtalmies, suppurations suivant les règles spéciales et avec des médicaments internes.

1754. *Huile de foie de morue* .... 350 *gr.*

En cuillerée à café ou à bouche.

1755. *Carb. de fer*)
Sucre blanc .... } āā 10 *gr.*

Une pincée matin et soir.

1756. *Lactate de fer.*)
Poud. rac. de rhub. } āā 0 gr. 05
de Chine ....)
Sucre blanc .... 0 *gr.* 15

Faire 10 cachets semblables ; à prendre 1 matin et soir.

1757. *Sirop d'iodure de fer* .... 100 *gr.*
Sir. éc. or .... 200 *gr.*

Matin et soir, 1 cuillerée à café.

1758. *Teint. amère* .. 10 *gr.*
Teint. de malate de fer .... 5 *gr.*

15 gouttes avant chaque repas.

1759. *Sulf. quinine*.. 1 *gr.*
  Carb. de fer sucré. 10 *gr.*
  Sucre blanc........ 20 *gr.*
  Matin et soir une pincée.

1760. *Iodoforme*..... o*gr.*25
  Huile foie de morue. 250 *gr.*
  Essence d'anis..... o *gr.* 35
  Une cuillerée à bouche 3 fois par jour.

1761. *Iodoforme*.....}
  Extr. de rac. de}ãã o g. o3
  gentiane.........}
  Rac. de gent...... *q. s.*
  Pour une pilule ; N° 10 ; trois à 4 fois par jour.

SEBORRHÉE.

Éliminer les pigments après amollissements à l'huile, laver au savon glycériné, eau de savon, ou opodeldoch. Graisser et laver aux médicaments suivants jusqu'à cessation des formations. Tenir compte de l'état général. Préparations ferrugineuses, solution de Fowler.

1762. *Cire blanche*...}ãã 5 *gr.*
  Paraffine..........}
  Liquéfier. Ajouter :
  Huile d'amandes... 20 *gr.*
  Acide borique...... 2 *gr.*
  Pommade (avant l'emploi, mettre dans bain-marie).

1763. *Spermacetine*..}ãã 10 *gr.*
  Huile d'olive ......}
  Pommade.

1764. *Oxyde de zinc.* 5 *gr.*
  Vaseline .... 55 *gr.*
  Pommade.

1765. *Carb. de plomb.* 3 *gr.*
  Ong. émoll........ 35 *gr.*
  Pommade.

1766. *Phénol*........ 1 *gr.*
  Alcool de vin de
  France.......... 70 *gr.*
  Pour lavages.

1767. *Savon vert*.... 35 *gr.*
  Alcool de vin conc. 15 *gr.*
  Alcool de lavande.. 5 *gr.*
  Pour frictions.

1768. *Ac. salicyl.* ... 2 *gr.*
  Eau distillée....... 200 *gr.*
  Pour lavages.

1769. *Teint. benjoin.* 5 *gr.*
  Alcool de vin de
  France........... 100 *gr.*
  Pour lavages.

1770. *Phénol*........ 1 *gr.*
  Baume du Pérou...}ãã 3 *gr.*
  Alcool de lavande..}
  A. de vin de France 140 *gr.*
  Pour lavages.

1771. *Pyrogallol*..... o*gr.*15
  Onguent simple.... 15 *gr.*
  Pommade (dans les souffrances invétérées, au début du traitement, chaque jour pendant une semaine).

SEPSIE. Voir *Pyémie.*

SPASME DE LA GLOTTE.

Laryngisme stridulent, crampes de la glotte. Voir *Laryngospasme.*

SPERMATORRHÉE.

Déterminer la genèse et au besoin la combattre (neurasthénie, onanisme, convalescence, processus inflammatoire local, uréthrite postérieure, prostite). Éviter les excitants sexuels, hydroth. Électricité psychrophore de Winternitz, diète sans irritants. Nourriture modérée le soir. Changement d'air, voir état général, administrer des fortifiants, fer quinine.

1772. *Lupulin pur*...   0 gr. 05
  Camphre..........   0 gr. 05
  Sucre blanc.......   0 gr. 15

Faire 10 cachets semblables; à prendre 1 matin et soir.

1773. *Camphre mono-
  bromé*..........   0 gr. 20

Faire 10 cachets semblables; à prendre 3 à 4 par jour. Il est aussi recommandé, atropine (0 gr. 05 sur 10) le soir 1 gout. à l'intérieur.

1774. *Brom. pot*....   1 gr. 50
  Lupulin..........⎰ãã 0 gr. 15
  Camphre..........⎱

Faire 10 cachets semblables; à prendre 1 matin et soir.

1775. *Brom. sodium*.   20 gr.

Faire 20 cachets; à prendre 1 matin et soir.

1776. *Ergot. Bonjean*.   0 gr. 10
  Sucre blanc.......   0 gr. 20

Faire 10 cachets semblables; à prendre 3 à 4 fois par jour.

SPINA BIFIDA.

On recommande d'éliminer le liquide des tumeurs herniaires logées sur les parties défect. de la colonne vertéb. au moyen de la seringue de Pravaz ou autres instrum. aspirat. Ensuite poser une compresse. Injection de teinture d'iode. Extirpation avec précautions antiseptiques.

STÉNOCARDIE.

Déterminer la cause et traiter en conséquence. Pendant l'accès, frict. la région du cœur, les art. supérieurs avec alcool sinapisé, huile de moutarde, en général révulsifs. Ensuite inject. hypod. de codéine, exalgine nitr. d'amidon, antispasmod. interne, dans les intervalles, ablutions froides, changement d'air. Régler les occupations, la nutrition, les selles. Contre les battements de cœur nerveux, poudre effervescente ou eau sucrée suffisent parfois (Marienbad, Kissingen), iod. de pot. interne comme préventif.

1777. *Nitrate d'amyle*.   3 gr.
  Essence fenouil....   5 gr.

Intérieur 3 à 6 à 9 gouttes au commencement de l'accès.

1778. *Phosph. codéine*.   0 gr. 35
  Eau distillée......   10 gr.
  Phénol............   0 gr. 01

Injections 1 à 2 seringues.

1779. *Teint. valér*...   3 gr.
  Teint. castoreum..   1 gr.

10 gout. chaque quart d'heure.

1780. *E. laur.-cerise*.   10 gr.
  Chlorhyd. morph..   0 gr. 10
Gouttes.

1781. *Ether sulf*.....   15 gr.

Pour respirer (verser quelques gouttes sur une toile, et maintenir pendant l'évaporation près du nez).

1782. *E. laur.-cerise*.   10 gr.
  Teint. Ipéca.......   1 gr.
  Liq. ammon. anis.   0 gr. 10

Toutes les 10 minutes 10 à 12 gouttes.

1783. *Sol. alcool. de
  nitro - glycérine*
  0 gr. 02 p. 100..   20 gout.
  Eau distillée......   140 gr.

3 fois par jour, 1 cuillerée à bouche (prudence !).

1784. *Nitrate soude*..   3 gr.
  Eau distillée.......   110 gr.

3 à 4 cuillerées à bouche par jour.

1785. *Exalgine*...... 1 *gr.*
Dissoudre dans
Alcool de menthe.. 3 *gr.*
Ajouter :
Eau distillée...... 80 *gr.*
Sirop fleur or...... 20 *gr.*
Matin et soir, 1 cuillerée à bouche.

1786. *Fleurs de zinc*. 0 *gr.* 05
Sucre blanc........ 0 *gr.* 20
Faire 10 cachets semblables ; à prendre 1 matin, midi et soir.

1787. *Oxyde zinc*.... 0 *gr.*03
Sucre blanc........ 0 *gr.* 15
Faire 5 cachets semblables ; à prendre 1 matin, midi et soir.

STOMATITE ULCÉREUSE MERCURIELLE.

Lavages fréq. et complets de la bouche, de préfér. avec un appareil. Mets mous, vin, lait. Dans la stom. mercurielle, éliminer le mercure.

1788. *Chlorate potasse*............ 3 *gr.*
Eau distillée....... 300 *gr.*
Eau dentifrice.

1789. *Acide salicyl*... 3 *gr.*
Eau distillée ...... 300 *gr.*
Eau dentifrice.

1790. *Acide thymique*. 0 g.010
Acide benzoïque.... 0 *gr.* 20
Teint. eucalyptus .. 1 *gr.*
Bichlor. de mercure. 0 *gr.*05
Alcool............ 7 *gr.*
Essence de menthe.. 0 *gr.*05
(En gouttes dans 1 verre d'eau jusqu'à trouble distinct de celleci. Eau dent.). Contre-indiqué dans stomatite mercurielle.

1791. *Phénol*........ 2 *gr.*
Eau distillée...... 200 *gr.*
Pour eau dentifrice.

Acide phénique .... 1 *gr.*
Eau distillée...... 200 *gr.*
Eau dentifrice.

1792. *Borax*........ 2 *gr.*
Eau distillée....... 100 *gr.*
Eau dentifrice.

1793. *Teint. opium simple*........... 3 *gr.*
Eau distillée....... 350 *gr.*
Eau dentifrice.

1794. *Teint. ratanhia.* / *Teint. noix de galles.* } ãã 3 *gr.*
Badigeonnage de la gencive.

1795. *Teint. spilanthus* .... 0 *gr.* 35
Teint. noix de galles. 7 *gr.*
Teint. laudan...... 3 *gr.*
Pour badigeonnage.

1796. *Poud. de charbon de tilleul*..... 15 *gr.*
Poudre dentifrice.

1797. *Sozoiodol* ..... 3 *gr.*
Eau distillée....... 70 *gr.*
Pour badigeonnage.

1798. *Ac. thimique*.. 0 *gr.*005
Eau distillée....... 20 *gr.*
Pour badigeonnage.

1799. *Chlorate pot*... 2 *gr.*
Eau distillée....... 100 *gr.*
Toutes les 2 heures, 1 cuillerée à bouche.

1800. *Permang. pot.* 0 *gr.* 10
Eau distillée...... 20 *gr.*
Pour badigeonnage des parties de la muqueuse affectée.

1801. *Nitrate argent.* 0 *gr.* 10
Eau distillée....... 20 *gr.*
Comme précédent.

SUDATION.

Saupoudrer d'amidon, graines de lycopode ou alun pulvérisé.

Tout autre médicament superflu.
Révulsifs nuisibles.

SYKOSIS.

Amollir les pigments avec de la graisse et les éliminer. Lavage au savon noir et opodeldoch. Raser et épiler tous les jours. Couvrir la peau d'onguent. Curetage recommandé.

1802. *Ong. diachyl.* 20 *gr.*
Etendre 1 pincée sur une toile et l'appliquer pendant la nuit.

1803. *Merc. précip.*
    blanc .... 1 *gr.*
    Lanoline .... 10 *gr.*
    Vaseline .... 20 *gr.*
Pommade. Comme précédent.

1804. *Merc. précip.*
    rouge .... 0 *gr.* 35
    Ong. émollient ..... 15 *gr.*
Pommade (dans sykosis de la muqueuse nasale).

1805. *Oxyde zinc* .... 1 *gr.*
    Vaseline .... 20 *gr.*
Pommade (contre la rougeur persistante).

1806. *Résorc. très pure.* 3 *gr.*
    Vaseline blanche .... 35 *gr.*
    Poudre de riz ...... }
    Oxyde de zinc ..... } ãã 10 *gr.*
Faire pâte, à frictionner 2 à 3 fois par semaine.

1807. *Ong. diachylon.* 20 *gr.*
    Ong. mercuriel .... 5 *gr.*
Pommade.

1808. *Chlorhyd. d'hy-*
    droxylamine ..... 0 *gr.* 05
    Alcool de vin ...... }
    Glycérine .... } ãã 35 *gr.*
Badigeonnage.

1809. *Tannin* .... 3 *gr.*
    Lait de soufre ..... 5 *gr.*
    Oxyde de zinc blanc. }
    Amidon .... } ãã 10 *gr.*
    Vaseline jaune .... 35 *gr.*

Pomm. à frict. matin et soir et maintenir la nuit par un bandage.

SYPHILIS CONGÉNITALE.

Si possible, lait de la mère ou lait de nourrice (prévenir la nourrice du risque d'infection). Sinon, nourrit. fortif., soins absolus, propreté surtout de la bouche, des organes génitaux et de l'anus. Traitement local aussi urgent que pour la syphilis ordinaire. Risque d'inf. pour l'entourage, au besoin soigner les parents.

1810. *Calomel* .... 0 *gr.* 10
    Sucre blanc .... 0 *gr.* 7
Faire 15 cachets semblables; à prendre 1 matin et soir.

1811. *Protoiodure de*
    mercure .... 0 *gr.* 01
    Sucre blanc .... 0 *gr.* 7
Faire 15 cachets semblables; à prendre 1 matin et soir.

1812. *Oxydule de fer.* 0 *gr.* 20
    Sucre blanc .... 0 *gr.* 20
Faire 10 cachets semblables; à prendre 1 matin et soir.

1813. *Calomel* ...... 0 *gr.* 10
    Carb. de fer sucré. 0 *gr.* 35
    Sucre blanc. ...... 0 *gr.* 7
Faire 15 cachets semblables; à prendre 1 matin et soir.

1814. *Subl. corrosif.* 0 *gr.* 05
    Eau distillée .... 70 *gr.*
1 cuill. à café après le repas (prudence).

Chez les enfants de 1 à 2 ans, traitement aux frict. à fréquentes intermitt. avec précautions voulues.

1815. *Ong. mercuriel.* }
    Ong. émoll. .... } ãã 5 *gr.*
Faire 10 cartouches; pour 5 jours (chaque jour employer 2 cartouches).

1816. *Subl. corr.*..... 3 *gr.*
 Sel ammoniac...... 2 *gr.*
 Eau distillée....... 70 *gr.*
 Ajouter à 3 bains.

1817. *Subl. corrosif.* o *gr.* o5
 Eau distillée....... 15 *gr.*
 Pour badigeonner.

Contre les papules à la muqueuse de la bouche ou rhagades à l'angle buccal, ou aux narines emplâtre gris ou :

1818. *Merc. précip.*
 rouge............ o *gr.* 5o
 Ong. émoll......... 10 *gr.*
 Pommade.

SYPHILIS GÉNÉRALE.

A. 1ʳᵉ année.

I. Période primaire. *a)* Erosions suspectes. Partant du principe que toute érosion des organes génitaux contractée dans le coït adultérin est suspecte, d'autant qu'il y aurait d'autres motifs à suspicion, on doit, si elle se produit dans les 48 heures qui suivent le coït, les cautériser énergiquement au moyen des acides minéraux concentrés, de Pacquelin, solut. subl. de 1 sur 10 alcool, pour traiter ensuite les eschares par voie chirurgicale.

b) Tumeurs. L'induration, l'œdème multiple des glandes ne se développant que dans les 3 semaines postérieures au coït, le diagnostic des affections initiales de la syphilis n'est possible qu'à ce moment. Les tumeurs apparaissant rapidement après le coït sont à traiter localement. Le chancre mou étant rare, faire envisager au client la possibilité de syphilis. Traitem. local : iodof. en poudre, onguent : 1 sur 10 de vaseline. Solution : 1 sur 10 éther sulf. 2 f. par j. (voir *Ulcus contagios*).

c) Affection syphil. initiale. Excision où elle est possible, mais sans promettre au patient qu'elle exclut les accid. secondaires : Traitem. local exige deux directions : 1º Désagrégation de la tumeur : arrêter la désagrégation ; 2º Induration : la porter à la résorption. 1º iodoforme, ong. de merc. précip. rouge (o gr.o35 sur 10 de vasel.), sulfate de cuivre (1 sur 20 de vas.), iod. de pot. pansem. iodé (0,25 sur 5o eau) ; 2º emplâtre gris, onguent gris.

d) Traitement général. L'application de la thérap. antisyph. dès le début n'est pas recommandée, car elle ne supprime pas, mais retarde simplement les accidents secondaires. Par exception: Traitement mercuriel, frictions ou injections intramusculaire de calomel (o gr. oo7 sur o gr. o7 d'huile d'olives 1 fois par semaine dans la peau dorsale). Dans les affections initiales étendues, gangreneuses et phagédéniques ou compliquées de phimosis ou paraphimosis, traitement iodé de l'adénite. Comme il s'agit ici généralement de complication scrofuleuse, le sirop de iodure de fer est préférable à l'iodure de potassium (3 sur 100 gr. 5 d'eau dist., 3 cuillerées à bouche par jour), huile de foie de morue iodée. Repos ensuite. Frictions d'onguents iodés, teinture d'iode, onguent gris sur les glandes, nourriture fortif.

e) Hygiène. Traitement, élimination de toutes les parties de moindre résistance qui seraient atteintes d'efflorescences plus intenses dans la période secondaire, telles que stomatite, séborrhée et chute des cheveux, éruptions surtout aux organes génitaux et à l'anus, hyperhidrosis des pieds. Éliminer les dents cariées, régime fortifiant, élimination de tout trouble digestif, gastrite, constipation habituelle. Chez les anémiques : fer, quinine, eaux et bains ferrugineux. Chez les nerveux, traitement hydroth. modéré.

II. Période d'éruption. Contre les troubles nerveux, algies des nerfs, des articulations, périoste, insomnie : Prép. iodées, iod. de pot., iodat. de soude.

Le mieux en solution, 2 à 4 cuillerées à bouche par jour dans 1 décilitre de lait ou en pilules avec extr. de belladone.

1819. *Iod. pot.*....... 5 *gr.*
Ext. belladone..... 0 *gr.*10
Poudre............. *q. s.*
Pour 50 pilules ; à prendre 5 p. j.

L'addition de lait ou de belladone neutralise ou tempère l'iodisme.

Pour faciliter l'éruption de l'exanthème et l'hygiène de la peau : bains de vapeur assidus et s'envelopper de linges chauds mouillés.

III. Période secondaire. Attendre les éruptions abondantes pour appliquer le traitement général. On recommande le traitem. Fournier chronique intermittent au lieu du traitem. symptomatique. Au début : administration de mercure et d'iodure, longue, durable, intermittente, avec des pauses de plusieurs semaines chaque fois. Le schema est provisoirement le suivant :

a) Le premier exanthème se traitera au mercure.

Formes légères : syphilis maculée ou papuleuse accompagnée de papules muqueuses à la bouche, aux organes génitaux ou anus. L'administration interne est alors suffisante.

1820. *Tann. mercure*
    oxydulé.........⎱ãã 2 *gr.*
    Sucre blanc.......⎰
Pour faire 30 cachets ; à prendre 3 par jour.

1821. *Protoiodure de*
    mercure......... 0 *gr.* 01
Extr. opium....... 0 *gr.* 01
Poud. et extr. acorus. *q. s.*
Pour 1 pilule ; n° 20 ; à prendre 3 par jour.

1822. *Subl. corrosif.* 0 *gr.* 05
Alcool de vin conc... 70 *gr.*
2 cuillerées à café par jour avec lait ou vin rouge.

Formes graves : Elles sont plus opiniâtres lorsqu'elles sont maculées et papuleuses, mais qu'elles ne sont pas suivies de plaques muqueuses ou accompagnées en outre de psoriasis de la paume des mains et de la plante des pieds. Elles résistent alors longtemps à un traitement interne. À ce moment, s'impose un traitement énergique au mercure aux frictions, et injections de calomel.

1823. *Ong. mercuriel.* 2 *gr.* à
                3 *gr.* 50
Faire 20 cartouches semblables.

Ces doses doivent être prises en friction. Le 1er matin sur le bas des deux cuisses, le 2e sur le haut, le 3e les 2 côtés du thorax, le 4e ceux du dos, le 5e les bras, le tout divisé en petites parties. Ne pas frictionner le soir, la transpiration du lit faisant trop réexsuder d'onguent. Le 6e matin prendre un bain au savon. Le 7e jour reprendre la série.

1824. *Calomel vap. pur.* 3 *gr.*
Huile d'olives...... 35 *gr.*

1825. *Salicyl. mercure.* 3 *gr.*
Huile de paraffine. 35 *gr.*

1 fois par semaine, injecter 1 centimètre au moyen d'une seringue de Pravaz, munie d'une longue canule, profondément dans la musculature.

Effet rapide, phénomènes accessoires peu importants.

L'hygiène de la bouche est à considérer tout spécialement dans l'administration du mercure par voie interne cutanée ou hypodermique. Tous les aliments ou boissons irritant les muqueuses, et même le fumer doivent être proscrits. Employer simultanément et assidument : chlorate ou hypermang. de potasse, acide phénique ou salicylique. Poudre dentifrice et teinture (teinture de galle, ratanhia) Voir aussi *Stomatite.*

Régler l'hygiène et la diète, séjour en plein air, pas trop froid ni trop vif, peu de mouvements, repos intellectuel, nourriture fortifiante et fade.

Ce premier traitement peut très bien, si le temps et les circonst. s'y prêtent, être suivi d'une cure dans une ville d'eaux : Hall, Luhatschowitz, Darkau, Wiesbaden, Kreuznach, Iwonicz, Rabka, Rymar, Uriage, Aix-les-Bains.

On combinera alors l'administration du mercure interne, cutané ou hypodermique avec l'usage des bains d'iode.

Ce premier traitement au mercure se continue jusqu'à disparition de tout phénomène syphilitique et environ 4 à 6 semaines au delà.

Ensuite viendra pendant 4 semaines environ l'administration d'iodure de potass., iodure de sodium ou au besoin d'une eau minérale iodée et des bains iodés. Les doses d'iode ne seront pas trop grandes. En moyenne 0 gr. 35 à 0 gr. 7 iodure de pot. par jour sont suffisants.

Après, survient un intervalle d'environ 1 mois. On peut le remplir si nécessaire, par un traitement fortifiant, séjour à la campagne, fer interne ou bains ferrugineux, traitement hydrothérap. modérée.

b) Après un repos d'un mois, fait vers le sixième mois après l'infection, date où la première récidive intervient d'habitude, on reprendra le traitement mercuriel modéré, administr. de tannin mercuriel, sublimé ou protoiodure pendant 1 mois environ. Pendant tout le mois suivant, usage d'iode. Le troisième mois, repos, au bout duquel la série recommence. Ce traitement sera appliqué sans égard à l'apparition ou non-apparition de récidive. Au bout de la première année surtout coupée de plusieurs récidives, il est opportun de procéder à un traitement mercuriel énergique, soit par frictions ou injections intramusculaires auquel succède pendant un mois l'usage de d'iode.

Le schema de la thérapie de la première année est donc :

1e Mois ⎱
2o — ⎰ Traitement local des affections initiales.
3e — Traitement général au mercure (frict., inject.).
4o — Iodures.

5° Mois. Repos.
6ª — Mercure interne (trait. accessoire).
7ª — Iodure.
8ᵉ — Repos.
9ᵉ — Mercure interne (traitement accessoire).
10ᵉ — Iodure.
11⁰ — Repos.
12⁰ — Traitement général au mercure (frict., inject.).

c) **Récidives.** Les phénomènes localisés apparaissent de préférence sous forme de récidives (papules muqueuses ou psoriasis de la paume de la main et de la plante des pieds) ceux qui s'associent au premier exanthème sont sujets au traitement local. Ceux-ci seront traités par cautérisation au nitrate d'argent ou au sublimé 1 sur 20 alcool, ceux-là par couverture ou frictions à l'emplâtre gris, onguent gris.

Les récidives qui se présentent peut-être, pendant les mois de repos de la première année seront traitées localement, et n'impliquent aucune interruption au roulement. Les récidives graves comme l'iritis, chlorioi-ditis, phénom. cérébraux nécessitent un traitement énergique au mercure, le plus souvent des frictions. Contre les fièvres, douleurs semblables à celles de l'arthrite et périostite syphilitiques, employer de fortes doses d'iod. de pot. ou de sodium 2 gr. à 8 gr. par jour.

B. Deuxième année.

Si la syphilis a été grave et les récidives fréquentes pendant la première année, il faut s'en tenir au roulement de la première année. Dans le cas contraire, si une amélioration se produit de façon à permettre une alternance de traitement et de pause, le schema sera :

13ᵉ Mois Iodure comme terme du douzième mois.
14ᵉ — Repos.
15ᵉ — Mercure interne (traitement accessoire).
16ᵉ — Repos.
17⁰ — Iodure.
18ᵉ — Repos.
19ᵉ — Mercure interne (traitement accessoire).
20⁰ — Repos.
21ᵉ — Iodure.
22⁰ — Repos.
23ᵉ — Mercure traitement général (frict. inject.).
24ᵉ — Iodure.

Le même traitement sera continué au besoin dans la troisième et quatrième année. L'indication à suivre pour suspendre le traitement est la non-apparition de toute récidive pendant au moins 6 mois ou 1 an. Les récidives seront traitées suivant les formules précitées.

Il est bien entendu que l'on peut suivant l'opportunité appliquer un des mois de repos à un traitement fortifiant, vacances (cure d'air ou hydrothérapique). De même, le traitem. général ou la période des traitements à l'iodure peuvent être suivis dans une ville d'eau. Tout traitement général au mercure se complète par le traitement ioduré qui lui succède.

d) Le mariage ne sera permis au patient qu'après la troisième année au moins qui suivra l'infection et un an au moins après le dernier phénomène syphilitique ; malgré tout, il faudra encore assez juste avant le mariage exiger un traitement mercuriel (frictions. injections) suivi d'usage d'iodure.

Formes très graves. Exanthème pustuleux, précoce et ulcéreux, formes galopantes. Elles exigent un régime fortifiant par excellence : arsenic, fer, source Guber, Romegno, Lerico, décoction de Zittmann. Conduire le traitement général comme dans les formes graves. N'aborder le mercure que prudemment et par petites doses, mais toujours régime fortifiant. En cas de danger administrer simultanément et non successivement le mercure et l'iodure. S'abstenir de mercure interne en cas de danger de gastrite pouvant en résulter. Donc n'effectuer le traitement mercuriel général dans la première et deuxième année qu'à des distances de 4 à 6 mois avec usage d'iodure simultané ou successif.

IV. Formes tertiaires. Traitement symptomatique. Traiter les formes anodines à l'iodure, les formes graves au mercure et les formes dangereuses aux deux simultanés. Doses modérées, tirer plutôt le traitement en longueur et répéter 1 ou 2 fois au bout de 2 ou 3 mois même sans nouveaux symptômes. Dans les formes ulcéreuses, décoction de Zittmann. Si les accidents secondaires et tertiaires ont été précédés de plusieurs traite-ments mercuriels généraux : bains sulfureux d'Aix-la-Chapelle, de Cauterets, Baden. Traitement local : chirurgical ou aux préparations iodurées et mercurielles. Régime fortifiant, d'après Finger.

TABES DORSALIS.

Au début de l'affection repos au lit, au moins, interdiction de grands efforts et travaux, ainsi que d'émotions. Interne : médicaments ferrugineux. Ensuite bains, traitement hydrothérapique. Tube dorsal de Chapmann. Electricité, contre les douleurs : narcotiques. Récemment : suspension au moyen de l'appareil Tayre. Traiter la syphilis.

1826. *Brom. pot*......   3 *gr.*
Eau distillée........   100 *gr.*
Sir. éc. or..........   35 *gr.*

Matin, midi et soir 1 cuillerée à bouche, surtout dans les états nerveux.

1827. *Phosph. arg*...   0 *gr.* 05
P. et extr. r. Acorus.   *q. s.*

Pour faire 20 à 25 pilules ; à prendre 1 à 2 par jour.

1828. *Nitr. arg*.....   0 *gr.* 50
Argile blanche.....   *q. s.*

Pour faire 100 pilules ; à prendre 1 à 2 par jour.

1829. *Chlorure argent.*   0 *gr.* 25
Hyposulf. soude....   1 *gr.*
Eau distillée......   10 *gr.*

Injections hypodermiques de une demi à 1 seringue.

1830. *Camphre*......   0 *gr.* 10
Sucre blanc........   0 *gr.* 15

Faire 10 cachets semblables ; à prendre 1 matin et soir, notamment contre les pollutions.

1831. *Sol. ars. Fowler.* 5 gr.
  Eau de cannelle.... 15 gr.

Matin et soir 10 à 20 gouttes.

TENIA.

La veille du traitement purgatif léger et une tasse de thé ou bouillon. Le lendemain matin, après un peu de café ou de thé, on administre le médicam. Deux heures après huile de ricin et autres, à moins qu'une selle ne se soit produite.

Chez les enfants petits ou déprimés, ne pas traiter le tenia. Chez les grands enfants, dont l'état général est satisfaisant et qui n'ont pas de disposition pour la diarrhée, administrer les médicaments suivants : la veille du traitement. préparer des selles liquides et n'administrer que du bouillon, que l'on donnera aussi le lendemain après le médicament. S'il est vomi, tenir une deuxième dose prête à administrer.

1832. *Ec. rac. de grenadier* .... 10 gr.
  à .... 30 gr.
  Bicarb. soude...... 0 gr.35

Macérer pendant 24 heures dans

Eau distillée....... 280 gr.

Faire cuire en remuant jusqu'à 140 gr.

Extr. éth. de Foug. mâles .... 0 gr. 35
  Sirop. éc. or...... 40 gr.

Prendre en 3 fois, dans l'espace de 1 heure à 1 et demie.

1833. *Ec. grenadier.* 35 gr.
  Bicarb. soude...... 3 gr.

Macérer pendant 24 heures dans

Eau distillée...... 280 gr.

Faire cuire en remuant jusqu'à 140 gr.

Sirop mannité....... 30 gr.

Prendre chaque demi-heure un tiers.

Pour éviter le goût répugnant, etc., on recommande de vider d'un coup la décoction d'écorce de grenade dans l'estomac au moyen de la sonde œsophagienne (ou tube en caoutchouc), après avoir fait jeûner le patient pendant un jour et avoir vidé l'intestin. Le mieux est d'administrer en capsules ou pilules.

1834. *Ext. d'éc. de rac. de grenadier.....* 15 gr.
  Extr. éth. de filic. mar.............. 5 gr.

Faire 30 capsules, à prendre 8 le matin, puis une tasse de thé.

Ensuite toutes les demi-heures 2 capsules avec thé, bouillon ou eau, de façon à épuiser les capsules en 2 heures 1/2. Si le ver n'est pas expulsé 6 heures après le début du traitement, faire prendre 30 gr. huile de ricin ou 300 gr. eau laxat.

1835. *Extr. éthéré de foug. mâle.......* ãã 7 gr.
  Extr. grenadier....
  Poud. Jalap....... 2 gr.

Faire 70 pilules, à prendre 10 à 20.

15 à 20 pilules le jour de jeûne précédant le traitement. donner le reste le jour du traitement en 2 à 3 heures.

Si un laxatif est nécessaire :

1836. *Eau laxat. viennoise* .... 140 gr.

En lavement.

1837. *Poudre kamala.* 15 gr.
Extr. éth. foug.
mâle .... 3 gr.
En faire 30 cachets ; à prendre 4 chaque quart d'heure.

1838. *Poudre fleurs*
kousso .... 1 gr. 75
Miel .... q. s.
Pour faire électuaire.
Prendre 1 moitié dans l'espace de 1 heure.

1839. *Poud. kamala.* 1 gr. 50
Faire 5 cachets ; à prendre 1 chaque quart d'heure.

1840. *Extr. éth. foug.*
mâle .... 3 gr.
Eau de menthe ..... 100 gr.
Huile ricin .... 20 gr.
Sucre blanc .... 15 gr.
Émulsion. Matin et soir, chaque fois la moitié.

1841. *Extr. éth. foug.*
mâle .... } āā 2 gr.
Poud. de filicis .... }
Conserv. roses ..... q. s.
Pour faire 15 pilules ; à prendre 3 à 4 chaque heure.

1842. *Extr. éth. filic.*
mar .... 2 gr.
En faire 30 cachets ; à prendre 4 chaque quart d'heure.

1843. *Chloroforme* ... } ā̄ 2 gr.
Extr. foug. mâle .. }
Emuls. huile ricin .. 20 gr.
Prendre 24 heures après le jeûne en 2 fois dans l'espace de 1 heure.

1844. *Huile croton* .. 2 gouttes
Chloroforme .... 0 gr. 50
Glycérine .... 20 gr.
Comme plus haut.

1845. *Ec. acacia an-*
thelm. pulv ...... 2 gr. 30

Prendre 3 à 4 heures avant le repas.

1846. *Lact. strontium.* 2 gr.
Eau distillée .... 80 gr.
Glycérine .... 20 gr.
Par jour, 2 cuillerées à bouche pendant 5 jours.

1847. *Extr. éth. filic.*
mar .... 3 gr.
En prendre 3 prises chaque demi-heure en 2 ou 3 fois. (Mettre le médic. dans une cuill. à café avec sucre et l'arroser de quelques gouttes de jus de citron).

1848. *Sulf. pelletié-*
rine .... 0 gr. 50
Tannin pur .... 0 gr. 75
Eau distillée .... 50 gr.
Tænifuge.

1849. *Extr. grenadier.* 2 gr.
Sir. menthe .... 10 gr.
Miel .... q. s.
Pour élect. Chaque tiers, matin, midi et soir.

1850. *Poud. fleurs et*
feuilles Brayera. 2 gr.
Miel .... q. s.
Pour élect. Chaque tiers, matin, midi et soir.

1851. *Extr. éth. filic.*
mar .... 2 gr.
Miel .... q. s.
Pour élect. Chaque tiers, matin, midi et soir.
Les autres médicaments précités sont aussi applicables aux enfants dans des doses plus faibles.

TÉTANOS.

Le plus de repos possible dans l'entourage du malade. Température égale, de préférence fraîche, narcotiques contre les douleurs (hypoderm.). Inhal. de chlorof. Vaporisat. de chlorof. simultaném. avec l'usage interne de chroral hydr. et de morphine (somnolence légère, constante).

Soigner les blessures avec circonspection. Contre le tétanos : narcotiques, nutrition artif. pendant le processus. Récemment, on emploie pilocarpine avec succès. Compresses d'eau très chaude (50 à 55°) sur le derrière de la tête et le long de la colonne vertébr. Chez certains, compresses froides.

La sérumthérapie, d'après la méthode de Behring, donne d'excellents résultats.

1852. *Chloral hydr.* 2 gr.
Eau distillée...... } ãã 40 gr.
Muc. gomme arab. |
Lavement.

1853. *Chloral hydr.* 1 gr.
Eau distillée...... 70 gr.
Sir. éc. or......... 30 gr.
Chaque quart d'heure, 1 cuillerée à bouche.

1854. *Inf. feuil. tabac.* 5 gr.
à.............. 70 gr.
A prendre en 1 fois.

1855. *Curare*....... 0 gr. 05
Glycérine......... 35 gr.
Demi-seringue sous la peau en plusieurs heures, pauses (maximum, 2 seringues). Aussi, inject. hypod. d'extrait de Calabar, 1 à 2 seringues.
A essayer :
On recommande de plus, la liqueur de Fowler et aussi teinture de musc par gouttes, ainsi que les différents bromures et valériane.

TIC DOULOUREUX (névralgie du trijumeau).

Déterminer et éliminer la cause.

Contre la névralgie rhumatismale, bain sudorifique, bain de boue, extrait de boue de Mattoni, massage, électricité employée prématurément. Traiter au froid, frictionner à l'onguent. Lavage à l'éther sulf. ou essence de pétrole. Inhal. de chloroforme, injections de morphine. Dans les accès typiques, quinine. Dans la syphilis, traitement mercuriel. Dans l'empoisonnement de plomb, iod. de potas. Contre l'opiniâtreté, neurectomie.

1856. *Sulf. quinine.* 0 gr. 15
Faire 5 cachets semblables ; à prendre 2 avant chaque accès.

1857. *Sol. ars. Fowler.* 10 gr.
5 gouttes. Chaque 3 heures.

1858. *Fleur de zinc*.. } ãã 0 gr. 20
Extr. valériane ...|
Faire 20 pilules ; à prendre 3 en cas d'accès.

1859. *Chloral*....... 2 gr.
Alcool de vin rectif. 5 gr.
Glycérine......... 20 gr.
Eau distillée....... 80 gr.
3 à 4 cuillerées à bouche en 1 fois.

1860. *Exalgine*...... 1 gr.
Dissoudre dans :
Teint. éc. or...... 5 gr.
Ajouter :
Eau distillée .. ... 80 gr.
Sirop éc. or........ 20 gr.
Mat. et soir 1 cuill. à bouche.

1861. *Vératrine pure.* 0 gr. 05
Vaseline.......... 20 gr.
Pommade pour frictions.

1862. *Aconitine crist.* 0 gr. 005
Alcool de vin conc. } ãã 30 gr.
Eau distillée......|
1 à 2 f. par j. 1 cuill. à café.

1863. *Teint. de gel-*
  sémium .... 10 *gr.*

20 gouttes, 3 fois dans l'espace d'une demi-heure.

1864. *Antinervin* ...}
Sucre blanc ......} ãã o *gr.* 35

Faire 10 cachets semblables ; à prendre 1 toutes les 2 heures.

TRICHINOSE.

Si les trichines sont encore dans l'estomac ou l'intestin laver l'estomac ou laxatifs. Traitement ultérieur symptomatique, laxatifs légers (huile de ricin, calomel). Dans les cas graves surtout, fièvres intermittentes et repos de nuit troublé, morphine le soir après bain chaud. Repos absolu de jour et de nuit, antipyrétique et acide salicylique. Prophylaxie. Eviter la viande de porc cru.

1865. *Benzine* .... o *gr.* 07
  Muc. g. arabique ...}
  Eau menthe ....} ãã 20 *gr.*
  Eau distillée ...... 140 *gr.*

Toutes les 2 heures, 1 cuillerée à bouche.

1866. *Picro-nitrate pot.* o *gr.* 60
  Poud. réglisse .....}
  Suc réglisse ....} ãã *q. s.*

Pour 60 pilules, à prendre 4 à 6 trois fois par jour.

Purgatifs violents. Traitement de la fièvre contre les douleurs musculaires, lavages froids. Frictions de chloroforme, vessie de glace.

TOUX CONVULSIVE.

Au début, les médic. contre la toux sont ordin. suffisants. Dans le cas contraire, bromure de potassium ou morphine, etc. Séjour à l'air frais, de préf. chang. d'air (distance courte) 5 à 10 kil.

suffisent. Isoler rigour. les enfants sains et prémunir contre le froid. Pendant l'accès, soutenir les enfants et les aider à expectorer les glaires. Tempér. de la chambre modérée chaude. Plus tard, diète fortif., quinine, fer, vin, viandes, examiner le nez.

1867. *Poudre rac.*
  bellad. .... o *gr.* oo5
  Sucre blanc .... o *gr.* 35

Faire 10 cachets semblables ; à prendre 1 matin, midi et soir.

1868. *Teint. bellad.* 15 *gtes*
  Eau distillée ...... 70 *gr.*
  Sir. Rubus Idæa ... 3o *gr.*

Toutes les 3 heures, 1 cuill. à café.

1869. *Extr. bellad.*}
  Oxyde zinc ....} ãã o *g.* o1
  Sucre blanc. ...... o *gr.* 20

Faire 10 cachets semblables ; à prendre 1 matin, midi et soir.

Prép. de belladone à appliquer dans les périodes convulsives. Arrêter dans la dilatation trop forte des pupilles.

Dans la période blennorrhéique, aspirer des vapeurs de goudron pendant 1 heure (5 à 10 gouttes).

1870. *Eau de poix* ...}
  Eau distillée ....} ãã 3 *gr.* 5

Inhalations.

3 à 4 fois toutes les 2 à 5 minutes, même par prophylaxie pour frères et sœurs. Tannate de quinine : deux fois plus suivant que l'enfant a d'années.

1871. *Tann. quinine.*}
  Bicarb. soude ......}
  Sucre blanc ....} ãã o *gr.* 15

Faire 10 cachets semblables, à prendre 1 toutes les 2 heures.

1872. *Antipyrine*.... 2 *gr.*
Vin de Tokay..... ⎰
Eau distillée ......⎱ ãã 75 *gr.*
Sir. éc. or......... 35 *gr.*
Toutes les 2 heures, 1 cuillerée
à bouche.
En général, autant de décigr.
d'antipyr. par jour que l'enfant
a d'années.

1873. *Extr. chanvre*
indien.......... 0 *gr.* 01
Poud. rac. ipéca.... 0 *gr.* 05
Sucre blanc........ 0 *gr.* 35
Faire 10 cachets semblables;
à prendre 1 matin, midi et soir.

1874. *Brom. pot*..... 1 *gr.*
Eau distillée....... 70 *gr.*
Sir. de Rubus Idæa. 30 *gr.*
Par heure, 1 cuillerée pour
enfant.

1875. *Bromof*........ 20 *gtes*
Alcool........... 10 *gr.*
Gomme adrag......⎰
Sirop de tolu......⎱ ãã 40 *gr.*
Par heure, 1 cuill. à café.

1876. *Phénol pur*...⎰
Alcool de vin.....⎱ ãã 0 *gr.* 25
Teint. d'iode....... 10 *gtes*
Teint. bellad...... 0 *gr.* 15
Eau de menthe.... 70 *gr.*
Sirop opiacé....... 30 *gr.*
Toutes les 2 à 3 heures,
1 cuillerée à café.

1877. *Résorcine*..... 0 *gr.* 50
Eau distillée ...... 70 *gr.*
Sir. Rubus Idæa... 30 *gr.*
Toutes les 3 heures, 1 cuillerée
à enfant.

1878. *Teint. Eucalyt.*
glob............ 0 *gr.* 50
Glycérine ....⎰
Sirop simple.......⎱ ãã 10 *gr.*
Eau distillée ...... 70 *gr.*
Toutes les 3 heures, 1 cuillerée
à enfant.

1879. *Chloral hydr.* 0 *gr.* 50
Eau distillée ...... 70 *gr.*
Sirop simple....... 30 *gr.*
Toutes les 2 heures, 1 cuillerée
à café.

1880. *Terpine*....... 0 *gr.* 05
Faire 10 cachets semblables;
à prendre 1 trois fois par jour.

1881. *Extr. de châ-*⎰
taigne ....⎱ ãã 30 *gr.*
Sirop mannité .....
Par jour, 3 à 4 cuillerées à café.

1882. *Chloral*....... 0 *gr.* 50
Eau distillée....... 70 *gr.*
Sir. de Rubus Idæa. 30 *gr.*
Chaque 2 heures, 1 cuiller. à
enfant.
Inhal. d'acide phén. à 1 à
2 p. 100, directement ou par
suspension, autour du berceau
de l'enfant, de linges imprégnés
d'acide carbolique.

1883. *Naphthaline* ... 5 *gr.*
Vaporiser 1 fois par jour sur
charbon ardent.

1884. *Thymol*....... 1 *gr.*
Alcool de vin....... 30 *gr.*
Eau ord.......... 70 *gr.*
Pour vapor., et en respirer
la vapeur.

1885. *Chlorhyd. quin.* 1 *gr.*
Bicarb. soude...... 10 *gr.*
Gomme arab....... 5 *gr.*
Insufflations.

TUBERCULOSE PULMONAI-RE ET LARYNGIENNE.

Séjour à l'air pur, en hiver,
dans le midi. Voyages permis
même en cas de fièvre. Villes
d'eau à dissuader en cas de cavernes.

a) A recommander en cas de
fièvre légère et des néof. abon-

dantes : San-Remo, Menton, Cannes, Hyères, Nice, Saint-Moritz, Le Caire.

b) Contre la tendance à hémoptée, fièvre, toux sèche : Venise, Palerme, Pise, Madère, mais avant séjour interméd. à Méran, Arco, Montreux. En été, campagne, montagnes : Gleschenberg, Gresshubel, Radein, Ems, Selters, Hombourg. En général, air toujours frais. Bonne nourriture, si possible huile de foie de morue, Lapanin, Selters, Gresshubel, Krondorf, Salvator, Radein. Eau d'Ems cure de lait. Traiter la fièvre, médic. contre l'irritation. Dans l'état apyrétique nourriture fortif., prép. ferrug. (précaution) gymnast. des poumons, endurcir la peau, inject. rectales gazéiformes, cure de lait, koumis, kéfir, cure de raisins.

Contre les tumeurs tuberculeuses, dans le larynx qui ont été constatées telles par un examen exact des poumons, éviter les cautérisations, combattre la tendance à la toux, les difficultés de déglutition et même de respiration à un degré moyen, par des insufflations de morphine, de préférence par des badigeonnages de cocaïne au moyen du miroir du larynx. Contre les phénomènes plus anodins, insuffler de l'alun, tannin, etc. Traitement symptom. de l'affection fondamentale. Contre les difficultés de respirat. provenant d'une sténose graduelle du larynx : trachéotomie. Le traitem. à la tuberculine de Koch n'est pas à recommander encore, vu l'état actuel de la question très controversée entre praticiens. La Sérothérapie pratiquée avec du Sérum pratiquée provenant d'animaux immunisés préalable-

ment (méthode de Samuel Bernheim) a déjà donné des résultats très encourageants. Cette méthode est certes l'avenir de la guérison de la tuberculose (Voir plus loin *Sérothérapie*).

Chez les enfants : lait de nourrice. Plus tard, nourriture en conséquence. Peu d'amidon.

1886. *Antipyrine*.... o *gr.* 35

Faire 5 cachets semblables ; à prendre 1 à 3 par jour.

1887. *Antifébrine*...⎰ãã o *gr.* 15
 Sucre blanc......⎱

Faire 10 cachets semblables ; à prendre 1 à 2 le soir.

1888. *Sulf. quinine*.. 1 *gr.*
 Poudre digitale.... o *gr.* 5o
 Poud. rac. Ipéca..⎰ãã 1 *gr.*
 Laudan. pur......⎱
 Extr. réglisse..... *q. s.*

Pour faire 5o pilules ; à prendre 1 matin, midi et soir (dans fièvre avec exacerbation vespérale).

1889. *Sulf. quinine*.. o *gr.* 25
 Sucre blanc .... o *gr.* 35

Faire 10 cachets semblables ; à prendre 1 matin, midi et soir.

1890. *Sulf. quinine*.. o *gr.* 10
 Chlorhyd. morph.. o *gr.*oo5
 Bicarb. soude.....⎰ãã o *gr.*15
 Sucre blanc.......⎱

Faire 10 cachets semblables ; à prendre, 1 matin, midi et soir.

1891. *Inf. digitale*... 70 *gr.*
 Acét. de plomb..... o *gr.* o5
 Teint. opium simple. 15 *gtes*
 Sir. guimauve..... 3o *gr.*

Par heure, 1 cuill. à bouche.

1892. *Extr. chanvre*
  indien.......... o *gr.* o5
 Sucre blanc....... o *gr.* 35

Faire 10 cachets semblables ; à prendre 1 matin et soir.

1893. *Extr. jusquiame.* o gr. o5
Sucre blanc....... o gr. 35
Faire 15 cachets semblables.
à prendre 1 matin, midi et soir;

1894. *Chlor. apomor-
phine* .... o gr. oo5
Chlorh. morph..... o gr. oo5
Sucre blanc........ o gr. 20
Faire 12 cachets semblables ;
à prendre 1 trois à 4 fois p. jour.

1895. *B° du Pérou*... 15 gr.
Essence téréb. rect. 2 gr.
3 fois par jour, 10 gouttes dans
de l'eau.

1896. *Extr. belladone.* o gr. o1
Oléosacch. cannelle. o gr. 20
Faire 10 cachets semblables ;
à prendre un trois fois par jour.

1897. *Paraldéhyde*... o gr. 15
à.............. o gr. 3o
Mixt. de gomme... 40 gr.
Sirop écorce orange. 20 gr.
Prendre en une fois (hypno-
tique).

1898. *E. laur.-cerise.* 10 gr.
Chlorhyd. morph... o gr. 10
10 gouttes 3 fois par jour.

1899. *Sulfonal*...... o gr. 5o
Faire 10 cachets semblables; à
prendre un 2 à 3 heures avant
le coucher.

1900. *Chloral*....... o gr. 5o
Eau distillée...... 70 gr.
Ac. chlorh. dilué... 3 gout.
Sir. éc. or......... 10 gr.
Prendre le soir.

1901. *Sulf. fer crist.* $\tilde{a}\tilde{a}$ o gr. 5o
Carb. pot.........
Gomme résine..... 3 gr.
Eau menthe....... 120 gr.
Sirop menthe...... 3o gr.
Matin, midi et soir, une
cuillerée à bouche.

1902. *Malate de fer*.. 3 gr.
Poud. réglisse..... 1 gr.
Extr. pissenlit..... q. s.
Pour 5o pilules; à prendre 2
matin et soir.

1903. *Sirop iod. fer.* 5o gr.
Sirop éc. or....... 15o gr.
Matin et soir, 1 cuillerée à
café.

1904. *Huile foie morue.* 5oo gr.
Matin et soir, 1 cuillerée à
bouche.

1905. *Glycérine*..... 80 gr.
Rhum........... 20 gr.
Essence menthe.... 2 gout.
Employer en 1 jour.

1906. *Liq. arsen. pot.* 2 gr.
Eau dist.......... 10 gr.
3 fois par jour, 10 gouttes.

1907. *Gaïacol* ...... 1 gr.
Teint. quinquina... 10 gr.
Vin Malaga....... 70 gr.
Après chaque repas 1 à
3 cuillerées à bouche.

1908. *Gaïacol*....... 1 gr.
Huile foie morue... 15o gr.
Par jour, 3 cuillerées à bouche.

1909. *Gaïacol*....... 2 gr.
Huile amandes..... 40 gr.
Gomme arab. pulv. 5 gr.
Faire émuls. et ajouter :
Eau distillée...... 200 gr.
Pour 4 lavements.

1910. *Créosote*...... 1 gr.
Teint. gentiane.... 2 gr.
Alcool de vin rectifié. 70 gr.
2 à 3 fois par jour au repas
1 cuillerée à bouche dans un
verre de vin.

1911. *Créosote*...... o gr. o5
Baume tolu........ o gr. 10
Faire 1 pilule, n° 100, gélat.,

à prendre le premier jour 1, le deuxième 2, le huitième 3, dans deux semaines 4, dans 4 semaines 6.

1912. *Créosote*......   2gr.
Huile foie morue..   150gr.
Saccharine........   0gr.05
2 à 3 fois par jour, 1 cuillerée à bouche.

1913. *Créosote*......   2 gr.
Arsen. soude......   0gr.03
Vin Malaga.......   350 gr.
2 verres à liqueur pendant le repas.

1914. *Créosote de hêtre*..........   5 gr.
Glycérine........   50 gr.
Alcool de froment.   400 gr.
Toutes les 3 heures 1 cuillerée à bouche dans 3 cuillerées à bouche d'eau.

1915. *Iodoforme*.....   2 gr.
Créosote ....   3 gr.
Essence eucalyptus.   20 gout.
Chloroforme.......   1 gr.
Alcool...........
Ether...........$\{$ãã 40 gr.
à l'extérieur.

1916. *Créosote de hêtre*..........   1 à   2 gr.
H. d'amandes douces........   20 gr.
Jaune d'œuf.......   N° 1
Eau distillée......   140 gr.
Faire émulsion pour lavement; 1 lavement pendant plusieurs semaines. Avant la première application, un lavement simple.

1917. *Ac. salicyl*....   2 gr.
Amidon pur......   10 gr.
Talc...........   20 gr.
Poudre, à saupoudrer.

1918. *Poud. agaric*..   1 gr.
Pour 50 pilules, à prendre 1 à 3 avant le coucher.

1919. *Sulf. atropine*.   0 gr.01
Eau distillée......   15 gr.
10 à 20 gouttes avant la transpiration.

1920. *Sulf. atropine*.   0 gr.001
Poud. et extr. régl..   q. s.
Pour 1 pilule, n° 20. Prendre 1 le soir (évent. 2 à 3 pilules chaque 2 heures).

1921. *Bromhyd. d'atropine* (ou *hyoscine* 0 gr. 005)......   0 gr.02
Eau stérilisée.....   20 gr.
Sous la peau une demi à une seringue.

1922. *Extr. hydrastis-canad. fluide*....   5 gr.
Le soir 30 gouttes.

1923. *Iodhyd. hyoscine*   0gr.005
Argile............   q. s.
Pour 20 pilules. Le soir 1 pilule.

1924. *Agaricine*.....   0 gr. 10
Poud. Dower......   1 gr.
Rac. guimauve.....$\{$
Mucilage ....$\}$ãã q. s.
Faire 20 pilules; à prendre 1 à 2.

1925. *Chl. cocaïne*.   0 gr. 50
Glycérine.........$\{$
Eau distillée......$\}$ãã 25 gr.
Chlorhyd. morph ..   0 gr. 05
En badigeonnage.

1926. *Chlorhyd. cocaïne*..........   0 gr. 50
Ac. plomb.......   1 gr.
Sucre blanc.......   5 gr.
Poudre pour insufflations.

1927. *Chl. cocaïne*.   0 gr. 50
Sous-nitrate bism..$\{$
Sucre blanc.......$\}$ãã 5 gr.
Poudre pour insufflations.

1928. *Antipyrine*....⎱ãã 5 *gr.*
Amidon..........⎰

Pour insuffler dans le larynx.

1929. *Chl. cocaïne.* 0 *gr.* 20
Phénol.. .... 0 *gr.* 05
Eau distillée..... 10 *gr.*

Injections sous la muqueuse.

1930. *Inf. aq. Phel-*
landre .... 20 *gr.*
Sirop simple....... 60 *gr.*

Une cuillerée à café matin et soir.

1931. *Eau de poix*... 15 *gr.*
Inhalations.

1932. *Iodoforme*..... 0 *gr.* 10
Poud. Lycopode.... 0 *gr.* 30
Extr. sem. Phel-
landre......... 0 *gr.* 10

Faire 10 pilules; à prendre 3 à 5 p. jour.

1933. *Laudanum pur.* 0 *gr.* 01
Tannin pur....... 0 *gr.* 05
Poud. rac. Colomb. 0 *gr.* 15

Faire 10 cachets semblables; à prendre 1 toutes les 4 heures.

1934. *Déc. rac. Co-*
lombo.......... 65 *gr.*
Muc. Salep....... 15 *gr.*
Extr. op. aq...... 0 *gr.*10
Sir. éc. or........ 30 *gr.*

Chaque 2 heures, 1 cuillerée à bouche.

TUMEURS BLANCHES.

Repos absolu des articulations si possible, appareil plâtré, ou silicaté, bandes d'organsin bleu. Compresses froides, au début, application locale de résorbants. Chez les individus jeunes, séjour à la campagne, air de montagne, nourriture fortifiante, huile de foie de morue, eau iodée de Haller, bains salins iodés ou additionnés de l'extrait de boue de Mattoni. Chez les anémiques: fer. Essence albumin. ferrug. de peptone de Radlau chez les individus plus âgés (après la puberté opérat. chirurg. opportune).

TYLOMA. Clou, cors au pied.

Éliminer l'épiderme corné et couper le cor. Appliquer ensuite des bandes de diachylon ou de l'onguent. Dans les formes papillomateuses, on recommande les anneaux de laine de Paquelin. Récemment, Rosen recommande le procédé suivant : on humecte la formation à éliminer avec une solution aseptique, boriquée ou salicylée. Ensuite, on la couvre d'une couche assez épaisse : 4 à 5 millimètres d'acide salicylique cristallin pur. Ensuite, on recouvre hermétiquement avec un pansement à la toile boriquée humide, pliée en 4, et recouvert de gutta-percha. Ce pansement ne restera que 5 jours sur des cors moyens, durillons et verrues.

1935. *Merc. précip.*
blanc........... 1 *gr.*
Ong. émoll........ 15 *gr.*

Pommade (recouvrir avec papier gutta-percha).

1936. *Merc. précip.*
blanc ... .⎱ãã 1 *gr.*
Oxyd. zinc.......⎰
Onguent simple... 15 *gr.*
Pommade.

1937. *Ong. diach*.... 20 *gr.*
Pommade.

1938. *Ac. nitr. conc.* 5 *gr.*
Porter avec baguette de verre.

1939. *Empl. mercur.* } āā 5 *gr.*
  Emplâtre au savon. }

Étendre sur un linge. Empl. (Étendre frais chaque jour jusqu'à ce que l'épiderme soit tombé).

1940. *Ac. salicyl....*   3 *gr.*
  Collodion........   35 *gr.*
  Extr. chanv. indien.   0 *gr.* 5o

Porter au moyen d'un pinceau. Tous les jours, à nouveau, jusqu'à ce que l'épiderme amolli, puisse s'arracher.

TYPHLITE ET PÉRITYPHLITE

Au début, seulement, léger purgatif : huile de ricin, calomel ou injection de Hegar, après constatation de grosses masses de matière dans le cæcum. Repos absolu, nourriture liquide lait, œufs, bouillon, à l'apparition d'irritation péritonéale.

Contre les douleurs : compresses froides ; chez les individus robustes, sangsues, opium. Après disparition des phénomènes inflammatoires, et constipation persistante, purgatifs comme ci-dessus.

Contre les exsudats persistants, badigeonnages de la peau à la teinture d'iode.

1941. *Opium pur....*   0 *gr.* o5
  Sucre blanc.......   0 *gr.* 20

Faire 10 cachets semblables ; à prendre 1 toutes les 3 heures.

1942. *Teint. opium*
   simple..........   20 *gout.*
  Emuls. amandes...   5o *gr.*

Toutes les 3 heures, 1 cuillerée à bouche.

Chez les enfants, contre les masses fécales dans le cæcum, irrigations intestinales, prudentes, avec eau pure ou laxative. Ensuite, repos absolu, nourri-

ture liquide, opiat interne. Contre les douleurs : froid sur l'abdomen.

1943. *Eau laxat. vien-*
   noise .... } āā 15ogr.
  Eau distillée...... }

Pour lavement.

1944. *Acide tartrique.*   0 *gr.* 5o
  Eau distillée.......   7o *gr.*
  Teint. opium simple.   2 à 5 *gt.*
  Sirop simple.......   3o *gr.*

Toutes les 2 heures, 1 cuillerée à enfant.

Les lavements excitants sont opportuns, quand la purge est inefficace. De même plus tard, quand la période inflammatoire a disparu, on a recours utilement à l'électrisation faradique.

TYPHUS.

Combattre les symptômes dangereux, surtout la fièvre. Abaisser la température du corps directement par divers médicaments, et diète. De préférence, diète lactée avec alcoolisation. Bonne ventilation de la chambre. Hydrothérapie à la température de 39 degrés et demi (bains, douches, enveloppements). Ablutions froides, compresses, lavages vinaigrés, boissons froides. Surveiller les complications : météorisme : constipation, diarrhée. Dans la fièvre intense :

1945. *Sulf. quinine..*   0 *gr.* 10
   à................   0 *gr.* 20
  Sucre blanc.......   0 *gr.* 5o

Faire 5 cachets semblables, à prendre un toutes les heures.

1946. *Sulf. quinine.*   0 *gr.* 5o
  Ac. sulf. dilué....   10 *gout.*
  Eau distillée......   100 *gr.*
  Liq. amm. anis....   1 *gr.*

Par heure 1 cuillerée à bouche.

1947. *Salicyl. soude.* 1 *gr.*
Carb. soude........ 0 *gr.* 10
Eau distillée...... 120 *gr.*
Sir. éc. or......... 3o *gr.*

Toutes les 2 heures, 1 cuillerée à bouche.

1948. *Salicyl. soude.* 0 *gr.* 20
à.............. 0 *gr.* 40

Faire 3 cachets semblables ; à prendre vite l'un après l'autre, le soir.

1949. *Antifébrine*... 0 *gr.* 15
à.............. 0 *gr.* 35
Sucre blanc ...... 0 *gr.* 35

Faire 5 cachets semblables ; à prendre dans le courant du jour.

1950. *Phénacétine*...⎫ãã 0*gr.*20
Sucre blanc......⎭

Faire 5 cachets semblables ; à prendre 1 à 2 dans l'après-midi.

1951. *Chl. antipyrine* 0 *gr.* 35

Faire 5 cachets ; à prendre 1 à 3 dans l'après-midi.

1952. *Sulf. quinine*..⎫ãã 0*gr.*20
Tannin pur......⎭
Laudanum pur..... 0 *gr.*007
à.............. 0 *gr.* o5
Sucre blanc...... 0 *gr.* 15

Faire 5 cachets semblables ; à prendre 1 toutes les 2 heures.

1953. *Sulf. quinine*... 0 *gr.* 20
Poudre Dower..... 0 *gr.* o5
Sucre blanc...... 0 *gr.* 15

Faire 5 cachets semblables ; à prendre 1 toutes les 2 heures.

1954. *Salicyl. bismuth.* 0 *gr.* 3o

Faire 10 cachets semblables ; à prendre 1 toutes les 3 heures.

1955. *Ac. lactique*... 2 *gr.*
Sirop. simple..... 140 *gr.*
Eau distillée...... 60 *gr.*

Prendre dans le courant de 24 heures (avec cela seulement bains Hayem). Pour empêcher le développement des bacilles du typhus, ou pour les détruire, essayer la naphtaline ou le calomel.

1956. *Naphtaline*....⎫ãã 0*gr.*25
Sucre blanc......⎭
Essence bergamote. 2 *gout.*

Faire 20 cachets semblables ; à prendre 1 chaque heure.

1957. *Calomel*......⎫ãã 0*gr.*20
Sucre blanc......⎭

Faire 8 cachets semblables ; à prendre 3 à 4 par jour.

1958. *Déc. rac. Salep.* 70 *gr.*
Teint. laud. simple. 5 *gout.*
Sirop Rubus Idæa.. 3o *gr.*

Pour boisson (éventuellement par heure 1 cuillerée à bouche).

1959. *Mixt. gomme*.. 140 *gr.*
Extr. laudanum aq. 0 *gr.* o5

Par heure 1 cuillerée à bouche.

1960. *Déc. rac. Salep.* 200 *gr.*
Teint. laudan. simp. 1 *gr.*

Pour lavement.

1961. *Alun*.......... 0 *gr.* o5
Laudanum pur..... 0 *gr.* o5
Camphre .... 0 *gr.* 20
Sucre blanc....... 0 *gr.* 25

Faire 5 cachets semblables à prendre 1 toutes les 2 heures

1962. *Acét. plomb*...⎫ãã 0*g.*020
Laudanum pur.....⎭
Amidon pur....... 0 *gr.* 55

Faire 10 cachets semblables ; à prendre 1 toutes les 2 heures.

1963. *Sesq. fer sol.* 0*gr.*5o
Eau cannelle...... 100 *gr.*
Sir. cannelle ...... 3o *gr.*

Par heure 1 cuillerée à

bouche. (Voyez *Hémorragie intestinale.*) Dans la faiblesse graduelle (collapsus), injection hypodermique d'éther, Champagne vin en cuillerée à bouche, bouillon.

1964. *Camphre*...... 1 gr.
  Muc. g. arab....... 60 gr.
  Eau distillée...... 140 gr.
  En 3 lavements.

1965. *Jaune d'œuf*... N° 2
  Cognac........... 15 gr.
  Eau cannelle...... 80 gr.
  Sirop simple...... 20 gr.
  En 2 portions.

1966. *Musc*........ 0 gr. 05
  Sucre blanc....... 0 gr. 15
  Faire 5 cachets semblables ; à prendre 1 toutes les 3 heures.
  Contre la constipation : lavements d'eau chaude. Chez les enfants, bains froids de 21° à 24°, pour abaisser la température. Ensuite, salicylate de soude (0 gr. 35 à 0 gr. 7). combiné au besoin avec le tannate de quinine. Dans le typhus exanthématique emploi rapide d'excitants et stimulants.

ULCÈRE CONTAGIEUX ou

Chancre mou.

  Lavage préalable des tumeurs et de leur région à l'eau simple, additionnée au besoin d'un antiseptique. Après séchage prudent, badigeonner à la solution cuivrique ou caustique au crayon. Contre l'inflammation graduelle de la région (œdème, infiltration, etc)., compresses froides.

1967. *Sulfate cuivre.* 0 gr. 10
  Eau distillée...... 70 gr.
  Pour badigeonner, 2 fois par jour.

1968. *Iodol*......... 2 gr.
  Alcool de vin...... 20 gr.
  Glycérine........ 40 gr.
  Pour badigeonnage.

1969. *Iodol*......... 3 gr.
  Sucre blanc....... 30 gr.
  Poudre à saupoudrer.

1970. *Teint. iode*.... 30 gr.
  Iode pur........... 0 gr. 30
  Pour badigeonner.

1971. *Iodof. pur*.... 5 gr.
  Pour saupoudrer.

1972. *Iodof. désodor.* 5 gr.
  Pour saupoudrer.

1973. *Ac. salicyl.*.... 5 gr.
  Poudre à saupoudrer.

1974. *Europhène*..... 10 gr.
  Poud. à saup. (par dessus une couche d'ouate facile à fixer. Europhène aussi en pomm. de 5 à 10 p. 100). Dans les blessures purulentes.

1975. *Sulf. cuivre*... 0 gr. 35
  Eau distillée...... 35 gr.
  Eau de pansement.

1976. *Chlorate pot*... 1 gr.
  Eau distillée...... 70 gr.
  Usage externe.

1977. *Iod. pot*....... 0 gr. 50
  Iode pur.......... 0 gr. 05
  Eau distillée...... 70 gr.
  Usage externe.

1978. *Phénol*........ 0 gr. 70
  Eau distillée...... 35 gr.
  Eau de pansement.

1979. *Pot. caust.*..... 0 gr. 05
  Eau distillée...... 35 gr.
  Usage externe.

1980. *Camphre* ...... 0 gr. 50
Muc. g. arab. .....⎱ãã 15 gr.
Eau distillée ......⎰
Usage externe.

Au lieu des eaux de pans., on peut employer aussi des pomm.

1981. *Sulf. cuivre* ... 0 gr. 05
Vaseline ... ... 20 gr.
Pommade.

1982. *Merc. précip.*
    rouge .... 0 gr. 35
Ong. émoll .... 15 gr.
Pommade.

1983. *Phénol* .... 0 gr. 50
Huile d'olive .... 10 gr.
Craie blanche ...... q. s.
Pour faire pâte molle.

1984. *Iodoforme pur.* 1 gr.
Essence de menthe .. 2 gouttes
Lanoline ... . 5 gr.
Vaseline .... 15 gr.
En pommade.

1985. *Empl. de savon.*⎱ãã 10 gr.
Emplât de céruse ...⎰
Emplâtre.
Dans les tumeurs gangreneuses (phagédéniques).

1986. *Chlor. chaux* ... 1 gr.
Eau distillée ...... 140 gr.
U. Externe.

1987. *Plâtre pur* .... 30 gr.
Poix liquide .... 3 gr.
Poudre à saupoudrer.

ULCÈRE DE LA CORNÉE.

Laver le sac conjonctival à l'acide borique, etc. Saupoudrer d'iodof., aristol. Pans. protecteur, caut. de la partie infiltrée de la cornée avec Paquelin ou galvanocaustique. Au besoin, fendre la cornée, paracentèse en cas d'hypopion. En cas de fortes douleurs ou tumeurs latentes, compresses chaudes, humides à l'eau ou inf. camomille. Cautérisations linéaires aux crayons du pli de passage.

1988. *Acide borique* .. 2 gr.
Eau distillée ...... 80 gr.
Pour lavage du sac conjonctival.

1989. *Ac. borique* ... 1 gr.
Ac. salicyl. .... 2 gr.
Eau distillée ...... 150 gr.
Comme précédent.

1990. *Eau de chlore* ..⎱ãã 35 gr.
Eau distillée ......⎰
Comme précédent.

1991. *Poud. iodof.* .... 10 gr.
Poudre à saupoudrer.

1992. *Sulf. atropine.* 0 gr. 05
Eau distillée ...... 10 gr.
Gouttes pour les yeux.

Dans les tumeurs périphériques et profondes, dans les tumeurs étendues, dans les amollissements, dans le prolapsus périphérique de l'iris, éviter l'atropine. Par contre :

1993. *Sulf. ésérine* ... 0 gr. 05
Eau distillée .... 10 gr.
Gouttes pour yeux.

ULCÈRE DE L'ESTOMAC.

Trait. symptom. Les hémorrhagies stomacales (voir *Hématémèse*). Éviter toute nourriture. Après arrêt des hémorrhagies, lait froid, en quantité faible, fréquent et graduelle. Si le lait n'est pas gardé, ordonner extrait de viande de Rosenthal ou extr. frais, au besoin lavement de peptone, pancréatine (10 gr. de pancréatine de bœuf fraîche) 21 gr. de viande hachée dans un peu de bouillon, après un lavement de propreté.

Narcotiques contre accès cardiaques, et contre les vomissements opiniâtres. Contre ces derniers aussi : morceaux de glace. Contre les flatulences : carminatifs. Plus tard, régime léger, œufs à la coque, viande hachée, Carlsbad, Marienbad, Gresshubler.

Pour la guérison des ulcères, bismuth ou chloral hydraté.

1994. *Bismuth phar.*. o gr. 50
Laudan. pur...... o gr. o5
Sucre blanc .... o gr. 20

Faire 10 cachets semblables; à prendre 1 matin, midi et soir.

1995. *Bism. pharm.* o gr. 25
Extrait bellad..... o gr. o1
Oléosacch. anis.... o gr. 10

Faire 10 cachets semblables; à prendre 1 matin et soir.

1996. *Bicarb. soude*.. o gr. 15
Extr. jusquiame... o gr. 02
Bism. pharm......} āā o gr. 15
Sucre blanc......}

Faire 10 cachets semblables; à prendre 1 mat., midi et soir. S'il y a de fortes douleurs simultanées, inj. morphine sous la peau.

1997. *Chl. morphine.* o gr. 10
Eau de laurier-cer. 10 gr.

5 à 10 gouttes.

1998. *Codéine pur*... o gr. o1
Sucre blanc........ o gr. 15

Faire 5 cachets semblables; à prendre 1 trois à quatre f. p. j.

1999. *Liq. sesquichl.*
de fer.......... 10 gr.

5 gouttes pour 1 verre d'eau sucrée chaude.

2000. *Tannin pur*...... o gr. o5
Opium pur......... o gr. o1
Sucre blanc........ o gr. 15

Faire 5 cachets semblables; à prendre 1 toutes les 2 heures.

Récemment, on a recommandé hydrate de chloral tous les soirs pendant 15 jours. Le jour, eau de Carlsbad.

2001. *Chloral hydr..* 1 gr.
Eau distillée ......} āā 35 gr.
Muc. gomme arab...}

Prendre chaque soir en 3 portions, et toutes les 2 heures.

ULCÈRE INTESTINAL TUBERCULEUX.

Traiter la tuberculose pulmonaire coexistante. Eviter médicaments irritant l'intestin (huile de foie de morue, lait, eau ferrugineuse). Source Guber, diète, lait, œufs, viande, au besoin extrait de viande. Contre la diarrhée :

2002. *Bism. pharmac.* o gr. 20
Opium pur........ o gr. o1
Sucre blanc........ o gr. 30

Faire 10 cachets semblables; à prendre 1, 3 à 4 par jour.

Dans les localisations au gros intestin, lavements d'amidon ou salep, avec addition de teint. d'opium.

2003. *Nitrate arg*.... o gr. 02
Eau distillée....... 140 gr.

Pour 2 lavements.

ULCÈRE DU LARYNX.

Surveiller la cause (syphilis, tuberculose). Les traiter. Inhalation locale ou vaporisation et badigeonnage. Dans les tumeurs tuberculeuses et même syphilitiques, éviter toute cautérisation énergique. Se borner à des insufflations ou inhal. d'alun, tannin, etc. Vapor. d'ioforme pulv., 3 ou 4 fois par jour seul ou après inhal. de sol. phéniquée.

Passent pour efficaces :

2004. *Chlorate potasse* 3 *gr.*
Eau distillée...... 140 *gr.*
En gargarisme.

2005. *Alun pur.....* 2 *gr.*
Eau distillée...... 200 *gr.*
Pour gargarisme.

2006. *Tannin pur...*⎫ãã 3 *gr.*
Sucre blanc.......⎭
Pour insuffler.

2007. *Chlorhyd. morph.* 0 *gr.* 10
Poud. gomme...... 10 *gr.*
Pour insuffler.

2008. *Nitr. arg. crist.* 0 *gr.* 35
Eau distillée....... 10 *gr.*
Pour badigeonnage.
(Voir aussi, *Tuberculose pulmonaire et laryngite*). En cas de syphilis antérieure, traitement général avec trait. local énergique.

2009. *Iod. pot......* 0 *gr.* 50
Iode pur.......... 0 *gr.* 15
Glycérine......... 15 *gr.*
Pour badigeonnage.

2010. *Subl. corr.....* 0 *gr.* 10
Alcool de vin conc. 10 *gr.*
Eau distillée....... 140 *gr.*
Pour badig. (dans syphilis).

ULCÈRE.

Dans l'œdème ou forte inflammation de la partie, compresses d'eau froide ou saturnienne. Contre les ulcères des pieds : application d'onguent, pansement iodoformé.

Contre les surfaces fortement granuleuses : cautérisation au crayon ou Paquelin, badigeonnages à la potasse caustique, curettage.

Dans les ulcères purs, envelopper au diachylon suivant Baynton, ou flanelles, bandes de caoutchouc pour le jour. La nuit, compresses chaudes humides. Elimination des morceaux de peau.

2011. *Ac. bas. plomb.*
dissous.......... 2 *gr.*
Eau distillée simple. 150 *gr.*
Compresses.

2012. *Alun..........* 2 *gr.*
Acét. bas. plomb dissous............ 10 *gr.*
Eau distillée...... 140 *gr.*
Compresses.

2013. *Oxyde zinc....* 2 *gr.*
Vaseline..........⎫ãã 10 *gr.*
Lanoline..........⎭
En pommade.

2014. *Pot. caust.....* 0 *gr.* 35
Eau distillée...... 150 *gr.*
Pour pansement.

2015. *Merc. précip.*
rouge.......... 1 *gr.*
Lanoline.......... 10 *gr.*
Vaseline.......... 20 *gr.*
Pommade.

2016. *Europhène....* 1 *gr.*
Huile d'olive...... 5 *gr.*
Lanoline.......... 15 *gr.*
En pommade.

2017. *Dermatol......* 1 *gr.*
Vaseline jaune..... 10 *gr.*
En pommade.

2018. *Dermatol......* 5 *gr.*
Talc.............. 40 *gr.*
Amidon.......... 10 *gr.*
Poudre à saupoudrer.
Dans l'ulcère de jambe, traitement à la pâte de zinc de Unna.

2019. *Oxyde zinc....* $\tilde{a}\tilde{a}$ 5 *gr.*
Gélatine très pure..
Glycérine......... $\tilde{a}\tilde{a}$ 30 *gr.*
Eau distillée......
Badigeonnage chaud.

2020. *Ichtyol pur....* 1 *gr.*
Axonge .... 10 *gr.*
Pommade.
Frictionner l'ulcère et le bas de la cuisse. Ensuite, pansement ouaté, à changer au début tous les jours, ensuite plus rarement. Dans les tumeurs gangreneuses, eau désinfectante, et poudre de plâtre goudronnée.

2021. *Chlorure chaux.* 1 *gr.*
Eau distillée....... 150 *gr.*
Eau de pansement.

2022. *Permanganate potasse..........* 0 *gr.* 50
Eau distillée....... 150 *gr.*
Eau de pansement.

2023. *Ac. salicylc...* 2 *gr.*
Carb. soude....... 0 *gr.* 50
Eau distillée...... 150 *gr.*
Eau dentifrice.

2024. *Sulf. chaux...* 15 *gr.*
Poix liquide....... 3 *gr.*
Mêler très intimement.
Poudre à saup. (poud. de plâtre goudronné).

2025. *Poud. de bism. pharmac.........* 20 *gr.*
Poudre à saup. (appliquer après lavage de la plaie et maintenir par une bande).

2026. *Ac. pyrolign.* 1 *gr.*
Eau distillée....... 140 *gr.*
Eau de pansement.
Dans les tumeurs tuberculeuses ou scrofuleuses, ablation des bords corrodés en dessous, évacuation, pansement à la gaze iodoformée. Dans les tumeurs spécialement latentes, couvrir de gaze trempée dans une solution aqueuse d'iode. Pansement à la gutta, par-dessus.

2027. *Iodhydr. pot ..* 2 *gr.*
Eau distillée...... 140 *gr.*
Usage externe.
Chez les enfants, bains de lessive de sel de Hallein, huile de foie de morue à l'int. Dans les tumeurs syphilitiques, traitement local ordinaire, iodure de potassium à l'int.

URÉMIE.

Augmenter la diurèse. Dérivation cutanée (Voir *Mal de Bright*). Diaphorèse extérieure. Bains chauds et enveloppements. Inj. hyp. de pilocarpine. Si l'effet manque, laxatifs, calomel, sené, coloquinte. Dans les convulsions urémiques, surtout les adultes robustes, saignée. Chez les plus faibles, bains chauds, douches froides sur la tête, lavements de chloral (3 grammes).

URTICAIRE.

Tenir compte de la pathogénie. Bains de soude, alun, froids et douches, bains d'amidon. Dans les formes opiniâtres, atropine à l'intérieur.

2028. *Ac. acétique...* 3 *gr.*
Alcool de vin...... 140 *gr.*
Pour lavages.

2029. *Sulf. atropine.* 0 *gr.* 01
Eau distillée....... $\tilde{a}\tilde{a}$ 0 *gr.* 15
Glycérine ....
Poud. gomme adrag. q. s.
Pour 15 pilules, à prendre 2 par jour.

2030. *Chlorhydr. qui-*
nine............} āā 1 *gr.*
Ergotine.........}
Extr. bellad....... 0 *gr.* 10
Glycérine.. .... *q. s.*
Pour 20 pil.; à prendre 1 à
2 par jour.

En outre, lavages vinaigrés.
Saupoudrer d'amidon. Contre
les démangeaisons : ablutions
d'eau froide, alcool, ensuite,
saupoudrer :

2031. *Eau-de-vie fran-*
çaise........... 100 *gr.*
Pour tamponner la partie où
siègent les démangeaisons.

2032. *Ess. menthe*... 5 *gouttes*
Ac. acét.......... 2 *gr.*
Alcool de vin...... 140 *gr.*
Usage externe.

2033. *Alcool de la-*
vande...........} āā 70 *gr.*
Eau-de-vie de France}
Aconit........... 0 *gr.* 10
Usage externe.

2034. *Salicyl. soude.* 3 *gr.*
Poudre de riz...... 15 *gr.*
Poudre à saupoudrer.
Dans l'urtic. chronique, Singer
recommande l'usage interne de
menthol (0 gr. 5 à 0 gr. 25) par
jour en caps. gélat.

VAGINISME.

Eliminer les formes pathol.
locales (anomalies anatomiques,
ou processus pathologiques), extension méthodique des sténoses,
traitement des formes inflammatoires ou ulcéreuses, bains de
siège chauds, fer, bromure de
potassium.

2035. *Chlorhy. cocaïne.* 0 *gr.* 30
Eau distillée....... 20 *gr.*
Alcool de vin rectif. 10 *gr.*
Pour badigeonnage.

Ou quelquefois, bad. de sol.
au nitrate (1 sur 50) ou vapor.
d'iodoforme.

VARICES.

Envelopper de bandes de
flanelle ou de caoutchouc. Porter bas élastiques. Injections
dans le tissu périvasculaire :

2036. *Extr. seigle*
ergoté aq........ 1 *gr.*
Alcool de vin......} āā 5 *gr.*
Glycérine.........}
Tous les 2 jours, injecter
1 seringue de Pravaz pleine
(Vogt). Injections d'alcool de
50 à 80 p. 100, de la même
façon (Schwalbe).

VARIOLE.

Traitement expectatif. Diète
rigoureuse. Ventilation. Contre
la fièvre : traitement usuel,
compr. de glace, ou froides,
régler selles, trait. rapide des
complications. Contre la tension
de la peau, frict. ou bad. d'huile,
ou envel. dans des linges imprégnés de glycérine à 1 sur 2. Si
la fièvre diminue, bains entiers
tièdes, isolement rigoureux, désinf., vaccin et revaccin. La sérothérapie, d'après la méthode
du Dr Samuel Bernheim, a donné
d'excellents resultats.

2037. *Jus de citron*..} āā 10 *gr.*
Sirop Rubus Idæa.}
Ajouter 1 cuillerée à café aux
boissons.

2038. *Sulfonal*...... 0 *gr.* 50
Ordonner 4 cachets semblables, à prendre 1 le soir.

2039. *Chloral hydr*.. 1 *gr.*
Eau distillée...... 60 *gr.*
Sirop simple...... 20 *gr.*
Prendre la moitié en une fois.

2040. *Chloralmide* .. 0 gr. 50
Eau distillée...... 60 gr.
Ac. chlorhy. dilué. 4 gout.
Sirop Rubus Idæa. 10 gr.
Prendre le soir.

2041. *Amidon hydraté.* 30 gr.
Prendre le soir 1 cuillerée à café, dans bière.

2042. *Sublimé corrosif.* 0g. 10
Eau distillée....... 200 gr.
Pour compresses. Onguent d'amidon phéniqué, surtout sur le visage. Masque.

2043. *Phénol*........ 1 gr.
Huile d'olive...... āā 30 gr.
Amidon pur.......
Pommade.

2044. *Phénol*....... 3 gr.
Glycérine......... āā 350 gr.
Eau distillée.......
2 fois par jour laver le corps avec une éponge.

2045. *Acide salicyliq.* 1 gr.
Amidon........... 10 gr.
Glycérine........ 50 gr.
A l'extérieur.

2046. *Ong. cinereum.* 2 gr.
Savon de potasse... 5 gr.
Glycérine........ 15 gr.
Pommade, pour recouvrir les pustules.
Combattre la fièvre et les autres symptômes généraux graves avec les moyens habituels.

VERTIGE.

Traitement de la maladie fondamentale (nerfs centraux ou organes abdominaux).

2047. *Teinture de Valériane*........... āā 5 gr.
Elixir acide de Haller..........
Toutes les 2 heures, 10 à 20 gouttes dans de l'eau sucrée.

2048. *Résine de gaïac.* 0 gr. 35
Soufre purifié..... āā 1 gr.
Tartre purifié.....
Oléosaccharolé de citron.......... 70 gr.
Matin et soir 1 cuillerée à café.
En cas de vertige de l'oreille (De Ménière). (Pathologie du labyrinthe). Charcot recommande de fortes doses de quinine.
Après huit ou quinze jours repos d'autant, ensuite continuation du traitement.
Régime alimentaire et hydrothérapie.

VERRUE.

Abrasion au niveau de la peau. Cautérisation de la partie avec :

2049. *Acide nitrique fumant* .... 5 gr.
A l'extérieur.

2050. *Acide phénique liquéfié* .... 5 gr.
A l'extérieur.

2051. *Acide arsénique.* 1 gr.
Onguent cinereum. 35 gr.
Etendre sur un linge et poser sur la verrue et fixer par une bande. Abandonner la pommade dès qu'il se produit des excoriations (Altschul).

VOMISSEMENTS INCOERCIBLES DE LA GROSSESSE.

Dans les cas anodins, eaux alcalines Gresshubler, Salvator. Soigner les selles, mouvements assidus. Cas accentués : lorsque la nutrition est défectueuse, morceaux de glace, cognac, champagne. Cas graves, lorsque aucun aliment n'est conservé : lavements alimentaires (lait, jaune d'œuf, pancréas, etc.). Dans les cas invétérés, badigeonner la région vaginale avec solution nitr. d'argt. à 10 p. 100. Si tous les remèdes restent sans résultat et que la patiente périclite, pratiquer avortement comme ultima ratio.

2052. *Chloroforme* ..   10 *gout.*
Eau distillée ......   10 *gr.*

10 à 20 gouttes après le vomissement.

2053.   *Chlorhydrate*
morph ....   0 *gr.* 10
Acide acét. crist ...   *q. s.*
Jusqu'à dissolution.

Chlorofor ....   1 *gr.*
Alcool absolu .....   10 *gr.*
5 gouttes dans eau sucrée.

2054. *Chlorydrate cocaïne* ....   0 *gr.* 05
Sucre blanc ....   0 *gr.* 20
Faire 10 cachets semblables, à prendre 1 à 3 fois par jour.

2055. *Menthol* ......   0 *gr.* 50
Dissoudre dans
Alcool de vin ......   10 *gr.*
Eau distillée ......   90 *gr.*
Par heure 1 cuillerée à bouche.

2056. *Résorcine* .....   0 *gr.* 50
Eau distillée ......   120 *gr.*
Sirop simple ......   30 *gr.*
Toutes les 2 heures 1 cuillerée à bouche.

2057. *Créosote* ......   20 *gout.*
Acide acét ....   40 *gout.*
Sulfate morph ......   0 *gr* 02
Eau distillée ......   50 *gr.*
Plusieurs fois par jour 1 cuillerée à café dans un peu d'eau.

VOMISSEMENTS SANGUINS.

Hématémèse.

Chercher la cause. Position horizontale au lit. Eviter tout mouvement ou nourriture dans les premières vingt-quatre heures. Ensuite lait glacé après cuisson par cuillerées à soupe. Eau glacée, morceaux de glace, compresses glacées sur la région stomacale. Grisshubler ou champagne glacé. Contre les syncopes, eau de Cologne. Asperger le visage d'eau. Frotter le corps à l'éther acétique ou sulfur. ou injections et alcool camphré 1 sur 3. Dans le pouls violent, arrêter l'envie de dormir par inejctions sous-cutanées de morphine. Contre l'impossibilité d'alimentation par la bouche, application lavements nutritifs.

2058. *Acét. de plomb.*   0 *gr.* 01
Chlorhydrate   de
morphine ....   0 *gr.* 05
Sucre blanc ....   0 *gr.* 15
Faire 10 cachets semblables; à prendre 1 toutes les 2 heures.

2059.   *Sesquichlorure*
de fer soluble ....   0 *gr.* 50
Eau distillée ......   120 *gr.*
Tent. opium simp ..   10 *gout.*
Sirop diacode .....   30 *gr.*
Chaque demi-heure 1 cuillerée à bouche.

2060.   *Extr. seigle*
erg ....} āā 5 *gr.*
Acide sulf. arom ...}
10 à 30 gouttes dans 1 verre d'eau avec du vin.

2061. *Alun* ....   0 *gr.* 05
Extr. d'opium aq ...   0 *gr.* 01
Oléosacchar.   d c
menthe ....   0 *gr.* 20
Faire 10 cachets semblables; à prendre 1 toutes les 3 heures.

2062. *Ergotine pure.* o gr. 5o
　Chlorhy. de morph. o gr. 10
　Eau distillée....... } ãã 5 *gr.*
　Glycérine......... }

Injecter une seringue de Pravaz.

Injections sous-cutanées d'ergotine. Contre le collapsus par suite de forte hémorrhagie, injection d'une solution chaude de sel de cuisine dans une veine du bras. Transfusion du sang de chèvre (méthode du Dr Samuel Bernheim).

2063. *Chlorure sodium* .... 2 *gr.*
　Bicarbonate soude.. 3 *gr.*
　Eau distillée...... 350 *gr.*

Pour injections hypodermiques.

2064. *Alun.........* o gr. 35
　Eau distillée...... 70 *gr.*
　Sirop Rubus Idæa.. 3o *gr.*

Chaque 5 minutes 1 cuillerée à café.

VULVITE.

Traitement de l'anémie scrofuleuse concomittante. Pulvérisation antiseptique d'acide phénique à 2 p. 100, créoline à 1 p. 100 et solution sublimé à une demi p. 100.

2065. *Sulfate de zinc.* 2 *gr.*
　Eau distillée....... 15o *gr.*
　Pour injections.

2066. *Iodoforme ....* o gr. 5o
　Bicarbonate de }
　　soude........... } ãã 7 *gr.*
　Poudre de riz...... }
　Pour saupoudrer.

DEUXIÈME PARTIE

I

Injections hypodermiques.

Médicaments employés pour les Injections hypodermiques et leur dosage.

Acide phénique : 3 p. 100 d'eau distillée. Par dose de 0 gr. 015 à 0 gr. 10 (= 0 gr. 01 à 0 gr. 10) et au-dessus, surtout comme antiphlogistique local dans les inflammations de la peau, les névrites et les névralgies.

Acide pérosmique. 1 p. 100 d'eau distillée. Par dose de 0 gr.035 à 0 gr. 07 (0 0 gr. 00035 à 0 gr.0007) comme antinévralgique local.

Aconitine cristallisé, surtout *nitrate d'aconitine* cristallisé, de Duquesnel. Ce dernier est soluble dans l'eau. — 1 p. 1000 d'eau distillée. Par dose de 0 gr. 007 jusqu'à 0 gr. 02 (= 0 gr.000007 à 0 gr.000021). L'aconitine amorphe doit être entièrement proscrite.

Aloès (comme purgatif). 1 p. 10 d'eau distillée ou surtout liquide spiritueux. Par dose de 0 gr. 05 à 0 gr. 15. (= 0 gr.007 à 0 gr. 14). *Incertain.*

Antipyrine (comme antipyrétique et pour l'analgésie locale). En pareil cas, dissoudre dans de l'eau très chaude. Par dose de 0 gr. 05 à 0 gr. 15 (= 0 gr. 035 à 0 gr. 07). *Douloureux.*

Apomorphine (chlorhydrate) comme émétique. 1 p. 100 d'eau distillée. Par dose, chez les adolescents, de 0 gr. 035 à 0 gr. 07 (= 0 gr. 00035 à 0 gr. 0007); chez les enfants du premier âge, de 0gr.0105 (= 0 gr. 000105); chez les enfants un peu plus âgés, de 0 gr. 021 (= 0 gr. 00021).

Argent (hyposulfite). Dans le tabès. Chlorate d'argent récemment précipité, 0 gr. 007 ; hyposulfite de soude, 0 gr.042; eau distillée, 1 gr. 40. Par dose de 0 gr. 035 à 0 gr. 07.

Aristol. Dans tuberculose. 1 p. 100 d'huile d'olive. — Filtrer, par dose de 1 centimètre cube.

Atropine (sulfate en solution). 1 p. 500 d'eau distillée par dose de 0 gr. 01 à 0 gr. 03 (0 gr. 000028 à 0 gr. 00007).

Camphre (comme excitant) préférablement sous forme d'alcool camphré ou d'huile camphrée. Dans les 2 cas, par dose de 0 gr. 05 à (= 0 gr.0007 à 0 gr. 014).

Quinine (bisulfate, bromydrate, chlorhydrate) (ce sont les sels de quinine les plus recommandables pour les injections souscutanées ; mais pas le *sulfate*), 1 p. 5 de glycérine et eau, en parties égales par dose de 0 gr. 05 (= 0 gr.007) et au delà.

Chloral hydraté (l'injection souscutanée n'est pas opportune). 1 p. 2 d'eau distillée. Par dose, chez les adolescents, de 0 gr. 05 à 0 gr. 30 (= 0 gr. 02 à 0 gr. 09); chez les enfants du premier âge, 0 gr. 03 (= 0 gr. 014); chez les enfants un peu plus âgés, o gr.07 (= o gr.o231). On donne aussi hydrate de chloral avec morphine (hydrate de chloral, o gr. 35 ; chlorhydrate de morphine, o gr. 0175 ; eau distillée) par dose de o gr. 07 et au delà.

Cocaïne (chlorhydrate). 1 p. 20 d'eau distillée. Par dose de o gr.01 à o gr.05 (=o gr.0007 à o gr. 0035). Dans les névralgies et les hyperesthésies.

Codéine (phosphate soluble). 1 p. 10 d'eau distillée. Pour dose de o gr. 01 à o gr. 03 (= o gr. 001 à o gr. 003). Hypnotique.

Caféine pure (citrate, bromhydrate). Particulièrement sous la forme de *benzoate* et *salicylate de caféine sodique* 1 p. 5 d'eau distillée. Par dose de o gr.035 à o gr.07 (= o gr.007 à o gr. 014). Dans la migraine, etc.

Colchicine. 1 p. 1000 d'eau distillée. Par dose de o gr. 035 à o gr. 07 (= o gr. 00003 à o gr. 00007). Dans les névralgies.

Convallamarine (Merck) 1 p. 100 d'eau distillée. Par dose de o gr. 035 à o gr. 07 (= o gr. 00035 à o gr. 0007). *Incertain.*

Curare. 1 p. 50. Glycérine et eau en parties égales. Pour dose de o gr. 035 à o gr. 35 (= o gr. 0007 à o gr. 0025). *Incertain.*

Daturine = V. *Hyoscyamine cristallisée.*

Digitaline amorphe (extrêmement irrégulier, ne pas l'employer). 1 p. 50 alcool et eau, en parties égales. Pour dose de o gr. 007 à o gr. 021 (= o gr. 00007 à o gr. 00021).

Duboisine (sulfate) 1 p. 500 d'eau distillée. Par dose de o gr. 007 à o gr. 014 (= o gr. 000014 à o gr.000028).

Erythrophéine (analgésique local) 1 p. 100 d'eau distillée, par dose de o gr. 0175 à o gr. 035 (= o gr. 000175 à o gr. 00035).

Extrait d'ergot et de seigle. 1 p. 5 de glycérine et eau, en parties égales. Par dose de o gr. 07 à o gr. 15 (= o gr.007 à o gr. 015).

Fer (pyrophosphate) avec nitrate de soude, c'est la meilleure préparation de fer pour l'injection hypodermique. 1 p. 6 d'eau distillée. Par dose de o gr. 07 et au-dessus. Employer aussi pyrophosphate de fer avec citrate d'ammoniaque.

Mercure (bichlorure). 1 p. 100 d'eau distillée : par dose de o gr.35 à o gr.07 (= o gr.00035 à o gr. 0007). Employer aussi solution de peptone de mercure de Bamberger (1 centimètre cube = o gr. 0007 de sublimé) et cyanate de mercure.

Mercure formamidé dissous. Solution dans la proportion de 1 p. 100 de cela, o gr. 07 pour une dose (= o gr. 0007 d'oxyde de mercure).

Mercure (iodate). Mercure sozoïodolique (o gr. 056 ; iodate de soude à o gr. 112 ; eau distillée, 7 grammes ; par dose de o gr. 07 (= o gr. 0056). Dans la syphilis.

Mercure (thymol acétique). Mercure thymolé, o gr. 0525 ; paraffine liquide (o gr. 70); Doser très exactement. Toutes les 7 à 10 heures, une injection intra-musculaire dans la région enflammée. Recommander dans la phtisie.

Hydrastinine (chlorhydrate). 1 p. 10 d'eau distillée. Pour dose de o gr. o35 jusqu'à o gr. o7 (o gr. oo35 à o gr.oo7). Dans les hémorrhagies utérines.

Hyoscyamine amorphe comme le sulfate d'atropine. *Incertain.* Il en est de même de l'hyoscyamine cristallisée de Merck.

Hyoséine (iodhydrate). 1 p. 5oo d'eau distillée. Pour dose de o gr. o1 à o gr. o3 (= o gr. oooo28 à o gr.oooo7) dans le tremblement, la paralysie agitante, etc.

Cantharidate de soude (o gr. o1 de cantharidine, o gr. o2 d'hydrate de soude pour 7o gr. d'eau). De cela, o gr. o5 à o gr. 10 pour dose (= o gr. ooooo7 à o gr.ooo14), d'après Liebreich, contre la tuberculose et le lupus.

Liqueur d'arséniate de soude. 1 p. 5 d'eau distillée. Pour dose o gr. o3 à o gr. o7 (= o gr. oo7 à o gr. o1) dans le psoriasis, la chorée, le tremblement et autres névroses.

Morphine (chlorhydrate). En solutions stérilisées de 1 p. 5o d'eau distillée. Pour dose de o gr. o3 à o gr. 10 = o gr. ooo7 à o gr. oo2. Ou bien une solution fraîchement préparée avec o gr. oo5 de morphine. On emploie aussi combinaison avec sulfate d'atropine (chlorhydrate de morphine, o gr. oo5, pour o gr. ooo5 de sulfate d'atropine).

Morphine (sulfate). 1 p. 2o à 5o d'eau distillée. Pour la dose, comme ci-dessus.

Sodium (chlorure). Pour lavage par injection hypodermique dans le choléra ; d'après Samuel, 4 gr. de chlorure de sodium, o gr. 5o de carbonate de soude pour 1 litre d'eau. D'après Cantani, 6 gr. de chlorure de sodium, o gr. 8o de carbonate de soude pour 1 litre d'eau.

Huile camphrée, o gr. 10 à 2 gr. par dose. Récemment recommandée pour la phtisie.

Physostigmine (salicylate). 1 p. 5o d'eau distillée par dose, o gr. o14 à o gr. o35 (= o gr. oooo28 à o gr. oooo7). De même chlorhydrate et sulfate de physostigmine.

Pilocarpine (chlorhydrate). 1 p. 2o d'eau distillée, par dose de o gr. 5o à 1 gr. (= o gr. oo14 à o gr. o28).

Piperazine. 1 p. 10 d'eau distillée de cette solution, o gr.o7 (= o gr. oo7 par dose).

Spartéine (sulfate). Succédané de la digitale. 1 p. 5o d'eau distillée, par dose de o gr. 35 à o gr. 7 (= o à o gr. oo14) et au-dessus.

Spermine de Poëhl. Dans 2 p. 100 de solution, o gr. 35 à o gr. 7 par dose.

Strychnine (nitrate). 1 p. 100 d'eau distillée, par dose de o gr. 2 à o gr. 7 (= o gr. ooo2 à o gr. oo7). De même, sulfate de strychnine.

Théosinamine. 15 à 2o p. 100 de solution alcoolique ; o gr. 15 à o gr. 21 par dose dans le lupus, d'après Hébra.

Tuberculine de Koch. 1 p. 100 (avec o gr. 5 p. 100 de solution phéniquée) par dose de o gr. o7 à o gr. 10 (= o gr. oooo7 à o gr. ooo7 de la liqueur originale).

Vératrine. 1 p. 100 d'alcool dilué ; par dose de o gr. 14 à o gr. 35 (= o gr. oooo14 à o gr. ooo35). *Dangereux.*

II

Médicaments employés en inhalations et leur dosage.

Pour les inhalations, on emploie le plus souvent les pulvérisateurs avec fumigation d'après le système Siegle ou sans fumigation avec double soufflerie d'après Schnitzler. Le dosage ci-dessous s'applique au dernier appareil. Pour l'appareil de Siegle, la dose doit être doublée.

Acide benzoïque, o gr. 35 à o gr. 7 s. 10 d'esprit-de-vin.

Acide phénique, o gr. 35 à 1 gr. s. 100 d'eau distillée.

Acide lactique, 1 à 2 parties s. 100.

Acide tannique, 1 à 2 parties s. 100 d'eau distillée glycérinée.

Amylnitrite, 1 à 5 gouttes sur un mouchoir de poche.

Alun calciné, 2 à 3 parties s. 100.

Ammoniaque depuis, o gr. 02 à o gr. 07 s. 100 d'eau.

Eau de chaux et eau distillée, parties égales.

Eau créosotée, 1 à 5 parties s. 100 d'eau.

Eau de poix, 1 à 20 s. 100.

Eau de chlore et eau distillée, parties égales.

Eau de laurier-cerise, 3 à 5 s. 100.

Nitrate d'argent, o gr. 01 à o gr. 10 s. 100.

Borax, 3 à 5 parties s. 100.

Brome avec bromure de potassium, parties égales, o gr. 14 s. 100.

Quinine (sulfate), o gr. 50 s. 100.

Quinine (tannate), o gr. 50 s. 100.

Cocaïne (nitrate), o gr. 35 s. 250.

Emulsion d'amande ou d'huile, 5 s. 100.

Extrait de belladone, o gr. 005 à o gr. 0035 s. 100.

Extrait de ciguë, o gr. 0028 à o gr. 015 s. 100.

Extrait de jusquiame, o gr. 035 à o gr. 15 s. 100.

Extrait d'opium, o gr. 07 à o gr. 15 s. 100.

Fer (sesquichlorure soluble), o gr. 35 à o gr. 7 s. 100.

Glycérine pure, 10 s. 100 ou diluée.

Mercure (bichlorure), o gr. 035 à o gr. 07 s. 100.

Potassium (bromure), s. 100.

Potasse (carbonate), depuis o gr. 15 à o gr. 30 s. 100 d'eau.

Potassium (chlorure), 3 à 5 s. 100.

Potasse (permanganate), o gr. 07 à o gr. 015 s. 100.

Potassium (iodure), 1 à 2 parties et iode pur, o gr. 015 s. 100.

Créosote, 2 à 10 gouttes s. 100.

Lithine (carbonate), o gr. 014 à o gr. 14 s. 100.

Morphine (nitrate), o gr. 05 s. 100.

Soude (benzoate), o gr. 7 à 2 gr. s. 100.

Soude (carbonate), 3 à 5 s. 100.

Soude (carbonate), depuis o gr. 15 à 1 gr. s. 100 d'eau.

Soude (chlorate), o gr. 20 à 2 gr. s. 100 d'eau.

Soude (chlorhydrate), o gr. 014 à o gr. 15 s. 100.

Plomb (acétate basique), 3 à 5 s. 100.

| Tannin pur, 1 à 14 gr. s. 100. | Teinture d'iode, o gr. 07 et esprit-de-vin, 7 g. s. 100. |
| Teinture de cannabis indica, o gr. o35 jusqu'à o gr. 07 s. 100. | Teinture d'opium simple, o gr. 15 à o gr. 35 s. 100. |

Autres moyens d'inhalation.

Se rapportent à la thérapeutique inhalatrice diverses eaux minérales, les infusions ou décoctions de plantes émollientes : guimauves, réglisse ou fleurs de mauve, o gr. 7 sur 100, les infusions de fleurs de jusquiame, o gr. 35 à o gr. 7; datura stramonium, o gr. 014 à o gr. 35 jusqu'à 7 gr.; belladone, o gr. 007 à o gr. 014 sur 100, les infusions de fleurs de sureau ou de tilleul 3 gr. à 15 gr. s. 500.

Les médicaments se liquéfiant facilement par la chaleur, comme l'essence de pin, l'essence de térébenthine, etc., s'approprient mieux à l'appareil de Siegle. Ils peuvent d'ailleurs être respirés sans aucun appareil, en en mettant 10 à 20 gouttes dans un récipient avec de l'eau très chaude.

Eau de poix, 3 gr. 5o. 10 gouttes pour inhalations. De même pour essence de pin. En outre, essence d'eucalyptus et de térébenthine, seule ou avec essence de genévrier, parties égales ou o gr. 35 à 2 gr. sur 100 d'eau.

III

Tableau des Gouttes.

	gr.	gout.		gr.	gout.
Acétate de plomb....	1 =	16	Beurre d'antimoine..	1 =	12
Acide acétique......	1 =	16	Sulfure de carbone..	1 =	25
Acide chlorhydr. c. (o gr. 0784 de den.).	1 =	13	Chloroforme	1 =	25
			Elixir acide d'Haller.	1 =	25
Acide chlorh. dilué (o gr. 0742 de den.).	1 =	16	Créosote	1 =	25
			Liqueur ac. d'Haller.	1 =	25
Acide nitrique dilué (o gr. 0791 de den.).	1 =	16	— anodine d'Hofmann	1 =	25
Acide phosphorique (o gr. 0782 de den.).	1 =	16	— sesquichlor. fer	1 =	12
			— nitrate de mercure	1 =	12
Acide sulfurique con.	1 =	12			
Acide sulfur. dilué.	1 =	16	— arsenic potasse.	1 =	16
Ether..............	1 =	5o	— carbonate »	1 =	16
Ether acétique......	1 =	25	— caustique	1 =	16
Alcool sulfurique....	1 =	25	— chlorure d'antimoine.........	1 =	12
Eau distillée........	1 =	16			
Eau d'amandes......	1 =	16	Mucilage gomme arabique............	1 =	12
Eau alcoolisée.......	1 =	25			
Baume de copahu...	1 =	25	Essence d'amande		
Baume du Pérou....	1 =	16	amère éthérée.	1 =	20

	gr.	gout.		gr.	gout.
Essence douce	1	20	Essence térébenthine.	1	25
— d'anis	1	25	Pétrole	1	25
— fleurs d'oranger.	1	25	Solution arsén. de		
— de bergamote.	1	25	Fowler	1	16
— cajeput	1	25	Solution d'extrait nar-		
— carvi	1	25	cotique (1 s. 2)	1	37
— girofle	1	20	Alcool éthéré	1	25
— cannelle	1	20	Teinture éthérée de		
— camomille	1	25	chlorure de fer	1	25
— citron	1	25	Chlorure d'éthyle	1	30
— croton	1	25	Nitrate d'éthyle	1	30
— lavande	1	25	Alcool de vin con-		
— fenouil	1	25	centré	1	40
— génevrier	1	25	— dilué	1	25
— menthe	1	25	Chlorure d'antimoine		
— d'olives	1	20	soluble	1	12
— d'origan	1	25	Sirops	1	12
— ricin	1	20	Teinture alcoolique	1	25
— romarin	1	25	Vin stibié	1	20
— roses	1	25	Vin de Malaga	1	20
— sabine	1	25			

IV

Antidotes.

Tableau dressé par le Docteur Th. Schlosser.

Remarque générale.

Le vomitif est inutile si l'intoxiqué a déjà vomi.

Aconitine.

Sulfate de cuivre .. 0 gr. 07
Eau distillée 20 gr.
Vomitif. Donner la moitié si c'est nécessaire. Donner le reste 5 minutes après.

    Puis :

Acide tannique 2 gr.
Eau distillée 120 gr.
Sirop simple 30 gr.
Toutes les 5 minutes, 1 cuillerée à bouche pleine.

Ether.

Ammoniaque pur liquide 15 gttes
Eau distillée 10 gr.
Avaler en une fois.

Ammoniaque pur liquide 10 gr.
Pour l'odorat.
(Aspersions froides. Ventilation d'air pur).

Alcalis caustiques et carbonates alcalins.

Acide tartrique 0 gr. 70
Eau de source 70 gr.
Boire un verre plein en une fois, puis toutes les 5 minutes une cuillerée de café pleine d'huile d'amande avec 5 cuillerées à bouche pleines de solu-

tion de vinaigre (Il y suffit pour 100 grammes de 5 p. 100 d'essence alcaline).

Chaux caustique et sels de chaux.

Sulfate de magnésie. 1 gr. 50
Eau distillée....... 10 gr.
Sirop simple...... 20 gr.
Prendre en une fois.

Puis :

G. d'amandes douces 10 gr.
Gomme arabique... 70 gr.
Eau distillée...... 10 gr.
Agiter et ajouter.

Sirop simple....... 70 gr.
Chaque quart d'heure 2 cuillerées à café pleines.

Alcool.

Pepsine allemande.. 1 gr.
Eau distillée...... 100 gr.
Acide chlorhydrique 10 gtes
Toutes les 5 minutes 1 cuillerée à bouche pleine.

Ou bien :

Ammoniaque pur liquide.......... 10 gtes
Eau distillée....... 10 gr.
Sirop simple....... 10 gr.
En une fois.

Ammoniaque.

Acide acétique....... 10 gr.
A faire respirer.

Vinaigre.......... 5 gr.
Eau distillée..... 90 gr.
Sirop simple...... 10 gr.
Une cuillerée toutes les 5 minutes.

Vinaigre.......... 3 gr.
Eau distillée....... 15 gr.
Inhaler chaud.

Préparations d'aniline.

Sulfate de cuivre.. 0 gr. 10
Eau distillée...... 30 gr.

Vomitif. Donner la moitié en une fois. Si c'est nécessaire, donner le reste après 5 minutes.

Magnésie calcinée.. 60 gr.
Chaque demi-heure, 1 cuillerée à bouche pleine.

Préparations d'antimoine et de tartre stibié.

Acide tannique... 2 gr.
Eau distillée...... 90 gr.
Sirop de guimauve. 30 gr.
Toutes les 5 minutes, 1 cuillerée à bouche pleine.

Préparations d'arsenic.

Magnésie calcinée.. 60 gr.
En prendre le tiers en une fois, puis toutes les 5 minutes 1 cuillerée à bouche pleine.

Atropine.

Feuilles de Jaborandi 1 gr. 50
Faire infuser dans eau............. 150 gr.
Prendre en une fois la moitié. Puis, toutes les demi-heures, 1 cuillerée à bouche pleine.

Chlorhydrate pilocarpine......... 0 gr. 01
Eau distillée...... 10 gr.
Pour injection sous-cutanée.

Baryte.

Comme pour les sels de plomb.

Belladone.

Voyez *Atropine*.

Morsures de chien et de chat.

Hydrate de potasse. 0 gr. 70
Eau distillée...... 350 gr.
Laver les mains et imbiber de cette solution une toile que l'on y maintiendra en attendant l'arrivée du médecin, qui fera des cautérisations profondes et un pansement antiseptique.

Morsure de serpent.

Voir *Morsure de chien.*

*Ammoniaque pure
    liquide* .... 30 gtes
Eau distillée ...... 100 gr.
Sirop simple ...... 20 gr.
Toutes les 5 minutes 1 cuillerée à bouche.

Sels de plomb.

Eau laxative ...... 30 gr.
Sulfate de magnésie. 2 gr.
Eau chaude ...... 80 gr.
En 2 fois dans l'intervalle de 10 minutes.

Brome.

Magnésie dans l'eau. 150 gr.
En prendre un tiers en une fois, puis chaque quart d'heure une cuillerée à bouche pleine.

Brucine.

Comme pour la *Strychnine.*

Gaz des eaux.

Voir *Acides du charbon.*

Chanvre indien.

Comme pour *Morphine.*

Cantharidine.

Sulfate de cuivre ... 0 gr. 50
Eau distillée ...... 30 gr.
Vomitif. Donner la moitié. Si est nécessaire, donner le reste minutes après.

Puis :

Camphre .... 1 gr.
Faire mucilage gomme araque bien agitée, et mélanger à :

Mixture gommeuse. 200 gr.
Teinture d'opium .. 10 gtes
Toutes les 5 à 10 minutes, cuillerée à bouche pleine.

Acide phénique.

Voir *Aniline. Vomitif.*

Puis :

Magnésie calcinée .. 140 gr.
Prendre la moitié de la solution en une fois, puis chaque quart d'heure, 1 cuillerée à bouche pleine, alternativement avec

Mixture oléique .... 140 gr.
Chaque quart d'heure 1 cuillerée à bouche pleine.

Chloral hydraté.

Sulfate d'atropine .. 2 milligr.
Eau distillée ...... 20 gr.
Prendre en 2 fois en une demi-heure.

Au lieu d'atropine on peut donner de même

Teinture de belladone. 0 gr.15
Eau .... 60 gr.

Chloroforme.

Ammoniaque pur liquide 3 gr.50
Faire respirer. Eau froide et glace sur la tête.

Poudre de Sedlitz. 2 cachets
En donner 1. Dans les cas extrêmes.

Sulfate de cuivre ... 0 gr. 10
Eau distillée ...... 20 gr.
Vomitif. Donner la moitié si c'est nécessaire et le reste 5 minutes après.

Vapeurs de chlore.

E. de laur.-cerise. 10 gr.
Ether. .... 20 gr.
Alcool à 90 p. 100. 20 gr.
Faire sentir et respirer.

Alcool nitrique doux 1 gr. 50
Sirop de guimauve. 20 gr.
Eau distillée ...... 80 gr.
Toutes les 5 à 10 minutes, 1 cuillerée à bouche pleine.

Acide chromique et chromates.

Fer pulvérisé...... 0 gr. 35
Teinture oléique... 30 gr.
Sirop simple...... 30 gr.
Toutes les 5 minutes 1 cuillerée à café puis deux cuillerées à bouche pleines d'eau.

Acide sulfhydrique.

Alcool éthéré (liqueur
   d'Hoffmann)..... 20 gr.
Toutes les 3 minutes, 10 gouttes avec 1 cuillerée à café pleine d'eau.

Alcool éthéré nitrique............. 10 gr.
Verser sur un mouchoir et faire respirer.

Hypochlorite de chaux. 20 gr.
Faire sentir.
Air frais, frictionner avec du vinaigre.

Codéine.

Voir *Morphine.*

Colchicine.

Voir *Aconitine.*

Conicine.

Nitr. de strychnine 0gr.0007
Eau distillée...... 70 gr.
Teinture d'opium.. 30 gtes
Chaque quart d'heure 2 cuillerées à café. On emploie la solution jusqu'à un tiers. Puis, chaque demi-heure, on utilise le deuxième tiers. Enfin, chaque heure.

Curare.
(Poison des flèches.)

Nitr. de strychnine 0 gr. 10
Eau distillée....... 10 gr.
Pour injections (prudence !).

Cyanate de potasse. Acide prussique.

Sulfate de cuivre... 0 gr. 15

Eau distillée...... 20 gr.
Vomitif. Donner 1 cuillerée à café pleine et le reste 5 minutes après. Egalement aspersions froides.

Digitale.

Comme pour *Morphine.*

Poison des mouches volantes muscarine.

Voyez *Chlorhydrate.*

Ou bien :

Sulfate d'atropine.. 0 gr. 02
Eau distillée...... 10 gr.
Pour injection hypod.

Gratiole.

Comme pour *Aconitine.*

Hellébore.

Voir *Aconitine.*

Jusquiame.

Voir *Morphine.*

Piqûres d'insectes.

Ammoniaque pur
   liquide.......... 10 gr.
Applications à l'extérieur.

Iode.

Amidon........... 0 gr. 35
Mêler en remuant avec un peu d'eau et infuser avec de l'eau chaude 100 grammes. Mélanger avec magnésie calcinée dissoute 10 gr. Toutes les 5 minutes 1 cuillerée à bouche pleine.

Chaux.

Voir *Chaux caustique.*

Acide oxalique et sels d'oseille.

Carbonate de chaux
   en poudre........ 3 gr.
Eau distillée...... 140 gr.

Prendre la moitié en une fois, puis toutes les 10 minutes 1 cuillerée à bouche pleine. Après une demi-heure, prendre :

Eau laxative vien-
noise............ 3 gr. 50
Sulfate de soude
cristallisé....... 0 gr. 70
Dissoudre dans eau. 50 gr.
Prendre en une fois.

Oxyde de carbone et acide carbonique.

Ammoniaque pur li-
quide.......... 10 gr.
Faire sentir. Aspersions froides.

Extrait d'ergot de
seigle........... 0 gr. 20
Eau distillée....... 60 gr.
Chaque quart d'heure, 1 cuillerée à café pleine.

Créosote.

Poudre de gomme
arabique........ 3 gr.
Huile d'amande douce 10 gr.
Faire émulsion et ajouter :

Eau distillée...... 90 gr.
Prendre en une fois un quart de cette potion, puis toutes les 10 minutes, une demi-tasse de café.

Sels de cuivre.

Fer pulvérisé...... 1 gr.
Fleur de soufre.... 0 gr 50
Mélanger intimement et ajouter.

Sirop simple....... 40 gr.
Toutes les 5 minutes 1 cuillerée à café pleine, en alternant avec

Magnésie calcinée
dans l'eau....... 15 gr.
Blanc d'œuf.......... N° 1
Eau distillée...... 140 gr.
Sirop simple....... 50 gr.

Toutes les 5 minutes, une cuillerée à café.

Cuivre ou pièces d'argent avalé.

Chez les enfants.

Hydromel........ 1 gr. 40
Donner en une fois.

Chez les adolescents.

Eau laxative vien-
noise............ 30 gr.
Sulfate de soude
cristallisé....... 10 gr.
Prendre en une fois.

Acides minéraux.

Magnésie calcinée
dans l'eau....... 150 gr.
Prendre la moitié en une fois; puis toutes les 5 minutes, une cuillerée à bouche pleine en alternant avec 2 cuillerées à bouche pleines de

Huile d'amande douce 10 gr.
Poudre de gomme
arabique......... 5 gr.
Emulsionner et ajouter.

Eau distillée...... 140 gr.
Sirop simple....... 60 gr.
Toutes les 10 minutes 2 cuillerées à bouche.

Morphine.

Sulfate de cuivre... 0 gr. 50
Eau distillée....... 20 gr.
Vomitif. Donner la moitié. Si c'est nécessaire, donner le reste 5 minutes après.

Café torréfié...... 10 gr.
Faire infuser jusqu'à 100 gr.
Acide tannique..... 0 gr. 20
Sirop simple...... 35 gr.
Toutes les 5 minutes, 1 cuillerée à bouche.

Nicotine.

(Nausées à la suite de l'abus du tabac.)

Vinaigre........... 10 *gr.*
Eau distillée...... 120 *gr.*
Sirop simple...... 35 *gr.*

Prendre la moitié en une fois; puis, toutes les 5 minutes, 1 cuillerée à bouche.

Dans les empoisonnements.

(Voir *Morphine.*)

Acide tannique..... 2 *gr.*
Eau distillée...... 140 *gr.*
Sirop simple....... 30 *gr.*

Toutes les 5 minutes, 1 cuillerée à bouche pleine.

Opium.

Comme pour *Morphine.*

Pétrole et huile éthérée.

Mixture oléique... 70 *gr.*
En boire souvent.

Phosphore.

Sulfate de cuivre.. 0 *gr.* 50
Eau distillée...... 30 *gr.*

Vomitif. Donner la moitié; puis, si c'est nécessaire, le reste 5 minutes après.

Ensuite :

Essence de térében-
thine vieillie..... 2 *gr.*

Elle est d'autant meilleure qu'elle est plus vieille. Agiter avec 2 blancs d'œuf.

Eau de menthe..... 100 *gr.*
Sirop simple...... 30 *gr.*

Toutes les demi-heures, 1 cuillerée à bouche pleine, jusqu'à ce que l'on ait employé un quart de la mixture, puis toutes les heures, 1 cuillerée à bouche pleine (douteux).

Magnésie calcinée
dans l'eau....... 100 *gr.*
Eau de chlore..... 10 *gr.*

Comme le précédent.

Brûlures de phosphore.

Nit. d'argent fondu.. 0 *gr.* 15
Eau distillée...... 10 *gr.*

Avec cette solution, badigeonner et laver la main.

Pulsatille.

Comme pour *Aconit.*

Sels de mercure.

Voir *Sels de cuivre.*

Sabine.

Voir *Morphine.*

Santonine.

Sulfate de cuivre... 0 *gr.* 30
Eau distillée...... 30 *gr.*

Vomitif. Donner la moitié, et, si c'est nécessaire, le reste, 5 minutes après.

Préparations de mercure.

Chlorure de sodium. 200 *gr.*
Eau commune..... 200 *gr.*

Prendre la moitié en une fois, puis, chaque demi-heure, 1 cuillerée à bouche pleine. Entre temps, prendre :

Mixture oléique.... 100 *gr.*
Mixture gommeuse. 100 *gr.*

Chaque demi-heure, 2 cuillerées à bouche pleines.

Stramoine.

Comme pour *Opium.*

Puis :

Chlorhydrate de
morphine....... 0 *gr.* 10
Eau distillée...... 10 *gr.*

Pour injection sous-cutanée,

Strychnine.

Acide tannique.....	2 gr.
Eau distillée.	80 gr.
Sirop de guimauve.	40 gr.

Toutes les 5 minutes, 1 cuillerée à bouche.

Hydrate de chloral.	2 gr.
Eau distillée......	100 gr.

Toutes les demi-heures, 1 cuillerée à bouche.

Vératrine.

Voir *Morphine.*

Intoxication par saucisse ou viande gâtée.

Sulfate de cuivre..	0 gr. 30
Eau distillée.....	30 gr.

Vomitif. Donner la moitié en 1 fois et, si c'est nécessaire, le reste 5 minutes après.

Ajouter à cela.

Ether purifié......	1 gr.
Teinture d'opium ..	10 gtes
Sirop de capillaire de Vénus.......	100 gr.

Toutes les demi-heures 1 cuillerée à bouche.

Sels de zinc.

Poudre de racine d'ipéca..........	0 gr. 50
Eau distillée.......	30 gr.
Sirop simple.......	10 gr.

Vomitif. Prendre en 2 fois dans l'intervalle d'un quart d'heure.

Puis :

Magnésie calcinée dans l'eau.......	60 gr.

Prendre un tiers en une fois, puis, toutes les 5 minutes, 1 cuillerée à bouche ; en plus, lait.

V

Tableau comparatif des Echelles thermométriques visuelles.

C = Celsius (centigrade) ; R = Réaumur ; F = Fahrenheit.

C...	0	5	10	15	20	25	30	35	36	37	38	39	40	41	42	43	44	45
R...	0	4	8	12	16	20	24	28	28_8	29_6	34_4	31_2	32	32_8	33_6	34_4	35_2	36
F...	32	41	50	59	68	77	86	95	96_8	98_6	100_4	102_2	104	105_8	107_6	109_4	111_2	113

Remarque. — Les divisions de Réaumur et de Celsius sont placées entre le point de congélation (zéro) et d'ébullition de l'eau. R admet 80 et C 100 degrés. Fahrenheit place le zéro plus bas, au point de congélation d'une colonne d'alcool ou de mercure placée dans un mélange réfrigérant de glace et de sel. Il place 212° entre ce point et celui d'ébullition de l'eau.

TROISIÈME PARTIE

Parfumerie.

La connaissance des cosmétiques est nécessaire à tous les médecins au point de vue curatif autant qu'hygiénique. Il leur est recommandé d'en surveiller l'emploi, d'autant plus que l'usage s'en est répandu et que la consommation s'étend tous les jours davantage grâce au concours de la presse.

1

Parfums.

Ils ont pour but de communiquer des senteurs à nos habitations, notre corps, nos vêtements et autres objets domestiques et intimes.

1. Parfums liquides, eaux de toilette et de vaporisation.

Essence de violette.

Essence d'acacia...	2	*part.*
Essence de rose...	2	—
Essence de tubéreuse...........	2	—
Teinture d'iris ...	1	—
Huile d'amandes amères éthérée..	og.5	

Essence d'œillets artificielle.

Essence de rose...	56	*part.*
Essence de fleurs d'oranger.......	28	—
Essence d'acacia..	28	—
Teinture de vanille.	11	—
Essence de giroflée	1	—

Essence de musc.

Teinture de musc...	4 *parties*

Teinture d'ambre...	2	*parties*
Essence de rose....	1	—

Essence de lavande.

Huile de lavande anglaise	2	*part.*
Eau de roses.... ...	20	—
Alcool	100	—

Essence de racines de violette.

Rhizome d'iris	4	*part.*
Esprit-de-vin concentré	10	—
Eau de rose.......	1	—

Macération p. 8 d'eau distillée ; et filtrer.

Essence de patchouli.

Huile de patchouli.	8	*part.*
Huile de roses....	2	—
Alcool..........	500	—

Aux liqueurs parfumées composées appartient l'eau de Cologne.

2. Vinaigres de toilette (*vinaigres aromatiques*).

Vinaigre britannique.

Acide acétique gla-cial.............	600 part.
Camphre..........	60 —
Essence de girofle.	2 —
Essence de cannelle.	1 —
Essence de lavande.	1 —

Vinaigre de santé.

Essence de girofle.	4 part.
Essence de lavande.	4 —
Essence de majoran	4 —
Essence de benjoin.	50 —
Esprit-de-vin.....	500 —
Vinaigre concentré.	1000 —

Laisser macérer et filtrer.

Vinaigre de toilette.

Baume du Pérou.. 2 part.

Baume de vie d'Hoffmann.

Baume de vie d'Hoff-mann............	30 part.
Teinture de benjoin	10 —
Eau coloniale.....	25 —
Alcool..........	100 —
Acide acétique	20 —
Eau distillée......	40 —

Vinaigre de toilette de Bulli.

Teinture de benjoin	1 part.
Acide acétique.....	4 —
Eau coloniale......	100 —

Vinaigre de roses.

Huile de rose.....	1 part.
Acide acétique con-centré..........	15 —

3. Sels odorants (*flacons odorants ; boîtes odorantes*).

Parfum au sel ammoniacal.

Ammoniaque caus-tique...........	750 part.
Essence de lavande anglaise	0gr.5
Essence de romarin	0gr.5
Essence de berga-mote..........	0gr.1225

Remplir des boîtes à deurs, garnies de petites ponges, avec.

Sel odorant blanc.

Carbonate d'am-moniaque.......	600 part.
Ammoniaque caus-tique..........	300 —

La masse de sel, séchée après 3 à 4 semaines, est pulvérisée, avec :

Teinture de musc.	4 part.
Essence de lavande.	4 —
Essence de berga-mote..........	2 —

parfumée et on en remplit la petite boîte à odeurs.

Odeur anticatarrhale.

Acide phénique....	0 gr. 15
Acide acétique gla-cial...........	0 gr. 15
Mixture oléo-balsa-mique..........	0 gr. 50
Teinture de musc..	0 gr. 10

Mettre dans un flacon à odeurs, et l'inhaler frais.

L'eau de Lucia est vendue dans des flacons à odeurs, dont le coton est imbibé de liquide ammoniacal, d'ambre, de teinture de benjoin et de tolu balsamique.

4. Poudre odorante (*sachets à odeurs ou à parfums*).

Poudre odorante de vêtements

Poudre de racines		
de vétiver	500	part.
Bois de santal blanc	250	—
Essence de thym	0 gr. 05	
Essence de rose	0 gr. 05	

Poudre odorante d'iris.

Rhizome d'iris	)	
Fleurs d'acacia en	} P. E.	
poudre rude	)	

Poudre odorante de lavande.

Benjoin	20	part.
Poudre de fleurs de		
lavande	75	—
Essence de lavande	7	—

Poudre odorante de Patchouli.

Poudre d'herbe de		
patchouli	50	part.
Essence de pat-		
chouli	1	—

5. Poudre à parfumer aromatique (*poudre à parfumer odorante*). *Poudre à parfumer extra* et *poudre à parfumer ordinaire*, de la nouvelle Pharmacie française. Dans l'ancienne *poudre à parfumer du Dʳ Engel*.

6. Petites bougies à parfum aromatique (surtout celles de la Pharmacie française).

7. Papiers à parfumer aromatiques. Qui répandent leur odeur tantôt en brûlant, tantôt sans brûler.

8. Essences pour parfumerie (*baumes pour parfumerie et vinaigres pour parfumerie*).

Papier à parfumer.

Tremper le papier dans une solution de

Essence de géra-		
nium	30	part.
Essence de maci	30	—
Essence de cannelle	30	—
Styrax liquide	30	—
Baume du Pérou	1	—
Teinture d'ambre	5	—
Alcool	30	—

Alcool parfumé.

Essence de romarin	5	part.
Essence d'orange		
amère	5	—
Essence de girofle	5	—
Essence de lavande	8	—
Essence de berga-		
mote	10	—
Baume de Pérou	10	—
Éther acétique	2	—
Alcool	250	—

II
Moyens pour l'entretien
et le rétablissement de la beauté du corps
(Cosmétiques au sens propre du mot).

A) Moyens pour l'embellissement du teint (*cosmétique de la peau*).

1. Graisses : Huile d'amandes et d'olives, huile de vaseline (*Paraffine liquide*), vaseline, beurre de cacao, lanoline, enfin l'*Onguent émollient* officinal connu sous le nom de *Crème céleste, Cold-cream;* ce dernier, frictionné sur la peau, permet une meilleure adhérence de la poudre de fard, connue sous le nom de *Talc préparé* (pour les bras et la gorge).

Crème de cacao.

Huile de cacao liquéfié............	5	*part.*
Huile de ricin.....	30	—
Huile de bergamote.	1	—
Eau de Cologne...	20	—

Crème glycérinée.

Blanc de baleine...	o gr.45
Paraffine..........	o gr.35
Huile d'amandes...	1 gr. 75
Eau de rose.......	o gr. 70
Glycérine.........	o gr. 70
Huile de roses.....	o gr.o1

Pommade lanoline.

Lanoline anhydre..	85	*part.*
Beurre de cacao...	25	—

Mélanger et ajouter.

Essence de roses..	20 *gouttes*

Poudre d'amande.

Amande douce ...	100	*part.*
Amandes amères...	20	—
Poudre de riz....	120	—
Borax............	5	—
Rhizome d'iris pulvérisé..........	5	—
Essence de bergamote...........	o gr.o3	
Essence de citron.	o gr. 10	

Lait de lanoline.

Lanoline.........	10	*part.*
Borax...........	1	—
Eau de rose......	100	—

Crème de beauté.

Amandes douces..	15	*part.*
Eau de fleurs d'oranger.........	60	—
Eau de roses......	60	—
Borax...........	1	—
Teinture de benjoin............	2	—

Mêler 1 ou 2 cuillerées à thé avec eau pour se laver.

Cold-Cream.

Cire blanche	1 gr. 40
Blanc de baleine..	1 gr. 40
Huile d'amandes douces........	12 gr. 50
Eau de fleurs d'oranger........	6 gr. 30
Eau de roses.....	6 gr. 30
Essence de roses..	12 *gouttes*
Essence d'amandes amères éthérée.	1 *goutte*
Essence de bergamote	4 *gouttes*
Essence de Néroli.	3 *gouttes*

2. Glycérine (*Glycérine*, 1000. *Eau fleurs oranger*, 120. *Essence de Néroli*, 1. *Amandes amères*, 1). Pour savonnage et friction.

3. Alcoolés. Se laver avec cognac pur ou dilué. Partie constituante des eaux de beauté comme rosée de fleur, eau de Circassie, baume domestique, etc.

4. Résines et baumes (*Préparations goudronnées*). Baume du Pérou, styrax liquide, benjoin et baume de tolu résinifié.

Lait virginal.

Teinture de baume de Tolu.........	*7 parties*
Eau de rose.......	*565 part.*

Une demi jusqu'à 1 cuillerée à thé dans un verre d'eau pour se laver.

Eaux pour se laver.

Teinture de benjoin.	o gr. 3o
Carbonate de soude.	o gr. 10
Alcool camphré....	o gr. 10
Eau de Cologne...	17 gr.
Teinture d'ambre musquée.........	o g.o1

5. Alcalis.

a) *Savons*. Savons de toilette, parties de plantes contenant de la saponine, comme l'écorce de Quillaja et la racine de saponaire du Levant. Pour parfumer les savons, employer les parfums précités, et pour leur coloration, diverses substances (cinabre, outre-mer, etc.). Le lavage de la peau avec spirit. saponatus, après friction avec la crème céleste, hâte souverainement la beauté.

Poudre à savon.

Savon en poudre...	1 gr. 75
Carbonate de soude sec............	o gr. 175
Poudre de riz......	o gr. 70
Poudre de rhizome d'iris..........	o gr. 35
Mixture odorante..	o gr. 28

Poudre d'amande.

Amande pulvérisée.	24 *part.*
Amidon..........	24 —
Borax..........	10 —
Glycérine........	10 —
Poudre d'iris......	5 —
Tripoli..........	25 —
Talc préparé......	2 —

Essences de savon.

Savon blanc.......	1	*part.*
Alcool...........	4	—
Eau de roses.......	1	—
Eau de naphte.....	1	—

Savonnettes.

Amande	10	*part.*
Amidon..........	10	—
Savon en poudre...	10	—
Poudre de rhizome d'iris..........	5	—
Teinture de benjoin.	q. s.	

Pétrir en forme globulaire. Aussi, *Savonnettes à la bergamote*, composées de talc, amidon, et savon odorant.

Un moyen de laver les parties délicates de la peau est la *teinture de Quillaja*, diluée avec un peu d'huile de bergamote et une quantité d'eau quintuplée. Elle forme l'élément principal de

Eau Athénienne.

Teint. de Quillaja	3 *gr.*
Glycérine........	30 *gr.*
Beaume de vie d'Hoffman......	20 *gr.*
Eau de Cologne...	20 *gr.*
Teinture d'iris.....	20 *gr.*
Essence d'ambre musquée........	o gr. 15

b) *Borax*. Il possède en réaction faiblement alcaline une action antiseptique indiscutable.

Lotion cosmétique.

Borate de soude....	1 gr.
Eau de roses......	70 gr.
Teinture de benjoin.	1 gr.

Lilionèse.

Borate de Soude ...	2 gr.
Carbonate de soude.	3 gr.
Eau de roses......	50 gr.
Eau de Rubus Idæa.	50 gr.
Eau de Cologne...	20 gr.

Eau pour la beauté de Startin.

Borax...............	2 gr.
Chlorate de soude..	3 gr.
Glycérine..........	30 gr.
Eau de roses......	170 g.
Alcool............	10 gr.
Essence de rose...	10 gout.

c) Acide carbonique et alcalis caustiques.

Carbonate de soude.	1 gr.
Teinture de benjoin.	5 gr.
Eau de rose.......	140 gr.

Mêler 1 cuillerée à bouche à eau pour se laver.

Carbonate de soude.	0 gr. 50
Borate de soude....	3 gr.
Eau distillée......	70 gr.
Eau de roses......	140 gr.

6. Préparations de soufre, pour l'acné, le sycosis, etc.

Eau de toilette de Kummerfeld.

Soufre précipité...	12 part.
Camphre..........	1 —
Mucilage de gomme arabique........	6 —

Mêler et agiter.

Eau de chaux....	100 gr.
Eau de roses......	100 gr.

Crème de toilette.

Lanoline..........	35 gr.
Huile d'amandes...	35 gr.
Soufre précipité ...	35 gr.
Oxyde de zinc.....	15 gr.
Teinture de fleurs d'iris...........	0 gr. 35
Teinture d'Anchusa tinctoria........	1 gr. 50

La peau sera frottée avec crème, et puis poudrée.

Crème cosmétique.

Soufre précipité...	
Lessive alcoolique de potasse.........	P. E.
Glycérine	

Appliquer le soir avec un pinceau et le matin laver avec une solution de borax. On l'emploie dans les excroissances et les *séborrhées* de la face.

Pâte sulfureuse.

Contre les taches de rousseur, lentilles, etc.

Soufre précipité...	10 gr.
Acide acétique aromatisé	q. s.

Pour pâte.

7. Acides.

Acides citrique et acétique contre les pigments et taches de rousseur. Ensuite, acide salicylique pour enlever les couches cornées de production normale ou pathologique. Concentrer la solution suivant la profondeur et l'étendue. Contre la transpiration des pieds : acide tartrique (poudre anti-anosmique) pur ou additionné d'amidon. Plus efficace, acide salicylique en poudre dans la proportion de 1 à 9 de talc de Venise.

Pour enlever les couches cornées des pieds (cors d'odeur vineuse) poudre et tartre pur ou avec de l'amidon.

Poudre efficace à l'acide salicylique dans la proportion de 1 p. 9 de talc.

Poudre salicylée.		Collodion pour cors au pied.	
Acide salicylique ...	*3 parties*	*Acide salicylique* ...	*5 parties*
Amidon	10 —	*Térébenthine de Ve-*	
Talc préparé	87 —	*nise*	3 —
		Collodion	30 —

8. Préparations iodées. Elles sont employées de préférence pour la cure des engelures et la suppression des taches de pigment (teinture d'iode, iode, glycérine, collodion iodé).

9. Sels de terre glaise. Alun en solution (1 p. 20 à 50 d'eau), et vinaigre de terre glaise (2 à 5 p. 100 d'eau), contre gerçures, odeurs locales mauvaises, rougeurs et excroissances folliculaires du visage.

Alun	1 *gr.* 50	En outre, se laver de temps
Borax	1 *gr.* 50	en temps avec alcool camphré,
Eau de rose	100 *gr.*	vinaigre de terre glaise ou de
Teinture de benjoin.	3 *gr.*	l'argile finement nettoyée.

10. Préparations de plomb. Dans l'hyperhydrose, l'eczéma chronique, comme moyen de protection et de fard.

11. Préparations de zinc et de bismuth. L'oxyde de zinc, aussi bien que le nitrate basique de bismuth servent comme moyens de guérison et de protection contre les taches de rousseur de la face, et les boutons humides. Depuis peu le sulfophénate de zinc est renommé contre les taches de rousseur et les taches de la peau.

Procédé de lavage.		Collodion antiéphélique.	
Sulfophénate de		*Sulfophénate de zinc*	0 *gr.* 7
zinc	*2 parties*	*Alcool*	5 *gr.*
Glycérine	20 —	*Collodion*	50 *gr.*
Eau de rose	30 —	*Huile de citron*	0 *gr.* 35
Eau de Cologne ...	5 —		

12. Préparations mercurielles. Moyens efficaces, mais facilement dangereux contre les taches de rousseur et autres taches de la peau tenant à un dépôt de pigment.

Liqueur de Gowland.		Dissoudre dans :	
Emulsion d'amandes		*Esprit-de-vin*	35 *gr.*
amères	190 *part.*	*Eau de laurier-*	
Bichlorure de mer-		*cerise*	5 *gr.*
cure corrosif	0 *gr.* 10	**Eau orientale d'Hebra.**	
Chlorure d'ammo-		*Bichlorure de mer-*	
nium	0 *gr.* 01	*cure corrosif*	0 *g.* 005

Emulsion d'amandes
amères............ 20 gr.
Teinture de benjoin. 1 gr.
  Appliquer avec un morceau
de toile.

**Pommade pour les taches de
rousseur.**

Bichlorure de mer-
cure ammoniacal.. 2 parties
Onguent émollient.. 50 —
  Ou bien :

Mercure précipité
blanc.............. 1 partie

Sous-nitrate de bis-
muth............... 1 —
Onguent simple... 10 —
  Etendre sur un linge.

Contre les envies.

Beurre de cacao... 7 gr.
Huile de ricin...... 7 gr.
Oxyde de zinc..... 0 gr. 50
Mercure préc. blanc. 0 gr. 01
Huile de roses ..... 5 gouttes
  Se huiler matin et soir.

13. Moyens de protection et de coloration (fards). Pour les fards blancs, on emploie des sortes d'amidon fin, du talc de Venise, etc. Les fards rouges sont préparés par le mélange intime du *moyen de protection* avec carmin, plaques de garance. Pour la coloration des veines du visage et de la peau, on fait aussi usage de fards bleus composés de bleus de Prusse ou d'indigo mêlés en proportions convenables avec du talc de Venise.

B) **Procédés pour l'embellissement de la chevelure** (*Cosméti-que des cheveux*).

1. Procédés contre la chute et pour la souplesse des cheveux. Huiles et pommades pour cheveux, huile d'amande, huile d'olives de Provence, essence de foin, huile de sésame, lanoline et autres graisses avec les parfums antérieurement décrits).

En plus, pommade de roses pharmaceutique, pommade de vanille, jasmin et autres plantes, que l'on mêle avec extraits parfumés de graisse.

Crème-neige.

Cire blanche....... 3 gr.
Blanc de baleine... 5 gr.
  Liquéfier et mélanger :
Huiles d'amande ... 140 gr.
  Laisser refroidir à moitié et
agiter avec :
Eau de roses ...... 20 gr.

Glycérine.......... 20 gr.
Essence de roses... 10 gout.

Huile pour cheveux.

Essence d'amandes. 1 gr. 75
  — de réséda..... 0 gr. 7
  — de violette .... 1 gr. 40
  — de roses éthérée. 1 goutte
Huile.. .... 100 gr.

2. Procédés pour fixer la forme des cheveux (Bandoline, brillantine). Ils consistent en des solutions fines et parfumées de gomme ou de gomme adragante.

Gomme arabique... 10 gr.
Sucre............. 1 gr.

Eau de roses ...... 130 gr.
Eau de Cologne... 70 gr.

Brillantine liquide.	Bandoline.

Glycérine		*Gomme adragante.* 1 *partie*
Huile de ricin	} P. E.	*Eau de roses* ...... 1 *gr.*
Alcool		Faire mucilage et ajouter:
Huile odorante .... *q. s.*		*Carmin* .... *q. s.*

3. Procédés, graisses pour faire sécher les cheveux. Se laver avec de l'eau de savon ou empoudrer le soir et démêler avec un peigne le matin.

Aussi :

	Eau pour pellicules.
Eau de poix ...... 200 *gr.*	
Chlorate de potasse. 4 *gr.*	*Acide phénique* .... 2 *gr.*
Ammoniaque pur li-	*Baume du Pérou* ... 2 *gr.*
quide .... 2 *gr.*	*Alcool de lavande* .. 3 *gr.*
Se laver avec une petite éponge.	*Eau-de-vie française* 200 *gr.*

4. Procédés pour enlever les pellicules de la tête. Voir *Séborrhée de la tête.* Borax et soude (essence de plantes orientales pour pellicules de la tête), carbonate de potasse avec de l'esprit-de-vin (eau d'Athènes), huile de ricin et alcool (huile pour cheveux de Cléopâtre). Hebra fait dans la séborrhée des lavages avec de petites éponges imbibées d'alcool benzo-éthéré. Ether, 2 gr. 10; teinture de Benjoin, o gr. 15 à o gr. 35.

5. Procédés pour le traitement de la chute des cheveux et la provocation de leur croissance.

1. Remèdes toniques et astringents.

Teinture de quin-			1 à 2 fois par jour se laver avec une éponge.	
quina rouge ..... 3o *part.*				
Teinture de cantha-			**Pommade au tannate de quinine.**	
ride .... 2 —				
Acide phénique .... 2 —			*Quinine pure* ..... 1 *part.*	
Teinture de Strych-			*Acide tannique* .. . 2 —	
nos .... o gr. 5o			*Teinture aromati-*	
Eau de Cologne ...	} *part. égales*		*que ammoniacale.* 20 —	
Huile de coco			*Huile d'olives* ..... 5o —	
Pour arriver à 120 par-ties.			*Cacao.* .... 1oo —	

2. Procédés à l'esprit-de-vin, à l'huile éthérée, et balsamiques : eau de Cologne, esprit de romarin, eau-de-vie française, etc.

Pommade de Hebra.	*Esprit-de-vin con-*
Baume du Pérou .. 2 *part.*	*centré* .... 2 *gr.* 8o
Onguent simple ... 8o —	*Huile de Sabine* ... 15 *gouttes*
Pommade de pin.	*Teinture d'ambre musquée* .... o *gr.* 15
Essence de Ruscus. 2 *gr.* 8o	*Axonge* .... 3o *gr.*

3. Procédés à substances piquantes.

Teinture de cantharide.........	0 gr. 35	Eau de Cologne..	100 gr.
Essence de romarin	10 gouttes	Huile de sabine...	1 part.
Essence de lavande.	10 gouttes	Esprit-de-vin	25 à 30 —
		Pour se laver.	

4. Substances indifférentes. Ici se rapportent : les racines (infusions, extraits et décoctions), la graisse de mouton et la moelle des os de bœuf. La pilocarpine donne aussi de bons résultats (vaseline liquide incolore, 7 grammes; pilocarpine 0 gr. 035).

Sulfate de quinine. 1 gr.
Acide acétique.....
Acide phénique. ...} āā 0 gr. 35
Mixt. oléo-balsamiq. 15 gr.
Glycérine......... 2 gr.
Huile de ricin..... 7 gr.
    Liqueur trichophythique.

Poudre dentifrice simple.

Craie préparée .... 20 gr.
Poudre de savon... 3 gr.
Essence de menthe. 4 gouttes

Poudre dentifrice phéniquée.

Poudre de savon... 15 part.
Acide phénique...
Camphre.........} āā 0 gr. 10
Carbonate de chaux
    précipité........ 125 part.

Poudre dentifrice du Dr Heider.

Os de seiche prép..
Poudre de rhiz. d'iris
Carb. de magn....} āā 0 g.02
Essence de menthe. 3 gouttes
Essence de gaulthérie .... 3 gouttes
Carmin.......... q. s.

Poudre dentifrice acide.

Poudre tartar dépur.
Lactose......... } āā 15 gr.
Carmin.......... 20 gr.
Essence de menthe. 1 gr.

Poudre dentifrice alcaline.

Bicarb. soude...... 10 gr.
Talc prép........ 20 gr.
Carmin.......... 0 gr. 05
Essence de menthe. 10 gtes

Odontine.

Poud. de coq. mar. 100 part.
Poud. de pierre
    ponce.......... 5 —
Poud. rhiz. iris.. 15 —
Savon. .... 25 —
Sucre........... 10 —
Glycérine,........ 50 —
Essence de menthe. 2 —
Alcool.......... 25 —
Eau de roses..... q. s.
    Pour pâte.

Pâte pour les dents sans savon.

Coq. prép........ 3 gr.
Craie prép. .... 7 gr.
Essence de menthe. 0 gr. 35
Mucil. de gomme
    adrag.......... q. s.
    Faire pâte.

Pâte dentifrice avec savon.

Poud. savon.......
Carbon. magn.....
Poud. rac. iris....} P. E.
Talc prép........
Essence de menthe. 10 gtes
Muc. gomme arabique q. s.

    Pour faire pâte épaisse.

Lessive alcool savon. 80 gr.
Glycérine........ 60 gr.
Essence de menthe. 0 gr. 15
Acide tannique..... 2 gr.
Alcool.......... 30 gr.
Teint. benjoin..... 1 gr.
Essence de menthe. 0 gr. 05

Teinture pour dents.

Thymol	0 gr. 15
Acide benzoïque	0 gr. 20
Teint. eucalyptus	1 gr.
Alcool absolu	100 gr.
Essence de Galtherie	25 gtes
Essence de menthe	20 gtes

1 cuillerée à café dans 1 verre d'eau ; pour laver la bouche.

Elixir dentifrice de Heider.

Essence de menthe	1 part.
Ether acétique	2 —
Alcool	80 —
Glycérine	20 —

ou :

Acide phénique liq.⎱ ãã 6 gtes
Essence de menthe.⎰
Teint. myrrhe.... 30 gr.
Sucre (autant qu'il s'en dissoudra).

Antiodontalgique.

Alc. de Cochléaria. P. E.

Alc. de moutarde.⎫
Teint. de Philanthe⎬ P. E.
  comp.⎪
Teint. de Pyrèthre.⎭

Antiseptique.

Acide salicyl	4 gr.
Alcool de menthe	50 gr.

10 à 20 gouttes dans un demi-verre d'eau.

Salol	0 gr. 20
Alcool	10 gr.
Essence d'anis étoilé⎱ ãã og.05
Es. de géranium...⎰
Essence de menthe.	0 gr. 10

en plus :

Créosote	1 gr.
Alcool de menthe	50 gr.
à	100 gr.

ou :

Acide phénique	1 gr.
Teinture de Quillaja	5 gr.
Eau distillée	10 gr.

6. Epilatoires. Epiler mécaniquement par arrachage à l'aide d'une pincette à cils ou poix forte (térébenthine 4, résine de pin 5). Elimination permanente par l'électrolyse (maximum 12 poils en 8 ou 15 jours). Le galvano-caustique est préférable. Chimiquement : chaux caustique et ses combinés avec le soufre, notamment sulfhydrate. De même orpiment (sulfure d'arsenic jaune) mais seulement en combinaison avec la chaux caustique, car il se forme du sulfure de calcium.

7. Colorants. Contre le blanchissement des cheveux, les anciens recommandaient l'huile d'œufs ainsi que l'huile de pieds de bœuf.

Colorants végétaux : Ecorce de noix vertes, qui au début colorent jaune, au bout de quelque temps brun de noix et solide.

1re *recette :* Laver la tête à la soude, faire macérer le jus comprimé d'écorces de noix dans de l'alcool dilué.

2e *recette :* Piler les écorces vertes avec 7 parties alun en poudre, faire macérer dans de l'huile d'olives benzoïque au bain-marie et parfumer après évaporation avec 2 gouttes huile de roses et 10 gouttes de néroli. On obtient une huile de noix colorant en brun. Ces préparations sont peu efficaces.

Colorants minéraux.

1. *Nitrate d'argent*. Le plus souvent dans des solutions ammoniacales avec ou sans sulfate de cuivre pour colorer durablement en noir ou brun foncé.

2. *Préparations de bismuth*. Colorent avec des solutions alcalines ou sulfureuses (sulfate de soude, hyposulfite de soude). Couleur blond ou brun foncé. Rajeunissement obtenu par le bismuth.

3. *Solution de sulfate de cuivre*. Coloration brune naturelle mais peu durable.

4. *Permanganate de potasse* (liqueur d'acétate de fer 5 pour 100). Le chromacome de Lohse se compose, n° 1 d'une teinture de noix de galle, n° 2 d'une solution acétate de cuivre avec un peu de nitrate d'argent et donne une teinte brune jusqu'au noir.

5. *Préparations de plomb*. Aussi pernicieuses qu'elles soient, on les préfère parce qu'elles foncent les cheveux blancs suivant la nature de la préparation et la durée de leur effet, sans altérer ceux restés naturellement foncés.

6. *Eau oxygénée*. Préparation anodine employée par les rousses pour se blondir. Ces préparations sont le *Golden hair wash*, auricomus, fontaine de Jouvence. Pour blondir : lavages de 150 gr. de rhum dans un demi-litre vin blanc réduit à moitié par l'ébullition, laisser sécher après friction.

C) **Beauté de la bouche.**

1. **Lèvres.** On obtient le rouge vif à l'aide d'eaux de fard rouges (alloxan. purpurissmum). Les lèvres sèches et gercées à graisser avec la crème céleste, onguents de miel.

2. **Dents et gencives.**

a) Nettoyage des dents. Poudre de charbon préparée, le mieux est le charbon de tilleul, préparation de chaux (carbonates ou phosphates). Moyens plus actifs : écailles d'huître préparées, os de sepia et même pierre ponce (poudre à dents chinoise). Pour nettoyer les dents chimiquement sans inconvénients : alcalins doux tels que savon borax ou soude. Poudre à dents : la plus efficace est la plus simple.

3. **Savons dentifrices.** Ce sont en substance des savons ou pâtes aromatisés avec prédominance de savon. Préférer les poudres dont les fractions remplissent les cavités cariées plus qu'elles ne les nettoient.

b) Mastic à dents, appartient à la technique dentaire. Pour remplir temporairement cérat dentaire (cire, mastic et résines. Gutta-percha, tannin malléable à chaud et introduit dans la cavité).

c) Gencives. Acétate d'alumine (alcool de grains, rhum, etc.). Électuaires pour gencives.

Cavité buccale. Contre l'haleine défectueuse. Pour mâcher : œillets et guimauve. En Orient les baies de térébenthine (caroube de Judée. Contre l'odeur du tabac : cachou de Bologne (cachmidé) pastilles et pilules.

QUATRIÈME PARTIE

I

Revue des médicaments

officinaux et non officinaux les plus importants, leur dosage et leur emploi.

Abrus precatorius (Jéquirity). Inf. o.o35 à o.07 $^0/_0$ en alcoolature, en fomentations; pour instillations dans les maladies de l'œil.

Absinthe. Inf. o.35 à 1 $^0/_0$ d'alcoolature. Poud. o.o5 à o.15. Extrait o.o5. Huile essentielle, 1 à 2 gouttes p. d. Teinture et teint. composée 20 à 3o g. (o.07 à o.20).

Acétate d'argent hypodermique. 1/4 à 1/2 de seringue en sol.; de o.o35 dans 7 d'eau.

Acide acétique aromatique. Excit. olfac.

Acide acétique concentré (Teneur de 96 $^0/_0$). Seulement à l'ext. comme caust. et excit. olfact. Rubéf.

Acide acétique dilué (Teneur : 20 à 3o $^0/_0$ — o.o35 à o.15). Seul ou en mixt. (o.35 à 1.40 p. 10.gr.). Ext. comme l'ac. acét.

Acide arsénieux (Arsenic bl.). o.0001 à o.0005 — o.0002 p. j. pil. en solut. Ext. caust. p. saup. comme pomm. et pâte (o.007 à o.02 p. 1.40) en bains, compress. 1/20 à 1/5 $^0/_0$. Inject. 1/2 à 1 $^0/_0$.

Pilules asiatiques. Acide arsénieux, poivre noir et gomme arab. 1 pil.=o.005 de nitrate arsenical.

Poudre arsenicale de Côme. Acide arsénieux, sang-dragon, charb. animal, sulf. rouge de merc. en pommade, pâte caustique et poudre U. E.

Solution arsenicale de Bietti (Arsen. d'ammon. 1 sur 500 eau) en 5 doses de 5 à 10 fois plus fortes que les premières. De même solut. arsenic. de Pearson (Arséniate de soude, 1 sur 600 eau).

Acide aseptique. (Sol. aqu. de borax o.35 dans 7 gr. eau oxygénée (3 $^0/_0$) avec ou sans ac. salic.

Acide benzoïque. Sublim. o.02 à o.35 1 f. p. j. comme expect. Dans la poly-arthrite : o.35 à o.7 p. j. en poud., mixt. Inhal., pansem. (5 à 10 $^0/_0$). cigarettes, pap. odorant.

Acide borique. o.014 à o.10 p. d. 1 f. p. j. jusqu'à o.35 p. j. en poud. pil. sol. Ext. p. saup. Em. sol. 1 à 5 $^0/_0$ p. larges inject. dentif. et gargar. p. foment. de la bouche. Contre les plaies en glycér. boriq. (90 glyc., 62 ac. bor.), linim. boriq. ouate boriq. 10 à 20 $^0/_0$, linim. boro-phéniq. en pommad. suppos. 20 à 25 $^0/_0$. Onguent boriqué.

Acide boro-salicylique (acide bor. 1, acide sal. 2, eau 5. Alcool réduit au sec par l'ébullition). Poud. salicyl. avec talc., contre la sueur des pieds. Acide salicyl. 3, amidon 10, talc. 87.

Acide boro-salicyl. Ext. comme l'ac. salicyl.

Acide bromhydrique dilué (12 $^0/_0$ gaz chlorhydr.). 10 à 30 gtes p. d. 1 f. p. j. jusqu'à 0.35 à 0.7 p. j. dil. avec, eau, 1 sur 10 à 200, boisson : mixt. et gouttes.

Acide bromhydrique dilué. 0^{gr}10 $^0/_0$, crampes, toux, vomite granitique, dyspepsie, bourdonnements d'oreille, en dil. plus forte 1 sur 100 ou 150 eau, 2 à 20 gouttes p. d. 1 f. p. j. p. heure ou toutes les 2 h. jusqu'à 40 gouttes p. d. Ext. badig. et pansem. antiseptique.

'**Acide camphorique.** Antisept. 0.035 à 0.07 p. d. 1 f. p. j. jusqu'à 0.40 p. j.

Acide cathartinique. 0.02 à 0.05 p. d. 2 à 4 f. p. j. en poud., pil., mixt. Inj. hyp. : 0.01 à 0.02 p. d. en sol. alcool., 0.15 à 0.35 p. d. (fortement purgatif) en poud., pil., dragées, élect., inf., mac., inf. : 0.35 à 1.4 sur 100 de col. Lav. (inf. 0.7 à 1.4 sur 100). Feuilles sans résine (Extr. alcool. de feuilles). Elect. lénitif de séné 1 sur 10 comme constit. en cuill. à café ou mixt. Inf. de séné comp. (Eau laxative viennoise 1 × 8 de col. × manne. En cuill. à café ou à bouche 3.5 p. d. pur ou par mixture.

Espèces laxat. de Saint-Germain. 1 cuill. à thé pour 1 tasse d'inf., sirop mannité (sirop de séné avec manne), en cuill. à thé en mixt.,

sirop de séné comme sirop mannité.

Acide chloronitrique (Eau régale) = 1 p. ac. nit. 2 ac. chlorh.), 0.07 à 0.15 pour 10 à 15 gr. d'eau en cuillerées à bouche. Ext. bains et bains de pieds 2 à 3.50.

Acide chlorhydrique concentré pur à 24 $^0/_0$. Acide chlorhydrique non dissous, 33 $^0/_0$ gaz chlorhydrique (Ext. pur comme caustique), dentif. et gargar. 1 à 3 $^0/_0$, badig. 1 à 3 sur 25 ou 30, mélange ou sirop. Larges compresses, 1 à 2 $^0/_0$. Bains, 4.20 à 8.40 pour b. complet, 2.10 à 4.20 pour b. de pieds,

Acide chromique. Caustique, pur ou dil. 1 sur 20 ou 50 eau, en badigeon.

Acide chrysophanique (Voir *Chrysarobine*).

Acide citrique. 0.02 à 0.07 p. dos. 1 f. p. j. en p. saturation, mélang. effervesc. Limonade envir. 0.15 à 0.20 acide correspond. à 1 citron. Ext. badig. 1 sur 10 eau. En lavage, dentif. et garg. 1 à 2 $^0/_0$.

Acide créosotinique. Antipyret. comme acide salicyl.

Acide cubébique. 0.02 ou 0.05, ou 0.05, ou 0.07 p. d. 1 f. p. j. jusqu'à 0.35 p. j. en pil.

Acide cyanhydrique (2 $^0/_0$ acid. cyanh. libre). 1/2 à 1 gte (0.0007 à 0.0035) p. d. 1 f. p. j. jusqu'à 0.01 p. j. en gtes Ext. badig. 0.01 ou 0.03 sur 0.35 eau. Instill. 0.003 à 0.15 sur 0.10 eau, en pomm. 0.35 sur 35 gr., pommade.

Acide fluorhydrique. 1/2 $^0/_0$. pour 10 à 30 g. d'eau p. d.; en dil. plus forte 3 f. p. j.

Ext. Inh. et pansem. (0.03 à 0.07 sur 500).

Acide formique. Rubéf. et caust., pur ou dil. 1 à 10 $^0/_0$ sol. aq. ou alcool. U. ext.

Acide gallique. 0.03 à 0.4 p. d. 1 f p. j. en poud. pil. sol. Ext. pour eau dentif. 1 à 50 p. $^0/_0$, eau pour l'œil 1/2 à 2 $^0/_0$. Inject. 1 $^0/_0$, badig. 1 sur 6 de glycér.

Acide gynocardique. 0.001 à 0.015 p. d. 1 f. p. j. Pomm. 0.07 à 0.14 sur 30 à 40.

Acide iodique. 0.007 à 0.02 p. d. 1 f. p. j. jusqu'à 0.08 p. j. en sol. dil. ou en pil. Ext. pomm. 1 sur 5 à 10.

Acide iodhydrique. 0.035 à 0.15 p. d. 2 à 5 f. p. j. dil. avec eau.

Acide lactique. (0.02 à 0.10) 1 f. p. j. sol. aq. (1 sur 200 eau). Pastille jusqu'à 0.7 p. j. Ext. Inh. 15 à 20 g. sur 15 à 30 eau. Dentif. gargar. 1 sur 100 à 150 eau. Badig. 1 sur 5 à 10 eau. Inj. et pansem. 1 à 2 $^0/_0$. Cautéris. de tumeurs tubercul. pur ou en sol. à 80 $^0/_0$, en pâte.

Acide nitrique concentré pur. Teneur 48 $^0/_0$. Caustique comme celui plus du double qui est l'acide fumant. pur ou épaissi par du coton comme ac. nitr. solidifié. Dilué pur. env. 21 $^0/_0$ 5 à 15 gtes (0.035 à 0.07 p. d. 1 f. p. j. fort. dilué p. boisson, mixture, goutte, pil. (inefficace).

Acide oléique pour la préparation d'emplâtres (diachylum de Dietrich) notamment prép. huileuses.

Acide opalique. 0.003 à 0.02 p. f. p. j. en poud. sol. 1 $^0/_0$ en cuillerées à bouche. Ext. dentif. 1/2 à 1 $^0/_0$.

Acide phénique cristallisé. 0.05 à 0.07 p. d. 1 f. p. j. jusqu'à 1 gr. p. j. en pil. sol. alcool. émuls. Ext. caust. 5 à 30 $^0/_0$. Contre les plaies, antis. pansem. (gaze phéniquée, soie phéniq.). En sol. aqu. alcool. et huile (avec collodion 1 sur 10 de colod. élast.). En lavage, badig. inhal. frict. inject. lavem. 1/10 à 15 $^0/_0$ solut. En linim. pommade 1 sur 5 à 50 d'huile glyc. linim. chaud, excitant odorant. En inj. hypod. 0.007 à 0.01 sur 10 eau. En inj. parenchym. 1 sur 50 eau. Non dissous, seulem. extér. pour désinfect. pur ou en sol. (1 sur 20 à 50) ou en poud. phén. avec autres subst.

Acide phénique liquéfié. 1 sur 1 d'eau. Caust. comme ci-dessus.

Acide perosmique. 0.0007 p. d. 1 f. p. j. dil. av. eau, mieux en pil. (0.01 p. d. et 0.035 p. j. dans l'épilepsie)! sous la peau en sol. à 10 $^0/_0$, 1/2 à 1 seringue de Pravaz 1 f. p. j. dans les néoformat., goitres, névralgies.

Acide phosphorique (Teneur 16 à 20 o/o). 10 à 30 gouttes (0.03 à 0.10 p. d. 1 f. p. j. jusqu'à 0.7! p. j., boisson fort. diluée 1/2 à 1 $^0/_0$. Mixt. 0.14 à 0.7 s. 7 gr. Pil. réduit au 1/5. Ext. dentif., pansem. 1 à 4 $^0/_0$.

Acide phosphorique glacial. 0.007 à 0.02 p. d. 1 f. p. j. en pil.

Acide picrique (carbazotique, amer de Welter). 0.007 à 0.015, 0.03! p. d. 1 f. p. j. jusqu'à 0.10! p. j. pil. ou sol. Ext. comme acide phén.

Acide pyrogallique. Ext. en sol. alcool. 5 à 40 sur 100 et en pomm., 1 sur 10 à 20 de vaseline ou lanoline. Onguent 10 à 40 %.

Acide salicylique. Antisept. et antipyrét. 0.10 à 0.7 p. d. toutes les 1 à 3 h. jusqu'à 1,40 à 5 gr. p. j. En poud. pil. sol. mixt. émuls. Ext. p. soup. pur ou 0.10 amidon, talc, charbon, etc. Poudre à dents et à priser : 0,7 à 7 gr. sur 10 à 100 de charbon, sucre, ac. tann. Insuffl, dans le pharynx et cavité buccale : 1 sur 5 à 50. Solut., pansem. : 3 à 10 %, ouate salicylée, jute salicylée. **Eau salicylée** : 1 sur 20 à 300 eau, lavage. Dentif. et gargar. : 1 sur 300 à 500 eau avec add. alcool. vin, alc. arom. eaux, glycér. Inhalat. : 1 sur 50 à 1000 d'eau. Inj. : 1 sur 300 à 1000 eau.

Acide salicylique alcoolisé. 0.007 à 0.03 p. d. 1 f. p. j. en sol. alc. ou avec un sirop.

Acide sclérotinique. 0.01 à 0.015 d. 1 f. p. j. en inj. s.-cut. (1 sur 10 d'eau) 0.0007 à 0.004 p. d. jusqu'à 0.01 p. j. !

Acide succinique. 0.02 à 0.07 p. d. 1 f. p. j. en poud. pil. sol. alc. et aq. Ext. dentif. et gargar. 1 sur 10 à 50, badig. 1 sur 5 à 10 de mélange de glycér.

Acide silicique hydraté. 0.04 à 0.07 p. d. 2 f. p. j. en pil. poud. solut. alc. ou aq.

Acide sozolique. Aseptol 33 % acide orthophénolsulfoné pur (antisept. et antiferment), comme ac. sali-

cyl. Extern. : Seulem. en sol. aq. de 3 à 10 %.

Acide sulfurique anglais. 75 % acide comme acide sulf. concentré pur, 96 % et acide sulf. 94 à 97 %, seulem. externe. Comme caust. pur ou avec poudre de plantes (1 sur 7 à 8 comme pâte). Bains : 1 part. de composé de soufre sur 1/2 à 3/4 acide. **Acid. sulf. dilué**, 100 sur 476 eau. 0.015 à 0.10 p. d. 1 f. p. j. en p. g., 5 à 30 g. p. d. p. j. avec sirop ou eau sucrée, mixt. boisson, 0.1 à 0.02 sur 500 eau. Ext. dentif. et gargar. 1 à 4 %, badig. 0.07 à 0.2 sur 1.75, lavage.

Acide sulfureux liquide (eau sulfureuse). 0.5 à 1 g. p. d. 1 f. p. j. Ext. badig. gargar. 5 gtes sur 100 eau.

Acide sulfoichthyolique. Voir *Ichthyol.*

Acide tannique. 0.20 à 0.40 p. d. 1 f. p. j. jusqu'à 2 gr. p. j. en poud., pil., sol. aqueuses, alcooliques, glycérinées, mixt. (eaux aromatiques). Ext. pur ou avec 1 sur 1 à 10 d'amidon, oxyde de zinc, borax, sucre, céruse, etc., comme poudre à saupoudrer, à renifler ou à inspirer. Inhalation, inj. (0.035 jusqu'à 0.07 à 0.25 sur 100 à 200 d'eau), dentifrices et gargar. (1 sur 20 à 100), bains (0,7 à 3.50), lavement (0.05 à 0.15 sur 100), pommades et liniments (1 sur 4 à 15), suppositoires (0.015 tannin pour 0.15 d'huile de cacao sur 0.15 de cire jaune).

Acide tannique. 1 sur 3 d'acide borique. Pour saupoudrer. **Suppositoires au tannin** (tannin et gomme adragante, glycérine, gélatine). **Collodion tanniqué** (1 sur 4 à 10 de glycérine). **Savon tanniqué** (savon 15, tannin 1).

Acide tartrique 0.15 à 0.7 p. d. 1 f. p. j. jusqu'à 7 gr. p. j. en poud., poud. à fermenter. En mixt. (0.20 sur 2 à 3 de sirop sur 1 gr. 5 d'eau) par heure, 1 cuill. à bouche. Boisson (2.45 à 7 gr. à 35, à 70 de sirop sur 1 litre d'eau).

Acide stibié. Voir *tartrate de potasse et antimoine*. **Acide thymique.** Voir *thymol*.

Acide trichloracétique. Anesthés. et hypnot. 0.007 à 0.015 p. d. Ext. caust. dans so de 1 à 5 %.

Acide valérianique. 5 à 10 gouttes p. d. 1 f. p. j. jusqu'à 40 gouttes p. j. en solution alcoolique ou gommeuse (le plus souvent en combinaison avec ammoniaque, zinc, fer, quinine).

Acétale (Dialthylacétale). Hypnotique et anesthésique, 0.50 à 0.90 p. doses en émulsion et mixture. A l'extérieur, en lavements.

Acétaniline. Voir *antifébrine*.

Acétone. 5 à 20 g^{tes} jusqu'à 0.35 p. d. A l'extér. en inhal., 0.007 à 0.07 pour 7 gr. d'eau; en frict. et lavages, comme liniment.

Acéphénétidine. Antipyr. 0,007 à 0,05 p. h. (Phénacétine de Bayer) 0.03 à 0.07 en 1 f. Antinévr.

Aconit (précaution! puissance d'action variable). 0.00002 à 0.00007 à 0.0002 p. d. 2 à 3 f. p. j. jusqu'à 0,0004! p. j. en pil., sol. alcoolique (1 sur 60). Ext. en pom. (1 à 2 sur 60), solut. alcoolisée (1 sur 25 à 50), inj. sous-cutanée (0.007 avec

quelques gouttes d'acide chlorhydrique dans 0.7 d'eau et de cela, 5 à 20 divisions d'une seringue de Pravaz (0.00007 à 0.0002 p. j.). **Teinture d'aconit.** 0.002 à 0.007 p. d. 2 à 3 f. p. j. jusqu'à 0.035 p. j. en poud. et pil. **Extrait d'aconit.** 0.0005 à 0.0007 p. d. 2 à 4 f. p. j. jusqu'à 0.002 p. d. et 0.008 p. j. en pil., sol. alcaline. Ext. en sol. (1 sur 20 à 50), pom. (1 sur 5 à 10) et emplâtres.

Acorus. Voir *Rhizome de calamus*.

Adonis vernalis. Inf. de 0,28 à 0.56 sur 10 à 14 de véhicule. Toutes les 2 à 3 heures 1 c. à b. **Feuille d'adonis æstivalis.** Comme le précédent.

Agaric blanc. Comme drastique doux (0.07 à 0.15 p. d. 1 f. p. j.). Contre la transpiration, 0.01 à 0.03 p. d. 2 à 3 f. p. j. en poud., pil. ou en espèce.

Agaric des chirurgiens. Hémostatique.

Agaricine (acide agaricique). Contre la transpiration : 0.0003 à 0.0007 p. d. 1 f. p. j. jusqu'à 0.001 p. d. en pil. (mêlé avec poudre de Dower, pour empêcher la diarrhée).

Aigremoine. Inf. 0.7 à 1 sur 100 à 150 de véhicule.

Ailanthe (Feuilles et écorce). Inf. et décoc. 0.35 à 0.7 sur 100 à 150 de véhicule.

Alantol. Comme hélémine.

Alcornocco (écorce). Déc. 0.7 à 2 sur 100 à 200 de véhicule.

Aletris farinosæ. Racine tonique, amère. Déc. 1 à 2 pour 100 à 150 de col. Poud. 0.04 p. d. 1 f. p. j. Teint.

0.20 à 0.50 p. d. 1 f. p. j. Ext. Fleurs d'aletris fari**nosæ**, 0.055 à 0.1 p. d. 1 f. p. j.

Aloès. 0.01 à 0.02 p. d. 1 f. p. j. (amer, stomachique), 0.003 à 0,2 comme purgatif doux. 0.20 à 0.40 jusqu'à 0.7 p. d. Comme drastique seulement en pil. Ext. presque uniquem. en lav. (0.03 à 0.08 par lav.). **L'Aloès hepatica** non officinal peut être ordonné en doses un peu plus élevées. **Extrait d'aloès.** Comme aloès, 0.01 à 0.02 p. d. 1 f. p. j. comme stomachique. Comme vomitif doux: 0.055 à 0.1. Comme drastique : jusqu'à 0.35. **Pilules de Rufus** (aloès 60, myrrhe 30, safran 10). Comme aloès en doses doubles. **Pilulæ aloeticæ ferratæ.** 1 à 6 pil. p. j. **Pilules laxatives.** Voir *Jalapa.* **Teinture d'aloès.** Tonique et digestif, 5 à 30 gouttes p. d. 1 f. p. j. **Teinture d'aloès composé.** 1/2 à 1 partie.

Aloïne. 0.07 à 0.15 p. d. pour purger. 0.15 à 0.35 comme drastique en pil. ou sol. glycérinée.

Alun. 0.05 à 0.7 p. d. 1 f. p. j. jusqu'à 3.5 p. j. (0.50 p. j. causent vomissements, diarrhée et coliques) en pil., sol., etc. Ext. comme caustique pur ou mêlé (crayons d'alun). Poudre pour saupoudrer, pour le pharynx, le larynx, le nez ou les yeux (pur ou 1 sur 2 à 5 de sucre, etc.). En sol. pour bad. (1 sur 10 à 15), dent., garg., collyre (0.35 à 0.7 sur 100 à 200). Inj. et lav. (0.35 à 1 sur 100 à 150). Lavages (0.35 à

0.7 sur 100). Bains (14 gr. pour 1 bain entier, 1 à 2.10 pour 1 bain de pied). Pom. (0.07 à 0.15 sur 10 g.).

Petit-lait aluné. (1 sur 200 de lait) 1/4 à 1/2 litre p. j.

Alun acétique (argile acétique). 5 à 20 gouttes (0.05 à 0.15) p. d. 1 f. p. j. en sol. avec un sirop. Ext. pur ou dilué pour comp. (1 sur 5 à 20), pans., lavages (1 sur 5 à 10), inj. (1/2 à 1 sur 100).

Alun acéto-tartrique. Astringent et antiseptique seulement. Ext. pur ou en sol. pour dent. et garg. (1 à 2 0/0), inj., bad. (5 à 20 0/0), traitement des plaies (1 à 3 0/0).

Alun chloruré. Seulement ext. comme ant. en sol. (1 à 10 0/0).

Alun sulfaté. Comme pour alun.

Alun calciné. Ext. (plus puissant que l'alun) comme poudre à saupoudrer, poud. pour le pharynx, le larynx et les yeux. Comme ci-dessus.

Alun hydraté (argile pure). 0.01 à 0.07 p. d. 1 f. p. j. en poud., mixt. Ext. comme poud. à saupoudrer et pour les dents.

Ambre (gris ou noir). 0.004 à 0.07 en poud., pil., teint.

Amandes amères. En ém. avec amandes douces. Ext. en poud. et pâtes.

Amygdaline. (0.07) décomposé avec émulsion et eau, huile d'amandes amères (0.035) et acide prussique (0.004).

Amandes douces. En ém. (1 sur 10 à 25 de col.). Emulsion d'amygdaline (amandes douces décortiquées, 25 + sucre 15 + 250 d'eau). Huile d'amandes, en cuil-

lerées à thé jusqu'en cuillerées à bouche, pure ou
en émulsion ou mixt. oléique (10 à 20 sur 200 d'eau).
Ext. comme huile d'olives.
**Huile d'amandes amères
éthérée** 1/4 à 1 goutte
(0.0007 à 0.0035) en sol.
alcoolique ou éthérée. En
huile sucrée, ém., ext., pur
ou en solution pour frict.,
lavages. En pommade
(0.007 sur 0.7). Sirop d'a-
mande (en cuillerées à
café).

Amidon. Pour poud., mucilage. Ext. poudre pour saupoudrer et laver. Lav. : 1
à 2 parties sur 1/2 à 1 tasse
d'eau bouillie.

Amidon et farine de riz. Aliment, cosmét.

Ammoniaque. (pur liquide,
liqueur d'ammoniaque
caustique) environ 10 $^0/_0$ de
gaz ammoniac, 3 à 20 gouttes (0.007 à 0.03) p. d. 1 f. p.
j. fortement dilué et avec
liquides gommeux. Ext.
comme excitant de l'odo-
rat. inj. (5 à 15 gout. sur
60 à 100), lavages et frict.
(0.10 à 0.45 sur 25 à 100
d'eau), inh., lav. (5 à 10 gout.
p. d.), pom. et lin. (1 sur
5 à 10), injection intravei-
neuse (1 sur 2 à 20). **Liqueur
ammoniacale anisée** (huile
d'anis, 1, alcool (90 $^0/_0$),
ammoniaque 5). 5 à 20 gout.
p. d. 1 f. p. j. jusqu'à 0.35
p. j. Ext. comme excitant
de l'odorat et inh., sous la
peau, 5 à 10 gout. p. d. On
se sert pour frictions de
liniment ammoniacal (liniment volatil, huile d'olives
4, ammoniaque 1). **Lini-
ment ammoniaco-camphré.
Liniment sapo-camphré**

(baume d'Opodeldoc). **Liniment sapo-camphré li-
quide. Gomme ammoniaque**
(résine). 0.02 à 0.07 p. d. 1
f. par j. jusqu'à 0.35 p. j. en
pil. ou ém. Ext. en emp.
**Acétate d'ammoniaque solu-
ble** (15 $^0/_0$ d'acétate d'ammoniaque). 0.15 à 0.7 p. d.
1 f. p. j. pur en mixt. (0.7 à
3 sur 100) ou avec dia-
phorétiques. Ext. en garg.
et frict. **Benzoate d'ammoniaque.** Voir *benzoate de
soude*. **Bromure d'ammonium.**
Voir *bromure de potassium*.
Carbonate d'ammoniaque
(sel alcali volatil). 0.01 à
0.04 p. d. 1 f. p. j. jusqu'à
0.1 p. j. en poud., sol.,
mixt. Ext. comme excitant
de l'odorat, en lavages,
pom., lin. **Eau de bicarbonate d'ammoniaque** (1 flacon d'une contenance de
14 gr. contient 0.014 d'ammoniaque caustique). **Carbonate d'ammoniaque py-
ro-oléique** (sel volatil de
corne de cerf). Comme ci-
dessus. **Liqueur de carbonate d'ammoniaque pyro-
oléique** (esprit volatil de
corne de cerf), 15 à 30 gout.
p. d, 1 f. p. j. **Chlorure d'ammoniaque.** 0.015 à 0.07 p. d.
1 f. p. j. jusqu'à 0.7 p. j. en
poud., pil., élec., sol., mixt.
Ext. comme poudre odo-
rante ou à saupoudrer.
Dent. et garg. (1 à 3 sur
100). Lavage, bains (3 à
7 gr.). Fomentations, bad.
(3 à 5 sur 25). Inj., inh.
Pomm. et lin. (1 sur 5 à 10).
Tablettes pectorales. **Chlorure de fer ammoniacal**
(0.01 à 0.07 p. d. 1 f. p. j.
en sol., mixt. (0.15 à 0.35
sur 100).

Amylnitrate. 1 à 5 gout. p. d.

en inh. Sous la peau (1 sur 10 d'alcool). Pour injecter en ampoule (3 gout. sur 100 d'eau).

Amylène hydraté (amylalcool tertiaire). Hypnotique et sédatif, 0.14 à 0 28 en sol. p. d. 1 f. p. j. jusqu'à 0.35 p. j. Ext. en lav.

Anémonine (camphre d'anémone pulsatilla). Dans catarrhe bronchique, asthme, toux, comme expectorant, 0.0003 à 0.002 p. d. 1 f. p. j. jusqu'à 0.007 p. d. en poud., pil.. ou sirop.

Angélique. Racine, 0.35 à 1 gr. p. d. 1 f. p. j. en poud. Inf. 0.35 à 1 sur 100 à 200 de col. **Extrait,** 0.01 à 0.07 p. d. 1 f. p. j. Alcool **d'angélique composé,** 10 à 20 gout. p. d. 1 f. p. j.

Anis (fruit, semence d'anis). 2 à 10 gr. en poud., électuaire, inf. (3 gr. à 10 gr. sur 100 à 200 de col.). **Huile d'anis vulgaire.** 1 à 3 gout. 1 f. p. j. dans oléosacchar. **Alcool d'anis vulgaire.** 1/2 à 2 parties 1 f. p. j. **Anis étoilé** (fruit). Comme le précédent.

Antithermine (Antipyrétique). Le plus souvent non dissous, en poud. Lavements 2 gr. à 5 gr. Lavem. antis. loc. 0.07 à 0.30. Lavage de la peau, inj. s.-cut. inefficace, 10 sur 600 à 1000 d'eau. Emplâtre, 1 sur 2 empl. diachylum. Pomm. et liniment, 1 sur 10 à 50.

Antidote de l'arsenic. Voir *sulfate de fer.*

Antifébrine (Acétanilide). 0.15 à 0.7 p. d. 1 f. p. j. jusqu'à 1.90 p. j., comme antirhumastique et antinévralgique, etc., en poud., pil. et sol. Ext. comme ant. en sol.

Antimoine (chlorure, liqueur de chlorure d'antimoine, beurre d'antimoine). Caustique. **Sulfure orangé.** 0.010 à 0.15 p. d. 2 à 3 f. p. j. en poud., pil., loch. (à 0.021), lin. **Sulfure noir.** 0.01 à 0.07 p. d. 2 à 3 f. p. j. en pil., poud. loch. (à 0.01. **Sulfure rouge.** Comme sulf. d'antim. orangé.

Anthrarobine. Voir *Chrysarobine.*

Antipyrine. 0.35 à 0.7 à 2 gr. p. d. 3 à 4 f. p. j. (pour les enfants 0.14 à 0.56, 3 à 4 f. p. j.), mixt., poud. Ext. comme poud. à saupoudrer, lav. (0.7 à 3.5), inj. intra-uréthrale (1/2 à 1 1/2 $^0/_0$ de solut.).

Apiol crist. blanc (camphre de persil). 0.15 à 0.7 p. d. 1 f. p. j. jusqu'à 2.8 p. j. en poud. et sirop dans fièvre intermittente et dysménorrhée, etc.

Apocodéine. 0.007 à 0.02 p. d. 1 f. p. j. jusqu'à 0.05 p. j. (expectorant) en pil., sol., sirop.

Apocynum cannabis (écorce). Eméto-cathartique et diurétique. Déc. 0.28 à 0.35 sur 20) à 250 de col.

Apomorphine (chlorhydrate). Comme exp. 0.001 à 0.003 p. d. en poud., pil., sol. (dans un flacon noir). Comme émét. 0.001 p. d. jusqu'à 0.0035 p. j. Sous la peau comme émét. 1 partie de 1 solution à 1 $^0/_{00}$. Chez les enfants, partager en 4 parties. Lav. 0.0007 à 0.002.

Arec (semences). 2.8 à 4 gr. en poud. contre le ver solitaire.

Arbutine. Dans le catarrhe de la vessie et douleurs de rein, 0.35 à 0.7 p. d. jusqu'à

2.8 p. j. en poud. et sol.

Arenaria rubra. Diur. en décoction, 7 gr. à 10 gr. pour 100 gr. de col. **Extrait,** 0.03 à 0.07 p. j. en pil. et mixt.

Argent en feuilles. Pour enduire pil.

Argile rouge (bol d'Arménie). Comme ci-dessus.

Argile blanche (bol blanc). 0.35 à 14, comme excipient pour pil. et pâtes. A l'ext. en poud. à saupoudrer, ou pour les dents ou les yeux. Dans les brûlures (avec huile d'olives, liqueur de sous-acétate de plomb dans l'iodoforme).

Arrow-root. De préférence pour les nouveau-nés. 1 à 2 parties dans 1 tasse de bouillon de viande, lait, eau, etc. Cuire jusqu'à réduction en bouillie.

Aristol (dithymoldiiodate). En 10 $^0/_0$ pom. et poud. pour remplacer l'iodoforme dans les maladies de la peau.

Arnica (fleur et racine). En poud. 0.2 à 0.84 en poud. ou pil. Inf. de 14 à 70 de fleur sur 100 de racine. Quelquefois dose plus forte. Déc. de racine, 2 à 10 g. sur 100 en espèce. A l'int. comme poudre sternutatoire (fleur, pour comp., cat., lav. (inf. 0.35 à 1.4 sur 100). Extr. de fleur, 0.07 à 0.35 p. d. **Extr. de racine,** 0.14 à 1 gr. p. d. **Teinture d'arnica,** 0.35 à 1.4 p. d. et l'ext. pour frict., comp., pans., etc.

Artémise (herbe et rac.). Herbe comme absinthe. Bains avec poud., 7 gr. à 14 gr. p. d. ou inf., 0.15 à 0.35 sur 100 de col. Extrait, 0.07 à 0.35 p. d. **Artemis frivida**

Extr. fluide, 0.15 à 0.50 p. d. 1 f. p. j.

Asa fœtida (gomme-résine épurée). 0.15 à 2 gr. p. d. jusqu'à 3 p. j. en pil. Em., 0.15 à 4 gr. sur 100 g. et l'ext., comme excitant de l'odorat. Lav., 2 à 7 gr. avec ém. albumineuse. **Teinture d'asa fœtida,** 20 à 60 gout. p. d. pur ou en mixt. et l'ext. comme ci-dessus.

Asclépiade incarnée (racine). En ext. fluide, diur. et anthelmint 10 à 50 gout. p. d.

Aseptol. Voir *acide sozolique.*

Aspidospermine (chlorhydrate). 0.0007 à 0.002 p. d. jusqu'à 0.004 p. j., en poud., pil. ou sol.

Asparagine. Diurétique. 0 03 à 0.07 p. d. jusqu'à 0.2 p. j. en poud., pil. ou sol.

Atropine (pure et sulfate). 0.0001 à 0.0007 p. d. jusqu'à 0.002 p. j. en pil., poud., sol. Mydriatique en sol. (0.007 à 0.07 sur 100). Inj. hyp., 0.007 à 0.03 sur 10 d'eau, 0.0001 à 0.0007, combiné avec chlorhydrate de morphine (sulfate d'atropine, 0.01 ; chlorhydrate de morphine, 0.20 ; eau, 10 gr.). Pom. et lin. 0.15 à 0.35 sur 100). **Gélatine à l'atropine** (tablettes à 0.0001 d'atropine) comme mydriatique. **Valérianate d'atropine** (à l'int., comme sulfate d'atropine).

Axonge de porc. Excip. pour pomm. **Axonge de porc benzoïlé. Onguent simple** (axonge, 4, cire 1).

Baptisine. Résine, 0.05 à 0.30 p. d. en pil. Purg., émétocathart., cholag.

Baptista tinctoria. Racine en extr. fluide, 5 à 15 gout. p. d.

Bardane. Racine en espèce. Déc. 5 gr. à 35 gr. sur 100 à 500 de véhicule. Extrait, 0.035 à 0.10 p. d.

Baume du Canada. 0.03 à 0.15 p. d. 2 à 4 f. p. j. en pil., morceaux.

Baume de Copahu. 10 gout. à 60 p. d. (0.05 à 0.20 p. d. 0.07 = 20 à 25 gout.) jusqu'à 1.40 p. j. pur. Le plus souvent, en caps. (caps. gélatineuses au copahu ; parfois combiné avec extrait de cubèbe en parties égales, pulvérisé avec extrait de myrrhe et fer, avec myrrhe et sulfate de fer, avec pepsine et sous-nitrate de bismuth). En pil., morceaux, électuaire (en cachets), ém. (avec gomme arabique), mixt., gélatine (baume de copahu solidifié dans des cachets), frict. (pur ou avec graisse, huile). Lavement (0.35 à 1.40 en ém.).

Baume de vie d'Hoffmann (mixt. oléo-balsam.). 5 à 20 gout. p. d. Excitant de l'odorat. Frict., lavage, cosm.

Baume de Tolu. Comme le précédent. Comme *térébenthine.*

Baume du Pérou. 0.01 à 0.08 p. d. (0.2 à 0.35 p. d.), en pil., past., élect., ém. (0.35 à 0.7). Frict. 0.7 à 1 Traitement des plaies. Pomm., cérats, linim. En sol. alcool. et ém. pour dent., teint. pour dents, gout. pour oreille, pomm. cosmétiques. **Sirop de baume du Pérou** (sirop balsam. exp.) 1 cuill. à café et cuill. à bouche p. d. Excipient.

Baume de Gurjun. Comme *Baume de copahu.*

Baume de la Mecque (essence de térébenthine très fine).

Belladone. Racine, 0.005 à 0,01 p. d. jusq. 0.20 p. j. en poud., pil., inf. (0.02 à 0.10 sur 100 de col.). Ext. en inf. comme coll. (0.03 à 0.10 sur 100), inh. (0.03 à 0.07 sur 100), inj. (0.07 à 0.28 pour 100), lav. (0.003 à 0.03 sur 100 à 150), comp. (0.15 à 0.35 sur 100), pomm. (1 sur 5 à 10), liniment. Extrait racine. 0.0007 à 0.003 p. d. jusqu'à 0.01 p. d. en poud., pil., sol. Feuilles de belladone, 0.03 à 0.15 p. d. jusqu'à 0.40 p. j. en poud., pil., inf. (0.35 à 1 gr. sur 100). Pour fumer (cigarettes). Inf. (0.35 sur 100) pour pansements. Bains locaux, fomentations, inj. Inh. (0.03 à 0.07 sur 100). Fomentations pour l'œil (0.20 à 0.40 sur 100). Collyres (0.05 à 0.20 sur 25). Extr. de feuilles de bellad. 0.001 à 0.003 p. d. jusqu'à 0.015 p. j. Teint. de feuilles de bellad, 1 à 10 gout. (0.07 p. d. jusqu'à 0.28 p. j.).

Benjoin. Résine, 0.01 à 0.10 p. d. en pil., ém. Poudre pour les dents, pour fumer, pour cosmétique. Teinture pour lavage, comp.

Benzine du pétrole. 0.01 à 0.07 (5 à 25 gout.) en mixt. ou liquides gommeux. Frict. 1 sur 2 à 4 de graisse. Lav. 0.20 à 0.50 sur 500. Inh.

Benzol. Comme benzine. 0.05 p. d. jusqu'à 0.40 p. j.

Berberis aquifolia. Rac. en extr. fluide (tonique). 15 gout. dans 1 cuillerée à café p. d. 2 à 4 f. p. j.

Berbérine. Phosphate. 0.001 à 0.003 jusqu'à 0.02 p. j. en mixt. Chlorhydrate. 0.004 p. d. jusqu'à 0.001 p. j.

Bétol. Dans catarrhes de la vessie, rhumatisme articulaire, fermentations intestinales 0.02 à 0.03 p. d. 2 à 4 f. p. j. jusqu'à 0.15 p, j. en poud.

Beurre de cacao. Voir *Cacao* (graine).

Buxine (sulfate). 0.007 à 0.03 p. d. (tonique) et 0.07 à 0.10 p. d. (antip.) en poud., pil. et sol.

Bismuth (sous-nitrate de). (Bismuth pharm.). 0.15 à 7 gr. p. d. 2 à 4 f. p. j. (dans vomissements des enfants, 0.15 à 2 gr. p. h.) en poud., pil. Poud. à saupoud., pour le nez, pour le larynx, et le pharynx. Inj. (gonorrhée) en mixt. (0.20 à 1 gr. sur 100). Pomm. (0.35 à 2 gr. sur 25).

Bismuth (salicylate de). Comme le précédent.

Blattes orientales. Diur. 0.40 à 0.7 p. d. En poud., pil., inf. ou déc. (3 gr. à 10 gr. sur 100 à 150).

Boldo. Feuilles 0.35 à 0.7 p. d. en poud., inf. (2 gr. à 3 gr. sur 100). Teinture 20 à 60 gouttes p. d.

Borax. Voir *Borate de soude.*

Bonduc (bondo). Graines. Ton. et fébr. En poud. 0.7 à 1 gr. p. d. 3 f. p. j. — Bonduc 0.07 à 0.15 p. d. en pil.

Bol blanc. Voir *Argile blanche.*

Bois de campêche. Déc. : 3 gr. à 10 gr. sur 100 d'eau. Extr. 0.03 à 0.07 p. d. 1 f. p. j. en poud., pil.

Boldine. 0.003 à 0,07 en poud., pil.

Bol d'Arménie. Voir *Argile rouge.*

Bryone. Racines. Purgatif, 0.03 à 0.15 p. d. en poud.; Inf. (3 gr. à 10 gr. sur 100 à 200 d'eau).

Brucine. 0.003 à 0.07 p. d. 1 à 3 f. p. j. en pil., gout. (0.07 sur 1.75 d'alcool, de cela 2 à 25 gout. en mixt.). — **Nitrate de brucine,** comme ci-dessus. — **Sulfate de brucine,** de même.

Bromoforme. 2 à 6 gout. (d'après l'âge) 1 f. p. j. chez l'enfant, dans l'asthme après le repas, dans une cuill. d'eau.

Bromal hydraté. 0.03 à 0.35 p. d. 1 f. p. j. en pil. et sol.

Brome. 0.002 à 0,01 p. d. jusqu'à 0.07 p. j. dans de l'alcool ou de l'eau (eau bromée : 0.01 sur 1.75 d'eau). De cela, 5 à 15 gout. p. d. 2 f. p. j. ou 0.35 sur 200 gr. d'eau en cuill. à café. Bad. contre membr. dipth. (0.01 à 0.35 % de sol. ou brome, et bromure de potassium, au dixième). Inh. (1 sur 500 ou brome, et bromure de potassium, 0.01 de chaque, eau distillée, 7 gr.). Pomm. 0.07 à 0.15 sur 50 à 100 de graisse. Lin. Désinf. (Plaques ou cylindres de grès imbibés de brome). — **Teinture de brome.** — **Chlorure de brome.** 0.007 p. d. en sol. comme caust.

Bromure d'Ethyle. Comme sédatif. 5 à 20 gout. (0.02 à 0.07) p. d. 2 à 4 f. p. j. sur du sucre ou en caps. total : 0.01 à 0.35. An. générale : 10 gr. à 40 gr.

Bulbe de Scille. Voir *Scille.*

Buchu (bucco). Feuilles 0.07 à 0.10 p. d. 3 à 4 f. p. j. en poud. Inf. 0.35 à 2 sur 100 à 200 de col. **Huile de buchu** une demie à 1 gout. 1 f. p. j. **Teinture** 20 à 60 gout. p. d.

Cacao. Graines. Déc. 10 gr. sur 100 à 200. Graines de cacao, dont l'huile a été extraite. Beurre 3 à 10 gr. p. d. en poud., past., em. Excipient pour pomm., cérats, supp., baguettes, etc. Pâte (chocolat de santé).

Cactus grandi flora. Teinture 5 à 15 goutt. en cuill. à café.

Cadmium (sulfate) 0.03 à 0.07 en pil. et sol. Collyres : 0.03 à 0.15 pour 10 d'eau. Inj. 0.07 à 0.15 sur 100. Pomm. pour yeux (0.05 sur 5 à 10 de graisse).

Café. Graines. Café cuit ou vert. Inf. ou déc. : 5 à 10 gr. sur 100 de col.

Caféine (Théine). 0.15 à 1 gr. p. d. jusqu'à 4 gr. p. j. en poud., pil., past., sirop. Inj. hyp. en sol. chlorof. et alcool. : 0.05 à 0.50 p. d. — Citrate. Bromhydrate. Natro-benzoate. Natro-salicylate.

Caïnça. Rac. Diur. 0.20 à 0.7 p. d. en poud. Inf. ou déc. : 3 à 20 gr. sur 100 à 200 de col. Extr. : 0.20 à 0.35 p. d.

Calamus. Racine, rhiz. (racine d'Acorus) : 0.35 à 1 gr. p. d. en poud., pil., élect. Déc. : 2 à 10 gr. sur 100 de col. Pour mâcher. Poud. dentifrice. Extrait : 0.07 à 0.35 p. d. Huile 5 à 10 gout. p. d. en sol., émuls. Teint. 10 à 60 gout. p. d. Eaux dentif. Teint. pour les dents.

Camphre. 0.20 à 1 gr. p. d. 1 f. p. j. Excitant 0.20 à 0.35 p. d. 1 à 2 f. p. j. Sé-

datif. Poud., pil., mixt., émuls., poud. à saup., pour mâcher, pour porter dans les dents et les oreilles, sachets à odeurs. Pour fumigations, inhal., pans. Dentif. et garg. : à 10 gr. pour 100. Sav. : 0.20 à 1 gr. Lin. Savons (2 sur 25). Pomm. (2 gr. sur 10 à 25). Inj. hyp. (1 sur 12 d'alcool ou 5 d'éther ou dans graisse, ou huile) 1 pleine seringue p. d. comme excitant. — **Alcool camphré** (1 sur 1 d'alcool). Frict., lavage, etc. — **Huile camphrée.** 1 sur 3 d'huile d'olives.—**Camphre monobromé.** 0.7 à 2 gr. p. j. en poud., pil., cap., trochisque., émuls.

Camphre phéniqué (10 parties de solution concentrée de phénol pour 25 de camphre pulvérisé). Pour pansement.

Camomille vulgaire. Fleurs. 3 gr. p. d. en poud. Inf. : 3 gr. à 10 gr. sur 100 à 200 de col. Pour sachets odorants, cat., etc. Inf. pour garg., coll., lav. bains (3.5 à 70). Eau de camomille. Pur en cuill. à thé, à cuill. à bouche. Additionné à mixt. Extrait 0.35 à 1 gr. p. d. Huile essentielle 5 à 10 gout. p. d. Sirop. En cuill. à café ou à bouche pur. Comme excipient. Teinture. 10 à 30 gout. p. d. 2 à 4 f. p. j.

Cannelle. Ecorce (de Cann. de Chine) 5 à 10 gr. p. d. en poud., élect., mac. aq. ou vin. Inf. : 2 gr. à 10 gr. sur 100 à 200 de col. Ajouter à poud. dent., etc. **Ecorce de cann. de Ceylan** : De même. Eau de cannelle simple ; comme correctif et excipient. Eau de cann. alcoolisée pure en cuill. à thé ou en mixt. Huile éthérée 5 à 10 goutt. p. d. Sirop (10 à 30 gr. sur 100 à 200 de mixt.). Teinture 10 à 60 gout. (0.07 à 0.15) p. d. Eau pour les dents et la bouche.

Cantharides. 0.005 à 0.03 p. d. 1 f. p. j. jusqu'à 0.05 p. j. en poud., pil., dans les 24 heures. Poud. à saup., pomm., emplâtre. Papier épispastique. Collodion cantharidé (1 sur 5 de coll. elastica). Emplâtre cantharidé ordin. (vésic.) Emplâtre canth. perpétuel (avec euphorbe). Huile de cantharides : 0.003 à 0.02 (1 à 6 gouttes) p. d. en caps., 1 pil., émuls., en pomm. et frict. Teinture de cantharides 0.007 à 0.03 p. d. jusqu'à 0.10 p. j. Ext. comme canth. Onguent de canth. Pour pans., rarement pour frict.

Cannabinone. Séd. et hyp. 0.03 à 0.05 p. d. et p. j.

Cannabine. Pure 0.05 à 0.20 p. d. Tannate 0.01 à 0.035 p. d. en poud.

Capillus Veneris Frondes pour sirop de Capillus Veneris.

Carvi. Fruits, huile, alcool. Comme *Fruit d'anis.*

Carragheen. Déc. : 0.20 à 0.35 pour 100 à 800 de col. Carraghen-gélatine. En cuill. à café.

Carex arenaria. Racine. En espèce. Déc. : 5 à 10 %.

Cardus benedictus. 1° Herbe. 0.07 à 0.15 p. d. en poud. Inf. ou déc. (3 gr. à 10 gr. sur 100). 2° Extrait. 0.035 à 0.15 p. d. 2 à 3 f. p. j. en pil., mixt.

Cardamome. Graines. 0.20 à 0.7 p. d. 1 f. p. j. en poud. et addition à espèces aromatiques, teint. et autres moyens.

Cardoleum. Vésicant et purifiant.

Carbonate naissant (craie blanche). Comme poudre à saupoudrer et dentif.

Carbonate pur (précipité) 0.35 à 10 gr. p. d. 1 f. p. j. en poud., pil., past., mixt., poud. à saupoud., et poud. dent.

Carbonate de bismuth. Comme sous-nitrate.

Castoreum. Cast. du Canada 0.05 à 1 gr. p. d. en poud., pil. Teinture 10 à 60 gout. (0.035 à 0.20) p. d. Pour exciter odorat. Collyres (0.15 à 0.20 pour 100). Lav. (0.7 à 2 gr.). Castoreum de Sibérie (comme le précédent, plus cher).

Cascarille. 1° Écorce. 0.7 à 1 gr. p. d. 1 f. p. j. en poud.; mieux en inf. ou déc. (7 gr. à 15 gr. sur 100 à 200 de col.). En espèce. 2° Extrait 0.20 à 1 gr. p. d. en pil. et mixt. 3° Teinture. 20 à 40 gouttes jusqu'à 0.7 p. j.

Cassia fistula. Fruit pour la pulpe. En cuill. à café, pour élect. purg.

Catechu. 0.15 à 1 gr. p. d. en poud., troch., pil., sol. aq. ou alcool. (2 g. à 5 gr. sur 100 de col.). Poud. dent., pâte et teint. pour les dents, poud. à saupoud., sol., lav. Teinture 10 à 60 gout. p. d.

Cérat simple. Comme *Beurre de cacao.*

Cérat noir. Voir *Plomb.*

Cérésine (Ozokérite pure) Comme *Paraffine.*

Céruse. Voir *Carbon. de plomb.*

Cétrarine (Substance amère). 0.05 à 0.40 p. d.

Chanvre indien. Herbe. 0.15 à 0.35 p. d. en poud. : inf. : 1 à 5 gr. sur 100 à 200 de col. Inh. en cigarettes. Extr· 0.02 à 0.05 p. d. (sédatif); 0.01 à 0.10 (hypn.) jusqu'à 0.20 p. d. en pil., past. mixt., plus rarement en pomm. (0.10 à 0.50 sur 10), liniment. Résine : 0,15 à 0.55 p. d. Teinture : 5 à 20 gout. p. d. jusqu'à 0.20 p. j. Haschisch pur 0.005 à 0.05 p. d.

Charbon de bois purifié. 3 à 20 gr. p. d. en poudr., troch., élect. Poud. à saup. et pour les dents. Dent. : 2 gr. à 35 sur 100. Pom. : 5 sur 20 gr. De même :

Charbon animal.

Charbon de pain.

Charbon de peuplier.

Charbon d'éponge.

Carbone. 1º Sulfure. 1 à 10 gout. jusqu'à 40 p. j. en caps., sol. aq., alcool., éth., et huil. Extr. en frict. pur ou dissous. 2º Trichlorure. 0.01 à 0.03 p. d. jusqu'à 0.15 p. j. en poud., sol. alcool.

Châtaigne. Extr. fluide comme anti-catarrh. 0.20 à 2 gr. p. d. 2 à 3 f. p. j.

Champignon des chirurgiens. Hémost.

Chaux caustique, calcinée. Seul. à l'ext. comme caust. Pâte caust. viennoise (potasse caust. 5 pour chaux caust. 6). Pierre caust. de Kluge.

Chaux éteinte (Eau de chaux). 3 gr. à 10 gr. p. d. jusqu'à 20 gr. p. j. avec eau, lait,

etc. Inh., dentifr., garg., inj., lav., bad., comp., pans.

Chaux calcinée. Voir *Oxyde de calcium.* — Sucrate de chaux. 0.035 à 0.07 p. d. Hautes doses dans l'intoxication par acide phénique conc. Dans brûlure.

Chaux.

Chlorure de chaux. Voir *Hypochlorite.*

Chélidoine. Herbe. Suc récent : 0.14 à 0.7 p. j. Extrait 0.007 à 0.03 p. d. en pil., mixt.

Chloral. Butylhydraté. 0.007 à 0.02 (sédatif). 0.02 à 0.08 (hypnotique) p. d. jusqu'à 0.35 p. j. en poud., pil., mixt., sol. dans alcool ou glyc. **Formamidé. Hydraté.** 0.007 à 0.15 (sédatif) p. d. toutes les 1 à 2 heures. 0.07 à 0.20 p. d. (hypnotique) jusqu'à 0.40 p. j. et plus dans le delirium tremens, p. j. En sol., pil., cach., élect., caps. Pour trait. des plaies dans les abcès, érysipèle, etc. (1 sur 10 à 5c d'eau ou de glyc.). Aussi en substance (0.20) dans le tétauos et le trismus. Inj. (1 sur 10 à 50 d'eau ; dans l'urèthre 1 sur 100) Inj. hyp. : 0.03 à 0.15 sur 100 (rarement 1 sur 2 à 5 d'eau). Bad. : 0.07 à 0.28 sur 10 à 30 de glyc. Lavage. Comp. Pans. : 1 à 10 º/₀. Lav. (avec gomme) Supp. (1 sur 4). Pomm. (1 sur 4 à 5). Empl.

Chlore dissous (eau de chlore). 0.07 à 0 35 p. d. jusqu'à 3 p. j. pur (renf. dans flacon noir). Eau dent., garg. Bad. : 1 sur 1 à 5 d'eau ou sirop. Pans., lavage, bains. Inj. : 1 sur 4 d'eau. Inh. : 0.35 à 3 pour 500 d'eau.

Lav. : 1 cuill. à bouche.
Chloroforme. 0.15 à 0.7 (5 à 25 gout.) p. d. jusqu'à 0.28 p. j. pur ou avec liquide gommeux, sol. alcool. ou éthérée, ém., caps. Inh. : 10 à 200 gr. pur ou avec éther (1 sur 1 à 9 d'éther), éther et alcool (100 sur parties égales d'éther et alcool) pour narcose. Comme an. loc., en frict., comp., pans., pur ou en pomm., lin., ém. (1 sur 2 à 10). Teinture pour les dents. Lav. : 5 à 25 gout. Inj. hyp. : 0,35 à 0.7 (une demi-seringue, à seringue entière). **Eau chloroformée** 1 ccm. pour 200 ccm. d'eau). En cuill. à thé, à cuill. à bouche jusqu'à 10 p. j. j. pur ou en mixt. Lavage de l'estomac : 3 à 10 pour 1000 d'eau. **Liniment chlorof.** 1 sur 2 à 10 d'huile d'olives. **Liqueur chlorof. de morphine** 5 à 25 gout. p. d. Pour cause dent.. frict., lavement.
Chlorodyne (Chlorrhydrate de morphine et extrait de chanvre indien).
Chlorure d'argent. 0.007 à 0.07 p. d. 3 à 4 f. p. j. en poud., et pil.
Chlorure d'argent ammoniacal hydraté. 0.002 à 0.007 p. d. 3 à 4 f. p. j. en sol. et pil. (prudence !).
Chlorure de baryum. 0.015 jusqu'à 0.035 p. j. en pil., sol. collyr. et pans. : 0.35 à 1 gr. sur 100.
Chlorure de chaux (fondu). 0.05 à 0.40 p. d. en sol. Pans : 1 sur 20. Instill. pour l'œil : 0.10 à 2 gr. sur 100. Lavage : 0.20 à 3 gr. sur 200. Bains : 2 gr. à 10 p. bain. **Chlorure de**

chaux cristallisé et calciné.
Chlorure d'or et de sodium. 0.002 à 0.02 p. d. 1 à 2 f. p. j. jusqu'à 0.35 p. j. En pil., poud., pastill., sol. (dans un flacon noir). En collyre (0,7 à 1 gr. sur 100). **Chlorure d'or.** 0001 à 0,005 en sol Ext. comme caust. (Méthode de Landolfi contre cancer). Or en feuilles pour recouvrir pil.
Chêne. Ecorce. Déc. 5 à 15 g. sur 100 à 150 de col. Ext. en déc. pour eaux dent. et garg., inject., comp., lavages, bains (un demi à 1 kilo), pomm. Semences (glandules) torréfiées 1 à 3 cuill. à thé pour une tasse d'eau.
Chenopodium ambrosioides. (Herbe à grappe du Mexique, thé des jésuites), 3 gr. à 10 gr. en poud., espèces Inf. 3 gr. à 5 gr. sur 100 à 200 de col. En comp.
Chiendent. Farine. Son. Pour pain de Graham. Pour catap., sachets de plantes aromatiques, etc. En déc. pour lav. et bains.
Chimaphylla. Inf. : 1 gr. à 2 gr. sur 100 à 200 de col. p. j.
Chrysarobine (Anthrarobine, Araroba, faux acide chrysophanique). Vomitif et purgatif. 0,05 à 0.7 p. d. en pil. ou sol. alcaline. Ext. souv. en pomm. (1 à 5 pour 20), collodion, traumaticine (1 sur 10) ou gélatine chaude (5 à 15 %). Pâte, mixt. Si on ordonne acide chrysophanique, on se dispensera de chrysarobine. **Chicorée.** Herbe et racine, comme Taraxacum.
Cicutine. Bromhydrate 0,001 p. d. jusqu'à 0.004 p. j.

Cire blanche et jaune. En émuls. : o.35 à 1 gr. sur 100. Déc. : o.15 à o.35 sur 100. Excip. pour pil., pomm., empl., bougies, etc. Cire du Japon : De même,

Cinchonine. Pure. Sulfate : dose environ double de celle employée pour la quinine.

Cimifuga racemosa. Racine. o.05 à o.20 p. d. en poud. Déc. : 1 à 2 gr. sur 100 de col. Extr. o.05 à o.35 p. d. Résine (cimifugine) : o.03 à o.07 p. d. jusqu'à o.10 p. j. en pil. Teint. 5 à 60 gout. p. d.

Cina. Fleurs (semence avec santonine ou contra). o.35 à 3 gr. p. d. en poud., mixt., élect., chocolat. Inf.: o.35 à 2 gr. pour 100 de col. Lav. : o.35 à 2 gr. pour 5o à 100 d'eau. Ext. éth. o.20 à 1 gr. en pil., cach., élect., caps.

Cinchonidine. Pure. Chlorhydrate. Sulfate. Tannate, comme tann. de quinine.

Citrate ammoniacal de bismuth. o.15 à o.35 p. d. 2 à 4 f. p. j. en poud., sol.

Citrate de bismuth. Comme sous-nitrate.

Citron. Fruit et jus. Cuill. à thé ou à bouche p. d. jusqu'à 3 à 10 p. j. pur ou en satur., mixt., petit-lait, mélange effervescent (limonade 5 à 10 gr. sur un demi-litre d'eau). Dent. et garg., lavage, bad., pomm., onguent. Essence 1 à 3 goutt. p. d.; correctif. Sirop : correctif et excip. Ecorce. Comme écorce d'orange.

Carmin. De même.

Cocculus indicus. Fruit. o.05 à o.15 en poud. et pil.

Ext. en pomm. (1 sur 5 à 15) et déc. (o.35 à 2 gr. sur 100 de col.).

Coca. Feuilles. o.20 à 1 gr. p. d. 2 à 4 f. p. j. en poud., espèce. Inf. ou déc. : 1 à 5 gr. sur 100 à 150 de col.

Codéine. Phosphate. o.01 à o.05 p. d. jusqu'à o.30 p. j. en poud., pil., mixt. Inj. hyp. : o.05 sur 10 d'eau. Chlorhydrate. Sulfate. De même. Sirop (o.01 sur 10 de sirop). En cuill. à café et soupe.

Cochenille. Colorant.

Coing. Semence, mucilage.

Coco. Huile pour cosmétique, savon.

Cocaïne. Chlorhydrate. o.15 à o.25. p. d. p. j. en poud., sol. aq. et alcool., mixt. Anest., en sol. à 2 à 20 $^0/_0$ (avec ou sans morphine) ou sous la peau (o.05 à o.35 sur 5 d'eau). Teint. pour dents : 2 à 10 $^0/_0$. Eau pour l'œil : o.50 à 2 gr. sur 10 d'eau. Collyre : 1 à 5 $^0/_0$. Inj. : 1 gr. à 3 gr. $^0/_0$. Comp. : 2 à 5 $^0/_0$. Pomm. : o.15 à 2 gr. pour 10 à 20. Supp. et bougie : o.05 à o.5o. Aussi comme poud. à saupoud. et à priser : o.05 à o.35 avec sucre et autre ingrédient.

Cochlearia. Plante et suc récent : jusqu'à 3 p. j. Alcool de cochl. : o.5o à 2 gr. p. j. Dent., garg., teint. pour dents pur ou dilué avec eau.

Colophane. Seulement ext. comme poud. à saup., hémostatique, excip. Empl. jaune (coloph. 1 sur 3 de cire jaune).

Colombo. Racine. o.35 à 2 gr. p. d. 1 f. p. j. en poud., pil., inf., déc. (3 à 10 gr.

sur 100 à 200 de col.).
Usage ext. 0.20 à 5 gr. p.
d. jusqu'à 20 gr. p. j. en
poud., pil., mixt.
Collodion. Seulement ext.
pour recouvrir, coller et
comme excipient. Coll.
élastique (coll. 50 sur huile
de ricin 50).
Coloquinte. Fruit (pulpe). 0.05
à 0.20 p. d. jusqu'à 0.50 p.
d. en poud., macér. Inf. :
1 sur 100 d'eau ou de vin.
Fruit préparé. En pil. ou
poud. Frict. : 1 sur 8.
Supp. : 1 sur 15. Extrait.
Pour exciter odorat : 0.005.
Purg. drast. : 0.01 à 0.05 p.
d. jusqu'à 0.10 p. j. Teinture 10 à 20 gout. 0.05 p.
d. jusqu'à 0.20 p. j.
Colchicine. 0.001 à 0.005 p. d.
p. j. en poud., pil. et sol.
Inj. hyp. : 0.001 sur 10
d'eau. De cela 1 seringue.
Graine de colchique. 0.05
à 0.15 p. d. en poud. et pil.
Vinaigre. 0.50 à 2 p. d. 2
à 4 f. p. j. en satur. et
mixt. Teinture de graine.
0.035 à 0.10 p. d. jusqu'à
0.35 p. j. Vin de graine. De
même.
Colocynthine. 0.003 à 0.20 p.
d. jusqu'à 0.50 p. j. en pil.
Colle de poisson. Voir *Ichtyo-
colle.*
Colophane. Ext. en poud. à
saup., comme hémost.
Gomme arabique. Coloph.
Convallamarine. 0.005 à 0.05
p. d. jusqu'à 0.20 p. j.
Convallarine. 0.035 à 0.10 p.
d. 1 à 4 f. p. j. jusqu'à
0.15 p. j. comme purg.
Convallaria maialis (muguet).
Plante. Inf. 0.35 à 1 gr. sur
100 à 150 de col. Extr. 0.05
à 0.10 p. d. jusqu'à 0.15
p. j.
Coniine. Pure. 0,0005 à 0,005

p. d. jusqu'à 0,02 p. j.
en pil., gout., mixt. Frict.,
en sol. alcool. et pomm.
(0.005 à 0.01 sur 10 à 15).
Inj. hyp. 0.0005 à 0.005.
Bromhydrate 0.003 p. d.
jusqu'à 0.02 p. j.
**Conium maculatum (ciguë offi-
cinale).** Plante. 0.005 à
0.02 p. d. jusqu'à 0.15 p. j.
en poud., pil., inf. (0.05 à
0.15 sur 100). Cat. inf. ou
déc. : 0.05 à 0.30 pour 100).
Inj., lav., inh., lavage (avec
ou sans feuilles de jus-
quiame). Suc récent. 10 à
40 gout. p. d. 1 à 3 f. p. j.
Fruit 0.035 à 0.15 p. d. 2 à
4 f. p. j. jusqu'à 0.50 p. j.
Empl. Extr. conc. 0.001 à
0.01 p. d. jusqu'à 0.05
p. j. en poud., pil., sol.,
mixt. Eau pour l'œil : 2 à
4 sur 100. Inh. : 0.005 à
0.05 pour 100. Inj. Lav.
0.005 à 0.05 sur 50 à 150.
Empl. et Pomm. : 0.05
à 0.10 sur 10. Teinture
5 à 15 gout. p. d.
Condurango. Ecorce. Inf. ou
mac. Déc. 10 à 20 gr. pour
400 d'eau sur 200 de col.
1 à 2 cuil. à bouche p. d.
2 à 4 f. p. j. Comp. et inj.
en déc. Extr. 0.15 à 0.35 p.
d. Vin. En cuil. à bouche.
Coquilles marines préparées
(Ecailles d'huître prépa-
rées). 0.35 à 2 gr. p. d. en
poud., poud. à saup. et
poud. dent., etc.
Coriandre. Fruit (graine) 0.35
à 1 gr. p. d. en poud., inf.,
muc. (0.35 à 1 gr. sur 100
de col.).
Coton épuré. Cotonnier. Ecorce de la racine. 0.20 à 0.40
p. d. en poud. Déc. : 0.7 à
1 sur 100 à 200 de col.
Extr. fluide 0.07 à 0.35 p.
d. 1 à 3 f. p. j. jusqu'à 1 p. j.

Coto. Ecorce. Antidiarrhéique 0.01 à 0.35 p. d. en poud. **Teint.** 10 à 15 gout. à 50 gout. p. d 1 à 3 f. p. j.

Cotoïne. 0.005 à 0.05 p. d. jusqu'à 0.35 p. j. en caps., cach., ém. et mixt. — **Cotoïne hypodermique.** 0.007 à 0.015 p. d.

Crayons au nitrate d'argent. Dissous comme poudre pour larynx et pharynx (0.35 à 0.7 pour 20 à 50 de sucre, mieux d'alun calciné). Inh. : 0.05 à 0.20 sur 100 d'eau. Inj. : 0.05 à 0.10 sur 10 gr. Bad. 1 gr. sur 10 à 100 d'eau. Lav. : 1 sur 200 à 1000 d'eau. Collyre : 1 à 2 gr. sur 100 d'eau, Pans. : 1 à 2 p. 100 d'eau. Pom. : 1 sur 10 à 50. Sous la peau (1 sur 2000 d'eau).

Créosote. 0.05 à 2 gr. p. d. jusqu'à 5 gr. p. j. en pil., sol., caps. de gélat., mixt. Ext. comme ac. phén. Lav. : 1 à 5 gr. p. d. 2 f. p. j.

Créoline. En cuill. à bouche (sol. à 2 $^0/_0$ avec ou sans carb. de soude). Pil. ou caps. 0.01 à 0.10 p. d. 3 à 4 f. p. j.). Lav., bad.; foment., inj., pans., etc. (1/10 à $^{10}/_0$ en solut.). Doit être préféré au phénol et au mercure comme antiseptique.

Crocus (safran). 0.15 à 1 gr. p. d. en poud., élect., inf. (0.15 à 2 gr. sur 100 de col.). Cat., empl., pomm. en inf. **Teinture** 10 à 50 gout.

Cuivre. Acétate. Rarement à l'int. : 0.001 à 0 01 p. d. en poud., pil. et sol. Ext. pour eau dent. et garg. (0.50 sur 100). Inj. : 0.20 à 0.70 pour 100. Eau pour l'œil : 0.05 à 0.35 sur 100.

Pomm. : 0.10 à 0.50 sur 10 à 25. **Alun de cuivre** (pierre divine). Seulement ext. comme caustique. Poud. pour les yeux : 1 sur 2 à 5 de sucre. En sol. avec eau, pour l'œil : 0.70 à 3 gr. p. $^0/_0$. Instill. : 0.50 à 2 gr. p. $^0/_0$. Garg. : 0.05 à 0.15 p. $^0/_0$. Inj. 0.035 à 0.15 p. $^0/_0$. **Bichlorure.** 0.005 p. d. en sol. Ext. comme désinf. Carbonate. 0.01 à 0 05 p. d. en poud. ou pil., comme antidote dans intox. phosph. En susp. dans l'eau. Chaque demi-heure. Chlorure. Comme bichlorure. Nitrate 0.003 à 0.01 p. d. 1 f. p. j. en pil. et liqiude gommeux (dans syphilis). Pans., inj. : 0.05 à 0.20 p. $^0/_0$. Oxyde (noir) 0.005 à 0.01 p. d. en poud. et pil. En pomm. : 1 sur 8 à 20. Sulfo-phénate. Comme sulfo-phénate de zinc. Sulfate pur 0.005 à 0.02 p. d. et comme vomitif 0,005 à 0.01 (chez les enfants 0.0035 à 0.01 p. d. 1 f. p. j). en poud., pil. et sol. Ext. comme crayon caust., poud. à saup. (1 sur 1 à 20 de sucre). En sol. comme caust. et astringent. En badig. : 0.01 à 0.05 sur 3 à 100 d'eau. Badig. : 0.005 à 0.01 sur 10 de glycérine ou miel. Eau dent. et garg. : 0.005 à 0.10 sur 100. Eau pour l'œil : 0.003 à 0.05 p. $^0/_0$. Instill. : 0.005 à 0.01 p. $^0/_0$. Inj. : 0.01 à 0.15 p. $^0/_0$. Dans abcès fistuleux : 0.20 à 1 gr. sur 100. Pomm. pour l'œil : 0.005 à 0.40 sur 10. Pomm. 0.05 à 0.20 sur 10 à 25. Sulfate calciné. Seulement ext. De même. **Sulfate de cuivre et d'ammoniaque** o.oo5 à o.o1 p. d. jusqu'à o.o3 p. j. en poud., pil., sol. (eau ou sirop simple). Garg. Inj. o.oo5 à o.o1 sur 5o d'eau.

Cubèbe. Fruit 1 à 10 p. d. jusqu'à 20 p. j. en poud., pil., troch., élect. Inj. en inf. : 1 à 10 gr. sur 100. Lav. : 1 à 5 avec blanc d'œuf en émuls. Ext. o.35 à 2 gr. p. d. 1 f. p. j. en pil., élect., caps., émuls. Essence 5 à 15 gout. (o.o1 à o.o5) p. d. 1 f. p. j. en caps., émuls.

Cucurbita pepo (giraumon). Semence. Tænifuge : 2 gr. à 4 gr. p. d. en émul. ou past. Huile 1 à 2 gr. p. d.

Cumin. Semence. Comme sem. de coriandre.

Curare (poison des flèches). o.ooo5 à o.oo1 (prudence!) en sol. aq et alcool. Inj. hyp. (o.oo5 sur 10 d'eau). en commençant à o.ooo1 et montant prudemment jusqu'à o.oo1 p. j. (même o.o1 p. j.). La préparation doit être exam. avant son emploi sur la grenouille. Dans le derme (o.oo5 pour 4o d'eau et jusqu'à o.10 sur 8o d'eau).

Curcuma. Racine. Comme rhizome de zingiber. Pour colorer pommades et papier réactif.

Cyanus. Fleurs. Addition (à cause de la couleur bleue) aux espèces. Poudre à parfumer.

Damiana. Extr. fluide. Diur., stomach. 2 à 4 cuill. à thé 2 à 4 fois p. j.

Dammar résiné. Elément de l'empl. adhésif.

Daturine. o.ooo5 p. d. jusqu'à o.oo5 p. j. En instill. :

o.o1 à o.o3 $^0/_0$ de sol. (avec acide sulfurique dilué et eau).

Digitale. Feuilles. o.2o à 1 gr. p. d. en poud., pil., inf. (o.35 à o.7o p. j. pour 100 de col.). Vin o.35 à o.7 p. d. en gout. ou mixt. Ext. o.o5 à o.1o p. j. Teinture. o.35 à o.5o p. d. jusqu'à 1 gr. p. j. Onguent.

Digitaline. o.oo1 à o.oo5 p. d. en pil., sirop, granules.

Dita. Ecorce. Déc. : 3 gr. à 10 gr. pour 100 de col. comme fébrifuge.

Ditaine. Chlorhydrate o.oo5 à o.o1 p. j.

Dermatol (Sous-gallate de bismuth). Trait. antis. des plaies. En poud. Pomm. (2 à 10 $^0/_0$). Emuls. Dans brûlures, eczéma naissant, ulcération, etc.

Delphinine. o.oo3 à o,oo5 p. j. jusqu'à o.o2 p. j. en pil. Pomm. : o.o5 à o.1o5 sur 25. Sol. alccol. : 1 sur 5 à 20.

Dextrine. o.5o à 10 gr. p. d. 1 f. p. j. Pour pans. (o.35 à 7o pour 5oo d'eau).

Doundaké. Ecorce. Déc. : 3 à 10 gr. sur 3oo de col. Ext. o.15 à o.35 p. d. 1 f. p. j. Vin. 5 gr. p. j.

Douce-amère. Tiges 3 gr. à 15 gr. p. d. 1 f. p. j. Poud., espèce, inf., déc. (3 à 15 sur 100 à 15o de col. Ext. o.35 à 1 gr. p. d.

Drosera. Plante. Inf. : 5 à 15 gr. pour 100 à 2oo de col. Teint. 10 à 3o gout. p. d. 1 f. p. j.

Drumine. Chlorhydrate. Inj. : o.oo7 $^0/_0$ à o.o5 $^0/_0$ de sol. Pomm. : o.35 à o.7 sur 25 à 5o. Inj. hyp. : o.oo5 p. j.

Duboisine. Sulfate. o.ooo1 à o.oo5 p. d. Instill. : o.o1 à o.o5 $^0/_0$ de solution. Inj.

hyp. : 0.005 sur 10 d'eau.
Bromhydrate. De même.

Eau d'amandes amères concentrée (1000 paries contiennent 1 partie d'acide prussique libre). 0.05 à 0.10 (10 à 40 goutt.) p. d. jusqu'à 0.35 p. j. pur. Gout. mixt.

Eau d'amandes amères diluée (1000 parties contiennent 0.005 d'acide prussique libre). En cuill. à café ou à bouche pur ou en mixt.

Eau aromatique alcoolisée. En cuill. à thé pour frict.

Eau créosotée. En cuill. à café. Ext. pour comp., inj., dentaire.

Eau de cannelle. Voir *Cannelle (écorce)*.

Eau carminative (Fleurs de camomille romaine 100. Ecorce de citron 30, feuilles de menthe 30, fruit de carvi 30, fruit de coriandre 30, fruit de fenouil 30 sur 4000 d'eau). Comme le thé.

Eau de chlore. Voir *Chlore dissous*.

Eau de chaux. Voir *Chaux*.

Eau de fenouil. Voir *Fenouil (fruit)*.

Eau de fleurs d'oranger. Voir *Oranger (écorce)*.

Eau de Goulard. Voir *Acét. de plomb*.

Eau de menthe. En mixt.

Eau de laurier-cerise. (10 parties contiennent 0.05 d'acide prussique libre). Comme eau d'amandes amères concentrée.

Eau de mélisse. En mixt.

Eau oxygénée. Inh. pur ou avec 1 gout. d'acide chlorhydrique. En cuill. à café ou à bouche. Dans dipht., int. sol. à 2 % . Usage ext. pour pans., inh., garg.

Désodorant, sert à blanchir. Ether ozoné (Eau oxygénée, éther). Désinfect. Int. 0.40 p. j. dans diabète.

Eau de plomb alcoolisée (Eau de Goulard). Voir *Acétate de plomb*.

Eau phagédénique. Voir *Mercure*.

Eau de poix. Voir *Poix liquide*.

Eau de plomb. Voir *Acétate de plomb*.

Eau phéniquée (33 parties de phénol liquide et 967 d'eau) Pour pansements et désinfection.

Eau de Rubus Idæa. Voir *Rubus Idæa (fruit)*.

Eau de roses. Voir *Roses (fleur)*.

Eau sulfhydrique. Dans intox. par métaux 10 à 35 gr. pur ou dilué avec eau.

Ecorce d'Angusture. 0.15 à 0.50 p. d. 1 f. p. j. en poud. Déc. de 2 à 10 gr. sur 100 à 200 de col.

Elatérine. 0.005 p. d. 1 à 3 f. p. j. en poud.. pil., sol. alcool.

Electuaire lénitif. Voir *Séné*.

Elixir d'oranges composé. 1 à 3 cuill. à thé p. d. 1 à 3 f. p. j.

Electuaire aromatique. Voir *Opium*.

Elixir amer. 1 cuill. à café jusqu'à 1 cuill. à bouche p. d. 2 à 4 f. p. j.

Elemi. Résine. Pour pomm. et empl.

Emétine pure. 0.005 à 0.01 comme expect. et 0.005 à 0.03 comm. émét. En poud. ou sol.

Embelia ribis. Fruit 2 à 10 gr. avec lait contre le ver solitaire.

Empl. au savon (diachylon

simple 600 + cire blanche 100 + savon 50 + camphre 10 + huile d'olives 40).

Empl. adhésif. Usage ext.

Empl. jaune. Voir *Colophane.*

Engénol. 0.01 à 0.05 p. d. jusqu'à 0.20 p. j. Comme antisp. et antis. avec liquide gommeux. Lav., comme plus haut.

Eponges. Comprimées, phéniquées, à la cire, marines, cuites (charbon d'éponge).

Ergotine (Extr. aq. de seigle ergoté; ergotine Bonjean) 0.50 à 2 gr. p. d. en pil., past., sol. et mixt. Inj. hyp. : 0.01 à 0.10 p. d. (même 0.30 p. d. jusqu'à 0.70 p. j.) dans l'eau ou eau glycér. ou sol. glycéro-alcool. Supp. : 0.15 à 3 gr. Lav. : 0.50 à 2 gr. sur 100 à 200 d'eau.

Ergotine (citrate soluble). De Tanret. Inj. hyp. (1 sur 100 et de cela 2 à 7 c. cubes.)

Ergotine dialysée (Wernich, Bombelon). De même que plus haut.

Eryodictionus californicus (Herbe sainte). Feuille en extr. fluide 0 05 à 0.35 p. d. comme anticat.

Esérine. Voir *Physostigma.*

Esprit de nitre dulcifié. De même. Ext. pour gargarisme et bad., 0.20 à 0.7 sur 100.

Esprit-de-vin rectifié. 1 à 10 gr. Esprit de vin dilué 10 à 30 gr. Esprit de cognac 10 à 30 gr. Eau-de-vie française 10 à 30 gr. Sirop de froment de même. Whisky de même. Sirop de riz, de même. Sirop de sucre, de même.

Espèces amères :
Absinthe........)
Petite centaurée.} ãã 20.
Oranger jaune...)
Feuilles de trèfle.)
Rac. de calamus..}ãã 10.
Gentiane ....)
Ecorce de cannelle 0.15. Inf. 3 à 10 gr. sur 100 de col.

Espèces pectorales. Comme *Espèces laxatives.*

Espèce de bois (thé de bois ; bois de gaïac 5, racine d'ononis 3, réglisse 1, bois de sassafras 1). Int. déc. de 5 à 10 gr. p. j.

Espèces aromatiques :
Origan...........)
Sauge.............}P. E.
Menthe préparée.)
Fleurs de lavande)
Int. de même. Ext. pour compr. sèches, sachet d'herbes aromat. Inf. ou mac. alcool, pour comp., bains (un quart à 1 kilo). Espèces aromatiques pour cataplasme.

Espèces diurétiques. Faire cuire 2 cuill. à bouche avec 6 tasses d'eau, et prendre pendant le jour.

Espèces laxatives St-Germain, Inf. : 0.35 à 1 gr. sur 10 gr. d'eau.

Espèces émollientes. Réduites en bouillie avec eau chaude, pour compr.

Essence de térébenthine (ordin. et rectif.) (10 à 30 gout. aussi jusqu'à 0.7). p. d pur, en émuls., caps., pil.. mixt. Antidote dans intox. par phosphore. Ext. en inhal. (en cuill. à thé). Eau dent. Gargarisme pour les dents. Lav. : 0.20 à 1 gr. sur 150 à 200 d'émuls. Pour frict., pans, bad. cutanés, lin., empl.

(1 sur 5 à 8 de résine), pommade (1 sur 3 à 5), catapl. savon. Essence de téréb. ozonisée.5 à 20 gout. p. d. toutes les 2 à 4 heures avec miel, blanc d'œuf. Ext. comme précédent. Action intense.

Essence de genévrier (Huile de cade) 3 à 6 gout. p. d. 1 f. p. j. en caps., pil., sol. éthérée. Pour frict., pomm. 1 sur 2 à 5. Savons de potasse.

Essence de santal. 0.20 p. d. et 0.60 p. j. en caps. de gélat. en int. dans gonorrhée.

Essence de cade. Voir *Essence de genévrier.*

Essence de cajeput. Pour la prép. de l'essence de cajeput rect. 1 à 3 gout. p. d. 1 f. p. j. en poud., pil., sol. Pour les dents, les yeux. Pour respirer, pour frict.(avec alcool ou huile de graisse). Pomm. : 1 sur 5 à 20.

Essence de bergamote. 1 à 4 gout. p. d. 1 f. p. j. Correctif.

Etain. Chlorure 0.0005 à 0.002 p. d. 2 à 4 f. p. j. en pil., sol. Pour pans. et compr.: 0.007 à 0.01 sur 100.

Ether sulfurique alcolisé (Liqueur d'Hoffmann). 10 à 30 gout. pur ou comme addition pour gout., mixt.

Ether valérianique. 10 à 20 gouttes p. d. 1 f. p. j. jusqu'à 0 35 p. j. en gout. ou caps.

Ether sulfurique. 5 à 20 gout. p. d. 1 f. p. j. jusqu'à 0.50 p. j. pur en sol. simples. En caps. (perles d'éther à 5 gouttes). Ext. (9 éther+ 1 chloroforme) pour anesthésie locale et générale (pur). Excitant de l'odorat. Frictions, pur ou en pommade). Lavement (0.50 à 2 g. sur 100 d'eau). Badigeonnages. I. p. dans le collapsus (une demie à 1 seringue de Pravaz).

Ether méthylique. Pour an. locale et générale 2 à 10 gr.

Ether acétique. Comme le précédent, ext.

Ether bromique. Voir *Bromure d'éthyle.*

Ether de pétrole. Voir *Pétrole.*

Ether camphré (Camphre 1, éther 9) en inh. comme ci-dessus.

Ethylène bichloré. Comme chloroforme (plus grande consommation pour narcose qu'avec celui-ci).Dans opérations des dents.

Ethylène chloré (Chloréthyle, liqueur des Hollandais), 5 à 20 gouttes p. j. 3 à 4 f. p. j. avec éther, alcool, huiles de graisses. Ext. comme an. local (pur ou avec éther).

Ethoxycaféine. 0.01 à 0.05 p. d. jusqu'à 0.15 p. j. 1 à 2 f. p. en j. pil. ou sol.

Etraroba. Voir *Chrysarobine.*

Eucalyptus globulus. Feuilles. 0.35 à 5 gr. p. d. jusqu'à 10 gr. p. j. en poud., inf., déc. (0.7 à 5 gr. sur 100 à 150 de col.). Désinf., en poud. à saup., inf. Inj., lav., eau dent., inh., cig. Ecorce. De même vin 1 à 3 parties. Essence (Eucalyptol pur). 0.01 à 0.15 p. d.en oléosaccharure.Caps. Inh., frict. (1 sur 5 à 10 d'huile d'olives), pans., et c. Aussi, inj. hyp. (0.007 à 0.05 p. d. Teint. En cuill. à café (jusqu'à

20). En eau dent. pans.

Europhène (Crésoliodate). En poud. et pomm. (2 à 10 %) dans ozène, leucorrhée, ulcère.

Euphorbia pilulifera. Plante. Antiasthm. en sol. vineuse ou mieux l'extrait alcool. ou sol. aqueuse. 0.05 p. d. jusqu'à 0.1 p. j. Teint. 10 à 30 gout. p. d. Euphorbe. Résine. Pour pomm., irritantes, empl., poud. à saup. Teint. Pour pans. et bad.

Evonymine. Résine. 0.001 à 0.005 p. d. jusqu'à 0.05 p. j. en poud. (avec ou sans extr. de jusquiame).

Evonymus atropurpureus. Racine. Extr. fluide (purgatif). 1 à 2 cuill. à café.

Extrait de viande, une demi à 1 cuill. à café dans 1 tasse d'eau très chaude.

Excipient benzoïlé. Voir *Axonge.*

Exalgine. 0.20 p. d. jusqu'à 1 gr. p. d. en poud. Analg.

Fabiana imbricata. Plante. Extr. fluide. Diurét. 0.07 à 0.15 p. d. toutes les 1 à 2 heures en mixt.

Farine de fève. Aliment.

Farbara. Feuilles et fleurs. Comme feuilles de guimauve.

Fénugrec. Semence. 0.2 à 0.7 p. d. 1 f. p. j. en poud., espèce. Pour cat. et foment. en inf.

Fève de Saint-Ignace. En dose une demi-fois aussi grande que la noix vomique.

Fève de Calabar. Voir *Physostigma.*

Fenouil. Fruit semence. 0.35 à 2 gr. p. d. en poud., élect., inf. (0.35 à 1 pour 100 de col.), espèce (1 à 2 cuill. à thé dans une tasse). Eau de fenouil. Cuill. à thé, ou à bouche. Correctif. Essence. 1 à 3 gout. p. d. Sirop. 5 à 30 g. p. d. Correctif.

Fer. Acétate liquide (Liqueur d'acétate de fer) 5 à 20 gout. p. d. 1 f. p. j. en mixt. arom. Teint. éthérée d'acétate de fer 10 à 50 gout. p. d. 2 à 4 f. p. j. sur du sucre, sirop, vin. Acétate sec. 0.05 à 0.15 p. d. 1 f. p. j. en pil. Albuminate liquide (Liqueur d'albuminate de fer) une demi à 2 cuill. à café p. d. 2 à 4 f. p. j. Inj. hyp. : 0.05 à 0.10 p. d. Albuminate soluble, en lamelles 0.35 à 0.7 p. d. en poud. et sol. Arséniate oxydulé. 0.002 à 0.05 p. d. 1 à 2 f. p. j. en pil. ou sol. Bromure. 0.35 à 1.75 p. d. 1 f. p. j. en pil. ou sol. Bad. et inh. Carbonate sucré. 0.15 à 0.35 p. d. 1 f. p. j. en poud., pil. Pilules de carbonate de fer (Pilules de Vallet). 1 à 10 pil. p. d. Chlorure. 0.05 à 0.10 p. d. 1 f. p. j. en sol. Liqueur de chlorure de fer. 0.15 à 0.50 p. d. 2 à 4 f. p. j. en sirop ou vin. Teinture éthérée de chlorure de fer. Voir *Sesquichl.* de *de fer.* Citrate d'oxyde de fer 0.05 à 0.40 p. d. 2 à 4 f. p. j. en pil., poud., sirop. Inj. hyp. : sol. à 10 %. Citrate de fer ammoniacal. 0.15 à 0.70 en pil. Poud. en sol. Citrate de fer avec citrate de quinine. Voir *Quinine (citrate de fer).* Hydrate de fer dialysé. 5 à 10 à 20 gout. p. d. U. Ext. Hémost. et stipt. Hypophosphite de fer. Sirop, en cuill. à café. Iodure. 0.35 à 2 gr. p. d. jusqu'à 3 gr. p. j. en poud., pil., sol., glyc. Pomm. : 0.7 à 1 gr. sur 5 à 10. Bains 10 à 15 gr. p. bain. Inj. : 0.50 à 1 gr. sur 100. Liqueur d'iodure de fer. Voir *Acétate liquide de fer*. Iodure de fer sucré. 0.15 à 0.7 p. d. jusqu'à 1.50 p. j. en poud., pil., past.. sol. Sirop d'iodure de fer. 10 à 50 gr. p. d. 1 f. p. j. en mixt., sirop simple. Lactate de fer. 0.05 à 0.50 p. d. en poud., pil.. past. Malate de fer. Extr. 0.15 à 0.40 p. d. 1 f. p. j. en pil. et sol. Teint. 10 à 60 gout. (0.35 à 1.50) p. d. 1 f. p. j. en sirop, vin, sur sucre. Vin au fer. Extr. de malate de fer, 1. Vin 100 à 200. Oxychlorure de fer dissous (Liqueur d'oxychlorure de fer). Voir *Sesquichlorure de fer dissous*. Oxyde de fer gris. 0.15 à 0.7 p. d. 1 f. p. j. en poud., pil. Oxyde de fer sucré soluble. 0.35 à 2 gr. p. d. (dans intoxication arsenicale en cuill. à café, chaque quart à demi-heure) en poud., pil., past., sol. Sirop d'oxyde de fer soluble (Sirop de fer), une demi à 2 cuill. à café p. d. 3 à 6 f. p. j. pur. Oxyde de fer oxydulé (Ethyops martial). 0.10 à 0.35 p. d. en poud., pil. Peptonate de fer sec. Comme albuminate blanc de fer soluble en lamelles. Phosphate de fer (oxydulé). Comme oxyde de fer oxydulé. Phosphate de fer oxydé. De même. — Fer pulvé-

risé. 0.05 à 0.7 (0.35 à 0.7 p. d. comme antid.) p. d. 1 f. p. j. en poud., pil., troch., vin. Pyrophosphate de fer oyxdulé. Pyrophosphate de fer avec citrate d'ammoniaque. 0.05 à 0.35 p. d. en poud., pil. et sol. Pyrophosphate de fer et de soude. De même. Sous la peau (1 sur 6 d'eau) une demi à 1 seringue. — Fer réduit. 0.05 à 0.15 jusqu'à 0.35 p. d. 2 à 4 f. p. j. en poud., pil. Chocolat au fer. 0.35 pour 70. Pastilles de chocolat au fer. A 0 05. Dragées de fer. A 0.05. Sesqui chlorure de fer dissous. (Liqueur de sesqui-chlorure de fer). 0.05 à 0.35 à 0.7 (2 à 15 gout.) 1 f. p. j. en sol. mixt. Comme caust. pur ou comme styptique (1 sur 3 à 5 d'eau) avec charpie bien pressurée (1 sur 3 à 5 d'eau) ou coton (coton hémost.) ou éponge à presser. Inj. : 0.01 à 0.35 sur 100 à 500 d'eau. Pans., comp. Gouttes pour bouche, oreille, yeux : 1 gr. à 2 gr. pour 100. Inh. : 0.7 à 15 gr. pour 500 d'eau. Pom. Supp. : 1 sur 2 à 10. Sesqui chlorure basique dissous (Liqueur d'oxychlorure de fer). (Teinture éthérée de chlorure de fer, teinture nervo-tonique). 0.20 à 1 gr. p. d. (10 à 50 gout). 1 f. p. j. pur ou avec liquide arom., sirop, mixt. Sulfure de fer. 0.05 à 0.15 p. d. en pil. Sulfate de fer (oxydulé). Pur : 0.05 à 0.35 p. d. 2 à 4 f. p. j. en poud., pil., past. et sol. Poud. à saup. (avec alun, charbon, etc.). Poud., pour les yeux : 0.35 à 0.7 sur 10 de sucre. En badigeon. Inj. : 0.35 à 1.75 sur 100. Comp. : 1.5 à 2.5 sur 100. Bains : 15 gr. à 50. p. bain. Eau pour les yeux : 0.05 à 0.30 sur 25 d'eau. Pomm. Lin. : 1 sur 10 à 30. Sulfate de fer calciné. Pour désinfecter excréments. (Pour 1 mètre cube de contenu de latrine, 2 à 3 kilos). Sulfate de fer calciné. 0.10 à 0.15 p. d. en pil. Liqueur de sulfate de fer oxydé 0.05 à 0.15 (8 à 30 gout.) p. d. Sert pour préparation de antidote de l'arsenic. (Liqueur de sulfate de fer oxydé 100 + eau 250). Ajouter à cela en remuant sans chauffer, 15 de magnésie calc. + eau 250). L'antidote doit être chaque fois fraîchement préparé. On emploie mélange pur en cuill. à thé ou à bouche chaque quart à une demi-heure. Tartrate de fer. Comme tartrate ferro-potassique pur. 0.15 à 0.35 p. d. 1 f. p. j. en sol., pil., mixt. Tartrate ferro-potassique (Globules de Mars). Seulement en bains : 5 à 10 gr. ou 1 à 4 boules pour 1 bain.

Filix maris. Rhizome. 1 gr. p. d. 2 à 4 f. p. j. en poud., élect., mixt., rarement déc. (2 à 4 sur 100 de col.) Extrait 0.14 à 0.7 p. d. en pil., caps., élect.

Fiel de bœuf. 0.35 à 1 p. d. 1 f. p. j. (en sol. et mixt. avec eau arom.) Pour pomm. et lin.

Fiel de bœuf en extrait. 0.05 à 0.10 p. d. 1 f. p. j. en pil., sol. Pour pomm. lin., lav. (0,5 à 0.7).

Fiel de bœuf épuré sec. Taurocholate de soude. En dose une demi-fois aussi grande que le fiel de bœuf.

Figues. En espèce. Déc. : 5 à 10 gr. sur 100 à 500 de col.

Fourmis rouges. Pour boisson un demi à 1 kilo et plus) et fomentations. Alcool de fourmis : 20 à 60 gout. (0.05 à 0.2) p. d. 1 f. p. j. Frict., lavage et bains.

Frangula. Ecorce. Déc. : 0.7 à 1.75 sur 100 à 200 de col. (avec cognac ou sulfate de soude). En cuill. à bouche. Pour lav. en déc.

Fraxinus ornus. Feuilles. Déc. : 0.7 à 1.50 sur 100 à 200 de col.

Fuchsine (Chlorhydrate de rosaniline). 0.001 en montant jusqu'à 0.01 p. d. jusqu'à 0.05 p. j. en poud., pil., eaux arom. ou mixt.

Fucus vesiculosus. Déc. : 7 gr. à 15 gr. sur 150 à 200 de col. Extr. 0.15 à 0.35 p. j. en pil., mixt.

Gaiac. Bois. 1 à 5 gr. p. j. en esp., poud., le plus souvent en déc. (1 à 2 sur 100 à 280 de col.). Résine. 0.02 à 0.10 p. d. 2 à 4 f. p. j. Poud., pil., élect., émul. (0.15 à 0.50 sur 100), sol., mixt. Teinture 15 à 50 gout. p. d. 1 f. p. j. en mixt. Espèces de bois. Bois de gaiac râpé 5. Racine d'ononis 3. Racine en sol. liquoreuse. Bois de sassafras āā 1. Déc. : 1.75 à 4 sur 500 à 1000 d'eau p. j.

Gaiacol. Anticatarrh. 0.05 p. d. en montant jusqu'à 1 gr. en mixt.

Galeopsidis grandiflora Plante. Inf. ou déc. : 1 à 2 gr. p. 100 de col.

Galanga. Racine. Comme rhizome de Zingiber.

Galbanum. Gomme-résine. 0.20 à 0.7 p. d. en pil., émul. (0.15 à 0.50 sur 100). Empl. Lav. : 0.15 à 0.42.

Galles. 0.20 à 0.7 p. d. en poud., inf. (0.35 à 1 sur 100 de col.). Poud. à saup. Inf. ou déc. (0.35 à 1.5 sur 100 de col.). Eau dent. et garg. Lavage. Inj. Lav. Bains (7 à 15 gr. p. 1 bain). Pomm. Teint. 0.05 à 0.15 (10 à 40 gout.) p. d. 1 f. p. j. Bad., eau dent., inj. (0.35 à 0.7 sur 100 à 150). frict.

Garance. Rac. 0.05 à 0.10 p. d. en poud., déc. (1 à 2 sur 150 à 300 de col.).

Gaulthérie couchée. Herbe. Inf. : 0.35 à 1 sur 100 de col. Essence. 5 1 10 gout. p. d. 1 f. p. jusqu'à 0.50 p. j. (avec carbonate de magnésie) en caps. Geisospermum læve. Ecorce. Déc. : 2 sur 500 de col.

Gélatine animale blanche. Déc. : 0.05 à 0.50 sur 100 de col., comme gélatine en tablettes. Ext. pour bains (une demi à 2 kilos), engelures, lav. Comme excip. et constituant, pour recourir et enduire. De même à l'ext. gélose (gélatine d'algues).

Gelsemine. Chlorhydrate. 0.001 à 0.005 p. d. jusqu'à 0.01 p. j. en pil.

Gelsemium sempervirens. Racine 0.005 à 0.02 p. d. 1 f. p. j. jusqu'à 0.10 p. j. Extr. fluide. 0.002 à 0.02 p. d. jusqu'à 0.05 p. j. Teint. 5 à 30 gout. p. d. (0.07 à 0.20) jusqu'à 0.35 p. j.

Genévrier. Fruit. 0.05 à 0.10 p. d. 1 f. p. j. en poud.,

élect. Inf. : 0.35 à 3 sur 100 à 500 de col. Fomentation. En inf. pour bains, inh. Essence. 2 à 6 gout. p. d. 1 f. p. j. Ext. en pomm.

Gentiane. Racine. 3 à 20 gr. p. d. en poud., espèce (alcool. ou aq.), muc. Inf., déc. (2 à 10 gr. sur 100 à 200 de col.). Extr. 0.35 à 1 gr. 50 p. d. 1 f. p. j. en pil., mixt. Teint. 0.07 à 2 gr. 1 f. p. j.

Geoffroya Surinamensis. Ecorce. 0.05 à 0.15 p. d. en poud. Déc. : 5 à 10 gr. sur 500 de col. En lav.

Girofle. 1° Fleurs. 0.05 à 0.40 p. d. en poud.; inf. 1 à 5 gr. sur 100 à 200 gr. de col. Poud. dent. En infus. pour eau dent., teinture pour les dents. 2° Huile. Une demi à 2 gout. En teinture, 10 à 30 gouttes. Pour frict., maux de dents. Cascara sagrada. Ecorce p. Ecorce de Rhamnus Purstiana. Cascara amara. Ecorce. En forme d'extr. fluide, dans syphilis 40 à 50 gout. p. d. 2 à 4 f. d. j.

Glycérine. En cuill. à thé ou bouche jusqu'à 20 à 70 gr. p. j. Ext. pur ou dilué avec eau pour pans., médication des yeux, frict., bad., inj., lav. (15 à 60 gr. pur ou dilué avec un tiers à une demi d'eau), inh. (pur ou 1 sur 5 à 10 d'eau). Pour tampons. Comme constituant et excip. Onguent de glycérine, pour pans., pomm. pour les yeux.

Glycérolés. Ce sont des sol. concentrées d'alcaloïdes, métaux, extraits, etc. dans la glycérine.

Glycérés. Sol. concentrée

d'alcaloïdes, métaux, etc. dans l'onguent de glycérine.

Glycelœum. (1 de farine d'amandes sur 2 de glycérine sur 6 d'huile d'olives). Pour pomm., pans.

Glyconium. (4 blancs d'œuf sur 5 parties de glycérine). Pour recouvrir.

Gomme adragante. 0.7 à 2 gr. p. d. en poud. En émuls., constit., pour pil. et troch.

Gomme arabique. 0.7 à 10 gr., p. d. en poud., sol., mixt., émul., sirop. Comme excip. pour camphre, substances piquantes., etc. Mixture de gomme. Gomme arabique 10. Sucre 5. Eau 150. En cuill. à bouche pur ou en mixt. Constituant pour cause dent., inj., bad., lav., etc. Pâte de gomme albuminée. (Morceaux de blanc d'œuf). Contre la toux. Poudre de gomme. Amidon. Racine en sol. liquoreuse, ãã 1. Gomme arabique. Sucre, ãã 3. Constituant pour poud. et pil. Sirop de gomme. Mucilage de gomme arabique. Sirop simple, P. E.

Guarane. Pâte 0.05 à 0.30 p. d. en poud. Dans dyspepsie des enfants : 0.02 à 0.10. p. d. 2 à 3 f. p. j. (avec sucre).

Gutte (gomme). 0.005 à 0.20 p. d. jusqu'à 0.7 p. j. en poud., pil., émul. (0.20 à 0.35 sur 100).

Gramen. Rac. Déc. : 2 à 7 sur 100 à 200 de col. Espèce. Suc récent. **Extr.** Cuill. à thé ou à bouche.

Gratiole. Plante. 0.05 à 0.15 p. d. jusqu'à 0.20 p. j. en poud., pil., déc. ou inf. (0.15 à 0.7 pour 100 à 150 de col.). Pour lav. en déc. **Extr.** 0.15 à 0.7 p. d. en pil., sol.

Graphite épuré. Pour pomm. et savons.

Grenadier. Ecorce. Mac. Déc. : 2 à 7 sur 200 à 500 de col. **Extr.** 0.30 à 0.50 p. d. 2 à 3 f. p. j. en mixt.

Grindelia robusta. Fleurs. Anti-catarr. Comme extr. fluide. 0.01 à 0.02 (0.05 à 0.15 dans asthme) p. d. 1 f. p. en mixt. ou lait. **Extr.** (alcool). 0.05 à 0.10 p. d. 1 f. p. j. en pil. **Teint.** 15 à 20 gout.

Gui. 0.07 à 0.30 p. d. 1 f. p. j. en poud., mixt., à agiter. Inf., déc. (0.35 à 1 sur 100 de col.

Guimauve. Fleurs et racine. Mac., inf., et déc. 3 gr. à 10 sur 100 à 300 de col. toire ou en espèce. La poud. de racine ou pil. Ext. pour cat., comp., dent., garg., collyres, lav. en mac. ou déc. 2 gr. à 10 gr. sur 100 de col. Inj. : 1 à 10 sur 100 de col. Espèces de guimauve (Feuilles de guim. 10, rac. de guim. 5, liqueur 0.15, fleur de guim. 1). Espèces émollientes (Fleurs de guim. 1, mauve 1, mélilot 1, graine de lin 2). Epèces émollientes pour cataplasmes (Comme les espèces précédentes, grossièrement pulvérisées). Espèces pectorales (Fleurs de guim. 4, racine de guimauve en sol. liquoreuse 10, orge perlé germé 10, figues 10, fleur de verbascum 1, mauve 1, fruit d'anis 1). Dans la pharm. allem. (racine de guim. 8, liqueur 3, rhizome d'iris 1, fleurs de tussilage 4, fleurs de ver-

bascum 2, fruit d'anis 2).
Déc. avec eau ou lait.
Sirop de guimauve. En
cuillerées à thé comme
reconstituant. **Tablettes de
guimauve.**

Gynocardium. Huile (Huile
de Chaulmoogra). 5 à
20 gout. p. d. 1 à 3 f. p. j.
en émul., lait. Pomm. : 1
sur 10 à 20.

Gutta-percha purifiée. Pour
fixer pans. Mastic pour les
dents.

Hazeline (Distill. aqueuse de
l'écorce fraîche). 5 à 15 p.
d. Ext. pur ou dilué pour
frict., comp., etc.

Hamamelis virginica. Ecorce.
0.05 à 0.35 d. d. 1 f. p. j.
en poud., pil., déc. (2 à
5 gr. pour 100 à 200 col.).
Extr. fluide. 0.15 à 0.50 p.
d. toutes les 2 à 3 heures
en sirop, mixt.

Hellébore vert. Racine, rhizome. 0.20 à 2 gr. p. d.
en poud., déc., macér.,
inf. (0.15 à 1 gr. pour
100 de col.). **Extr.** 0.05 à
0.10 p. d. jusqu'à 0.20 p·
j. Teint. 10 à 30 gout. p. d.

Helleboréine. 0.005 à 0.01 p. d.
jusqu'à 0.10 p. j. en pil. et
mixt.

Hélénol du Dr Korab (Sol.
alcool. d'hélénine 1 sur 5).
5 gout. p. d. 3 f. p. j.

Hélénine. 0.005 à 0.02 p. d.
jusqu'à 0.10 p. j. en poud.,
pil., sol. alcool. et huil.
Pour bad. (avec sol.).

Homatropine. Bromhydrate.
Mydriatique. 0.001 à 0.002
p. d. en poud., pil. Instill.:
0.05 sur 10 d'eau, en gouttes.
Chlorhydrate et sulfate.
0.005 p. d. jusqu'à 0.01 p. j.

Helenium enula. Racine. 0.5 à
1 gr. p. d. 1 f. p. j. en poud.,
inf., déc. (0.35 à 1 sur

100 de col.). Poud. pour
lavage. En déc. pour comp.
pomm. Ext. 0.02 à 0.04 p.
d. 1. f p. j.

Herniaria glabra (Herniole,
turquette). Plante. En esp.
et déc. : 0.35 à 1 pour 100
de col.

Huamanriba. Antipyr. siala-
gog. sudorifique, à haute
dose émét. Inf. 2 sur 1000
de col.

Huile. Pour lav., frict., lin.,
pomm. **Huile de lin sulfuré.**
Pans., frict.

Huile animale éthérée (Huile
de Dippel). 5 à 20 gout.
en montant, en pil., caps.
Huile animale fétide Ext.
en lav., lin., pomm.

Huile de croton. 0.02 à 0.03
(1/2 à 2 gout.) p. d. jusqu'à
0.10 p. j. en poud., pil.,
caps., sol. huil., émuls.
Frict. : 5 à 20 gout. Lav. :
2 à 5 gouttes sur 100 à
500 émuls. **Savon de croton.**

Huile de foie de morue. 1 à
8 cuill. à bouche (1 à
4 cuill. à thé pour enfants),
p. d. 2 à 3 f. p. j. pur,
caps., émul., gelée. Avec
jaune d'œuf et 10 gout.
Huile de menthe poivrée,
avec solution de 5 p. 100
de gomme arabique. Ext.
pour frict., inj., pour les
yeux. Excip. pour diff.
substances. **Huile de foie
de morue avec fer** (2 p. 100
de fer). **Huile de foie de
morue iodurée,** etc.

Huile d'olives (de Provence
et ordinaire). La première
int. en cuill. à bouche 1 f.
p. j. pur, lin., émuls. Les
deux pour frict., inj., lin.,
pomm., empl., lav. **Huile de
roches d'Italie.** Comme
Pétrole.

Huile de Pin Pumila. Ext.

pour frict., inhal. Pulvérisé pour désinf. **Huile de
rapa.** Comme *Huile d'olive.*
Huile de sésame. Comme
Huile d'amandes.
Huile de ricin. 1/2 à 3 cuill.
à bouche p. d. 1 f. p. j. pur
en lait, thé, café, etc.,
émuls., caps. (caps. de gélat. à 0.35), gelée, mixt.
Ext. pour lav. (1 à 4 cuill.
à bouche p. d.). **Huile pour
cheveux.**
Hura Brasiliensis. Ecorce de
rac. Drast. 0.007 à 0.03 p.
d. 2 à 4 f. p. j. en poud.,
déc. (0.35 à 0.7 sur 150 à
200 de col.)
Hydrastis canadensis. Racine,
rhizome. Hémostatique.
Extr. fluide. 0.2 à 1 g. (5 à 15
gout.) toutes les 2 heures
p. d. avec vin, sirop,
mixt. **Extr. sec de rac.** 0.005
à 0.01 p. d. toutes les 2 à
5 heures. **Teint. de racine.**
20 à 30 gout. p. d. **Hydras-
tine. Chlorhydrate.** 0.005 à
0.05 p. d. jusqu'à 0.1 p. j.
en poud., pil. **Hydroquinone.**
0.10 à 0.50 p. donner jusqu'à 1 gr. en sol., poud.
Inj. hyp. (1 à 2 seringues
de solution fraîche à 10 o/o).
Inj. dans gonorrhée, etc.
Comp.: 1 à 4 p. 100. Pomm.:
1 s. 30. Inj. (1 sur 1000 à
2000 avec ou sans sel de
cuisine). Dans l'urèthre :
0.05 à 1 sur 100 d'eau.
Aussi, 3 gr. sur 1000, dans
gonorrhée récente, 3 f. p. j.
Hyosciamine crist. 0.005, p.
d. (aussi 0.002 p. j.) en
poud., pil. Ext. en instill.
(0.003 à 0.01 sur 25 à 50
d'eau sur 10 à 20 gout.
d'alcool). Inj. hyp. (0.0005
à 0.0007). Pomm. : 1 à 3
sur 10.
Hyoscine. Bromhydrate et

chlorhydrate (Prudence).
0.00001 à 0.00005 p. j. jusqu'à 0.00007 p. j. en pil.
Instill. : 0.0007 pour 100
d'eau.
Hypnone (Acétophénone).
0.15 à 0.35 p. d. en gélat.,
cap. Perles (à 0.35 avec
glycérine ou huile d'amandes), sirop, mixt.
Hydrocotyle d'Asie. Plante. 0.20
à 0.30 p. d. 3 f. p. j. jusqu'à
0.7 p. j. en poud. **Racine.**
0.05 à 0.30 p. j. en poud.,
pil., déc. (0.35 p. 100 de
col.). **Extr.** En frict., pomm.
Hypochlorite. 0.05 à 0.40 en
past.; trochisque (à 0.004).
En susp. dans l'eau (0.05
à 0.15 sur 100) 0.05 à 0.50
p. j. contre la chorée.
Poud. à saup. et dent. Eau
dent. et garg. : 0.35 à 2
sur 300. Collyres : 0.005 à
0.9 sur 100 à 150. Lavages :
1 à 2 sur 500. Bains : 17 à
35 p. bain. Bad. : 0.05 à
0.07 pour 25 de gomme.
Inj. : 0.001 à 0. 15 sur 100.
Hydronaphtol (De même). Rarement interne . Doses
maxima : 0.07 à 0.20 p. j.
Hydronaphtol. Comme
Naphtol.
Hydromel pour enfants. Inf.
laxative, 30. Sirop de
manne, 10. En cuill. à thé.
Hygrophila spinosa. Rac. Déc.:
1.50 à 2 sur 250 à 500 de
col. Diurét. **Jusquiame.
Feuille.** 0.005 à 0.20 p. d.
jusqu'à 0.7 p. j. en poud.,
pil. **Espèce.** Inf. : 0.35 à 0.7
sur 100 de col. Ext. en inf.:
0.35 à 0.7 pour 100 de col.
En comp., eau dent.,
garg., lav. (0.07 à 0.15 sur
100 de col.). En cat., cigar.
Extr. 0.001 à 0.005 p. d.
jusqu'à 0.05 p. j. en poud.,
pil., mixt. Ext. en lavage,

inj. (0.05 à 0.20 sur 100), inh. (0.035 à 0.20 sur 100), bains (5 à 15 p. 1 bain), lav. (0.005 à 0.01), lin., pomm. (0.07 à 0.15 sur 10), supp. **Essence d'écorce de feuilles.** 0.05 à 0.15 p. d. 1 f. p. j. en frict., lav. (0.35 à 2). **Graisse.** 0.005 à 0.01 p. d. 1 f. p. j. en poud., pil., émul. (0.02 à 0.10 p. 100). En foment. **ode.** 0.05 à 0.10 p. d. jusqu'à 0.15 p. j. en sol. éth., alcol., glyc., aq., pil., poud. p. d. en inh. : 0.05 à 0.15, 2 à 3 f. p. j. Aussi avec iodure de potassium, pulvérisé ou en vapeurs (sur coton). En foment., cigarettes. Pour eau dent., garg. (1 sur 100 à 500 avec ou sans iodure de K). Eau pour l'œil : 0.35 sur 100. Comp., lavage (0.15 à 1 sur 100). Bains : 0.35 à 1 p. bain avec 5 à 10 gr. d'iodure de potassium. Inj. : 0.005 à 0.05 sur 0.15 à 1 gr. d'iodure de potassium sur 30 à 100 d'eau. Pomm. : 0.05 à 0.10 sur 10 à 20. Linim. Empl. (0.05 à 0.15 sur 50). En sol. concentrée (aqueuse, collodion glycériné) comme caustique. **Solution caustique d'iode** (1 d'iode sur iodure de potassium et eau, 2 de chaque) et glycérine iodée caustique (glycérine, 2 sur iode et iodure de potassium, 2 de chaque). **Teint. o'iode** (1 sur 16 d'alcool), 0.05 à 0.70 p. d. jusqu'à 0.70 p. j. En bad. de la peau et de la muqueuse (pur ou avec collodion glycériné). Comp. : 1 à 5 sur 25 d'eau. Inj. (pur ou 2 à 10 d'eau). En gout.

Lav. : 1 sur 10 à 20 d'eau. Eau dent., garg. **Teint. d'iode éthérée,** 1 sur 12 d'éther. **Teinture d'iode chloroformée. Teinture d'iode plus forte** (1 sur 8 d'alcool).

Iodoforme. 0.01 à 0.10 p. d. jusqu'à 0.20 p. j. en poud., pil., caps., sol. éth. Ext. pur pour poud. à saup., pour traitement des plaies. Insuffl. : pur ou avec sucre. En sol. huil., alcool., éth. Avec glycérine, ou collodion (1 pour 15 à 30 pour frict., imb., bad., comp., tampons (1 sur 20 de glycérine). Lav. : 1 sur 50 de blanc d'œuf. Pomm. : 1 sur 5 à 30. Empl. Supp. : 0.35 à 2 gr. sur beurre de cacao. Bougies. Gaze iodoformée. Savon-iodoformé, etc. Comme moyen de protection de l'odorat on emploie: fèves de tonca, baume du Pérou, phénol, tannin, essence de fenouil.

Iodol. Int. et ext. comme iodof. En poud. à saup., sol. alcol. ou éth. Avec collodion en pomm. et empl.

Iodure d'éthyle. Pour inh. dans asthme 5 à 10 goutt. p. d.

Iodure d'or. 0.001 à 0.10 contre syphlis en poud., pil. Pom. : 0.05 à 0.15 sur 100. **Oxyde d'or.** 0.005 à 0.01 p. d. 2 à 3 f. p. j. en poud., pil.

Iodure d'arsenic. 0.0005 à 0.005 p. d. 1 à 3 f. p. j. en pil. Pom. : 0.05 à 0.10 sur 10 de graisse. Liqueur chlorhydrique et mercurique d'arsenic (liqueur et sol. de Donovani), 5 à 20 gout. p. d. 2 à 3 f. p. j. (0.05 à 0.15 p. j. (avec liqueur gom.

meuse). Sulfure d'arsenic citrique. (orpiment). Caustique et dépilatoire.

Iodure d'argent. 0.0005 p. d. comme chlorure d'argent.

Iodure d'ammonium (63 p. 100 d'iode), 0.05 à 0.5 p. d. 1 f. p. j. en sol. Ext. en pom. (1 sur 20 à 50). Phosphate d'ammonium. 0.35 à 0.5 p. d. 1 f. p. j. en sol. Picrate d'ammoniaque. 0.05 à 0.10 p. d. 1 f. p. j. jusqu'à 0.30 p. j. Précaution pour le dosage. Facilement explosible. Sulfoichthyolate d'ammoniaque. Voir *Ichthyol.* Valérianate d'ammoniaque. 0.05 à 0.2 p. d. 1 f. p. j. en pil., mixt.

Imperatoria. Rhizome. 0.02 à 0.15 p. d. 1 f. p. j. en poud. Inf. : 0.30 à 0.90 sur 100 de col. **Indigo.** Colorant.

Ingluvine. Comme *Pepsine.*

Ipéca. Racine. 0.05 à 1 gr. (expect., stypt., diaphor., cholag., etc.). 0.05 à 0.20 (naus.). 0.20 à 1 gr. (émétique). En poud., pil., troch., mixt. En mac., inf. : 0.05 à 1 g. sur 100 à 200 de col. comme expect. 1 à 3 p. 100 à 200 de col. comme émétique. Pour lav. en inf. : 1 à 5 gr. sur 100. Extrait. 0.05 à 0.15 p. d. 1 f. p. j. en poud., pil., sol. Poudre d'ipéca opiacé. Voir *Opium.* Sirop. Correctif et adjuvant. Aussi pur en cuill. à thé comme expect. et en cuill. à bouche comme émétique. Teint. 5 à 15 goutt. p. d. et jusqu'à 50 gout. comme émét. en mixture. Vin. 10 à 30 gout. comme expect. En cuill. à bouche comme émet.

Iris de Florence. Racine. 0.05 à 0.15 p. d. 1 f. p. j. comme expect. Mieux comme constituant et correctif, etc.

Iris versicolor. Racine. 0.05 à 0.30 p. d. 1 f. p. j. comme cathartique, diurétique. Extr. fluide. 5 à 15 goutt. p. d. 1 f. p. j.

Iridine. 0.05 à 0.15 p. d. en pil.

Ichthyol. 0.20 p. d. jusqu'à 1 gr. p. j. (chez les enf., 0.05 p. j.), en pil., caps. Mieux, ext. pour frict. (1 sur 2 à 5 ; chez les enf., 1 sur 10 à 50), bad., lavage, en sol. Inj. hyp. : 0.05 sur 10 d'eau.

Ichthyocolle. Voir *Gélatine animale.*

Jaborandi. Feuilles. Inf. : 0.20 à 5 gr. sur 100 à 200 de col. Pour lav., inf., 0.20 à 1 sur 100 à 200 de col.

Jambul. 0.01 à 0.02 p. d. toutes les 3 à 4 heures en poud., dans diabète.

Jalap. Tubercules. 0.05 à 0.20 p. d. 1 f. p. j. (irritant), 0.20 à 0.35 (purg.), 0.7 à 2 (drast.), p. d. 1 f. p. j. en 1 fois ou en dose réfract. en pil., poud., élect.

Jequirity. Semences. Voir *Abrus prec.*

Juglandine. 0.05 à 0.15 p. d. 1 f. p. j.

Juglans regia. Feuilles. Antiscrofuleux. Inf. ou déc. 2 à 5 g. sur 100 à 200 de col. Ext. poud. à saup. en déc pour inj., badig., bains (1/2 à 1 kilo pour bain). Extr. 0.01 à 0.10 p. d. 1 f. p. j. Juglans vert. Ecorce. Comme précédent.

Juglans cinereus. Ecorce de racine. En extr. fluide (cathartique), 0.30 à 0.7 p. j.

Kairine seule et chlorhydrate 0.03 à 0.07 p. d. toutes les

1 à 2 heures, 0.15 p. d. 2 à 4 f. p. j. en poud. (cachets, caps.), sol.

Kamala (Glandules de rottlera). 0.50 à 1 p. d. en poud., élect., mixt.

Kawa-Kawa (Racine de Piper methysticum). Inf. et déc. : 0.30 à 0.45 sur 100 à 200 de col. p. j. Extr. fluide. 0.02 à 0.45 (5 à 40 gout.) p. d. en pil., mixt.

Kefir. 1 verre avant ou après le repas.

Kératine de substance cornée. Présenté en pilules de kératine pour l'intestin (sol. d'ammoniaque et vinaigre potass.) pour tous les médic., non attaqués par l'estomac.

Kino. Comme *Catechu*. **Teinture.** De même.

Kola (Sterculia acuminata, contenant de la **caféine**). **Noix,** Inf. 3, à 7 pour 100 à 300 de col. **Extr.** 1 à 5 p. d.

Koso. 1 à 1.4 en 2 portions (chaque 1/2 heure en mixt.).

Koumys. Boisson, originairement préparée avec le lait des juments du Kirghis. Actuellement, composée de diverses sortes de lait.

Kossine cristallisée. 0.05 à 0.10 p. d. 2 à 3 f. p. j. Toutes les 1/2 à 1 heure en poud., pil.

Lactate de bismuth crist. 0.05 à 0.20 p. d. 2 à 4 f. p. j.

Lactucarium. 0.02 à 0.20 p. d. jusqu'à 0.10 p. j. (comme hypnot. 0.35 p. d. jusqu'à 1 gr. p. j. en poud., pil., émuls., linim. En coll. : 0.05 à 0.20 sur 25.

Lait de vache. Aliment. Pour cures de lait. Antidote. Pour eau dent. et garg., eau pour l'œil, foment.,

bains, lav.. etc. Sérum de lait (petit-lait). 1/4 à 1 litre.

Liniment au savon camphré. Extr. pour frictions.

Lipanine. Comme *Huile de foie de morue.*

Lippia mexicana. Plante. Ext. fluid. : 0.15 à 0.25 p. d. 1 f. p. j. ou en mixt., sol. (expect.).

Lippiol. 0.001 à 0.005 p. d. 1 f. p. j. en pil.

Liqueur arsenic. de Fowler. Solut. (Liqueur). 100 parties = 1 partie acide. 2 à 10 gouttes p. j. Ext. : Inject. sous-cut. pure (1 à 2 g. ou dilué sur 1 à 3 d'eau).

Liqueur acide de Haller (Mixture sulfurique de la pharm. all., acide sulf. conc. 1 sur 3 d'alcool de vin). 3 à 20 gout. p. d. 1 f. p. j. pur, en mixt. (0.05 à 0.35 sur 100). Boisson : 0.35 à 0.7 sur 1 litre. Lavage : 0.35 à 0.7 pour 100. Bad. : 1 sur 10. Frict.

Liqueur corrosive. Sulfate de cuivre, sulfate de zinc, ãã, 6. Vinaigre, 70. Sous-acétate de plomb, 12. Comme caustique.

Litharge. Voir *Oxyde de plomb fondu.*

Lithium. Bromure. 0.15 à 0.35 p. d. 1 f. p. j. en sol. **Benzoate.** 0.35 à 2 p. d. 1 f. p. j En poud., pil., sol., inh. (0.35 à 1 sur 100). **Carbonate** 0.05 p. d. jusqu'à 0.15 p. j. en poud., pil., pastill. En sol. comme eau de carb. de lithine (1 gr. pour 100 d'eau) et eau minérale (avec ou sans bicarbonate de potasse ou soude). En sat. Ext. pour garg. inh., inj., lavage, foment. (solution de 1 à 3 o/o). **Citrate.** De même. **Hippurate.** 0.05 à o.10 p. d. 1 f. p. j. jusqu'à o.7 p. j., en poud., pil., sol. p. j., pour cures de petit-lait.

Laitue vireuse. En extr. o.o5 à o.40 p. d. jusqu'à 1 p. j. en pil., sol., mixt.

Laminaire digitée. Pour la dilatation du canal cervical.

Lanoline (23 à 25 p. 100 d'eau). Base pour pomm. et cosm. sous diverses formes. **La-noline anhydre.** M a s s e transparente jaunâtre. **La-noline d'agneau.** Par distill. de la lanoline. Très riche en acides de graisses libres (33 p. 100).

Lathyris. Essence. o.o5 à o.5o p. d. pur ou en émuls., oléosaccharures (Drast.)

Laurier. Feuilles. Comme celles *d'oranger*. **Fr u i t.** (Baie) o.15 à 1 gr. p. d. en poud. Inf. : 5 gr. à 10 gr. sur 100 de col. **Essence.** Pour pomm., lin.

Lavande. Fleurs de diverses espèces pour poudre à parfumer bains, etc. **Essence** Correctif pour pommade, lin., etc. **Alcool simple et composé.** Correctif, moyen de senteur pour frict., lav., bain, etc.

Ledum palustre. Plante. Inf. : o.35 à 1.75 sur 100 à 200 de col.

Leptandra Virginica. Racine. (Laxatif, drastique). En extr. fluide (o.o5 à o.3o p. d. 1 f. p. j. pur ou en mixt.). **Extr. sec.** o.o1 à o.o5 p. d. 1 f. p. j. en pil., sol., mixt.

Leptandrine. o.o1 à o.o5 p. d. en pil., poud., sol.

Levisticus. Racine. o.7 à 1 p. j. en espèce ou inf. Diurét.

Liniment de chaux. Eau de chaux, huile d'olives. P.E. Dans brûlure. **Salicylate.** o.o5 à o.35 p. d. jusqu'à 3 gr. p. j. en poud., sol. **Sulfoichthyolate.** Voir *Ichthyol.*

Lobelia inflata. Plante. Déc. ou inf. : o.15 à o.40 pour 100 à 150 de col. Pour fumer. En déc. pour laver. **Extr. fluide.** 5 à 20 gout. p. d. **Teint.** o.35 à o.7 p. d. jusqu'à 2 gr. p. j. pur ou en mixt. **Lobelia delessea. Racine.** De même.

Liniment ammoniacal et lin. ammonio-camphré.

Lin. Graine. Déc. : 3 à 20 p. 100 à 3oo col. **Extr.**: déc. pour garg., lav., inj. catap., **Farine.**

Lichen d'Islande. 1 à 2 p. j. en espèce. Déc. (1 p. 10 à 15 à 20). Inf.: 1 sur 10 à 15. Gélat. : 1 sur 3 à 6 **Lichen pulmonaire.** De même. Gélatine de Lichen et gélatine de Lichen en poudre.

Lupulin (Glandules de lupulin). o.007 à o.07 p. d. 1 f. p. j. en poud., pil., sol. En pomm. : 1 sur 2 à 5. **Cônes de Lupulinus humulus.** Inf. : o.35 à 1.4 sur 100 à 200 de col. **Extr. de lupulin.** o.o5 à o.15 p. d. 1 f. p. j. en pil., sol., mixt.

Lycopode (pollen) o.o5 à o.3o p. d. 1 f. p. j. En mixt. : o.35 à o.7 sur 100. Elect.

Macl. o.15 à o.35 p. d. en poud., pil. Correctif. **Es-sence.** 1 à 2 gout. p. d. en sol. éth., émuls. **Teint.** 10 à 20 gout. p. d. 1 f. p. j.

Magnésie calcinée. Voir *Oxyde de magnésie.* **Magnésie. Carbonate** (Magnésie blanche). o.15 à 2 g. p. d. 1 f. p. j. et 3 à 5 gr. comme lax. en poud., tablettes, troch., sirop, mélanges efferv. Poud. à saup. Pour les dents. **Eau de carbonate de magnésie** (Mêler avec eau de soude carbonatée ou autres eaux carbonatées). **Poudre de magnésie avec rhum** (rapontic). Comme ci-dessus. **Chlorure**. o.20 à o.7 p. d. 1 f. p. j. en sol. **Citrate**. En cuill. à thé en eau ou limon.

Potion au citr. de magn. efferv. 1 dose = 5o gr. **Citrate de magnésie effervescent** (Mêler avec bicarbonate de soude, acide citrique et sucre). Comme plus haut. **boro-citrate**. o.7 à 2 p. j. en dos. réfract. en poud. ou sol., mélange efferv. **Hydrate** (Magn. calcinée dans l'eau, antidote de l'arsenic blanc : 7o sur 5oo d'eau). En cuill. à bouche. 1 dose = 132. **Lactate**. 3 à 15 gr. p. 1 f. p. j. Comme laxatif en poud., sol. **Oxyde** (Magn. calcinée). 1 à 15 g. p. d. 1 f. p. j. 3 à 4o comme lax. en pastill., tablettes mixt., poud. Comme antid. en plus grande dose en solut. (1 sur 20 à 3o d'eau). Poudre pour les dents. **Saccharate de magnésie** (Oxyde de magn. 10, sirop simple et eau, 8o parties de chaque). Evacuant. **Salicylate**. 2 à 4 g. p. j. dans typhus. 5 à 20 comme laxat. en poud., sol. **Sulfate**. (Sel de Sedlitz). 5 à 5o g. p. d. 1 f. p. j. Comme laxatif. Sol., mieux eau carbonatées. Lav. : 10 à 20 g. **Sulfate sec**. En dose environ 2 tiers plus petite. **Sulfite**. o.35 à 2 g. p. d. 1 f. p. j. en poud. jusqu'à 5 p. j.). **Tar-**

trate. 3 à 10 p. d. 2 à 4 f. p. en poud.

Maïs. Stigmates. Déc. : 3 à 10 g. p. 100 de col. Diurét. **Extr. fluide**. o.35 à o.7 p. d. 2 à 4 f. p. j. **Ext. fluide d'Ustilago** (A la place de seigle ergoté) 10 à 20 gout. p. d.

Malt d'orge. En poud. : 3 à 10 g. Inf. déc. : 3 à 15 sur 100 de col. Garg., lav., bains (1 à 2 kil. p. bain entier). **Extr.** En cuill. à thé ou à bouche pur ou avec lait, vin, etc. Excip. pour divers médicam. Extr. de ferrate de malt, d'iodure de malt, etc

Manganèse. Chlorure. 0,005 à o.05 p. d. en sol. Eau dent. et garg. o,7 à 2 p. 100. **Peroxyde naissant** (Pierre brune). o.005 à o.05 p. d. en poud., pil. Pomm. 1 à 3 sur 10. **Sulfate**. o.005 à o.05 p. d. 2 à 4 f. p. j. Comme laxatif, o.15 à o.3o en 2 à 4 doses dans l'intervalle de quelques heures. En poud., pil., sol. En pomm. : 1 sur 5 à 10.

Manne. 10 à 3o g. p. d. 1 f. p. j. Comme laxatif, 5 à 10 g. en plusieurs doses comme tablettes de manne en élect., sol. Sirop : en cuill. à thé. Correctif. **Mannite**. 5 à 3o comme lax.

Matico. Feuilles. o.35 à 2 g. p. d. en poud. élect. pil., inf. (o.7 à 2, sur 100 de col.) En inf. pour inj. **Essence**. Demi à 1 gout. p. d. 1 f. p. j. **Teint**. 20 à 4o gout. p. d. 2 à 4 f. p. j.

Mauve. Feuille et fleurs. En espèce. Décoc. : 5 à 10 g. pour 100 de col.

Mélilot. Plante. En espèce et empl.

Mélisse. Fleur. Inf. : 5 à 10 g.

sur 100. En esp. Pour foment., bains. **Alcool composé** (Sirop aromat. des Carmélites). 20 à 40 gout. p. d. 1 f. p. j. Odorant pour frict.

Menthe. Feuilles. Comme *Feuilles de mélisse*. Essence. Alcool. 20 à 30 gout. p. d. 1 f. p. j. en mixt. (0.35 à 0.7 sur 100). Pour frict., et comme odorant. Sirop. Correctif.

Menthol. Antinévralgique, anest. local et antiseptique, etc. 0.15 à 0.7 p. d. jusqu à 2 g. p. j. en cach. pil. Extr. en crayons de menthol (antimigraine), en sol. alcool., éth. et huil., pomm. lin., bad., frict., etc. Poudre à priser. Souvent en pans. avec thymol, camphre, chloral hydraté, acide benzoïque, etc.

Méthylène. Bichlorure. Anest. Inh. 5 à 10 g. avec ou sans éther. **Chlorure de méthyle.** Anesth.

Méthyléthyléther. Anesth. Comme *Chlorof.*

Méthylol. Hypn. et sédat. 0.7 à 3 gr. p. j. en sol., sirop, mixt. Antidote de strychnine. Pour anest. complète : 3 à 4 en sol. pour inh. Lav.: 1 sur 50. Pomm. Lin. : 1 sur 3. Inj. hyp.: 1 sur 4 d'eau.

Mezereum Écorce. Déc. : 0.7 à 3 g. p. 100 de col. Ext. en substances. Poudre à saup. En sol. alcal. Déc. comme épispastique. Garg., inj., pomm.

Mercure. Acétate d'oxyde de mercure. Rarement int. 0,0005 à 0,005 p. d. mieux comme cosmét. en sol. (0.07 à 0.10 sur 100 d'eau). **Acétate d'oxydule.** Rare-

ment int. 0.0005 à 0.005 p. d. 2 à 3 f. p. j. Souvent en pomm. (0.05 à 0.15 sur 25). **Éthylechlorure.** Sous la peau (0.005 sur 10 d'eau) demi à 1 seringue. **Bichlorure corrosif** (sublimé). 0.0005 à 0.005 jusqu'à 0.01 p. j. en pil. (avec ou sans opium) ou sol. alcool. et aq. (0.005 sur 20 et de cela 10 à 20 gout.), glycér. ou sirop. Comme caust., sol. concentrée(0.05 à 0.10 sur 10 d'eau alcoolisée ou collodion). Sol. diluée comme antis. En eau dent., garg. 0.15 à 0.50 pour 500 à 1000). Eau pour l'œil (0,010 p. 25 à 100). Inh. (0.25 à 0.50 p. 500 à 1000). Comp., pans. Lavage (0.10 à 0,25 à 0.50 sur 100 à 500). **Bichlorure de Hg formamidé dissous** (1 c.c. répond à 0,005 de sublimé). Comme *Bichlorure de mercure blanc soluble.* De même : **Peptonate de Hg soluble. Bichlorure de mercure**, avec chlorure de sodium dissous. **Séro-albuminate de mercure. Bichloro-iodure de mercure** (comme *Sublimé*). **Onguent mercurique blanc** (Mercure précipité blanc, 1. Paraffine, 10). **Bi-iodure rouge de mercure** (comme *Sublimé*). **Phénate de mercure.** 0.001 à 0.01 p. d. 2 à 3 f. p. j. (chez les enfants, 0.0002 à 0.0003 p. d. 2 f. p. j.) en pil. **Chlorure doux** (calomel doux). 0.10 à 0.50 p. d. 1 f. p. j. comme laxatif. 0.15 à 1 p. d. en poud., pil. et troch. Poudre à saup., à priser, pour le larynx et les yeux (pur ou 1 sur 1 à 10 de sucre). Inj.: 0.005 à 0.05. Lav.: 0.50 à 1 g. avec liquide gommeux. Pomm. : 1 sur 5 à 10. Supp. (de même). Fumig. : 0.05 à 0.10. Inj. hyp. : 0.005 à 0,01 p. d. **Chlorure de mercure avec précipité.** Dose 1 tiers aussi grande. **Chlorure de mercure avec vapeur.** Dose moitié aussi grande. **Eau phagédénique noire.** Calomel, 1 gr. Eau de chaux, 60 gr. Pour pans. **Cyanure de mercure.** 0.0005 à 0,005 p. d. en sol., pil., poud. Garg. et collyres (0,005 à 0.05 sur 100). Inj. Pans. (0.005 à 0.10 p. 25 à 50). Inj. hyp.: 0,0005 p. d. **Mercure métallique purifié.** 10 à 24 p. d. pour mercure gommeux de Plenki. 0.005 à 0.01 p. d. comme laxatif. 0.02 à 0.10 p. d. 2 à 4 f. p. j. **Saccharate de mercure. Pilules bleues** (à 0.005 de mercure), 2 à 8 pil. comme laxatif. **Emplâtre mercuriel** (Mercure : 1 sur 4). **Onguent mercure cinereum** (1 sur 2). En frict. Pour causes locales, frictionner 1 à 5 g. p. j. en 1 fois (avec ou sans addition de sublimé, iodure de potassium, terpine, camphre, opium, belladone, etc.). Pour oindre : 1 à 5 g. p. j. Pour supp. 0.15 à 0.35 pour beurre de cacao, savon ou cire. Pessaires, etc. **Mercure formamidé dissous.** Inj. hyp. : 0.0005 p. j. **Iodure jaune.** 0.005 à 0.01 p. d. p. j. en poud., pil. et past. Pomm.: 0.35 à 3 gr. pour 25 à 50. Pomm. pour les yeux : 0,10 à 0.35 sur 10 à 25. **Nitrate d'oxyde de mercure et nitrate d'oxydule.** 0.001 à 0.005 p. d. p. j. en sol. et

pil. Pour onguent, frict., et pans. **Oléate de mercure.** Frict.: 0.05 à 0.15 p. d. 1 à 2 f. p. j. Aussi, combiné avec morph. **Oxyde jaune** (Préparé par voie humide). 0.0005 à 0,01 p. d. p. j. en poud., pil., poud. à saup. pur ou avec autres substances. Poudre à priser, poud. pour le larynx (1 sur 8 à 50 de sucre). Poud. pour les yeux (1 sur 5 à 10 de sucre ou argile). Pomm.: 0.05 à 0.1 sur 10 à 20. Pomm. pour les yeux (0.05 à 0.50 sur 10 à 20. **Oxyde rouge** (Mercure précipité rouge). Comme le précédeut. **Onguent mercurique rouge.** 1 sur 9. **Onguent ophthalmique.** Oxyde jaune de mercure, 0.05. Axonge, 50. **Oxyde noir** (Mercure soluble d'Hahnemann). 0.005 à 0.01 p. d. 2 à 3 f. p. j. en poud., pil. Pomm. : 1 à 5 sur 25. **Phosphate d'oxyde de mercure.** 0.005 à 0.01 p. d. Monter graduellement en poud., pil. **Mercure précipité blanc.** Voir *Bichlorure de mercure.* **Salicylate de mercure.** P. j. 0.001 à 0.005. Monter graduellement en pil. Inj. 0.25 sur 250 d'eau et bicarbonate de soude 5 gr. **Succinimide mercurique.** Sous la peau : sol. à 2 p. 100. 1 seringue de Pravaz p. j. **Sulfoichthyolate de mercure.** Sulfoichthyolate de soude, 10. **Sublimé corrosif,** 3. Voir *Ichthyol.* **Sulfure noir de mercure** (éthiops minéral). 0.05 à 0.10 p. d. 2 à 3 p. j. en poud., pil. **Sulfure rouge de mercure** (cinabre). Int. comme le précédent. Ext. en pomm., fumig. et cigarettes. **Tannate d'oxyde de

mercure. 0.005 à 0.01 p. d.
2 à 3 f. p. j. en poud., pilules (aussi combiné avec
tannin ou opium). Dans
vagin : 0.20 à 0.40 sur 100.
Dans le nez : 0.01 à 0.20
sur 100. Bad. : 0.35 à 0.7
sur 100. mieux glycérine,
aussi eau et alcool. Bains
(1 à 10 g. p. 1 bain. Bains
locaux (0.35 à 0.7). Pomm.:
0.35 à 0.7 sur 25). Inj. hyp.
(10 sur 100 d'eau), p. d. 1
à 2 f. en différents endroits.
Il vaut mieux injecter solution de sublimé à 1 p.100.
plus solution de sel à 3 p.100.
Eau phagédénique jaune (Sublimé corrosif, 1. Eau de
chaux, 100). Pour pans.
Eau phagédénique incolore
Sublimé corr., 1. Chlorure
d'ammonium, 2. Eau, 100.
Pour pans. **Bichlorure de
Hg alluminé dissous.** Int.
comme plus haut avec lait,
café, etc. Souvent, inj.
hyp. : 0.0005 à 0.005 p. d.
Bichlorure de Hg ammoniacal
(Mercure précipité blanc).
Seulement ext. comme
poud. à saup. (1 sur 25 à 50
de sucre). Pomm.: 1 sur 10
à 25.

Mie de pain blanc. Ext. en catap., rarement en pilules.

Miel cru purifié. Laxatif : 30
à 70 g. p. d. pur ou en sol.,
élect., pil. Plus petites
doses comme expect. Eau
dent. et garg., bad., catap.,
lav. (demi à 1 cuill. à
bouche).

Miel rosat. De même.

Millefeuille. Plante. Inf.: 3.
à 10 g. pour 100 de col. En
espèce. **Ext.** pour bains et
lav. **Extr. Essence.** Comme
dans *Absinthe.*

Minium. Oxyde de plomb
rouge.

Mixture oléo-balsamique. Voir
Baume de vie d'Hoffmann.

Mixture sulfurique acide. Voir
Liq. acid. d'Haller.

Molline. Graisse, 100. Lessive
de potasse, 40. Glycérine,
30 p. 100. Const. pour
pomm. et savon.

Moutarde. Graines. Demi à
2 cuill. à café p. d. 2 à
3 f. p. j. Inf.: 0.15 à 1 sur 100.
Mac. : 0.35 à 1 sur 100.
Petit-lait : 1.75 à 35 sur 500
de lait. Ext. en inf. (0.20 à
1 sur 100) pour eau dent.
et garg. Comp. : 0.30 à 1.75
sur 100. Bains (3.5 à 80 g.
pour un bain local, 15 à
500 g. p. bain entier). Lavages : 0.7 à 1.4 sur 100.
Sinap. et catap. **Farine**
(poudre). De même. **Es-
sence.** 0.001 à 0.01 p. d. 1 f.
p. j. en émuls. Ext. en sol.
alcool. ou huil. : 0.05 à
0.50 sur 25. **Alcool.** 2 à
10 gout. p. d. 1 f. p. j., ext.,
comme rubéfiant. Papier
sinapisé.

Mœsa pieta. Fruit. 1. à 3
p. d. en poud., sirop, élect.
Anthelm.

Morphine pure. 0.005 p. d.
jusqu'à 0.gr.10 p. j. **Acétate.**
0.01 p. d. jusqu'à 0.10
p. j. **Citrate.** Comme dessus.
Chlorhydrate. 0.005 à 0.10 p.
d. en poud., pil., pâte, sol.
Ext. en bad. (0.05 à 0.10
pour 20 à 100), gout., lav.
(0.01 à 0.05 p. d.), inh. (0.01
à 0.10 sur 100), poud. à
priser, insuffl. (0.05 à 0.10
sur 2 à 10 de sucre, gomme
arabique, etc.). Supp. (0.01
à 0.10). Pomm.: 1 à 5
pour 50. Lin.: 5 à 10 pour
50 à 100. Inj. hyp. et
parenchym. (solution à
2 p. 100). Antid. dans chloroforme : 0.005 à 0.01. En

combin. avec chlorof. pour anest. génér. **Oléate.** Sol. de chlorhydrate de morphine dans acide oléique (0.005 à 0.01 sur 3. Pour frict. **Phtalate.** Inj. hyp. : 1 sur 5 à 10 d'eau. **Saccharate.** Dans 100 parties. 4 p. 100. de morphine. **Sulfate.** Comme *Chlorhydrate de morphine.*

Morrhuol. Principal élément de l'huile de foie de morue. 0.10 p. d. en caps. 4 à 6 caps. p. d. pour adultes. Pour enfants : 2 à 4.

Mucilage. 1 sur 20 à 50.

Musena. Ecorce. 2. à 4. p. d. 1 f. p. j. en poud. (contre ténias), élect., mixt., miel.

Mudar. Racine (altérante). 0.15 à 0.40 p. d. 1 f. p. j. comme émét. **Muscarine.** 0.05 à 0.10 p. d. jusqu'à 0.70 p. j. en pil. ou inj. hyp. (sol. à 1 p. 100).

Musc. 0.05 à 0.40 p. d. 1 f. p. j. en poud., pil., élect., mixt., émuls. Poud. dent. : 0.05 à 0.35 sur 25. Lav. : 0.05 à 0.10. Inj. hyp. : 0.02 à 0.05. **Teinture.**

Myrtol. 0.02 p. d. en caps. toutes les 4 à 10 heures.

Myrrhe (Gomme-résine) .0.05 à 0.10 p. d. 2 à 4 f. p. j. en poud.. pil., émuls., élect., mixt. Pour les dents. Eau dent. et garg. Pomm., lin, empl. Ext. De même. **Teint.** 10 à 40 gout. p. d. 1 f. p. j. Eau dent., garg. (2 à 10 sur 100), bad. (1 à 3 sur 10 de miel), poud. pour les dents, inj. (1 à 10 sur 100), pans. (2 à 20 sur 100), pomm. (1 sur 3 à 10), lin.

Myrte Ctekan. Feuilles. Inf. : 0.7 à 1. sur 100 de col.

Pour inh. et inj. **Extr. fluide.** 0.15 à 1 gr. p. d. 1 f. p. j.

Myristica. Semence. Voir *Noix musquée.*

Napelline. Sédatif. 0.0005 à 0.005 p. d. 1 f. p. j. en poud., sol. Inj. hyp. (sol. de 1/10 p. 100) : 0.0007 à 0.0015 p. d.

Naphtaline très pure. Antiparasit. et anticatarrh. 0.01 à 0.10 p. d. jusqu'à 0.20 p. j. en poud., pil., caps. Poud. à saup. Frict. : solution alcool. ou huil. de 10 à 15 p. 100, 3 à 4 f. p. j. Eau de pans. (sol. éth.) lavements 1 à 5 p. 100, irrigations 1 à 5 sur 50 à 100 d'eau très chaude.

Naphtol. Iso ou béta-naphtol antisep. ext. sol. alcool. 2 à 10 p. 100 pomm. 1 à 3 sur 30 linimt. savon, 2 à 15 sur 100 .

Naphtalol. Voir *Bétol.*

Narcotine. 0.05 à 0.10 p. d. 1 f. p. j. jusqu'à 0.20 p. j. en poud. pil. solut. sirop.

Narcéine. 0.005 à 0.05 p. d. 2 à 3 fois p. j., en poudre pil. solut. pour lav. suppos. 0.005 à 0.05. Inj. hyp. comme chlorhydrate de morph.

Nitrate d'argent avec nitrate de potasse (pierre infernale mitigée, 1 sur 2 de nitrate de potasse).

Nitrate d'argent cristallisé et fondu. 0.005 à 0.01 p. d. 2 à 4 f. p. j. jusqu'à 0.15 p. j. en pil.. sol., pastilles. A l'extérieur (nitr. d'argent fondu) en substance, ou en sol. concentrée (1 sur 1 à 2 d'eau) comme caust.

Nitroglycérine (M u g i o n é-vrose). Sol. alcool (1 **p.** 100: 1/2 gout. en montant jusqu'à 5 à 10 gout. en mixt.).

Inj. hyp. : 20 à 3o gout. sur 10 d'eau.

Noix vomique. Comme *Macis*, en dose double. Essence. En pomm., lin., empl., etc. Baumé. De même.

Oliban (Gomme-résine). o.o1 à o.7 p. d. 1 f. p. j. en pil. Pour parfumer. En empl., pomm.

Oléate. Sol. à 5 p. 100 dans huile d'amandes ou acide oléique. Pommade, lin., supp.

Onguents. Onguent basilic. Huile d'olives, 45. Cire jaune, Colophane, Sebum, ãã 15. Térébenthine, 10. Onguent à la cire. Cire jaune, 3. Huile, 7. Principe des pommades. **Onguent émollient.** Lénitif. Voir *Cetaceum*. **Onguent simple.** Voir *Axonge*. **Onguent aromatique.** Absinthe, 125. Esprit-de-vin, 250. Axonge de porc, 1000. Cire jaune, 250. Essence de laurier, 125. Essence de genévrier, Essence de menthe, Essence de romarin, Essence de lavande, ãã 10. **Onguent pommadine.** Axonge de porc, 6oo. Eau de roses, q. s. Cire blanche, 150. Essence de bergamote, Essence de girofle, ãã 3.

Œuf de poule. Albumine et jaune d'œuf. Huile d'œufs. Pour cheveux et yeux.

Os de seiche. Poud. dent.

Oranger. Ecorce de fruit. 2 à 15 p. d. 2 à 4 f. p. j. en poud., espèces, élect. Inf. : 3 à 10 sur 100. Extrait alcoolique. **Feuilles d'oranger.** 5 à 20 gr. p. d. en espèce, élect. Inf.: 3 à 10 sur 100 de col. **Extrait d'oranger.** o.7 à 3 p. d. 1 f. p. j. **Fleur d'oranger** (Comme pour *feuilles*, excipient pour

oléosacchure). **Eau de fleur d'oranger. Huile de fleur d'oranger. Huile d'écorce d'oranger. Huile de bergamote. Sirop d'écorce d'oranger** (10 à 3o sur 100 à 250 de mixt.). **Sirop de fleur d'oranger** (Comme pour *Sirop d'éc.*). **Teinture d'éc. d'oranger,** 20 à 6o goutt. p. d. 1 f. p. j.

Opium (10 p. 100 de morphine). o.oo5 à o.10 p. d. jusqu'à o.35 p. j. en poud., pil., troch., mixt., émuls. Ext. comme poud. à saup. (pur ou avec sucre, gomme arabique, etc., 1 sur 5 à 10). Pil. pour les dents (pur ou avec substances arom.), catap., pâtes. Pour parfumer (cigarettes ou autres moyens). Pomm. : 1 à 5 sur 10 à 25. Empl. : 1 sur 8 à 16. Lin. Supp. : o.o5 à o.15 p. d. Inj. vaginale. **Opium torrefié** (Chandon). Action plus douce. **Electuaire thériaque** (Elect. arom. avec opium). 1/2 à 1 cuill. à café 3 à 4 f. p. j. **Emplâtre opiacé.** Odontalgique. 1 sur 20. **Extrait d'opium.** o.o1 à o.10 p. d. jusqu'à o.30 p. j. en poud., pil., pastill., sol. Eau dent., garg. (1 à 2 sur 15o). Inh. : o.o5 à o.15 sur 100. Eau pour les yeux : o.o5 à o.35 sur 25). Pil. dent. Inj. (o.10 à 1 sur 5o. Lav. : o.o5 à o.10 p. d. Supp. o.oo5 à o.10 p. d. Pomm. : o.o5 à o.10 sur 10. Tampons : o.o5 à o.15 sur 100. Inj. hyp. : 1 sur 2 à 10 d'eau. **Teinture d'opium simple** et **Teinture d'opium safrané** (1 gr. = o.ooo5 de morphine). 3 à 25 gout. jusqu'à o.35 p. j. pur ou en mixt. Ext. pour eau dent.

et garg. (o.35 à 1 sur 100).
Inh. o.15 à 1 p. 100. Gout.
pour les dents. Bad. (pur
ou 1 sur 1 à 2 d'eau). Eau
pour les yeux (pur ou 1 sur
1 à 2 d'eau). Foment. (1 à
6 p. 100). Inj. (1 à 12 p. 100).
Pans. (2 à 6 p. 100). Lav.
3 à 20 gout.). Pour parf.
(cigarettes). Pomm. (1 à 5
sur 25). Lin. **Teinture d'opium
benzoïque.** o.05 à o.20 p. d.
(20 à 60 gout.) 2 à 4 f. p. j.
(chez les enfants 5 à
20 gout.) pur, mixt., sirop.
Poudre de Dower (Poudre
d'ipéca opiacé ; opium et
rac. d'ipéca, 1 de chaque ;
sucre, 8), o.05 à o.10 p. d.
jusqu'à 1 gr. p. j. **Onguent à
l'opium** (extr. d'opium, o.5
sur 20). **Orexine.** Chlorhydrate. o.01 à o.05 1 f. p. j.
comme stomach. en caps.
et pil.

Origan. Plante. En espèce,
catap.

Ortie. Plante. En suc récent.
o.35 à 1.4 p. d. 1 à 2 f. p. j.
Ext. comme rubéfiant.

Paracotoïne. o.035 à o.05 p. d.

Paraldéhyde. o.05 à o.15 p. d.
(sédatif). Hypnot. : o.20 à
o.7 ; suivant d'autres, o.3o.
En plusieurs doses en
mixt., liquides gommeux,
caps., émuls. Antid. dans
emp. par strychnine. Ext.
en supp. et lav. (2.80 p. un
lavement).

Pâte dent. molle. Poud. de
sav, 5. Carb. de chaux, 20.
Carmin, o.015. Essence de
menthe poivrée, o.05.
Alcool, 2. Sirop simple, 5.

Pâte dent. dure. Poudre de
savon, 20. Carb. de chaux,
8. Carmin, o.05. Essence
de menthe poivrée, o.05.
Alcool, 90 p. 100.

Pavot. Fruit (capsule). Déc. :
o.35 à 1. p. 100 à 200 de
col. Pour comp. pâteuse.
Déc. : o.7 à 1.4 sur 100 de
col. Garg., lavage, lav.
Fleurs de pavot. En espèce.
Huile de pavot. Comme
Huile d'amande. **Semence de
pavot.** Int. en émuls. : o.35
à 1. sur 100. Ext. en
émuls. : o.7 à 2. sur 100.
Garg., inj. **Sirop diacode.**
Sirop de pavot blanc, fruit
de pavot, 5o. racine de réglisse, 25 ; eau ordinaire
pour 35o jusqu'à col. 250
+ sucre 4oo. Correctif. En
cuill. à café ou soupe.

Pelletiérine. Sulfate et tannate, o.01 à o.05 p. d.
jusqu'à o.5o p. j. en sol.

Pengawar-Djambi. Hémost.

Peptonate de bismuth. o.15 à
o.35 p. d.

Pepsine (soluble). o.10 à o.35
p. d. 2 à 4 f. p. j. en poud.,
sol., caps. (avec ou sans
citron, vinaigre, acide
chlorhydrique ou lait). Inj.
hyp. **Lait de pepsine** (Amalgame de peps., pancréat.,

Oxalate de cerium. Contre vomissements de la gros-
sesse, dyspepsie, catarrhe
de l'est. et de l'int. o.01 à
à o.10 à o.20 p. d. en poud.,
rarement en sol. ou pil.

Oxymel. simple (1 sur 2 de
miel purifié). Add. à mixt.
(15 à 3o sur 100). Boissons
(5o à 100 sur 1000). Ext.
pour eau dent. et garg.
Lav. : 5 à 10 gr.

Oxyiodure de bismuth (sous-
iodure). 5 à 10 gr. p. j. Poud.
à saupoud., pomm.

Oxyde d'argent. o.005 à o.01 en
poud. et pil.

Ononis spinosa. Rac. o.05 à
o.20 p. d. 1 f. p. j. en poud.
Déc. ; o.7 à 3 sur 100 à
5oo de col. En espèce.

Pancréatine. Grande variété dans les préparations. En cuill. à café ou o.35 à 1 p. d. pur, en pil. bouillon de viande.

Papayotine (Papaïne). o.o35 jusqu'à o.35 à o.7 p. d. en sol., poud., pil. Pour insuffl. Bad. : o.oo5 sur 2 d'eau ou sol. de 5 à 10 p. 100 sous la peau (10 p. 100).

Paracoto. Ecorce. Extr. fluide: 10 à 40 gout. p. d. 2 à 3 f. p. j.

Paraffine. Liquide (Huile de vaseline). Const.; pour pomm., liniment. Solide. Const.; pour pomm., cérat, empl.,pans. contentifs, etc. **Papier paraffiné. Papier paraff. phénylé. Onguent à la paraffine** (vaseline ; paraff. solide 1 + paraff. liquide 4) comme précéd.

Pareira brava. Racine. Inf., déc. : 1 à 2 sur 100 à 300 de col. Ext. en catap.(de teint. de P. br. et de farine de graine de lin).

Pepsine , Vin . En cuill. à bouche après le repas. **Sirop de peps.** 1 cuill. à bouche p. d.

Peptone de viande. o.5 à o.15 p. 1 kilo de corps p. j. pur ou comme le précédent.

Peptone. Grand nombre de préparations (Merck, Sanders, etc.), pur, en soupes, etc., cuill. à café ou à bouche.

Péreirine. Chlorhydrate. Fébrib. o.o5 à o.15 p. d. en poud., sol., mixt.

Petite Centaurée. Herbe. Voir *Herbe de Carduus benedictus.* Extrait. De même.

Pétrole (rectifié). 5 à 15 gout. p. d. en caps., sol. éthérée.

Pour frict., bad., comp., pur, en lin. **Ether de pétrole.** De même. Aussi pour inh. Comme anest. local.

Phélandre. Fruit. o.o5 à o.15 p. d. 1 f. p. j. en poud., élect., esp., inf. (o.35 à 1. sur 100 à 200 de col.).

Phénol trichloré. Poud. à saup., bad. (2 à 5 p. 100), inj. (o.o5 à o.2o p. 100).

Phénol. Voir *Acide phénique.*

Phénacétine (Acéphénatidine). o.o5 à o.10 p.d. comme fébrif. o.10 et au delà p. d. comme antinévr. en poud., pil., caps., sol. alcool.

Phlorrhizine. Fébrifuge. o.o5 à o.10 p. d. 1 f. p. j. en poud.

Phosphate. o.35 à 3 gr. p. d. 1 f. p. j. en poud., pil., past. Il en est de même pour **Phosphate de chaux calciné. Hypo-phosphate de chaux.** o.15 à o.5o p. d. en sol.

Phosphore. o.ooo5 à o.001 p. d. jusqu'à o.oo5 p. j. en sol. éth., alcool., huil., rarement en pil. Ext. en sol. pur ou en lin. (o.oo5 à o.o2 sur 25 de pomm. ou lin.). **Eau phosphorée.** 1 cuill. à café p. d. 1 à 2 f. p. j. **Huile phosphorée** (1 sur 80 à 100) 2 à 5 gout. p. j. en mixt., émuls, caps., gout. pour les dents, frict. (pur ou avec un peu d'huile). **Huile de foie de morue phosphorée** (o.ooo5 sur 100 d'huile) 1 cuill. à café p. d. 1 à 3 f. p. j. **Ether phosphoré** (1 sur 150) en gout., caps.

Phytolaccine. o.oo3 à o.o2 p. d. 1 f. p. j. Laxatif.

Phytoxylline. Sol. éth. ou alcool de 5 p. 100. Comme *Collod.*

Physostigma. Graines (Fève de Calabar). En forme d'extr. de F. C. 0.001 à 0.01 p. d. jusqu'à 0.05 p. j. en pil., sol. (1 p. 100 d'eau ou de glyc.) 5 à 10 gout. p. d. 2 à 4 f. p. j. Gout. dans l'œil (1 glyc. ; eau ãã 10 à 15). Teint. 5 à 10 gout. p. d. 2 à 4 f. p. j.

Physostigmine. Salicylate. Sel d'ésérine). 0.0005 p. d. jusqu'à 0.002 p. j. Inj. hyp. (sol. de 1 p. 100). Gout. dans l'œil : 0.001 à 0.005 sur 10 d'eau. Sulfate.

Phytolacca decandra. Racine. 0.005 à 0.05 p. d. comme altérant. 0.05 à 0.15 p. d. comme émét. en poud. Extr. fluide. 0.01 à 0.15 p. d. 1 f. p. j.

Pierre ponce. Pour les dents et lavage.

Piliganine. 0.001 à 0.01 p. d. en combinaison avec chloral hydraté dans asthme en poud., pil., sol.

Piment. Fruit : 0.03 à 0.15 p. d. 1 f. p. j. en poud., pil., Ext. comme moyen d'irritation en cat. Teint. : 10 à 30 gout. p. d. avec eau ou liquide gommeux. Pour frict., dent., garg., gout. pour les dents.

Pimpinelle. Rac. Comme *Rac. simp.* Teint. 10 à 30 gout. p. d. 1 f. p. j. Eau dent. et garg. Teint. pour les dents.

Pin. Feuilles. Pour bains. Extr. de feuilles. 15 gr. à 35 p. bains. Essence de feuilles de pin. Frict., inh. comme *Essence de térébenthine.* Résine de pin Voir *Térébenthine cuite.*

Piperazine. 0.15 à 0.20 p. d. en sol. aq. Pour diss. l'acide urique.

Piperine. 0.005 à 0.05 p. d.

d. jusqus'à 0.10 p. d. en poud., pil.

Piscidine. Comme *l'Extr. sec.*

Pilocarpine. Chlorhydrate. 0.005 p. d. jusqu'à 0.01 p. j. en pil. Inj. hyp. (sol. de 2 p. 100) p. d. Eau pour les yeux : 0.05 à 0.15 sur 10 d'eau (prudence).

Platine. Chlorure double de sodium et de platine. (Comme *Chlorure d'or et de sodium*).

Plantago. Plante Déc. : 1 à 5 sur 100 à 200 de col.

Plomb. Acétate. 0.005 à 0.01 p. d. p. j. en poud., pil., sol., émuls., mixt. Poud. pour le larynx et le pharynx : 1 sur 5 à 10 de sucre. Eau dent. et garg. : 0.05 à 0.35 sur 100. Bad. : 1 à 2 sur 10. Inh. : 0.05 à 0.50 p. 100. Inj. : 0.01 à 0.05 p. 100. Eau pour l'œil : 0.01 à 0.15 sur 100. Comp., lavage (0.05 à 0.10 sur 100). Lav. : 0.005 jusqu'à 0.05 à 0.10. Pomm. : 1 sur 5 à 10. Acétate dissous. 1 sur 6 d'eau. Acétate basique dissous. (Liqueur de sous-acétate de plomb, vinaigre de plomb). Eau dent. et garg. : 0.05 à 0.10 sur 100. Bad., comp., lavage, eau pour pans. (en dose 3 à 5 fois plus grande comme acét. de plomb). Eau pour l'œil : 0.05 à 0.20 sur 100. Inj. : 0.15 à 0.40 sur 100. Lav. : 0.05 à 0.40. Lin. : 0.15 à 0.30 sur 25. Pomm. : 1 sur 5 à 10. Eau de plomb. Acétate bas. de plomb dissous, 1. Eau, 49. Eau alcoolisée de plomb (Eau de Goulard ; acét. bas. de plomb 2, pour alcool 5, eau 100). Pour pans., lavage, eau pour les yeux, foment., inj., lav. (7 à 14). Onguent à l'acétate de plomb et Onguent de plomb. Carbonate (Céruse). Poud. à saup. Pomm., empl. Empl. céruse. Empl. diachyl. simple, Céruse, ãã 1. Onguent simple, 10. Onguent de céruse. Empl. diachylon, 1. Céruse, 3. Axonge, 5. Iodure. 0.05 à 0.35 p. d. 1 f. p. j. En poud. pil. Pomm. : 1 sur 5 à 10. Empl. Nitrate. Comme *Acétate*. Oxyde fondu (Litharge, lames de plomb) pour empl. diachylon simple (Empl. de litharge), celui-ci pour empl. diachyl. compos. Adhésif ; empl. de plomb à la gomme-résine. Empl. diachyl. étendu sur un linge. Onguent diachylon d'Hebra. Oxyde rouge (minimum). Empl. de minium (empl. fondu camphré). Tannate de plomb pour Onguent ou Tann. de plomb.

Polygala amara. Plante. Comme *Centaurée*. Peuplier. Pour *Onguent de peuplier*.

Podophylle peltée. Rac. 0.05 à 0.10 p. d. comme purg. 0.05 à 0.25 p. d. en poud. Drastique.

Podophylline. 0.005 à 0.01.

Poivre blanc ou noir. 0.01 à 0.10 p. d. 1 f. p. j. en poud., pil., mac. (0.35 à 0.7 sur 100 d'alcool, vin). Ext. en mac., pour garg., pomm. Pour mâcher.

Poix liquide. 0.05 à 0.10 p. d. 2 à 3 f. p. j. en pil., caps. Ext. pour frict. (pur ou avec alcool, graisse, savon 1 p. 2 à 10), pour parfumer, inh., empl. (1 à 2 de cire), pomm. (1 sur 4 à 6). Eau de poix. En cuill. à bouche, ou en tasses 2 à 4 f. p. j. Pour inh., inj., pans. Emul-sion de goudron. (Poix 1 + carb. de soude — Eau). Emulsion de goudr. végétal (Poix 1 + blanc d'œuf + eau). Liqueur de goudr. : 1 cuill. à café dans 1 verre d'eau 1 f. p. j. Pour lav., inj. (1 p. 4 d'eau). Savon de poix. Lavage et frict. Onguent de poix sulfuré. (Poix de pierre anthracite. Goudron de houille). Seulement ext. comme désinf., pur, sol. alcool., savon. Teinture de poix. De même.

Potasse caustique fondue. Voir *Potassium (hydrate)*.

Potassium. Acétate sec. 0.05 à 0.30 p. d. en sol., pil. Poud. pour l'odorat. Acétate dissous (Liqueur d'acétate de potasse). 0.15 à 1 p. d. 1 f. p. j. jusqu'à 2 p. j. pur ou en mixt. (0.7 à 3.5 sur 100). Arséniate dissous (Liqueur d'arséniate de potasse). Voir *Acide arsénique*. Bicarbonate. 0.15 à 1 p. d. en poud., troch., sol., mélange effervescent. Pour eau dent. : 0.15 à 1 sur 100. Inj., lav. Bichromate. 0.005 à 0.01 p. d. en pil., sol. Comm. caust. en poud. ou sol. (0.28 à 1.4 sur 100). Bioxalate (sel d'oseille). 0.005 à 0.01 p. d. 1 à 3 f. p. j. (Prudence !) en poud., sol. Bromure. 0.20 à 4 p. d. 2 à 4 f. p. j. (sédatif et hypnotique). Dans grandes doses, on ajoutera strychnine ou arsenic en petites doses) en poud., pil., cach. sol. Ext. en poud. à saup. Pour lavage, foment. comp. (0.35 à 1.4 sur 100). Eau dent. et garg. (0.15 à 3 p. 100). Bad. (0.35 sur 1.75 de glycérine). Eau pour l'œil (0.3 à 0.5 sur 10 d'eau).

Inh. : 1.5 à 3 gr. sur 100 d'eau).Inj. dans blennorrh. 1 pour 2 de glyc. sur 20 d'eau). Lav. : 0.15 à 3 gr. sur 100. Pomm. : 0.7 à 1 gr. sur 10. **Carbonate sec.** Seulement en bains : 0.35 à 3.5 sur 1000 pour bain local, 7 à 35 pour bain entier. **Sulfure de potassium.** (Foie de soufre). 0.005 à 0.05 p. d. 2 à 3 f. p. j. en pil., sol., mixt. Lav. : 0.35 à 1 pour 100. Lin. Pomm.: 1 sur 5 à 10. Bains (2 à 10 pour 1 bain). **Sulfate de potassium.** 0.05 à 0.15 p. d. 1 f. p. j. jusqu'à 0.50 à 1 p. j. (laxatif) en sol., poud., pil. **Sulfite.** 0.35 à 0.7 p. j. en sol. (antis.) ou poud. **Tartrate neutre.** 0.05 à 0.15 p. d. 1 f. p. j. (diur.). 1 à 2 p. d. en poud., sol., mixt. Aussi pour lav. **Tartrate boraxaté..** Comme le précédent.**Tartrate d'antimoine et de potasse (Tartrate antimonié, émétine).** 0.0005 à 0.03 p. d. 1 f. p. j. (résol., expect., diaph.,etc.). 0.0005 à 0.005 p. d. toutes les 1 à 2 heures (nauséeux et même 10 à 15 min. 2 à 4 f. émét.). 0.005. En poud., sol., pastilles, mixt. Pour pans., comp. (0.005 à 0.10 sur 100), lavage (0.05 à 0.10 sur 100), eau pour l'œil (0.005 à 0.10 sur 100), frict. (1 sur 10 d'eau), lav. (0.005 à 0.05 sur 50 à 150 d'eau), inj. dans blennorrh. 0.005 à 0.05 sur 100 ; dans les veines 0.005 à 0.01 pour 50 à 100), supp. (0.005 à 0.05 sur 5 à 10 de beurre de cacao), pâte caustique, pomm. pour les yeux (0.005 à 0.01 sur 10), astringent : 0.005 à 0.05 sur 10, forte-

ment irritant : 0.05 à 0.15 sur 10, empl. (1 sur 4 à 10). **Onguent d'Autenrieth (Onguent de Tartarie antimonié). Vin stibié** (1 sur 250 de Malaga). 10 à 40 gout. p. d. 1 f. p. j. Emét. : 1 à 2 % en cuill. à café. **Carbonate dissous (Liqueur de carbonate de potasse).** Ext. pour comp., lavage (0.15 à 0.7 sur 100), bains locaux (1 à 15 pour 1000), inj., lav. (0.35 à 1 sur 1000), linim. (1 sur 2 d'eau sur 3 d'huile),pomm. (1 sur 5 à 10). **Carbonate pur.** 0.05 à 0.10 p. d. 2 à 4 f. p. j. jusqu'à 0.35 à 0.9 p. j. en sol., sat., mél. efferv. Eau dent. (1 sur 5 à 50). Eau pour l'œil (0.05 à 0.15 pour 100). Inh. (0.05 à 0.35 sur 500).

Potion de Rivière (Antiémétique). Chlorure. 0.15 à 0.35 p. d. 1 f. p. j. en poud., sol. **Chlorate.** 0.10 à 2 gr. p. d. (chez les enfants, 0.10 à 1 gr. p. j.) en sol. Ext. comme poud. à saup. Eau dent., garg. (1 à 5 sur 100), bad. (1 sur 5 à 10 de glycérine ou sirop),pans., comp., eau à priser, inj.(0.35 à 0.40 sur 150 d'eau), inh. (0.15 à 2 sur 100).

Cyanure. 0.001 à 0.005 p. d. 1 f. p. j. en sol. (Prudence !). Pour lavage et pans. (0.005 à 0.01 sur 25) pomm. (0.005 à 0,05 sur 25) (Prudence !) **Ferro-cyanure.** 0.05 à 0.10 p. d. 1 f. p. j. en sol. **Bichromate.** Voir *Chromate.* **Fluorure.** Comme silico-fluorure de potassium. 0.005 à 0.01 p. d. 1 à 2 f. p. j. en sol. **Hydrate fondu (Alcali caustique, pierre caustique des chirurgiens).** 0.0005 à 0.01 p. d. 2 à 3 f. p. j. en sol. alcool. Ext. comme caustique en substance. Gouttes pour l'œil : 0.005 à 0.01 sur 25. Lavage : 0.7 à 1 p. 500. **Nitrate pur** (Salpêtre purifié). 0.014 à 0.07 p. d. jusqu'à 0.7 p. j. en sol., poud. Ext. comme *chlorate*, en foment., en papier nitré. **Tablettes de nitre** (sel de prunelle). Plaquettes de 0.01 de nitrate de potasse. Tous les quarts d'heure à 1 heure. 1 paquet contre la soif. **Poudre tempérante.** Nitrate de potasse, 1. Hydrotartrate de potasse, 3. Sucre, 6. une demi à 1 cuill. à café p. d. **Osmiate.** 0.005 p. d. jusqu'à 0.01 p. j. en pil. (bol). Sous la peau en solution à 1 p. 100. Comme *Acide perosmique*. **Picronitrate.** 0.001 à 0.05 p. d. jusqu'à 0.10 p. j. en pil. **Silicate.** 0.05 à 0.10 p. d. 2 f. p. j. en sol. Ext. contre maux de dents, piqûres d'insectes. Pour pans. **Hypochlorite dissous** (Eau de Javelle). Seulement ext. pour lavage, inject., etc. (3 à 10 sur 100 d'eau). **Iodure.** 0.50 à 3 p. d. p. j. en sol., pil., inh., eau dent., garg., (0.35 à 3 gr. sur 100), eau pour l'œil (2 à 5 sur 100), comp. (0.7 à 1 sur 100), bains (0.50 à 1 sur 1000 pour bain local, 3 à 8 pour bain entier), frict. (3 g. à 10 gr. sur 100 d'alcool), Inj. (0.7 à 3 pour 100), lav. (0.7 à 3 sur 100 à 200), pomm. (0.7 à 3 sur 20 à 25), supp. (0.7 à 2 p. d.). Inj. hyp. et parenchymateuses (0.50 à 5 sur 500 ; de cela 1 à 2 seringues, 1 à 3 f. p. j. **Onguent**

à l'iodure de potassium. Iodure, 20. Thiosulfate de soude, 0.015. Eau, 100. Suint, 165. **Tartrate de soude et de potassium** (Sel de Seignette). 5 à 20 p. d. 1 f. p. j. Comme laxatif: 1 à 10 en plusieurs portions. Poud., sol., élect., mixt. Aussi en lav. : 10 à 20 p. d. Bains : 1 à 2 pour 1000 pour bain local, 20 à 500 pour bain entier. Inj. : 0.5 à 3 gr. sur 100. **Liqueur de potasse caustique.** Une demi à 4 gout. ext. comme ci-dessus, seulement en dose 2 à 3 fois plus grande. Sol. diluée pour bad. et inh. **Hydrotartrate** (Tartrate purifié, crème de tartre). 0.35 à 2 p. d. 1 f. p. j. Comme laxatif 0.15 à 0.50 p. d. 1 à 2 f. p. j. en sol., mélange effervescent, cachet, mixt. Ext. comme poud. à saup., poud. pour les dents et les yeux. Bains : 5 à 20 p. 1 bain. **Sérum de lait acide** (1 sur 100 de sérum de lait). En cuill. à café ou à bouche. **Permanganate.** 0.05 à 0.15 p. d. 2 à 3 f. p. j. en sol. Ext. comme désinf. (1 sur 100 d'eau). Pansem. Eau dentif., garg. (1 p. 100 de solution. De cela, 1 à 2 cuill. à café, dans 1 verre d'eau). Inh. : 0.035 à 0.07 sur 100. Bad. : 2 à 5 sur 25. Inject. : 0.05 à 0.10 sur 100. Lavage.

Poudre d'ipéca opiacé. Poudre de Dower. Voir *Opium*.

Poudre aérifère. Voir *Hydrocarbonate de soude*.

Picrotine. 0.001 à 0.005 p. d. en pilules, pastilles, sol. Pomm. : 0.005 à 0.05 sur 5 à 25.

Propylamine (Triméthylamine). 0.005 à 0.20 p. d. jusqu'à 0.7 p. j. en caps., gout., mixt.

Prunier de Virginie. Ecorce. Extr. fluide : 0.15 à 1 g. p. d. 1 f. p. j. Tonique.

Prêle. Plante. Déc. : 1 à 5 p. pour 150 à 200 de col.

Pulmonaire. Feuilles. Comme *Feuilles de guimauve.*

Pulpe de prunes. Voir *Séné.*

Pulsatille. Plante. Extr. : 0.05 à 0.15 p. d. jusqu'à 1 p. j. en mixt., pil. Teint. 10 à 40 gout. jusqu'à 0.7 p. j. pure en sol., mixt. Ext. pour frict. et lavage.

Pyrèthre romain. Racine. Pour mâcher. Pour dents. Eau dent., garg. en déc. ou inf. (0.20 à 0.7 sur 100 à 200 de col.).

Pyridine très pure (Antiasthm.) 0.20 à 0.35 sont laissés en évap. sur une assiette dans une petite chambre, à la temp. de 20° à 25° (avec ou sans eau, euviron 5 à 20 gout. avec 40 c. cubes d'eau). Dans 1 heure environ cette quantité est évap. Le patient demeure dans la chambre 20 à 30 minutes. Le procédé est répété 2 à 3 f. p. j.

Pyrogallol. Voir *Acide pyrogallique.*

Pscidia erythrina Ecorce de racine. Séd., hypnot. 0.35 à 0.07 p. d. 2 à 4 f. p. j. en poud. Extr. sec. 0.01 à 0.05 p. d. 1 f. p. j. en pil., mixt. Extr. fluide. 0.15 à 0.40 p. d. jusqu'à 0.9. Teint. 40 à 50 gout. p. j.

Quinoiodine. 0.01 à 0.05 p. d. 2 à 3 f. p. j. Poud. à saup. et pomm.

Quinquina. Écorce grise. 0.35 à 5 gr. en poud., pil., élect., mixt. aq. et alcool. Inf. et déc. : 3 à 10 sur 100 à 200 de col. Chocolat, café et vin au quinquina. Poud. à saup., dent. Elect.,cat.,etc. Inf. ou déc. pour eau dent., garg., inj., comp., lav. Extrait et quinquina aqueux et alcoolique. 2 à 5 gr. p. d. en pil., mixt. En eau dent., contre maux de dents, en bad., pomm. Teinture. 1 à 5 gr. p. d. Teinture composée. Demi à 1 cuill. à thé p. d. 2 à 4 f. p. j. en gout. ou mixt. Ecorce de quinquina calisaya et écorce rouge de quinquina. Vin de quinquina.

Quinidine. Chlorhydrate, salicylate, sulfate, tannate. Comme les sels de quinine correspondant.

Quinoïdine. 0.50 à 5 gr. p. d. 1 f. p. j. (dose 2 à 3 fois plus grande que dans sulfate de quinine) en poud., pil., sol. alcool. et aq. Addition d'acides. **Chlorhydrate. Tannate,** comme *Quinoïdine.* Teinture. En cuill. à thé avec café ou vin.

Quinine. Pure : 0.20 à 1 gr. en poud., pil., solution alcool. et éthérée. Il vaut mieux les sels. Arséniate. 0.001 à 0.05 en pil. Bibromhydrate. 0.35 à 0.7 en cachet. Sous la peau : 1 à 3 p. 10 d'eau. Bichlorhydrate - carmamidé. Sous la peau (solution à 50 p. 100). Bisulfate (Diss. dans 11 cuillerées à café d'eau). Comme *Sulfate.* Phénate. 0.05 à 0.40 p. d. 4 à 6 f. p. j. en pil. Citrate. Comme *Sulfate.* Ferro-citrate. 0.05 à 0.7 p. d. en poud., pil., sol. Bromhydrate. 0.05 à 0.35 p. d. en poud., pil., sol. Sous la peau (1 sur 10 d'eau alcoolisée). **Chlorhydrate.** Comme *Sulfate.* En sol. Inj. hyp. : 0.01 à 0.15 sur glycérine et eau, 0.35 de chaque. **Lactate.** Facilement soluble dans l'eau. **Phosphate** (possède action très douce). **Saccharate** (faiblement soluble dans l'eau, faiblement amer, 36 p. 100 de sucre, 64 p. 100 de quinine). **Salicylate.** 0.05 à 0.35 p. d. jusqu'à 2 gr. p. d. **Sulfate.** 0.20 à 2 gr. p. d. 1 f. p. j. comme tonique, dans fièvre interm., névralgies, typhus, fièvre puerpérale, etc. Antipyrétique, dans les fortes fièvres ; dans le typhus abdominal, 0.7 à 2 gr. en une fois ou dans l'espace de 1 heure en poud., cachet, troch., pil., sol. aq. et vineuse, lait. Ext. en poudre à priser. Insufflation dans larynx, trachée, etc. Sol. pour inj. hyp. : 1 sur 10 d'eau avec quelques gout. d'acide sulfurique ou 1 sur 6 de glycérine. Inj. de cela, demi à 1 seringue. Inj. dans le nez et la vessie : 1 sur 80 d'eau. Dans gonorrhée (1 p. 100). Inh., supp. Onguent : 1 sur 40 à 80. Pomm. 0.35 à 2 sur 25. **Ethylsultate.** Inj. hyp. 0.05 à 0.35 p. d. **Tannate.** 0.7 à 2 gr. Dose 2 à 4 f. plus grande qu'avec les précédents sels, en poud., pil., mixt. **Valérianate.** 0.35 à 3 gr. p. d. en poud. et pil.

Quinoline. A l'int. dans la forme de ses sels. Ext. comme ant., en garg. et eau dent. (0.07 à 0.15 p. 100). Bad. (5 p. 100) en sol.

alcool. **Salicylate.** Comme *Tartrate de quinine.* Antis., antip. 0.35 à 1 gr. p. d. jusqu'à 4 gr. p. j. (chez les enfants 1 quart à demi de la dose) en poud. et mixt. Garg., inh., bad. : 3 à 10 p. 100. Inj. : 1 sur 50 d'alcool sur 500 d'eau.

Quassia. Bois. 0.35 à 1 gr. p. d. 1 f. p. j. en poud. Inf. : 0.35 à 2 sur 100 de col. Mac. : 2 à 5 sur 100 de vin. **Gobelets de quassia.** Pour lav. en inf. **Ecorce.** De même. **Extr.** 0.15 à 0.60 p. d. 1 f. p. j. en pil., sol., mixt. **Teint.** 20 à 50 gout. p. d. 2 à 4 f. p. j.

Quassine. 0.001 à 0.005 p. d. 1 à 3 f. p. j. en poud., pil. **Santal rouge. Bois.** En espèce, poud. dent. et moyen de parfumer. **Teint.** De même. **Essence.** 0.005 p. d. jusqu'à 0.15 p. j. encaps. Comme *Baume de copahu.*

Quebracho. Ecorce et bois. 0.20 à 0.35 p. d. en poud., mac. ou déc. (1 à 10 sur 100 à 300 de col.). En cuill. à bouche pour inh. **Extr. fluide.** 1 à 2 cuill. à café p. d. **Teint.** De même

Quillaja saponaria. Ecorce. Déc. 2 à 3 sur 200 de col. En cuill. à bouche.

Ratanhia. Racine. 0.35 à 1 gr. p. d. 1 f. p. j. en poud., pil. Déc. : 3 à 10 sur 100 de col. Pour les dents. Poud. à saup. en déc. pour eau dent., garg., lav. inf. **Extr.** 0.15 à 2 gr. p. d. 1 f. p. j. en pil., troch., mixt. Pour eau dent., garg. (3 à 10 sur 100), bad. (0.7 à 3 gr. sur 25), empl. (0.7 à 1 gr. sur 100), comp., lavage, pour les dents, lavages, pomm. Teint. de racine. 20 à 40 gout. p. d. Teint. pour les dents, eau p. bouche et garg.

Réglisse. Racine (d'Espagne et de Russie; la première non écorcée, la dernière pour mâcher. En poud. comme constituant. Inf. : 3 à 10 gr. sur 100 de col. **Extr.** : Comme correct., constituat. et exp. (dose qui plait). Suc. Pour constituer le *suc de réglisse purifié* et l'*Elixir et suc de réglisse*. **Gélatine pellucide de réglisse. Pâte jaune de réglisse Poud. de réglisse composée.** Fruit de fenouil, soufre purifié, ãã 1. Rac. de réglisse, feuilles de séné, ãã 2, sucre, 6. **Sirop de réglisse. Tables de réglisse. Résorcine crist. pure.** Antiferm., antisep., antip. 0.15 jusqu'à 3 p. d. 1 f. p. j. en cach.. mixt., caps. Exfr. en substance ou sol. conc. pour bad. caust. dans diphtérie. Sol. diluée pour inh. (1/2 à 2 p. 100), inj. (1/2 à 3 p. 100), lavage, frict. (les taches brunes qui se produiraient doivent être enlevées avec l'acide citrique), pomm. (5 sur 30), trait. des plaies (sur ouate ou gaze) **Résine.** 0.05 à 0.15 (irritant), p. d. 1 f. p. j. 0.20 à 0.40 (drast.) p. d. 1 à 2 f. p. j. en poud., pil. **Podophyllotoxine.** 0.01 à 0.05 p. d. jusqu'à 0.10 p. j. en sol. alcool., pil., pond.

Rhamnus frangula. Ecorce. Inf. : 0.7 à 2 sur 100 à 200 de col.

Rhamnus Purshiani. Ecorce (Cascara sagrada). 0.35 à 1 p. d. en inf. **Extr. fluide.** Demi à 1 cuillerée à café

1 f. p. j. pur ou sirop. **Extr. alcool.** 0.01 à 0.05 p.. d. 1 f. p. j.

Rhamnus cathartica. Fruit et sirop. Lax. : 1 à 4 cuill. à bouche, add. à mixt. (0.7 à 1.4 sur 100).

Rhododendron. Feuilles. 0.35 à 1 p. d. en poud., inf. (0.35 à 1 sur 100 à 200 de col.).

Rhubarbe de Chine. Racine. 0.05 à 0.35 p. d. comme digestif. 0.05 à 0.35 p. d. comme évacuant. 1 f. p. j. en poud., pil., caps. Inf. (0.15 à 1 sur 100 de col.) Ext. en poud. à saup., lav. (0.7 à 1.4 sur 100 de col.). **Extr.** 0.05 à 0.5 p. d. (Tonique), 0.05 à 0.10 (laxatif) p. d. 1 f. p. j. en pil., sol. **Extr. composé.** Extr. rhub., 30. Extr. aloès, 10. Résine de Jalap. 5. Sirop médical, 20. 0.05 à 0.10 p. d. Laxatif : 0.20 à 0.35 p. d. en pil. **Sirop.** En cuill. à thé ou à bouche. Add. pour mixt. **Teint aq.** Demi à 4 cuill. à café p. d. 1 f. p. j. **Teint. vineuse** (vin de rhubarbe). Demi à 4 cuill. à café et encore plus.

Rhum. Sirop de pomme de terre. Int. demi à 1 cuill. à café ou à bouche p. d. 1 f. p. j. avec sucre ou eau. Ext. eau dent. et garg. : 1 sur 5 à 10. Eau pour les yeux : 0.35 a 1 p. 10. Bad., lavages, compr., frict., bains. Inj. : 1 sur 3 à 5 et au delà d'eau. Pour trait. des plaies. Inj. parenchym. : demi à 1 seringue. Constit. et excip. pour les diverses prépar. en médicam. pharmac.

Roob. En cuill. à café ou à

bouche pur ou en mixt. Alcool. De même. Ext. pour frict. Onguent. Pour frict.

Romarin. Fleur. En espèces. Ext. en inf. pour foment., lavage, comp., etc. Essence. Corr. pour pomm., lin.,frict.révulsives,contre morpions. Alcool de racine et onguent de rac. composé. Ext. en frict.

Roses. Fleur. En espèces et prép. d'*Eau de roses*. Essence. Alcool de roses.

Rubus Idæa. Fruit. Pour vinaigre de R. I. Sirop.

Rubus phamemorus. Feuilles. Inf.: 1 à 10 sur 200 à 300 de col. Diur.

Rue. Feuilles. 0.35 à 1 gr. p. d. 1 f. p. j. en poud., inf., (0.5o à 5 sur 100 à 200 de col.). Pour eau dent. et garg., lav. en inf. Eau. De même. Essence.1 à 3 gouttes p. d. 1 f. p. j.

Satureja. Plante. Comme *Majoran.*

Sassafras. Racine. En espèce.

Sandaraque. Résine. Pour mastic dentaire et pour fumigation.

Sang-dragon (Résine de dragon). Pour dents, empl., poud. à saup.

Sanguinarine. 0.005 à 0.01 p. d. (expect.). Comme *méto-cathart.* (même dose). Teint. 10 à 30 gout. p. d. 1 f. p. j.

Sanguinaire du Canada. Racine. Eméto-cathartique. 0.01 à 0.05 p. d. en poud., pil., déc. (0.15 à 0.35 sur 100 à 200 de col.).

Santonine. 0.005 à 0.01 p. d. jusqu'à 0.05 p. j. en poud., pil., troch., pour lav. (0.005 à 0.02 sur 50 à 100), supp. de même. **Santoninate de soude.** 0.005 à 0.02 p. d.

1 à 3 f. p. j. en poud., pil. **Santoninate de chaux.** De même.

Salicylate de bismuth. 0.2 à 0.5 gr. p. d. 2 à 4 f. p. j. en poud., pil., cachets.

Savons. Int. seulement en pil., antidot. Ext. pour poud., empl., pomm., lin., supp., lav., bains, lavages, excip. pour divers médicaments. Savon de potasse (vert). Savon médicament. (amandes), Savon huileux. Savon de Jalap. Savon de poix. Savon de soufre. Opodeldoch, pour frict., lavages, bains. Opodeldoch camphré.

Saponaire. Plante Inf. : 0.7 à 2 sur 100 à 200 de col. Racine. Déc. et inf. Extr. 0.35 à 2 p. d. 1 f. p. j. en pil., mixt.

Salsepareille. Racine. 1 à 5 p. d. en poud. Déc. : 5 à 10 sur 500 à 1000 de col. Mac. alcool. ou aq., inf.,déc. Décoction composée plus forte (20 de salsepareille, 1 d'alun, 0.05 de mercure corrosif). Déc. composée plus faible. (Dépôt de déc. plus forte + 10 de salsep. 500 de col.). Les deux, en cuill. à bouche. Extr. 0.35 à 1 p. d. 1 f. p. j. Sirop composé. 1 à 2 cuill. à bouche 2 à 4 f. p. j. pour cures méthyl. Aussi excip. pour préparations de mercure, iodure de potassium.

Salol. Ether salicylique de phénol. 0.05 à 2 p. d. en poud., tabl., mixt. Poud. à saup. (pur ou avec amidon) en sol. alc. ou éthérée pour les dents, eau dent., comp. pour trait. des plaies (ouate, gaze à 50 p. 100, coll.), lin., pomm. (0.35 à 0.5 sur 10).

Salipyrine. Salicyl. d'antip. 0.05 p. d. 0.40 p. d. en mixt. Fébrif., antirhumatism.

Saule noir. Extr. fluide. Antiaphrodisiaque, 0.2 à 0.35 p. j.

Salicina. 0.05 à 0.15 p. d. jusqu'à 0.7 p. d. en poud., pil., mixt.

Saule. Ecorce. Inf., déc. : 1 à 5 sur 100 à 200 de col. Comme *Ecorce de chêne.*

Sauge. Feuilles. 0.35 à 2 gr. p. d. en poud. Inf. : 3 gr. à 10 pour 100 à 200 de col. En espèce. Poud. pour les dents, poud. à saup. En inf. pour eau dent., et garg. Inj.. lavages, etc. Eau de sauge. Extr. 0.35 à 1 p. d. 1 f. p. j. **Essence éthérée.** 1 à 3 gout. 1 f. p. j. Pour gout. pour les dents, eau dent., inh., élect., etc.

Sabine Sommités. 0.01 à 0.10 p. d. jusqu'à 0.15 p. j. en poud., pil., inf. (0.15 à 0.55 sur 100 de col.). Ext. pour poud. à saup., pomm. En inf. : 0.35 à 1 sur 100) pour eau dent., garg., inj., comp. **Extr.** 0.002 à 0.01 p. d. jusqu'à 0.10 p. j. **Essence de Sabine.** 1/2 à 3 gout. p. d. 2 à 3 f. p. j. en oléosaccharure, pil. **Teinture.** 20 à 60 gout. Onguent.

Salep. Tubérosité. 0.05 à 0.10, p. d. jusqu'à 0.7 p. j. en poud., déc. (0.35 à 1 p. 200 à 300 de col.). Pour lav. en déc. : 1 sur 100 de col. Mucilage (1 sur 100 d'eau). En cuill. à café ou à bouche. Addition à mixt., à lav.

Sabadille. Semence. 0.05 à 0.10 p. d. jusqu'à 0.7 p. j. en poud., pil., inf. 0.35 à 1 sur 100 de col.). Ext. en poud.

à saup. En inf. ou déc. : 0.15 à 1 sur 100 de col. En lavage, lav. Pomm. : 1 sur 4 à 10. Onguent. 1 sur 4. Teint. 0.01 à 0.05 p. d. 1 f. p. j. Extr. pour frict.

Saccharinate de morphine. On le dissout dans l'eau avec aide de carbonate de soude. 0.35 seront pris sans inconvénient.

Saccharine. Succédané du sucre dans diabète et correctif, 280 fois plus doux que le sucre pour goûts amers, médicaments, pour strychnine, quinine. Sirop, tablettes.

Sassafras. Bois. 0.35 à 1 p. d. 1 f. p. j. en poud., inf., déc. (0.7 à 2.1 sur 100 à 300 de col.). Ecorce de bois. De même. Essence. 1 à 5 gout. p. d. 1 f. p. j.

Savons médicinaux. Résine de Jalap, Savon, ãã 4. 0.20 à 1 p. d. 1 f. p. j. (purg.) pur ou avec autres substances (calomel, aloès, etc.). Pilules. Jalap, 1. Savon de Jalap, 3. 2 à 10 paquets comme purgatif. **Pilules laxatives.** Aloès, 40. Jalap, 60. Savon médic. 20. Anis vulg. (fruit.), 10. 1 pil. contient 0.10. **Teinture de résine.** 10 à 30 gout. p. d. 1 f. p. j.

Scammonium halepense. Résine. 0.05 à 0.10 p. d. 1 f. p. j. comme drast. 0.20 à 0.40 en plusieurs doses et l'un après l'autre, en poud., pil., émuls.

Scoparine. 0.35 à 0.7 p. d. en poud., pil. Inj. hyp. : 0.02 à 0.05 p. d.

Scopolia lucida. Feuilles. En teint. (1 sur 8 d'alcool) 20 goutt. pour instiller comme mydriatiq. De même.

Scopoléine. En sol. (o.o5 sur 25 d'eau). Goutte pour instill. **Suint de mouton.** Constit. pour pomm., cérat., empl., supp., savon, etc. **Suint salicylé.** Comme *Suint de mouton.*

Sénega. Rac. o.35 à 1 p. d. en poud., pil., inf. ou déc. (o.35 à 1. sur 100 à 200 de col.). Extr. o.o1 à o.10 p. d. 1 f. p. j. Sirop. En cuill. à café pour mixt.

Seigle ergoté. o.20 à 2 p. jusqu'à 3 f. p. j. toutes les 10 à 15 min. en poud., pil., mixt. à agiter. Inf., déc. : 1 à 3 sur 100 de col. Comme poud. à saup., en inf. : 2 à 10 sur 100 de col. Pour lav., inject. **Poudre purifiée.** En dose un peu plus grande. **Extr.** Voir *Ergotine.* Teint. o.35 à 1 p. d. p. j. en mixt.

Séné d'Alexandrie. Feuilles. o.20 à o.50 p. d. 1 f. p. j. **Comme** révulsif. o.35 à 2 p. d. 1 à 2 f. p. j. Comme évacuant.

Sedum minor. Plante. o.o5 à o.15 p. d. en poud. Déc. : o.35 à 1 sur 100 de col. **Suc expr.** o.o5 à o.20 p. d. 1 f. p. j.

Sérum de lait. Voir *Lait.*

Serpolet. Plante. En espèce. Ext. pour comp., bains, etc. **Essence.** 1 à 2 gout. p. d. 1 f. p. j. Pour pomm., etc., comme correctif. **Alcool.** Ext. pour frict., comp., bains.

Sel de Seignette. Voir *Tartrate de potasse et de soude.*

Sel de Caroline factice. Voir *Sulfate de soude.*

Sel de Sedlitz. Voir *Sulfate de magnésie.*

Scille. Bulbe. o.20 à 1 gr. p. j. en poud., pil., déc., inf., mac., inf. (o.15 à 3 g. pour 200 à 500 de col.). **Vinaigre** o.15 à 3 gr.p. d. 1 f. p. j. en mixt., satur. Pour lav., comp., lavages, etc. **Extr.** o.o5 à o.10 p. d. jusqu'à o.7 p. j. en poud., pil., mixt. **Oxymel.** En cuill. à café. Mixt. : o.7 à 2 sur 100 à 200. Teint. o.35 à 1 p. d 1 f. p. j. **Teint. pot.** De même. **Scillaïne** (Papier de scille). o.oo5 à o.o5 p. d. 1 f. p. j. en pil.

Sirops. Diacode. Voir *Pavot* (fruit). **Menthe.** Correctif. **Mûres.** Correctif. **Ribium.** De même. **Senega.** De même.

Sirop de cerises. Comme *Correctif et excipient.*

Soufre. Sublimé et épuré **Fleurs de soufre.** Int. : o.20 à o.7 p. d. 1 f. p. j. Lax. : o.15 à o.50 en poud., troch., pil., morceau, élect. et mélange à agiter. Extr. poud. pour larynx, pharynx, à saup., et garg. (émuls. de o.o5 à o.15 sur 100), eau de lavage, fumig. Les deux en pomm. (1 sur 2 à 5). **Onguent au soufre.** Contre rage. **Soufre précipité** (Lait de soufre). En dose moitié moindre que soufre subl. **Chlorure de soufre.** Pour badig. **Iodure.** 0,05 à o.10 p. d. 2 à 1 f. p. j. en pil., glyc. Ext. pour pomm. (1 sur 10 à 15), savon.

Sulfonal. o.50 à 2 en poud., pastil., mieux en eau chaude, soupe, thé avant le sommeil. **Hypn.**

Solanine. Chlorhydrate. o.oo5 à o.o1 p d. en pil., poud. Inj. hyp. (solution à 1 p. 100), o.oo5 p. d.

Sozoiodol. Surtout le sozoiodolate de potassium (5o

parties d'eau en sol.), et sozoiodolate de sodium (13 à 14 part. d'eau en sol.). Les deux sont dérivés d'acide sozoiodolique, acide dicoparaphénol sulfone. Au lieu d'iodof, ext. comme poud. à saup., pomm.), sol. aq., etc.

Sulfoichthyolate d'ammonium ou de lithium. Le plus souvent int. en sol. aq. 15 à 20 gout. p. d. 1 f. p. j. dans maladies respiratoires, des organes de la digestion et l'appareil uro-génital, Ext. en bad., pâte, et pomm. (1 sur 50). De même pour sulfoichthyolate de soude, zinc ou mercure.

Sodium. Acétate. 0.35 à 2 p. d. 1 f. p. j. en pil. sol. mixt. **Ethylate sec.** Caust. en sol. 1 sur 3. **Arséniate.** 0.0005 à 0.001 p. d. 1 à 2 f. p. j. en sol. et pil. Bain : 0.15 à 0.7 p. 1 bain. Cigarettes : inhal. **Papier à l'arsenic. Benzoate** 0.15 à 0.7 p. d. jusqu'à 1 p. j. en poud. sol. pil. mixt. Ext. insuff. inhal. (sol. à 5 p. 100), badig. eau dentif., garg., eau p. les yeux (0,35 à 0.7 sur 10). **Bicarbonate.** 0.02 à 0.10 p. d. 1 f. p. j. en poud. troch. mixt. satur. sol. mieux en eau carbonatée (eau carb. sodique). Gargar., poudre à priser, inhal., 0.01 à 0.15 sur 100 Lavages 0.10 à 0.5 p. 100 antiodontalg. en subst. ou sol. concentr. **Pastilles de bicarbonate** (past. de Vichy) à 0.05. **Poudre aérophore simple anglaise** (bicarb. 2 sur ac. tartr. 0.10). **Poudre de Sedlitz.** Laxative : bic. de soud. 5+40. **Borate.** 0.20 à 1.50 p. d. 2 à 4 f. p.

j. en poud., past., solut. pomm. mixt. morceaux pour cautéris. poudre à saupoud. pour bouche, eau dentif., gargar. à 5 p. 100 badig. (0.05 à 0.35 sur 25). Eau p. les yeux 0.7 à 5 sur 25. Eau de lavage 5 à 15 p. 100. inj., lav. **Potion salicylée de Bernheim.** Laxat. boissons mouss. sans sucre. **Borosalicylate.** 0.35 à 1 p. d. 1 f. p. j. en sol. aq. ou alc. silicat. 0.07 à 0.15 p. d. 1 f. p. j. en pil. sol. (eau alcaline). Pans., eau pour pans., fomentation 1 à 5 p. 100, inject. 1 à 2 sur 50 à 200. Lavages, lavem. irrig. **Hyposulfite.** 0.35 à 1 p. d. en sol. p. bains sulf. 3.5 à 100 p. bain et addition de 2 à 4 ou plus de vinaigre. **Sulfoichthyolate.** V. *Ichthyol.* **Sulfure. Sulfate cristallisé** (sel de Glauber). 5 à 15 p. d. 1 f. p. j. Comme laxat. 5 en poud., élect., émuls., eaux minérales artif. Lav.: 5 à 15 p. d. **Sulfate sec.** De même, en dose moitié moindre. **Sel des thermes des Carolines** (artificiel). En cuil. à café jusqu'à 10 p. d. en sol. **Sulfite.** Comme *Hyposulfite de soude.* **Sulfate.** 0.2 à 10 p. d. 2 à 3 f. p. j. en sol. **Permanganate.** Comme *Perm. de pot.* **Hypophosphite.** 0.35 à 1 p. j. en sol. sans add. **Iodure.** Comme *iod. de pot.* **Lactate.** 0.35 à 4 p. d. ou en dos. partag. pur ou av. eau sucr. Lav. 0.35 à 1.4 p. p. d. **Nitrate.** Comme *Nitr. de pot.* **Nitrite.** 0.05 à 0.10 p. d. (dans asthme et épileps.) en sol. **Phosphate**, 0.35 à à 1 p. j. 1 f. p. j. Comme laxat. 1.4 à 3.5 en poud., sol., inj. et lav. **Salicylate.** Antis. et antipyr. 0.35 à 6 p. d. 1 f. p. j. 0.35 à 1 p. d. chaque heure ou 0.20 à 0.50 en 2 à 4 port. chaque 1/4 ou 1/2 heure. Chez les enf. 0.20 p. j. Poud., pil., morceaux sol., mixt., caps., pans. Eau à pans., inhal, 0.07 à 5 p. 100, douche nasale 1 à 3 p. 100 compresses froides 1 sur 2 de neige. Lavem. 1 à 2 cuill. à bouch. p. lavem. Bains 1/4 à 1/2 kil. p. b loc. 1 à 10 k. p. b. entier. **Chlorate.** 0.35 à 0.7 p. d. 2 à 4 f. p. j. en sol. (2 à 5 sur 100). Eau dentif., gargar., eau pour pans. comme chlorate de potasse. **Fluorure.** 0.005 à 0.01 p. d. (chez les enfants 0.0001) en poud. pil. sol. **Hypurate.** 0.35 à 0.7 p. d. en p. pil. sol. (peu employé). **Hydrate soluble.** Liqueur de soude caustique comme liq. de pot. caust. Voir *Hydr. de pot. fondu.* **Hypochlorite dissous** (Liqueur de chlor. de soude, eau de Javel, liq. de Labarraque), 0.01 à 0.07 (5 à 15 gouttes p. d. 1 f. p. j. en gar.). Eau dentif., garg. 3 à 10 p. 100 inj. 1 à 5 p. 100. Pans. 2 à 4 p. 100. Bains 1/2 à 1 kil. p. 1 bain. Lav. : 30 à 40 g. p. 1 lav. Inj. 0.07 à 0.35 p. 100. Inhal. Pomn. Liniments 1 sur 3 à 10. **Bromure.** Comme *Brom. de potass.* **Phénate.** Ext. comme ac. phén. en doses 1/2 fois moins grandes. **Carbonate pur ou cristallisé.** Voir *Bicarbonate.* **Carbonate non dissous.** En lavage 1 à 3 p. 100. Bains : 10 à 100 sur 1000

p. bains locaux 1/4 à 1 kilo p. b. entier. **Carb. sec.** 0.15 à 0.7 p. d. 1 f. p. j. en p. pil. Poudr. dentif. p. lavage. Pomm. 1 à 2 sur 25. Soude caust. dissoute. Liqueur de soude caust. Voir *Hydr. de potass.* **Chlorure** (Sel de cuisine). 0.35 à 10 p. dos. en poud., eau carbonatée en cuillerées à thé dans l'hémoptysie, en sol., névrose, hyst., antid. Extr. en subs. p. compr. poud. à saup. et pour les yeux. En sol. p. gargar. et eau pour les yeux 2 à 10 p. 100.

Sucre blanc. Expect., constit., corr. Extr. const. pour poud. pour les yeux, poud. à priser, poud. pour le larynx et le pharynx. Lav.

Spigelia anthelminthica. Plante. 0.2 à 0.7 (chez les enfants 0.07 à 0.2) p. d. en poud., mixt., élect.

Spilanthis oleracea. Plante. pour teint. de spil. compos. Contre les maux de dents, pour eau dent. **Spartéine. Sulfate.** Comme *Digitale.* 0.01 p. d. 2 à 4 f. p. j. jusqu'à 0.10 p. j. en pil. et sol.

Spartium scopartium. Plante et fleur. Diurétique. Inf., déc.: 0.35 à 5 sur 100 à 300 de col.

Spermaceti. 0.5 à 1 gr. p. d. en poud. (avec sucre). Em.: 0.50 à 1 sur 100 à 200. Pour cérat, empl., past. Cérat de spermaceti.

Strophantus hispidus et kombé. Sem. Pour teint. de stroph. (1 sur 20) 5 à 15 gout. p. d. 2 à 4 f. p. j. jusqu'à 40 gout. p. j. en mixt., tabl.

Strophantine. 0.0005 à 0.005 p. d. 1 à 2 f. p. j. en sol. alc. aqueuse, ou pil.

Strychnos, nux vomica. Sem.

0.05 à 0.10 p. d. p. j. en poud. **Extr.** 0.0005 à 0.01 p. donner en poud., pil., mix. **Extr. aqueux.** En dose 2 à 4 fois plus grande. **Teint.** 0.005 à 0.05 jusqu'à 0.20 p. j. **Ext.** pour frict. **Teint. éthérée.** De même.

Strychnine. Pure et nitrate. 0.0005 à 0.005 p. d. jusqu'à 0.01 p. j. en poud., pil., sol. alc., glycér. **Extr.** en sol., pomm. (0.005 à 0.05 p. 10), inj. hyp. (1 p. 100 en solution). **Arséniate** (sol. à 1/2 p. 100) Inj. hyp. **Acétate et sulfite.** Comme *Nitrate.*

Styrax liquide (Baume de styrax, ambre liquide), 0.05 à 0.15 p. d. 1 f. p. j. en poud., sol. alcool. **Pomm. Lin.** de styrax. Styrax, 3. Huile d'olive, 6. Esprit-de-vin, 1. Contre la gale. **Onguent de styr. au soufre.** De même. **Styr. calamite.** Pour parfum.

Staphisaigre. Sem. Seulement ext., également poud. à saup., pomm., en déc. (1 à 5 sur 100). **Antiparas.** (Prudence !)

Staphisagria silphinium. Comme *Vératrine.*

Stramoine. Feuilles. Comme *Feuilles de Belladone.* **Extr.** 0.005 à 0.05 p. d. **Extr.** pour collyres liquides : 0.05 à 0.15 sur 100. Inhal. Inj. : 0.05 à 0.10 sur 100. **Pomm.:** 0.05 à 0.10 sur 25. **Empl. Sem.** 0.0005 à 0.05 p. d. 2 à 3 f. p. j. **Teint.** 5 à 10 gouttes p. d.

Succin. Poud. à saup. pour fumigation. **Essence.** 5 à 15 gout. p. d. 1 f. p. j. en pil., caps., sol. éthérée, gout. pour les dents, l'oreille. Frict.

Sulfate d'aniline. 0.005 à 0.05 p. d. 1 à 3 f. p. j. en poud., pil., et sol. **Ext.** en pom. (1 sur 20 à 30).

Sulfure 0.05 à 0.10 p. d. 2 à 4 f. p. j. Le mieux, à l'ext. en pomm. (0.05 à 0.20 sur 25). Lavage : 0.35 sur 100. Bains : 3 à 8 p. bain. **Oxysulfure de chaux.** Pour sol. de Vlemingkx, lavage et bains. **Sulfure de chaux stibié.** 0.005 à 0.05 p. d. 2 à 4 f. p. j. en pil., poud., décoct. (0.35 sur 200 à 1000 de col. ; par tasses). **Sulfate calciné.** (Gypse ordinaire). Pour pansements.

Sulfo-phénate. 0.05 p. d. 1 f. p. j. en sol.

Sureau. Fleurs. En esp. inf. : à 10 sur 100 à 200 de col. Comme *Fleurs de camomille.* **Eau de sureau. Roob de sureau.** (Suc de sur. épaissi). En cuill. à café, pour mixt. 1 à 5 sur 100 à 200.

Sucre de lait. De même, un peu hygroscopique, comme laxat. doux : 5 à 30 gr. p. d. avec lait. **Sirop simple.** De même.

Tabac. Feuilles. 0.02 à 0.10 p. d. en poud., pil., inf. (0.35 sur 100 de col.). Lav., en inf. : 0.35 à 1 sur 100 à 150 de col. Eau pour les yeux, en inf. : 0.35 à 1 sur 25. Foment., en inf. : 5 à 10 sur 100. Lav., en inf. : 0.35 à 0.7 sur 100. Bain (10 à 30 p. 1 bain). Pour parfumer. **Nicotine.** 0.0005 à 0.005 p. d. et en sol. alcool. ou liq. gomm.

Taffetas anglais. Ext.

Talc préparé. Poud. à saup. et pour les dents. **Pomm.**

Tamarin. Pulpe. Déc. en boisson : 1 à 5 sur 1000 d'eau. Comme évacuant : 0.50

à 3 sur 100 à 300 d'eau.
Epurée. 1 à 4 p. d. 1 f. p. j.
pur ou en sol., pour mixt.,
élect., petit lav. Exl. pour
lav.

Tannate de bismuth. Comme
sous-nitrate.

Tanaisie. Plante. 0.07 à 0.15 p.
d. 1 f. p. j. en poud., élect.
Inf. : 0.7 à 2 sur 100 à
200. **Fleur.** De même. **Essence.** 1 à 2 gout. p. d. 1 f.
p. j. en sol. alcool. ou huileuse. Pour frict.

Tascus baccata. Feuilles. 0.05
à 0.35 p. d. 1 f. p. j. en
poud. Inf. : 0.35 à 1 sur 100
à 250 de col. **Extr.** 0.003 à
0.02 p. d. 1 f. p. j.

Tartre. Boraté. 0.35 1 f. p.
j. en sol. (diurétique). **Lax.:**
0.35 à 0.50.

Toxicodendron. Feuilles. 0.02
à 0.35 p. d. p. j. en poud.,
pil. Inf. : 0.035 à 0.15 sur
100 de col. **Extr.** 0.005 p.
d. jusqu'à 0.01 p. j. en pil.,
sol., mixt. **Teint.** 30 gouttes
p. d. En mixt., sirop.

Teinture d'aconit. 2 à 10 gout.
p. d. Ext. sert pour frictions.

Terpine hydraté. 0.15 à 0.30
p. d. jusqu'à 1 p. j. en
poud., pil.. caps., mixt.

Terpinol. Anticatarr. 0.05 à
0.15 p. j. en caps. **Teint.
aromat.** Ecorce de can-
nelle, 5. Rhizome de Zin-
ziber, 2. Fruits de carda-
moine, Girofle, Rhiz. de
galanga, ãã 1. Alcool dilué,
40. De même. **Teinture
amère.** 20 à 60 goutt. p. d.
1 f. p. j. **Teint. aromat.
acide** (Elixir Mynsicht). 10
à 30 gout. pur ou en mixt.

Taraxacum. Feuilles. En espèce, suc récent. Déc. :
0.7 à 1 sur 100. **Plante et
rac.** De même. **Extr.** 0.7 à
2 p. d.

**Thalline. Sulfate. Tartrate.
Tannate.** 0.05 à 0.10 comme
antip. jusqu'à 0.15 p. d. en
sol. aq. ou vin., poud.,
sirop d'éc. d'orange, pil.
Ext. pour inj. (0.05 à 0.15
sur 100 d'eau) bougies.

Térébène. Antis. anticatarr.
4 à 20 gout. toutes les
4 heures. Ext. pour inh. :
50 grammes par semaine.
Pans. : 1 sur 20 d'eau (de
4 à 6 gout. monter jusqu'à
20 p. d. 3 f. p. j.).

Térébenthine. Ordin. Ext. en
substance . Constituant
pour empl., pomm. (1 sur
3 à 4). **T. de Venise.** 0.20 à
5 p. d. 1 f. p. j. en pil.,
dragées, émuls., élect.
Ext. pour cérat., empl.,
pomm., lin.. lav. (0.15 à 2),
inj. (0.7 à 2 sur 100).
T. cuite. De même. **Essence
de T. rectifiée. Savon de T.**
Pour frict. et lavages.
Onguent de T., et **T. composée.** Pour pans. (surtout
dans engelures) et pomm.

Thapsia. Résine. Comme *Euphorbe.*

Thuia. Pronote. Ext. en poud.
à saup. Teint. Badig. et
frict.

Thym. Plante et essence.
Comme *Serpolet.*

Thilanine. Constituant pour
pomm. Contient 3 p. 100 de
soufre. Dans eczéma.

Thé. Feuilles. Théine. Voir
Caféine.

Thymol. 0.05 à 0.10 p. d. 1 f. p.
j. (antiferment.). 0.05 à 1
p. d. antifébrile et rhum.
articul.) en poud., sol.
alcool. et alc., émuls. Ext.
comme acides phénique et
salicyl. **Thymolate de soude.**
De même.

Tilleul. Fleurs. Comme *Sureau.*

Tormentille. Rhizome. 0.35 à 1

p. d. 1 f. p. j. en poud.
Déc. : 0.35 à 2 sur 100.
Ext. : en poud. à saup.
Déc. pour eau dent., garg.,
inj., compr., lav.

Tuménol. Constit. de pommades dans la thérapeutique de l'eczéma.

Trichlorure d'iode. Dans dyspepsie. Int. en sol. (0.05 sur 120 à 150) en cuill. à bouche. Ext. pour désinf. (1 p. 1000 à 1500). Inj. dans blennorhée (1 sur 2000).

Trypsine. Comme *Pancréatine.*

Triméthylamine. Voir *Propylamine.*

Trèfle. Feuilles. Comme *Petite centaurée.* **Extr.** Comme *Extr. de centaurée.*

Traumaticine. Gutta-percha, 1. Chloroforme, 10. Comme *Collodion.*

Traumaticine. Voir *Gutta-percha.*

Uréthane. Hypn. 0.35 à 1 p. d. 1 f. p. j. (0.28 à 0.35 comme antid. dans poisons convuls.) en mixt., sol. aq., caps., pil. Inj. hyp. (30 p. 100).

Uva-ursi. Feuilles. 0.35 à 2 p.d. 1 f. p. j. en poud. Déc. : 1 à 5 sur 100 à 200 de col. En espèce.

Valériane. Racine. 0.3 à 2 p. d. en poud., élect., inf. (0.35 à 1 sur 100 de col.). Ext. comme poud. sternutatoire. Pour lav., en déc. **Eau de valériane. Extr. de valériane.** 0.35 à 0.7 p. d. en pil., mixt. Ext. pour lav. **Essence.** 1 à 4 gout. p. d. 1 f. p. j. **Teint.** 20 à 50 gout. p. d. 1 f. p. j. **Teint. éth.** et **ammon.** 10 à 30 gout. p. d. 1 f. p. j.

Valérianate de bismuth. 0.05 à 0.15 p. d. en poud., et pil.

Vanille. Fruit. 0.05 à 0.40 p.

d. 1 f. p. j. en poud., pil. Inf. : 0.20 à 0.7 sur 100 à 200 de col. Correctif.

Vanilline. 0.005 à 0.01 p. d. 1 à 2 f. p. j. en poud., pil., mixt. (0.05 pour 100 à 200), saccharole (1 pour 100; sucre vanillé).

Vaseline. Voir *Paraffine.*

Verbascum. Fleur et feuilles. Comme *Mauve.*

Veratrum blanc. Rhizome. 0.10 à 0.20 p. d. jusqu'à 0.80 p. j. en poud., pil. Inf., déc., muc. (0.20 à 1 sur 100 à 200 de col.). Extr. pour poud. à saup. et à priser (0,005 à 0.01 pur ou avec autres substances). En inf., déc., mac., pour eau de lavage, compr., frict., pomm. **Teint.** 3 à 10 gouttes, p. d. p. j. en vésic. gommeux. Ext. pour bad. **Racine et teint.** De même.

Vératrine. 0.0001 à 0.001 à 0.005 p. d. jusqu'à 0.01 p. j. en pil., poud. Pour frict. en sol. alc. (0.007 à 0.05 sur 10), pomm.

Veronica. Plante. De même.

Verveine. Plante amère. Inf.: 0.7 à 1 pour 200 à 300 de col.

Viburnum prunifolium. Écorce. En extr. fluide : 0.15 à 0.35 p. d. 1 à 4 f. p. j.

Vinaigre aromatique. 0.40 à 2. En mixture 1 à 3 pour 10 gr. Ext. Parfum, fumig.

Vinaigre rectifié. 0.20 à 0.70 (10 à 30 gouttes). Aussi dilué avec eau aromatique. Ext.: dentif. et gargar. (1 sur 10 à 20 d'eau). Badigeonnage (1 sur 5 à 10 mélange). En inject., compr., pans., etc., comme ci-dessus.

Vinaigre de Scille. 0.7 à 3 gr. p. d. en mixt. Diurét. et expect.

Vinaigre pyroligneux. Seulement ext. pur ou dilué (1 à 10 p. 100), inj., lavages, badigeonn., pansem., etc.

Vinaigre pur. Pour satur., rarement pour mixt. 1 à 3 pour 10 gr. 50 eau. Comme boisson 7 à 10 gr. pour 1 litre d'eau sucrée. Ext.: dentif. et gargar. 1 gr. 40 à 3 gr. 50 pour 10 gr. 50 eau. Lavages, compr., inject. (pur ou coupé en parties égales (2 gr. 10 à 8 gr. 40).

Vin de Vinaigre. Oléosaccharure de vinaigre, 1. Sucre, 30. Correctif. Teint. 30 à 60 gout. p. d. 1 f. p. j.

Vins(de Malaga, Xerés, Tokay, généreux blanc et rouge). Contiennent 3 a 20 p. 100 d'alcool. En cuill. à thé ou en verres, en gout. excip. et constit. (mieux en mac.). Ext. pour eau dent., garg., frict., comp., lavages, bains, catap., inj., lav., etc.

Violette. Plante. 0.7 à 3 p. d. 1 f. p. j. en poud., inf., déc. (0,5 à 5 sur 100 de col.), suc récent. Ext. en inf. pour comp., bains.

Xylol. 5 à 20 gout. p. d. en cap., liquide gommeuse.

Yeux d'écrevisse. Voir *Carbonate de chaux.*

Zédoaria. Rhizome. Comme *Racine de Zingiber.*

Zingiber. Rhizome. 0.20 à 1 p. d. 1 f. p. j. en poud., pil., troch., élect., mac., inf. (0.35 à 1.4 sur 100 à 200 de col.), en confection. Ext. pour mâcher. Eau dent. et garg. (inf.: 0.7 à 1 p. 100), teint. pour les dents. Teint. 10 à 30 gout. 1 f. p. j. Poud. pour les dents.

Zinc. Acétate. 0.050 à 0.10 p. d. jusqu'à 0.20 p. j. (Radema-

cher donne comme vomitif. Eau pour les yeux (0.0005 à 0.10 sur 100), garg. 0.35 à 0.7 sur 100), eau dentif., pans., eau pour se laver (0.07 à 0.35 sur 100), inj. (dans l'urèthre 0.15 sur 100), pomm. (1 sur 10 à 20). **Chlorure.** 0.005 à 0.01 p. d. jusqu'à 0.10 p. j. en sol. aq. ou éth., pil. Ext. en substance pour les dents. comme caustique (pur ou avec salpêtre), fards ; caust., pâte caust. (chlor. de zinc, farine en diverses compositions, aussi en poud. de rac. de guimauve, avec mieux sans liq. de chlor. d'antimoine). En sol. pour eau pour les yeux (0.20 à 0.35 sur 100), bad. du phar. et du larynx (0.05 à 0.10 sur 25), pans. (0.05 à 0.20 sur 25 avec ou sans add. de 1 à 2 gout. d'acide chlorhydrique), inj. (dans l'urèthre : 0.15 à 1 sur 100). Inj. hyp. (10 p. 100; 3 à 9 inj. dans l'interv. de 5 à 7 jours). **Pâte de Canquoin.** Voir plus haut. (Chlorure de zinc 1 + farines ; chlor. de zinc 2 + farine 2 ; chlor. de z. 1 + far. 3 ; chlor. z. 1 + liq. chlor. antim. 1 + far. 1 1/2). **Lin. de Landolf.** Voir *Chlor d'or.* Liq. antiseptique de Burnetti. Pour désinf. la chambre des malades. chlor. de zinc 1 pour 2 d'eau. **Cyanure.** 0.0005 p. d. jusqu'à 0.005 p. j. en poud., pil. Pomm. pour les yeux (0.05 p. 10). **Ferro-cyanure.** 0.005 à 0.01 1 f. p. j. en pond., pil. Eau pour les yeux (0.035 sur 25). **Oxyde pur,** 0.005 p. d. jusqu'à 0.15 p. j. en poud., pil., troch., mixt. à agiter. Ext. comme poud. à saup., poud. pour les yeux (1 sur 1 à 5 de sucre), insuffl., eau pour les yeux (o.15 à 1 sur 25), pomm. (o.35 à 2 gr. sur 20), lin., supp. (1 sur 5), etc. **Oxyde impur.** Ext., comme précédent. **Onguent à l'oxyde. Phosphure.** o.oo5 à o.o1 p. d. 2 à 3 f. p. j. en poud. **Sulfo-phénate.** Ext. pour pans., comp. (1 sur 100 à 200 d'eau), inj. (dans urèthre : o.35 à o.7 sur 100; dans vagin : o.5 à o.1o sur 100). **Sulfate.** o.oo5 à o.o1 p. d. jusqu'à o.2o p. j. comme altérant et nauséeux. o.2o à o.35 p. d. en dose réfract. somme émet., poud. à priser, poud. à pharynx (1 sur 5 à 3o de sucre), poud. pour les yeux (1 sur 5), eau dent. et garg. (o.o5 à o.35 sur 100), bad. (o,o5 à o.15 p. 10), inj. (o.15 à 1 sur 100), foment. (o.2o à o.7 sur 100), lavages (o.15 à 2 p. 100) bain, pomm. (o.o5 à 2 p. 100.) Comme Caustique en crayon ou sol. concentrée (1 sur 2 d'eau). **Collyre astringent jaune** (1 sur 100 d'eau + alcool + chlor. d'ammonium), camphre, safran). **Valérianate.** o.o5 à o.1o p. d. jusqu'à o.2o p. j. en poud. pil.

II

Doses maxima pour Adultes, Adolescents et Enfants.

	Adultes	Adolescents à l'âge de (ans)					
		17	13	10	7	4	2
Acétanilide	0.03	0.02	0.01	0.008	0.007	0.003	0.001
Acide arsénieux	0.003	0.0002	0.0001	0.00008	0.00007	0.000035	0.00001
Acide phénique	0.50	0.25	0.05	0.001105	0.0014	0.0007	0.0002
Agaricine	0.05	0.5	0.005	0.05	0.0014	0.0007	0.0002
Amylène hydraté	0.28	0.21	0.14	0.07	0.056	0.028	0.0112
Apomorphine (chlorhydrate)	0.0015	0.001	0.0007	0.00035	0.00028	0.00014	0.00005
Argent (nitrate)	0.002	0.001	0.00105	0.00115	0.00042	0.0002	0.00008
Atropine (sulfate)	0.00005	0.00005	0.000035	0.00002	0.000014	0.000007	0.000002
Cantharides	0.005	0.002	0.0005	0.0008	0.0007	0.00035	0.0001
Chloral formamidé	2 gr.	0.50	0.25	0.10	0.05	0.02	0.01
— hydraté	3 gr.	2 gr.	0.50	0.25	0.05	0.02	0.008
Chloroforme	0.05	0.05	0.015	0.008	0.007	0.003	0.001
Chlorure double d'or et de sodium	0.005	0.005	0.001	0.0008	0.0007	0.0003	0.0001
Cocaïne (chlorhydrate)	0.05	0.05	0.03	0.02	0.01	0.005	0.001
Codéine (phosphate)	0.05	0.05	0.03	0.015	0.005	0.005	0.002
Caféine	0.35	0.25	0.15	0.10	0.05	0.03	0.03
Cuivre (sulfate)	0.05	0.05	0.03	0.015	0.01	0.005	0.002
Eau d'amandes amères (eau de laurier-cerise)	10 gr.	10 gr.	5 gr.	5 gr.	3 gr.	2 gr.	2 gr.
Extrait belladone	0.05	0.05	0.03	0.01	0.005	0.005	0.001
— chanvre indien	0.10	0.05	0.03	0.015	0.005	0.005	0.002
— coloquinte	0.05	0.02	0.015	0.008	0.005	0.005	0.0001
— ciguë	0.01	0.01	0.007	0.003	0.002	0.001	0.0005
— jusquiame	0.01	0.01	0.007	0.003	0.002	0.001	0.0005
— opium	0.01	0.007	0.005	0.002	0.002	0.001	0.0004
— scille	0.01	0.01	0.007	0.0035	0.002	0.001	0.0005
— seigle ergoté	0.35	0.25	0.15	0.05	0.05	0.03	0.01
— strychnos	0.03	0.02	0.0015	0.0008	0.0007	0.0003	0.0001
Feuilles de belladone	0.15	0.10	0.07	0.035	0.02	0.015	0.005
— de digitale	0.50	0.25	0.20	0.05	0.028	0.014	0.005
— de jusquiame	0.15	0.10	0.07	0.035	0.028	0.014	0.005
— de stramoine	0.15	0.10	0.07	0.003	0.028	0.014	0.005
Fruit de coloquinte	0.05	0.05	0.015	0.005	0.005	0.003	0.001
Gutta	0.05	0.05	0.015	0.008	0.007	0.003	0.001
Herbe de ciguë	0.05	0.05	0.015	0.008	0.008	0.005	0.001
— de jusquiame	0.05	0.05	0.015	0.008	0.007	0.003	0.001
Homatropine (bromhydrate)	0.0007	0.0005	0.0003	0.0002	0.00007	0.00007	0.00002
Huile de croton	0.007	0.002	0.0015	0.0008	0.0007	0.0003	0.0001
Hyoscine (bromhydrate)	0.0005	0.0002	0.0001	0.00009	0.00007	0.00003	0.000001
Iode	0.035	0.02	0.005	0.0008	0.0007	0.00035	0.0001
Iodoforme	0.15	0.010	0.007	0.005	0.002	0.001	0.0005
Créosote	0.15	0.10	0.07	0.05	0.02	0.01	0.005

Doses maxima pour Adultes, Adolescents et Enfants.

	Adultes.	Adolescents à l'âge de					
		17	13	10	7	4	2
		ans					
Lactucarium	0.02	0.01	0.01	0.005	0.0004	0.002	0.0008
Liqueur d'arséniate de potasse	0.03	0.02	0.01	0.008	0.007	0.003	0.001
Mercure (bichlorure)	0.001	0.001	0.0007	0.0005	0.0002	0.0001	0.00005
— (biiodure)	0.01	0.01	0.007	0.003	0.002	0.001	0.0005
— (cyanure)	0.001	0.001	0.0007	0.0003	0.0002	0.0001	0.00005
— (oxyde)	0.01	0.01	0.007	0.003	0.002	0.001	0.0005
— (oxyde préparé par voie humide)	0.001	0.001	0.0007	0.0003	0.0002	0.0001	0.00005
Morphine (chlorhydrate)	0.02	0.01	0.01	0.005	0.004	0.002	0.0008
Opium	0.20	0.20	0.05	0.02	0.02	0.01	0.005
Paraldéhyde	0.35	0.25	0.15	0.05	0.07	0.03	0.01
Phénacétine	0.07	0.05	0.03	0.01	0.01	0.007	0.002
Phosphore	0.0001	0.00005	0.00003	0.00002	0.00001	0.000007	0.000002
Physostigmine (salicylate)	0.0007	0.0005	0.0003	0.0002	0.0001	0.00007	0.00002
Pilocarpine (chlorhydrate)	0.01	0.01	0.005	0.003	0.002	0.0005	0.00005
Plomb (acétate)	0.05	0.05	0.003	0.001	0.00007	0.0007	0.0002
Racine d'aconit	0.05	0.05	0.05	0.01	0.005	0.003	0.002
Racine de belladone	0.05	0.05	0.02	0.01	0.005	0.004	0.002

	Adultes.	17	13	10	7	4	2
		ans					
Santonine	0.01	0.01	0.005	0.0015	0.0014	0.0007	0.0002
Semence strychnos	0.10	0.055	0.03	0.01	0.01	0.007	0.002
Solution arsenicale Fowler	0.05	0.02	0.01	0.008	0.007	0.005	0.001
Strychnine (nitrate)	0.007	0.005	0.003	0.0015	0.001	0.0005	0.0002
Sulfonal	1 gr.	1 gr.	0.50	0.25	0.15	0.15	0.05
Tartre stibié	0.05	0.05	0.007	0.005	0.002	0.001	0.0005
Thallium (sulfate)	0.03	0.02	0.005	0.005	0.003	0.003	0.001
Teinture aconit	0.05	0.05	0.03	0.008	0.007	0.005	0.001
— belladone	0.07	0.05	0.03	0.01	0.01	0.007	0.002
— cantharides	0.03	0.02	0.01	0.008	0.007	0.003	0.001
— colchique	0.15	0.10	0.07	0.03	0.02	0.01	0.005
— coloquinte	0.07	0.05	0.03	0.01	0.01	0.007	0.002
— digitale	0.10	0.07	0.05	0.02	0.02	0.01	0.005
— iode	0.15	0.10	0.07	0.03	0.02	0.01	0.005
— lobelia	0.07	0.05	0.035	0.01	0.01	0.007	0.002
— opium jaune	0.10	0.07	0.05	0.02	0.02	0.01	0.004
— opium simple	0.10	0.07	0.05	0.02	0.02	0.01	0.004
— strophantus	0.05	0.02	0.01	0.008	0.007	0.003	0.001
— strychnos	0.07	0.05	0.03	0.01	0.01	0.007	0.002
Rhizomes aconit	0.007	0.005	0.003	0.001	0.001	0.0007	0.0002
Vératrine	0.003	0.002	0.001	0.0008	0.0007	0.0003	0.00001
Vin de colchique	0.15	0.10	0.07	0.03	0.02	0.01	0.005
Zinc (sulfate)	0.07	0.05	0.03	0.01	0.01	0.007	0.002

III
Mélanges médicamenteux explosibles et détonants.

DRESSÉ PAR LE PROF. J. NEVINNY

1. **Acide chromique**, avec substances oxydables et organiques, particulièrement glycérine et huiles essentielles.
2. **Acide nitrique** dans les composés suivants :
   a) Ac. nitr. + acide chlorhydrique + teinture de noix vomique, en parties égales.
   b) Ac. nitr. + acide chlorhydrique aa. o gr 7. + teinture de cardamine 1 gr, 4.
3. **Acide picrique** et ses sels, avec presque toutes les substances.
4. **Ammoniaque**, et sels d'ammoniaque avec de l'iode etc.
5. **Nitrate d'argent.**
6. **Oxyde d'argent** avec substances organiques et oxydables.
7. **Brome** avec alcool, et pour le reste comme l'iode.
8. **Chlorate de chaux** avec soufre, ammoniaque, glycérine, huiles essentielles, graisses et autres substances organiques.
9. **Hypophosphite de chaux** (en général les hypophosphites) avec chlorate, iodate, permanganate de potasse, chlorure de chaux, etc.
10. **Camphre.**
11. **Charbon.**
12. **Iodure de fer.**
13. **Fer porphyrisé.**
14. **Fer réduit.**
15. **Iode** avec nº 4, liquides ammoniacaux, huiles essentielles.
16. **Bichromate de potasse.**
17. **Chlorate de potasse** avec soufre, poudres métalliques, hypophosphite de soude, charbon, amidon, tannin, matières tanniques, sucre, acides organiques, en général substances facilement oxydables, même les solutions aqueuses de chlorate de potasse avec glycérine, alcool, acides organiques, thymol, etc.
18. **Iodure de potassium**, comme ci-dessus.
19. **Nitrate de potasse.**
20. **Permanganate de potasse.**
21. **Picrate de potasse** avec acide picrique.
22. **Chlorate de soude** comme chlorate de potasse.
23. **Nitroglycérine.**
24. **Huiles essentielles.**

25. **Éther nitrique,** avec teintures, alcools et liquides éthérés.
26. **Soufre et compositions de soufre,** surtout avec essence de térébenthine, etc.

En général, il ne faut pas combiner les substances s'oxydant ou se désoxydant facilement, ou bien user de la plus grande prudence dans les mélanges.

I V

Calculs approximatifs du contenu des cuillères ordinaires.

1 cuillère à café de liquide pèse	de 3 à 5 gr.
1 — de sel, sucre ou soufre	$2^{gr} 1/_2$ à 5 gr.
1 — d'oxyde métallique	de 3 à 5 gr.
1 — de poudre mélangée environ	2 gr. et demi.
1 cuillère à dessert de liquide pèse	de 5 à 7 gr.
1 cuillère à soupe pèse	de 12 à 15 gr.

CINQUIÈME PARTIE

I

Table de mortalité et durée moyenne de la vie.

D'après les tables de mortalité de Süssmilch-Baumann, sur 1000 vivants :

750	532	491	439	374	300	210	112	37	1	0	

ATTEIGNENT

1	10	20	30	40	50	60	70	80	90	100	Années

Moyenne de la vie.

La moyenne de la vie sera pour un individu de

1	10	20	30	40	50	60	70	80	90	100	ans
36.8	41.9	35.0	28.6	22.6	16.9	12.1	8.2	5.5	3.0	0	ans

La moyenne s'établit donc en ajoutant à chaque âge le nombre d'années placé au-dessous.

II

Taille et poids du corps.

A. Taille.

1º *Des Adultes.*

(*a*) de l'homme : 172 centimètres.
(*b*) de la femme : 160 centimètres.

2° A certaines époques de la vie.

	Homme	Femme			Homme	Femme
	Centimètres				Centimètres	
Nouveau-nés	50	49	15 ans		151.3	148.8
1 an	69.8	69.0	16 »		155.4	152.1
2 ans	79.1	78.1	17 »		159.4	154.6
3 »	86.4	85.4	18 »		163.0	156.3
4 »	92.7	91.5	19 »		165.5	157.0
5 »	98.7	97.7	20 »		167.0	157.4
6 »	104.6	103.1	25 »		168.2	157.8
7 »	110.4	108.7	30 »		168.6	158.0
8 »	116.2	114.2	40 »		168.6	158.0
9 »	121.8	119.6	50 »		168.6	158.0
10 »	127.3	124.9	60 »		167.6	157.1
11 »	132.5	129.1	70 »		166.0	155 6
12 »	137.5	135.2	80 »		163.6	153.4
13 »	142.3	140.0	90 »		161.0	151.0
14 »	146.9	144.6				

B. Poids du corps.

1° De l'adulte.

(*a*) de l'homme : 65 kilos.
(*b*) de la femme : 55 kilos.

2° Aux âges suivants.

	Hommes	Femmes			Hommes	Femmes
	Kilogrammes				Kilogrammes	
Nouveau-nés	3.1	3	15 ans		41.2	40
1 an	9	8.6	16 »		45.4	43.5
2 ans	11	11	17 »		49.7	46.8
3 »	12.5	12.4	18 »		53.9	49.8
4 »	14.0	13.9	19 »		57.6	52.1
5 »	15.9	15.3	20 »		59.5	53.2
6 »	17.8	15.7	25 »		66.2	54.8
7 »	19.7	17.8	30 »		66.1	55.3
8 »	21.6	19.0	40 »		63.6	55.2
9 »	23.5	21.0	50 »		63.5	56.2
10 »	25.2	23.1	60 »		61.9	54.3
11 »	27	25.5	70 »		59.5	51.5
12 »	29	29	80 »		57.8	49.4
13 »	33.1	32.5	90 »		57.8	49.3
14 »	37.1	36.3				

III

Croissance en taille et augmentation de poids de l'enfant sain.

La longueur moyenne du corps du garçon nouveau-né est de 50 cm., celle de la jeune fille est de 49 cm.

La croissance s'établit ensuite dans les proportions suivantes :

AGE DE L'ENFANT	CROISSANCE	TAILLE TOTALE
	centimètres	centimètres
1 mois	4	54
2 —	3	57
3 —	2	59
4 —	1	60
De 5 mois à 1 an	9	69
A 2 ans	9	78
3 —	7	85
4 —	6	91
5 —	6	97
6 —	6	103
7 —	6	109
8 —	6	115
9 —	6	121
10 —	6	127
11 —	6	133
12 —	6	139
13 —	6	145
14 —	6	151
15 —	6	157

Le poids moyen du corps de l'enfant nouveau-né est de 3200 à 3500 grammes.

Dans les 4 premiers jours, diminution de poids de $1/14$ à $1/15$ du poids initial. La moyenne est de 3 22 grammes. Ensuite dans l'alimentation normale, la perte du poids s'accentue jusqu'au 8° jour où l'enfant retrouve son poids initial. Plus le poids initial est faible, plus la perte s'opère lentement.

A partir du 9° jour, dans les conditions normales, l'augmentation de poids est la suivante :

AGE DE L'ENFANT	AUGMENTATION de poids quotidienne.	AUGMENTATION de poids mensuelle.	Poids total moyen.
	grammes	grammes	grammes
1 mois	25—35 suivant le poids initial.	750	4000
2 mois	23—32	700	4700
3 —	23—28	650	5350
4 —	20—22	600	5950
5 —	18	550	6500
6 —	17	500	7000
7 —	15	450	7450
8 —	13	400	7850
9 —	12	350	8200
10 —	10	300	8500
11 —	8	250	8750
1 an	6	200	8950—9000
2 ans	—	—	11000

IV

Dentition normale.

ORDRE CHRONOLOGIQUE DU PERCEMENT DES DENTS	ÉPOQUE DU PERCEMENT
1 et 2 canines inférieures	6 à 9 mois
1 et 2 canines supérieures 3 et 4 canines supérieures	8 à 10 mois
1 et 2 molaires supérieures 3 et 4 canines inférieures 1 et 2 molaires inférieures	12 à 15 mois
1 et 2 dents supérieures 1 et 2 dents inférieures	18 à 24 mois
3 et 4 molaires supérieures 3 et 4 molaires inférieures	30 à 36 mois

La chronologie n'est pas toujours exactement pareille à celle indiquée, car parfois les dents supérieures ou inférieures de la même catégorie percent les premières.

Le commencement de la deuxième dentition (percement de la 3e molaire) a lieu à la fin de la cinquième année ou au commencement de la sixième. Dans la septième année, chute des premières formations et développement des canines permanentes.

V

Durée d'incubation des maladies infectieuses.

Typhus abdominal 7 à 21 jours.

La petite vérole 13 jours (rarement moins).

Choléra 2 à 12 jours.

Diphtérie 2 à 8 jours (le plus fréquemment 2 jours).

Erysipèle 1 à 8 jours.

Fièvres intermittentes 5 à 8 jours.

Typhus maculé 1 à 9 jours.

Gonorrhée 1 à 4 jours et même 8 jours.

Hydrophobie jusqu'à 60 jours et au delà.

Influenza 1 à 4 jours, le plus souvent 3 et 4 jours.

Fièvres paludéennes 7 à 21 jours.

Morbili 8 à 18 jours, le plus souvent 15 jours.

Parotite épidémique 2 à 3 semaines.

Rougeole 2 à 3 semaines.

Scarlatine 1 à 8 jours, le plus souvent 2 à 4 jours.

Syphilis 21 jours en moyenne.

Ulcus Molle 48 heures.

Variole 9 à 14 jours, le plus souvent 12 jours.

La diphtérie possède des propriétés infectieuses pendant les périodes d'incubation, d'accès et de convalescence. La parotidite et la rougeole manifestent leurs natures infectieuses 3 ou 4 jours avant la déclaration de la maladie.

La contagion du morbili disparaît très rapidement et dure tout au plus 3 semaines chez les personnes désinfectées.

Le typhus conserve sa nature infectieuse à partir du début jusqu'à 15 jours après la disparition de l'état fiévreux; tandis que la scarlatine conserve ses propriétés infectieuses jusqu'au terme du processus desquamatoire et même deux mois après.

VI

Élimination des médicaments.

Ainsi que le disait M. Joseph Noé, dans une note récente,

à la Société de biologie, « l'effet des médicaments dépend pour une grande part, de la durée de leur séjour dans l'organisme. Comme pour les réactions chimiques, il est fonction du temps. » Aussi est-il du plus grand intérêt pour le praticien de savoir déceler dans les excrétions les substances qu'il a fait ingérer à son malade. Sachant le temps que celui-ci met à les éliminer il pourra proportionner la dose à cette facilité d'élimination. C'est ainsi que leur administration à un malade atteint de néphrite avec oligurie, qui élimine lentement, sera plus efficace et plus dangereuse que chez un polyurique. Tant au point de vue du résultat thérapeutique que du danger des accidents, le médecin a donc le plus grand avantage à suivre l'élimination des médicaments. Voilà pourquoi il est utile d'indiquer rapidement les moyens pratiques de les reconnaître dans l'urine.

Iodures. KI passe à peu près inaltéré. NaI se dissocie déjà dans l'estomac en donnant de l'iode libre.

1° On ajoute à l'urine 2 ou 3 c.c. d'empois d'amidon froid, puis quelques gouttes d'acide azotique. Coloration bleu foncé.

2° On ajoute à l'urine de l'acide azotique nitreux, puis du chloroforme. On agite. Le chloroforme se colore de teintes diverses depuis le rose pâle jusqu'au rouge vif et même le violet, suivant la quantité d'iodure excrétée.

M. Lafay indique dans une thèse publiée dans l'année scolaire 1893-94, un moyen pratique de doser KI.

Bromures. Addition à l'urine d'acide azotique nitreux puis de chloroforme. Coloration rouge.

Chlorates. Verser dans l'urine de l'indigo, ajouter 1 goutte d'acide sulfurique, et puis 1 ou 2 gouttes de bisulfite. Liqueur se décolore.

Arsénites et Arséniates. Évaporer urines à consistance d'extrait et traiter, jusqu'à décoloration, par un mélange sulfurique pur (1 p.) et d'acide phosphorique anhydre 1/5 de 'p.) agiter la liqueur et y faire passer H_2S. Il se précipite du sulfure d'arsenic. On opère ensuite avec appareil de Marsh, décrit dans les traités de toxicologie.

Mercure. Procédé d'Hofmeister. On ajoute à l'urine 1/10 d'HCl et on l'abandonne jusqu'au lendemain pour précipiter acide urique. On la fait ensuite circuler lentement dans un long tube contenant du Cv réduit. Le mercure s'y dépose en amalgame. Ce cuivre est alors séché et chauffé au rouge dans un courant de CO_2. Le mercure fournit un anneau qui, traité par A_2O_3H, permet de le doser comme d'habitude.

Fer et autres métaux. On les reconnait comme d'ordinaire en incinérant l'extrait urinaire en présence d'un mélange de carbonate sodique (6 p.) et de nitre (1 p) purs.

Acide salicylique. Acidifier par HCl, agiter avec éther, recueillir ce dernier avec pipette et le faire couler goutte à goutte sur une sol. étendue de perchlorure de fer. Coloration violette. Elle s'obtient plus vite en versant directement perchlorure dans urine.

Phénols. Ils passent dans l'urine à l'état de phénol-sulfates. Mais une partie est oxydée et colore les urines en vert, brun ou noir. Les oxydants (chlorure de chaux et acide minéral, sels ferriques très dilués, etc.) colorent encore davantage la plupart des urines. Ainsi, le pyrogallol s'y oxyde et brunit surtout si l'on alcalinise ces urines et qu'on les laisse exposées à l'air. Par addition d'un peu de sel ferreux mêlé de sel ferrique, coloration violette. En général, coloration violette par perchlorure de fer.

Tannin. Il s'élimine en partie en l'état d'acide gallique. Coloration bleu noirâtre par perchlorure de fer étendu.

Hydrocarbone. Benzine à l'état de phénol ou d'acide phénylsulfurique (Daumann). Toluène donne acide benzoïque, xylène acide toluique.

Essence d'amandes amères, acide cinnamique, benzamide, etc. donnent acide benzoïque qui se combine au glycocolle pour former acide hippurique.

Quinine. On alcalinise avec AzH^3 agité avec éther, on reprend avec de l'eau, puis on ajoute du Cl et AzH^3. Coloration verte. Addition de Cl, ferrocyanure de K et d'ammoniaque, donne coloration rouge. Quinine se reconnaît déjà 3o minutes après son absorption; l'élimination de 1 gramme de sulfate dure 48 heures environ.

Autres alcaloïdes. Morphine, strychnine, atropine, peuvent s'extraire par les réactifs ordinaires.

Caféine et théobromine passent inaltérées.

Chloral. Il passe à l'état d'acide urochloralique, qui réduit liqueur de Fehling, et se dédouble par l'ébullition.

Camphre. Il fait apparaître un acide actif, l'acide camphoglycuronique qui se dédouble par les acides en camphénol et acide glycuronique.

Alcool. On distille à la colonne de Del-Henniage et on décèle l'alcool, soit par addition d'un peu de carbonate de potasse et d'iode (formation d'iodoforme), soit par réduction du bichromate de potasse en présence d'une goutte d'acide sulfurique (production d'aldéhyde et coloration verte), soit par addition d'un peu de chlorure de benzoïle à la liqueur préalablement séchée sur le carbonate de potasse en grain (odeur suave d'éther benzoïque).

VII

Analyse du suc gastrique.

L'application des méthodes chimiques à l'étude de la digestion gastrique a jeté, dans ces derniers temps, une si vive lumière sur la séméiologie des affections de l'estomac qu'il n'est point permis, à l'heure actuelle, de les ignorer. La plupart cependant sont compliquées, et demandent des connaissances techniques que ne possède pas le médecin praticien. Aussi avons-nous cru utile d'indiquer ici les procédés les plus courants d'examen du chimisme stomacal.

Le suc gastrique variant avec la nature de l'alimentation et la durée de la digestion, il importe de donner aux malades le matin, à jeun, un repas de composition constante, dit repas d'épreuve, et de n'opérer l'extraction qu'au bout d'une heure.

Le repas d'Ewald se compose de 60 gr. de pain et 250 c. c. de thé sans lait ni sucre. Mais le thé peut agir sur la sécrétion gastrique. On le remplacera donc par 200 gr. d'eau. De plus, ce repas ne contenant que des matières féculentes et des sels minéraux, fournis par le pain, on le complétera par l'addition d'un blanc d'œuf cuit, pour représenter les matières albuminoïdes.

L'extraction sera faite au moyen du tube de Faucher, qui consiste en un simple tube de caoutchouc faisant fonction de siphon. Une de ses extrémités est percée d'un trou terminal et de deux latéraux. On l'introduit doucement le long de la paroi postérieure du pharynx, puis dans l'œsophage, et enfin, grâce aux mouvements de déglutition du malade, jusque dans l'estomac, ce que l'on reconnaît lorsqu'un trait noir placé sur le tube correspond à l'arcade dentaire.

On adapte ensuite à l'autre extrémité l'aspirateur de Frémont, simple poire en caoutchouc servant de pompe aspirante et foulante. Oa chasse l'air de la poire cette extrémité étant ouverte, puis on la ferme et décomprime la poire qni aspire alors le contenu stomacal.

La répétition de cette manœuvre permet d'obteuir une quantité suffisante de liquide pour l'analyse. Il est incolore ou grisâtre ; mais sa teinte est plus ou moins jaune, lorsqu'il contient de la bile, ou rougeâtre, s'il renferme du sang. Dans ce dernier cas, s'abstenir de tout nouvel examen.

Le suc gastrique sera filtré avant de servir à une recherche quelconque. On procédera d'abord à son examen chimique 1° qualitatif, 2° quantitatif, puis à son pouvoir digestif.

Analyse qualitative. — On recherchera la *réaction* au moyen du papier ou de la teinture de tournesol. Elle est généralement acide.

Quelle est la cause de cette acidité ? C'est la présence d'acide chlorhydriqne et d'acides organiques : lactique, butyrique et acétique.

1° *Acide chlorhydrique.* — Il peut exister à l'état d'acide libre ou de sels acides. Pour savoir auquel de ces deux états est due l'acidité, on emploie de préférence la *tropéoline*, et le rouge de Congo.

Les solutions saturées (aqueuses ou alcooliques) de tropéoline (sel de potasse du phénylamidobenzol sulfoné), offrent une teinte rouge jaune qui par les acides libres (0.025 p. 100) passe au brun foncé et par les sels acides au rouge paille.

De plus si à une goutte d'une solution de tropéoline oo dans l'alcool méthylique, on ajoute une goutte de suc gastrique, on obtient, après évaporation sur une capsule de porcelaine, une tache violette, lorsqu'il y a présence de HCl, même étendu au vingt-millième.

Le *rouge du Congo* n'est pas influencé par les sels acides mais vire au bleu par l'acide libre. La présence d'acides organiques lui fait prendre pourtant une teinte plus ou moins violacée, et même, un grand excès de ces acides peut à lui seul produire le virage au bleu. On est alors indécis, et il faut recourir à d'autres réactifs plus précis, permettant de caractériser plus facilement la nature de l'acide libre, dont les réactifs précédents ont revélé l'existence.

Une solution de 1 gramme de *violet de méthyle* (violet de Paris) sur 100 d'eau tourne au bleu ciel ou bleu vert par un acide minéral, et notamment HCl; il reste violet par les acides organiques étendus. Cette méthode ne suffit pas néanmoins pour le suc gastrique, car 4 pour 100 de peptones empêchent 1 pour 1000 de HCl de se révéler.

Le *vert malachite* (vert foncé) devient vert mousse sous l'influence d'HCl. Cette réaction, d'après Ewald, est moins sensible que la précédente.

Uffelmann a recommandé de mêler 0 c. c. 5 de vin de Bordeaux avec 3^{cc} d'alcool et 3 d'éther. Ce mélange, presque incolore prend une teinte rose par quelques gouttes d'une solution d'HCl à 0,5 pour 100, même en présence des peptones, de l'albumine et des sels.

Ces réactifs ne sont pas encore assez sensibles pour déceler les plus petites quantités d'HCl libre. Le meilleur, dont se servent Ewald et Boas, est celui de *Gunzburg*.

Voici sa composition :

Phloroglucine................	2	grammes.
Vanilline....................	3	—
Alcool à 80° cent............	100	—

Quelques gouttes de ce réactif, presque incolore, versées dans une capsule avec le même volume de suc gastrique, sont évaporées *doucement* sur une lampe à alcool ou mieux au bain-marie. Il apparaît alors sur les parois de la capsule une magnifique coloration rouge pourpre, carmin ou cinabre, si l'on a chauffé assez doucement pour ne pas calciner les substances albuminoïdes, qui la masqueraient alors par leur coloration noirâtre.

Cette réaction, sensible au 20000me, ne se produit pas avec les acides organiques. D'après Ewald, son intensité peut même donner une notion approximative de la quantité d'HCl, si l'on dilue successivement le liquide gastrique (dilution ayant un titre connu) et note la dilution qui ne provoque plus la réaction.

En 1888, Boas a indiqué un réactif, dit-on, encore plus sensible. Il est composé de :

Résorcine....................	1 gramme.
Sucre ordinaire..............	3 grammes.
Alcool dilué.................	100 —

Le mélange de 2 ou 3 gouttes avec 5 ou 6 de suc gastrique est doucement évaporé dans une capsule de porcelaine.

La présence d'HCl libre donne au résidu une belle coloration rose ou rouge vif qui disparaît vite par refroidissement.

Ce réactif serait impressionné par les dilutions d'HCl à partir de 0,05 p. 1000.

2° *Acides organiques.* — A. Le plus important est *l'acide lactique.* D'après Ewald il se produit normalement au début de la digestion. Dans les stades avancés, il est le résultat de fermentations anormales. On emploie, pour le reconnaître, le *réactif d'Uffelmann.* Pour cela, on mêle 10 c.c. d'une solution à 4 p. 100 de phénol avec une solution d'une goutte de perchlorure de fer dans 20 c. c. d'eau. Le liquide bleu ainsi obtenu, prend une coloration jaune topaze, ou jaune serin très brillant en présence d'une goutte d'acide lactique, même au dix-millième.

Ce réactif doit être préparé extemporanément; HCl le décolore.

B. Les acides gras, notamment *l'acide butyrique*, colorent ce réactif d'Uffelmann, à partir de 0,5 pour 1000, en jaune pâle à reflet rougeâtre.

Ce même acide se reconnaît encore en traitant le liquide stomacal par l'éther, reprenant par l'eau, et ajoutant quelques fragments de chlorure de calcium. Des gouttelettes huileuses viennent nager à la surface de l'eau.

On pourrait encore le rechercher par l'alcool et l'acide sulfurique, ce qui donne à chaud une odeur d'ananas. D'ailleurs son odeur nauséeuse de beurre rance est suffisamment caractéristique.

C. La présence d'*acide acétique* peut se constater, en versant quelques gouttes de perchlorure de fer dans le liquide stomacal neutralisé. L'ébullition de ce mélange fournit un précipité ocreux d'acétate de fer.

Malheureusement, la réaction est la même pour les acétates et les formates.

D'après Ewald, le meilleur réactif de l'acide acétique est le nez. Mais l'odorat, n'étant impressionnable que par des quantités assez notables, est un guide incertain. Il vaut mieux recourir au réactif d'Uffelmann, qui se colore en brun clair, en présence d'acide acétique.

Tels sont les principaux moyens pour la recherche des acides du suc gastrique. L'intensité de leurs réactions colométriques ne peut néanmoins fournir que des indications insuffisantes. L'analyse quantitative seule est capable de les donner.

Analyse quantitative. — On commence par fixer l'*acidité totale.* Pour cela, on verse dans 5 c. c. de suc gastrique filtré, 2 gouttes d'une solution de 1 gr. de phénol-phtaléine sur 10 d'alcool à 90°.

Elle demeure incolore en présence des acides. L'addition d'un exès de solution alcaline lui donne au contraire une coloration rouge intense.

On laisse donc tomber goutte à goutte dans le mélange, d'une burette graduée, une liqueur titrée de soude (dissoudre dans l'eau 8 gr. 2 de soude caustique à 1 équivalent d'eau, de façon à obtenir 1 litre), jusqu'à ce qu'il apparaisse, après agitation, une teinte rose. La neutralisation de l'acide sera alors atteinte, et on notera le nombre de centimètres cubes de solution sodique employée. Or 1 c. c. est titré de façon à neutraliser o gr, 0075 d'HCl ou 0.0185 d'acide lactique. 5 c. c. de suc gastrique contiendront donc autant de fois o gr, 0075 d'HCl ou 0,0185 d'acide lactique que de centimètres cubes de solution sodique employés.

En multipliant par 200, on aura l'*acidité totale par litre.*

Le chiffre normal, une heure après le repas d'épreuve, de dépasse pas 1 gr. par litre. Au-dessus, le malade est hyperchlorhydrique.

Certains se servent comme liqueur acidimétrique de solution de chaux et d'hydrate de baryte. Mais la plus employée est la liqueur sodique, qu'on titre au moyen d'une solution titrée de SO^4H^2 ou mieux d'HCl.

Le titre de cette dernière particulièrement est titré par le nitrate d'argent de la façon suivante :

On sature exactement 5 c. c. d'une solution aqueuse faible d'HCl par des carbonates de soude ou de chaux purs et exempts de Cl. On dose le Cl total de cette solution chlorurée, puis les chlorures fixes d'une deuxième portion de la même solution chlorhydrique par évaporation du liquide et dosage du Cl restant. La différence exprime la richesse de la solution en HCl.

L'HCl pur du commerce ne donnant pas généralement de résidu fixe, le titre de la solution chlorhydrique est directement fourni par le premier dosage, celui du Cl total.

En opérant comme ci-dessus, on n'obtient que l'acidité totale. Mais il est nécessaire d'en déterminer les éléments, c'est-à-dire l'acidité due à HCl et celle qui revient aux acides organiques. C'est ce qu'ont fait plusieurs auteurs dans ces derniers temps. Je ne ferai que signaler les procédés de Cahn et von Mehring, de Sjögvist, de Léon, pour m'arrêter uniquement à celui de M. Winter, qui est le plus en vogue à l'heure actuelle.

On le trouvera bien exposé dans son livre sur le « Chimisme stomacal », écrit en collaboration avec M. Hayem.

Il comporte le dosage : 1° du Cl exprimé en HCl répondant au Cl total; 2° du Cl à l'état d'HCl libre; 3° du Cl combiné aux matières peptonisables, aux acides amides et à AzH^3, exprimé en HCl.

Pour chacun de ces 3 dosages, on prélève 5 c. c. de liquide stomacal filtré, que l'on verse dans une capsule distincte.

1° *Dosage du Cl total.* — On verse dans l'une des capsules un excès de carbonate de soude, et, après dessiccation à l'étuve à 100° ou au bain-marie, on porte progressivement au rouge sombre naissant, en ayant soin d'éviter les projections, et en agitant avec une baguette de verre pour favoriser la calcination des matières organiques et diminuer l'action de la chaleur. On arrête le chauffage dès que la masse, n'offrant plus de points en ignition, devient pâteuse par un commencement de fusion du carbonate de soude.

Cette opération doit s'effectuer en quelques minutes. Il suffit que la calcination fournisse un liquide incolore. On laisse refroidir, et, après addition d'eau distillée et d'un léger excès d'acide nitrique pur, qui favorise la pénétration et la dislocation du résidu charbonneux, on chasse par ébullition l'excès de CO^2. On neutralise ensuite, ou même alcalinise légèrement la solution par du carbonate de chaux, ou de soude purs.

Avec le carbonate de soude, une abondante précipitation à chaud des sels calcaires entraînant tout le charbon montre que cette dernière limite est atteinte.

On filtre sur papier Berzélius, on lave le résidu à l'eau et on réunit toutes les liqueurs, dans lesquelles on pose le chlore grâce à la liqueur décinormale de nitrate d'argent en présence du chromate neutre de potasse.

2° *Dosage du Cl à l'état d'HCl libre.* — On opère sur une seconde capsule comme dans le cas précédent, mais en ayant soin d'évaporer, pendant une heure, à 100° au bain-marie ou à l'étuve, jusqu'à disparition de tout liquide. On a ainsi chassé l'HCl libre. On verse alors dans la capsule un excès de carbonate de soude, on évapore de nouveau, et on achève comme ci-dessus. L'excès du chiffre, représentant le Cl total, sur celui que l'on trouve dans cette dernière opératton, correspond à l'HCl libre chassé par l'évaporation.

3° *Dosage du Cl combiné aux matières organiques et à AzH^3.* — On agit comme pour le dosage du Cl à l'état d'HCl libre, mais, après évaporation du liquide, on calcine légèrement le résidu pour détruire les matières organiques et dissocier les combinaisons faibles d'HCl. L'écrasement du charbon hâte la fin de l'évaporation, mais toute surélévation de température est nuisible. On s'arrête lorsque le charbon est bien sec et friable. Pour mieux faire, on choisit une capsule profonde, qu'on couvre d'une fine toile métallique, et dont on lèche le fond par la flamme du bec. On laisse refroidir et achève comme ci-dessus.

Le nombre obtenu exprime le Cl des chlorures fixes. L'excès de celui qui représente le Cl à l'état d'HCl libre sur ce dernier indique en HCl le Cl perdu pendant la calcination, c'est-à-dire le Cl combiné aux matières organiques et à l'ammoniaque.

Cette méthode permet de pousser l'approximation de 0,005 à 0,007 p. 100 de liquide.

M. le professeur Armand Gautier, dans son savant Traité de chimie biologique, indique en note à propos du suc gastrique la méthode suivante qu'il emploie :

« Au contenu de l'estomac, j'ajoute à saturation de la soude titrée ; la quantité a qui est nécessaire donne la mesure de l'acidité totale. J'évapore, calcine le résidu et dose l'alcalinité b de la liqueur ; celle-ci correspond aux acides organiques qui avaient saturé la soude et que la calcination a transformés en carbonates. La quantité $a-b$ donne le poids de soude qui s'était unie à l'HCl libre ou combiné faiblement aux peptones et autres matières organiques. Le dosage du Cl au moyen des sels d'argent titrés et du bichromate dans le résidu de cette calcination donne par différence avec le chlore de HCl, le chlore fixe des chlorures. »

Digestion. — L'application des procédés d'analyse chimique, que nous venons de passer en revue, apportera de la précision au diagnostic des affections de l'estomac. Mais l'institution d'une thérapeutique rationnelle ne peut se passer de l'analyse physiologique du processus de digestion des aliments.

Il nous reste à voir comment se fait la digestion : 1° des *albuminoïdes*, 2° des *féculents*.

1° *Digestion des albuminoïdes.* — Normalement, pour arriver à l'état de peptones assimilables, ils sont d'abord dissous. Puis l'HCl les transforme en syntonines, que la pepsine transforme elle-même en propeptones et enfin peptones. La digestion des albuminoïdes sera donc plus ou moins active, suivant qu'elle sera à l'une ou l'autre de ces étapes.

L'albumine se reconnaît par les procédés ordinaires de l'analyse des urines.

On constate la présence de syntonine en neutralisant exactement par de la lessive de soude ; la syntonine se précipite, et on peut même apprécier sa qualité d'après celle du précipité.

Pour la recherche des peptones, il faut commencer par éliminer la syntonine par filtration, puis saturer de NaCl, chauffer, et traiter par acide acétique. Les propeptones se précipitent.

La *recherche des peptones* se fait simplement à l'aide de la réaction du biuret (coloration rose avec une solution de soude caustique en excès et de sulfate de cuivre étendu). La liqueur de Fehling suffit pour cet essai. Il en faut environ 1 c. c. pour saturer 1 c. c. de liquide gastrique normal, c'est-à-dire pour ramener au bleu la solution rendue rose par les peptones. Si donc la saturation demande un demi-centimètre cube de Fehling, c'est que le liquide examiné contient moitié moins de peptones que le suc normal.

En laissant glisser dans 1 c. c. de liquide à examiner un petit cristal de sulfate de cuivre, puis versant rapidement dans ce mélange un léger excès de soude, on développe une coloration d'autant plus violacée qu'il y a plus d'albuminoïdes non peptonisées, et d'autant plus pourpre qu'il y a plus de peptones.

Quand on ne cherche que ces dernières, il faut éliminer l'albumine, la syntonine et la propeptone. On peut, pour cela, appliquer la méthode d'Hofmeister. On additionne le liquide d'acétate de sodium, puis, goutte à goutte, de perchlorure de fer jusqu'à obtention d'une teinte rouge stable. Après neutralisation presque complète, et ébullition, on filtre le liquide refroidi, et on y recherche les peptones par la réaction ordinaire du biuret.

L'intensité plus ou moins grande de la coloration produite par ce procédé permet à un œil exercé l'appréciation approximative de la teneur en peptones.

2° *Digestion des féculents.* — Ils ne sont absorbés qu'après avoir subi les transformations suivantes : Amidon, érythrodextrine, achroo-dextrine, maltose et sucre.

Pour saisir ces divers stades, et apprécier par conséquent l'activité du travail diastasique, on se sert de l'eau iodée. Elle donne :

Avec amidon........................ coloration bleue.
— érythro-dextrine................. — rouge.
Mélange amidon et érythro-dextrine. — violette.

mais ne change pas par l'achroo-dextrine ou la maltose. Le sucre est décélé par la liqueur de Fehling.

Grâce à cet examen des produits de la digestion, le clinicien, sachant si son malade digère les albuminoïdes ou les féculents et dans quelle proportion, lui fixera le régime alimentaire rationnel.

En dernier lieu, pour juger exactement de l'état fonctionnel de l'estomac, il déterminera le pouvoir digestif de la pepsine, son pouvoir d'absorption et sa motricité.

Pouvoir digestif, pepsine. — Il suffit de voir la rapidité avec laquelle le suc gastrique dissout, dans un temps donné, une certaine quantité de fibrine ou de blanc d'œuf en présence d'HCl.

Pouvoir d'absorption. — Faber et Penzoldt conseillent de donner une capsule de o gr. 20 de KI, de recueillir la salive toutes les 5 minutes, et d'y plonger du papier amidonné, humecté d'acide nitrique fumant. Il bleuit en présence de l'iode.

Motricité. — Ewald et Siévers font prendre du salol. Ce **corps**, indécomposable en liqueur acide, ne se transforme **que** dans l'intestin grêle en acides salicyque et phénique, qui s'éliminent par l'urine sous forme d'acide salicylurique et de phénolsulfate de soude.

1·gr. de salol peut y être normalement decelé 1 demi-heure environ après son ingestion par la coloration bleu violacée intense qu'il donne avec le perchlorure de fer.

On jugera des troubles de la motilité d'après l'intervalle entre la prise du salol et l'apparition d'acide salicylique dans l'urine.

Si la muqueuse est malade non seulement physiologiquement, mais matériellement, on le reconnaîtra par la réaction de la *mucine*, c'est-à-dire par le trouble que provoque l'addition d'acide acétique au suc gastrique. Cependant, le défaut de cette réaction ne prouve pas l'absence de lésion.

VIII

A. Analyse qualitative des urines.

La méthode suivante est recommandable pour les cas ordinaires de l'analyse des urines, en vue du diagnostic. Elle réclame un soin particulier.

Réaction. — On la détermine par le papier de tournesol.

Sédiments. — Dans le cas où l'urine en contient, ou si elle est trouble, on la laisse reposer dans un verre gradué, d'où l'on sépare l'urine claire du dépôt. S'il est brun et s'il disparaît à la chaleur avec un peu d'eau ammoniacale, il consiste en acide urique. S'il disparaît à la chaleur avec l'eau seule, il se compose de sels uriques. Les autres composés du sédiment doivent être déterminés au microscope.

Poids spécifique. — On le détermine, d'après la méthode ordinaire, sur l'urine claire ou filtrée.

Albumine. — On chauffe environ 10 grammes de l'urine claire dans un tube à réaction. S'il n'y a pas de réaction acide, on y ajoutera, avant de le chauffer, une goutte d'acide acétique dilué. S'il se produit un trouble ou un précipité, on y ajoutera 3 à 4 gouttes d'acide nitrique. Si le trouble ne disparaît pas, il y a présence d'albumine, attendu que les phosphates minéraux qui se séparent à chaud et occasionnent le trouble, se dissolvent en présence de l'acide nitrique.

Comme examen supplémentaire, on verse dans un tube à réactif étroit environ 5 grammes d'acide nitrique et à l'aide d'une pipette, on sépare une partie de l'urine claire afin de l'examiner.

La présence de l'albumine est accusée par un nuage blanc, suspendu entre les deux couches de liquide.

Sucre. — Il faut le déterminer au début dans les urines albumineuses. Pour cela, on chauffe environ 100 grammes d'urine, auxquelles on ajoute goutte à goutte de l'acide acétique, jusqu'à cessation d'un précipité blanc qui se forme. On prendra 3 tubes à réaction, et on y versera 10 grammes d'urine privée d'albumine ou bien de l'urine ainsi filtrée. On y ajoutera à l'un 5 gouttes de solution de sulfate de cuivre, 10 gouttes au second et 20 gouttes au troisième. On agitera, et l'on y ajoutera encore une quantité correspondante de lessive de soude, afin que le trouble qui se sera formé disparaisse.

Si les 3 échantillons donnent des solutions bleu clair et limpides, on les portera à l'ébullition.

Mais si un des 3, contenant le plus de cuivre, donnait un précipité verdâtre, il ne faudrait chauffer que les deux autres limpides. La production d'un trouble couleur brique d'oxydule de cuivre accuserait la présence du sucre[1].

Si cet essai ne produit qu'un résultat douteux ou négatif, on pourra faire l'expérience suivante : Mélanger à froid 10 grammes cyanure de mercure et d'une solution alcaline de 30 grammes d'urine, les porter ensuite à l'ébullition[2].

Après le dépôt ou la filtration, on soumettra une petite fraction du liquide à l'action de l'hydrogène sulfuré. S'il se produit une coloration brun noirâtre, c'est que l'urine contient encore du sel de mercure en suspension. Il résulte de cette expérience que l'urine est franche de sucre, ou qu'elle en contient moins du 1/10 pour 100, proportion sans importance pathologique. Mais, si cette fraction reste claire, et si tout le mercure a été réduit, on a la preuve qu'il n'y a plus que des traces de sucre. Si l'urine essayée est d'un rouge brun ou brun foncé extraordinaire, il faut en chercher les causes dans les facteurs suivants : hémoglobine. On réduit l'urine par la lessive de soude et l'on chauffe. Les phosphates minéraux, qui se précipitent, entraînent l'hémoglobine, et apparaissent rouge, rouge foncé

---

[1] La méthode consistant à saturer l'urine de sel de cuivre est bien préférable à l'essai par la liqueur de Fehling. La séparation de l'oxydule de cuivre ne se produit bien que si l'on a précisément ajouté la quantité nécessaire de sel de cuivre. L'urine normale ne peut pas tenir beaucoup de cuivre en suspension, après l'addition de lessive de soude. Par contre, l'urine sucrée en dissout une plus grande quantité correspondant à sa teneur en sucre.

[2] 10 gr. de cyanure de mercure, dissous dans l'eau, additionnés de 100 centimètres cubes de lessive de soude, de densité 1,145 et portés au litre.

tirant sur le vert (l'urine rouge ou privée d'acide urique devient incolore en présence de la lessive de soude).

Pigments biliaires. — On verse avec précaution de l'acide nitrique fumant dans l'urine, en ayant soin de ne pas les mêler. S'il y a des pigments biliaires, les 2 liquides se colorent à leur surface de contact, d'abord en vert, puis en bleu, violet, rouge et enfin jaune. Observer exactement la coloration verte ; elle est concluante. On peut aussi remarquer clairement la tonalité initiale, en saturant d'urine un morceau de papier buvard, sur lequel on laissera tomber une goutte d'acide nitrique.

Acides biliaires. — On trempe une bande de papier buvard dans de l'urine, contenant du saccharose. On le séchera, et on l'imbibera d'une goutte d'acide sulfurique. S'il y a des acides biliaires il se produira une très jolie coloration violette. On peut aussi dans une capsule en porcelaine saturer d'urine un morceau de sucre, puis y répandre 1 goutte d'acide sulfurique.

B. Analyse quantitative de l'urine.

Le rein est avec l'intestin le principal organe d'élimination des déchets solides de la nutrition. Aussi, l'étude de l'urine, ainsi que celle des excréments, présente-t-elle pour le médecin un grand intérêt, trop souvent méconnu. En l'éclairant sur les troubles fonctionnels qui se passent dans l'intimité des tissus, elle lui permettra de formuler un diagnostic précis, et une thérapeutique rationnelle.

Cependant, il ne faudrait pas croire que l'on a profité de ses ressources, lorsqu'on s'est contenté de la simple recherche qualitative des substances anormales. Il importe, non seulement d'en faire le dosage, mais encore de ne pas négliger celui des principaux éléments normaux. Ce sont ces considérations qui nous ont amenés à ajouter à ce Manuel l'analyse quantitative.

Rappelons d'abord qu'il ne faut opérer que sur le mélange d'urines du jour et de la nuit, recueilli pendant vingt-quatre heures. Pour éviter les fermentations, on pourra ajouter un peu de naphtol au récipient qui leur est destiné. On ne négligera pas surtout de voir la quantité excrétée, qui, pour l'homme, varie normalement de 1250 à 1350 centimètres cubes par vingt-quatre heures et, pour la femme, de 1100 à 1200.

L'odeur sera aussi notée, lorsqu'elle offrira des variations spéciales : ammoniacale (cystite), alcoolique (diabète), de marée, d'herbe (fièvre typhoïde), d'acide sulfhydrique (fistule vésico-rectale). La térébenthine donne à l'urine un parfum de violette, les asperges la rendent fétide, beaucoup de baumes lui communiquent leur principe odorant.

Sa couleur normale est jaune citron ; mais elle peut varier du jaune clair au brun rougeâtre. Elle est généralement d'autant plus foncée qu'elle est plus dense et plus riche en sels.

Vogel a essayé de traduire ces variations par une échelle de teintes plates graduées. Mais elle est purement arbitraire. Il vaut mieux recourir au *colorimètre*. Cet appareil consiste en 2 auges, A et B, en verre incolore et à parois parallèles. Une bande de papier divisée en millimètres partage leur paroi latérale en 100 volumes égaux. On filtre l'urine et on la verse en A jusqu'à la divison 5o. En B, on verse jusqu'à la division 10 une liqueur aqueuse renfermant pour 100 centimètres cubes 6 d'une solution de perchlorure de fer de densité 1,453 (3 gr. de Fe_2Cl^6 anhydre pour 100 centimètres cubes). Son intensité colorante est prise comme étalon ; on l'égale à 100. On l'étend d'eau distillée jusqu'à ce qu'elle possède, sous la même épaisseur, la même coloration que l'urine examinée, et on inscrit la hauteur actuelle H dans l'angle B. L'intensité colorante x est alors à l'intensité type 100 comme la hauteur initiale 10 est à l'actuelle H.

$$\frac{x}{100} = \frac{10}{H}, \text{ d'où } x = \frac{100}{H}$$

A l'air, l'urine se colore lentement en s'oxydant. Il faudra donc faire l'essai colorimétrique le plus tôt possible après son émission.

Il en est de même de son *titrage acidimétrique.* La réaction normale est acidule, quelquefois neutre un peu après les repas. Elle n'est alcaline que pathologiquement lorsqu'elle subit dans les voies urinaires la fermentation ammoniacale.

Pour déterminer le *degré d'acidité* d'une urine, on titre une *sol. de soude* à o gr. oo3i par litre. 1 c.c. de cette sol. neutralise exactement o gr. oo63 d'acide oxalique. On la laisse couler goutte à goutte, d'une burette graduée dans 100 c.c. d'urine, en agitant constamment, jusqu'à ce que le papier ou mieux la teinture de tournesol ne vire plus ni au rouge ni au bleu. On lit alors le nombre de c.c. employés. Chacun de ces c.c. correspondant à o gr. oo63 d'acide oxalique ; on a la quantité d'acide oxalique correspondant à l'acidité des 100 c.c. d'urine. En déterminant cette quantité d'acide oxalique au moyen de la neutralisation complète par la même quantité de solution de soude, on évalue par le fait même le degré d'acidité de l'urine, qui lui est équivalent.

Dans son remarquable Traité de chimie biologique, M. Gautier fait à ce procédé courant trois objections :

1° Le virage de la teint. de tournesol du rouge au bleu est peu sensible ;

2º L'urine est colorée ;

3º A cause de la présence dans ce liquide à la fois des phosphates neutre et acide de soude, PO^4Na^2H et PO^4NaH^2, la réaction est *amphotère*, c'est-à-dire que, lorsqu'on est près du point de saturation, la liqueur rougit longtemps le papier bleu et bleuit en même le papier rouge.

Il faut donc avant tout éloigner ces phosphates, Gautier conseille pour cela la *méthode de Maly*.

On verse dans 20 c.c. d'urine une sol. titrée contenant 10 gr. de soude caustique ou 15 gr. de potasse au litre, de façon que l'urine devienne nettement alcaline, soit 10 c.c. En ajoutant ensuite à cette liqueur de 15 c.c. environ d'une sol. de 30 gr. de BaCl par litre, on précipite complètement les phosphates neutres qui s'étaient formés. Après filtration et lavage avec un peu d'eau, on dose, dans la liqueur claire devenue presque incolore, l'alcalinité résiduelle (non altérée par l'addition d'un sel neutre de Ba) au moyen d'une liqueur titrée d'HCl. La différence entre la quantité d'acide qu'il faut pour saturer les 10 c.c. de liqueur titrée de soude ou de potasse avant et après l'opération exprime l'acidité de l'urine due aux acides libres autres que les acides phosphorique, sulfurique et oxalique. Le titrage de l'acidité totale donne ensuite, par différence, l'acidité due à ces acides libres ou à leurs sels acides.

On détermine l'acidité totale par la différence entre le titre d'une liqueur alcaline type, et celui que l'on obtient en ajoutant un excès de cette liqueur, filtrant et dosant au moyen d'une liqueur acide titrée.

Densité. — Au laboratoire, on se sert de la méthode du flacon ; mais dans la pratique médicale, on emploie le *pèse-urines*. Je rappellerai qu'on ne doit faire la lecture qu'au bas du ménisque, et que la tige doit être exempte de corps gras, ce à quoi on arrive en la lavant à l'alcool et en la prenant directement avec les doigts.

Le point d'affleurement indique l'excès du poids d'urine par rapport au litre d'eau.

Les pèse-urines sont graduées pour 15º. A toute autre température, on réchaufferait ou refroidirait l'urine, en entourant le récipient qui la contient d'un linge, mouillé d'un peu d'eau tiède et d'éther.

Si l'urine n'est pas en quantité suffisante, on l'étend de 1 ou 2 vol. d'eau distillée, et on multiplie par 2 ou par 3 le dernier chiffre de l'uréomètre.

Poids du résidu sec. — A l'aide de la formule de Trapp et Haeser, on peut, connaissant la densité, calculer approximativement la quantité de matières solides contenues dans 1000 parties d'urine. Il suffit pour cela de multiplier les 2 derniers chiffres de la densité, prise avec 3 décimales, par 2.3 chez l'adulte, et 1.7 chez l'enfant. Le poids du résidu sec n'est, par ce calcul, qu'approximatif à l'état normal ; il est fautif, en cas de fièvre.

Pour le déterminer avec plus de précision, on évapore au bain-marie 15 c.c. d'urine dans une capsule en porcelaine, préalablement pesée. On dessèche entièrement à 100° dans une étuve à air et laisse refroidir au-dessus de l'acide sulfurique. Le chiffre obtenu est toujours un peu trop faible, par suite de la décomposition d'un peu d'urée en CO^2 et A^2H^3 qui s'échappe.

Poids des cendres. — Si on se contentait d'incinérer l'urine et d'en peser les cendres, on volatiliserait les chlorures et réduirait en partie les phosphates et les sulfates. Voici donc le procédé indiqué par M. Gautier : « A 50 c.c. d'urine on ajoute une solution de carbonate de soude titrée jusqu'à alcalinité franche. On connaît donc le poids du carbonate alcalin ajouté. On évapore et carbonise alors avec précaution dans un creuset couvert, à basse température, tant qu'il se fait des fumées et qu'il se dégage des gaz odorants.

« On broie le charbon restant avec de l'eau, on jette le tout sur un filtre exempt de cendres et l'on filtre.

« Les sels solubles sont enlevés par l'eau chaude ; on les évapore dans une capsule de platine tarée. Le résidu charbonneux épuisé à l'eau est remis dans le creuset ouvert et incinéré à fond, au besoin avec un peu de nitrate d'ammoniaque pur. On joint ces cendres aux sels solubles, on sèche le tout au bain-marie, puis dans le vide, et l'on pèse. On déduit le poids du carbonate de soude ajouté et tenant compte de la perte d'acide carbonique répondant au titre acide de l'urine. »

Les principaux éléments normaux de l'urine sont, parmi les corps minéraux, les *chlorures*, les *sulfates*, les *phosphates* et les *bases* (potasse, soude et ammoniaque ; chaux et magnésie) ; parmi les corps organiques, l'*urée*, l'*acide urique*, l'*acide hippurique*, la *créatine*, et les *dérivés xantho-uriques*. Nous allons successivement passer en revue ces principes.

Sucre. 1° *Dosage polarimétrique.* — Dans un ballon jaugé, marquant 50 et 55 c. c. en verse 50 c. c. d'urine et on ajoute 5 c. c. de sous-acétate de plomb. L'acide urique et les matières colorantes se précipitent. On filtre, on remplit un tube de 22 centimètres, et on examine au saccharimètre Laurent. Le produit du nombre de degrés dixièmes saccharimétriques par 2,22 donne le poids en grammes de sucre par litre. Si on opérait avec un tube de 20, l'on ajouterait un dixième à ce résultat.

2° *Procédé de la fermentation.* — Il consiste à mesurer CO^2 produit par la fermentation du sucre au moyen de la levure de bière.

3° *Procédé du réactif cupro-potassique.* — La présence dans l'urine de matières douées du pouvoir rotatoire, normales ou anormales, fausse les résultats.

D'autre part, le procédé de la fermentation n'est pas d'un usage pratique. Le mieux donc est d'employer le *réactif cupro-potassique* (liqueur de Barreswil, de Fehling, de Fromherz, etc.).

Pour préparer cette liqueur on dissout 260 gr. de sel de Seignette (tartrate sodico-potassique) dans 200 d'eau et additionne de 500 de lessive de soude à 24°B°. On dissout d'autre part 36^{gr},46 de sulfate de cuivre, purifié par 2 cristallisations et séché à l'air, dans 140 d'eau, et l'on verse peu à peu cette sol. dans la première. On complète enfin jusqu'à 1 litre avec de l'eau distillée, 5 milligr. de glucose réduisent et décolorent à l'ébullition 1 c. c. de cette liqueur.

L'oxydule de cuivre se précipite, à chaud, même avec 1 p. 100 de sucre. Souvent cependant il ne précipite pas ou ne forme qu'une liqueur trouble, jaune verdâtre et dichroïque. Il faut alors précipiter par le sous-acétate de plomb, éliminer l'excès de plomb par l'acide sulfurique, neutraliser et filtrer. M. Gautier fait justement remarquer que la créatine, qui contribue à maintenir l'oxydule en dissolution, n'est pas précipitée par le sous-acétate de plomb. Aussi, conseille-t-il de « traiter les urines par l'acide phosphomolybdique » qui précipite la créatine et la majeure partie des matières extructives, priver la liqueur d'acide phosphomolybdique par un lait de chaux et sécher ». On opère ensuite comme ci-dessus.

Ceci fait, on verse dans une capsule en porcelaine 10 c. c de réactif cupro-potassique, qu'on étend de 30 c. c. d'eau. On le porte en ébullition, et y laisse couler goutte à goutte, d'une burette graduée, l'urine diluée de 5 à 10 vol. d'eau, jusqu'à ce que la liqueur bleue de la capsule soit absolument decolorée. On est averti de ce moment par la précipitation facile de l'oxydule ; mais la réaction est incomplète tant qu'une trace de la liqueur chaude ne brunit pas une goutte de ferro-cyanure de potassium étendu. Dès que, cette liqueur étant devenue jaunâtre, on ne colore plus le ferro-cyanure, on lit le volume d'urine employé. Il contient 10 fois 0^{gr},005, c'est-à-dire 0^{gr},05 de glucose. On rapporte au litre.

Quand une raison quelconque rend la fin de la réaction difficile à saisir, on peut employer le réactif de Knapp.

On ajoute à une sol. aqueuse de 10 gr. de cyanure de mercure, séché à 100°, 10 c. c. de lessive de potasse à 18°B° (densité = 1,145) et l'on complète jusqu'à 1 litre. 0^{gr},01 de glucose dépose, à l'ébullition, tout le mercure de 40 c. c. de cette solution.

Dans 40 c. c. de réactif de Knapp, on laisse couler goutte à goutte, d'une burette graduée, de l'urine étendue à un volume connu, et portant de temps en temps une goutte du mélange sur du papier à filtre, on bouche la tache formée avec du sulfure d'ammonium. Dès que la goutte ne brunit plus, on lit le vol. d'urine écoulé : il répond à 100 milligr. de sucre.

Pour finir ajoutons que l'urine contient, en dehors du glucose une petite quantité de matières réductrices qui faussent un peu le résultat.

Les deux principaux éléments anormaux de l'urine, dont l'importance est si grande en clinique, sont l'albumine et le sucre. C'est par leur dosage que nous terminerons ce rapide exposé de l'analyse quantitative urinaire.

Albumine. — Les méthodes en usage sont encore à l'heure actuelle très imparfaites et grossières. Elles le sont d'autant plus qu'elles ne visent que la somme totale des albuminoïdes. Or, il y aurait grand intérêt à pouvoir doser séparément d'une façon pratique l'albumine principale du sang, ou sérine, la globuline, les peptones et propeptones.

Nous nous contenterons donc pour le moment d'indiquer la méthode ordinaire de dosage par pesée, et le procédé volumétrique de l'albuminètre d'Esbach.

1° *Dosage par pesée.* — On fait bouillir dans une capsule, avec quelques gouttes d'acide acétique 100 c. c. d'urine. Il se forme un précipité d'albumine que l'on recueille sur un filtre, préalablement pesé et desséché à 100°. On lave le précipité plusieurs fois avec de l'eau chaude et enfin avec de l'alcool, puis on le dessèche. On pèse et déduit le poids du filtre. On incinère le filtre et l'albumine dans une capsule de platine pesée et on retranche le poids des cendres.

2° *Albuminimètre d'Esbach.* — C'est un tube à essai, à parois épaisses, gradué, marqué à la partie inférieure de traits allant de 1/2 à 7, et à la partie supérieure de deux traits V et *h*. On verse de l'urine jusqu'en V et du réactif (acide citrique 20 parties ; acide picrique 10 ; eau 970) jusqu'en R. On bouche avec un bouchon de caoutchouc, on agite de façon à bien mélanger les deux liquides, et on laisse reposer vingt-quatre heures. Si la température constante est environ de 12°,15, l'albumine se précipite d'un seul bloc. Si elle est trop basse, l'albumine se précipite en trop grande quantité, parce que le poids de l'eau augmente et par cela même le précipité d'albumine s'élève (Schultz).

On évalue le nombre de grammes d'albumine par litre d'après la division atteinte.

Il faut que l'urine soit acide, fraîche et pas trop concentrée. Si l'urine est riche en albumine au delà de 0,7 p. 100, on la dilue avec 2 ou 4 volumes d'eau. Il faut alors multiplier la valeur obtenue par 2 ou 4.

Urée. — Nous laisserons de côté le *procédé de Liebig* (précipitation et dosage par une solution titrée de phosphate de soude) qui est sujet à trop d'erreurs, la *méthode de Bunsen* modifiée par Pflüger et d'autres auteurs (précipitation de l'ensemble des matières extractives par l'acide phosphotungstique, séparation des phosphate et sulfate de baryte formés par addition de BaCl et AzH³, décomposition de l'urée en CO² et AzH³ par chauffage à 200° durant 5 heures, à 240° durant 2 heures, et transformation du carbonate du baryte formé en sulfate de baryte que l'on pèse), le *procédé au réactif de Millon* (transformation de l'urée, à froid en CO_2 et Az, par l'azotate azoteux de mercure), simplifié par M. Bouchard, et celui plus récent de M. *Miquel*, consistant à titrer l'urine, à en mesurer 50 à 100 c. c. qu'il additionne de son ferment ammoniacal, et, après un séjour de 2 heures à l'étuve à 50°, à titrer de nouveau l'alcalinité de la liqueur. On calcule l'urée d'après l'ammoniaque formée, étant donné que 1 gr. d'urée répond à 1,765 d'ammoniaque.

Les seuls procédés employés aujourd'hui en clinique sont fondés sur la décomposition de l'urée par les hypochlorites et les hypobromites alcalins.

C'est *Lecomte*, qui le premier a étudié l'action de l'hypochlorite. Elle se base sur l'équation suivante :

$$CH_4Az_2O + 3ClOK = CO_2 + Az_2 + 2H_2O + 3KCL$$

(Urée)   (Hypochlorite de K)

Pour préparer le réactif, « on traite par 600 gr. d'eau distillée, préalablement bouillie, 60 gr. de chlorure de chaux frais jusqu'à épuisement, puis on filtre. D'autre part, on dissout 120 gr. de carbonate de sodium dans 300 gr. d'eau distillée, également bouillie, et l'on filtre. On mélange les 2 solutions, ce qui donne un abondant précipité de carbonate calcique, on agite, on filtre une dernière fois, et on complète le litre. La liqueur est une solution très alcaline d'hypochlorite de sodium.

« On prend 10 c. cubes d'urine filtrée qu'on place dans un petit ballon de 185 à 200 c.c. de capacité ; on achève de le remplir au moyen de la solution d'hypochlorite ; on bouche, après avoir rempli le tube abducteur d'eau distillée bouillie, en ayant soin de ne pas laisser rentrer l'air. On chauffe très doucement, et on ne donne un léger coup de feu que vers la fin, lorsque le dégagement gazeux se ralentit manifestement. Une éprouvette graduée, disposée sur une cuve à eau, permet de recueillir directement l'Az ; on mesure son volume à la pression extérieure. Le nombre de centimètres cubes d'azote trouvé, étant divisé par 34, donne en décigrammes l'urée contenue dans les 10 centimètres cubes d'urine employée » (OEchsner de Coninck, note à la Société de biologie, 2 juin 1894).

Quant au CO_2 produit en même temps que l'azote, il n'y a pas à en tenir compte, car l'alcalinité du réactif suffit à l'absorber.

Avec ce procédé, on devrait recueillir pour 1 gr. d'urée 371 c. c. d'Az mesuré à l'état sec, à 0° et 760 millimètres. On n'en recueille que 365 cc, 5 à cause de la formation d'un peu d'azotate alcalin, ainsi que l'ont montré Méhu et Fauconnier (Comptes rendus Académie des sciences, tome 89).

Elle peut être empêchée, d'après eux, par l'addition de 5 à 6 o/o de glucose. Fontan croit aussi à la production d'un peu d'acide cyanique.

Soit maintenant V le nombre de c. c. d'azote dégagé, mesuré sur l'eau à t°. Soit f la tension de vapeur à cette température et H la pression barométrique. La quantité d'urée U sera

$$U = \frac{1}{365,5} \times \frac{V\,(H - f)}{760\,(1 + 0,0036\,t)}$$

L'hypobromite de soude a été substitué à l'hypochlorite en Allemagne, par *Knop*, en France par *Yvon*.

Ce dernier emploie la solution alcaline d'hypobromite suivante :

Brome.........................	5 parties.
Lessive de soude à 36° Baumé.	30 —
Eau.............................	125 —

Ce réactif subit une altération lente ; il ne doit pas dater de plus de 8 jours.

L'uréomètre d'Yvon est un tube de 0ᵐ,40 de haut, ouvert à ses deux bouts, et muni à son $\frac{1}{4}$ supérieur d'un robinet de verre, au-dessous duquel il est divisé en dixièmes de centimètre cube. Au-dessus, il est marqué d'un trait correspondant à 5 centimètres cubes. Une pince le maintient verticalement sur une longue cuve à mercure. Ouvrant le robinet, et plongeant le tube dans le mercure, on en remplit la partie inférieure. On verse ensuite jusqu'au trait supérieur de l'urine au dixième, c'est-à-dire un demi-centimètre cube. On soulève un peu l'instrument, et on ouvre doucement le robinet pour laisser couler l'urine. Avant que tout soit passé, on lave la partie supérieure du tube avec quelques centimètres cubes d'eau que l'on laisse de nouveau tomber dans la partie inférieure. On verse le réactif tant que le mélange à l'urine ne devient pas jaune, c'est-à-dire environ un volume égal à celui de l'urine diluée employée.

Az se dégage. On ferme alors avec le pouce l'extrémité inférieure, on agite, on laisse couler mercure et liqueur sur une cuve à eau et on lit le volume d'azote, après que niveaux intérieur et extérieur se sont mis sur le même plan.

Habituellement, la lecture étant faite à 15° et sur l'eau, 4 c. c. d'Az correspondent à o gr. 01 d'urée. Soit donc le volume V, en centimètres cubes, d'Az obtenu. On aura : $\frac{4\ \text{c. c.}}{\text{o gr. 01}} = \frac{V}{x}$, d'où $x = \frac{V}{4}$ o gr. 01, pour le poids en grammes de l'urée contenue dans le volume d'urine employée, mesuré en centimètres cubes.

En multipliant ce volume par o gr. 00285, on a le poids de l'urée à quelques centimètres près.

L'usage d'une cuve à mercure est un inconvénient dans la pratique. Aussi a-t-on proposé de nouvelles formes d'uréomètres, parmi lesquelles nous citerons particulièrement celui de M. de Thierry. Mais nous ne nous arrêterons qu'à celui de M. Regnard, qui est le plus commode et le couramment employé. Il consiste en un grand tube en U, dont les deux branches, renflées inférieurement en une boule, sont réunies par une portion plus mince, coudée à sa partie moyenne de manière à les isoler, lorsqu'on y verse un liquide. L'ouverture d'une branche est fermée par un bouchon en caoutchouc celle de l'autre est reliée à un tube en caoutchouc, adapté à une cloche, plongeant dans une éprouvette.

Pour doser, on place la cloche dans l'éprouvette, et on y verse de l'eau jusqu'à ses 2 niveaux dans l'éprouvette et la cloche correspondent au o de la division de cette dernière. On verse 2 c. c. d'urine dans la boule de la branche portant le tube en caoutchouc, et on fixe ce tube.

Puis on remplit complètement l'autre boule d'hypobromite de soude, et on place le bouchon du même côté. Par suite de la compression d'air qui se produit lorsqu'on met le bouchon, le niveau baisse dans la cloche. On le rétablit en retirant plus ou moins une baguette de verre qui traverse ce bouchon. On fait alors basculer l'appareil à boules, de façon que le o corresponde au niveau de l'eau dans l'éprouvette, et on lit jusqu'à quel niveau s'est abaissé le gaz dans l'éprouvette.

Le produit du chiffre auquel s'arrête l'eau par 1,281 donne le poids par litre.

Pour rendre la manipulation plus rapide, Regnard a dressé des tables basées sur ce point de départ que, à 15o et à la pression normale, 1 c. c. d'Az représente $2^{mm},562$ d'urée. Il suffit de multiplier ce nombre par celui des divisions d'Az dégagé pour obtenir en poids la quantité d'urée contenue dans 2 c. c. d'urine. En multipliant par 5oo on passe au litre.

Les tables sont dressées pour les températures de + 5, + 10, + 20, + 25o, et donnent directement le poids d'urée contenue dans 1 litre d'urine pour un certain volume d'azote résultant de la décomposition de 2 c. c. d'urine.

Dans la note à la Société de Biologie que je citais plus haut, Œchsner de Coninck, comparant le procédé Leconte et le procédé Yvon, dit que le premier donne une proportion un peu plus forte d'urée, ce qui tiendrait à ce qu'il faut chauffer pour dégager tout l'azote.

Une critique grave s'adresse à tous les procédés, basés sur de l'hypochlorite ou de l'hypobromite. C'est que ainsi qu'il résulte des travaux de Pflüger et ses collaborateurs Bohland, Schench, etc., de Schützenberger et de

Pœlh, ces réactifs dégageant totalement ou en partie l'azote de la plupart des matières azotées (acide urique, créatine, créatinine, xanthine, uréides, sels ammoniacaux, acide hippurique). Le chiffre qu'on attribue à l'urée se trouve ainsi augmenté.

L'erreur est d'autant plus grande que l'urine est plus albumineuse, purulente, infectée, fermentée, putride. En effet, d'après Pflüger et Rohland, le réactif bromé décompose le carbonate d'ammoniaque. De même, d'après Schützunberger, les albuminoïdes solubles et insolubles (albumines, protéines, leucomaïnes), dégagent une partie de leur azote.

Pour éliminer ces erreurs, Pflüger a proposé d'enlever les matières azotées autres que l'urée par l'acide phospho-tungstique, et de doser ensuite l'urée par l'hypobromite.

Pœhl a apporté (Société de biologie, 18 février 1893) la modification suivante à ce procédé :

A 100 c. c. d'urine on en ajoute 25 d'HCl, et 10 de solution à 10 o/o d'acide phospho-tungstique et 15 d'eau. Il se forme un précipité des matières albuminoïdes, albumines, peptones, leucomaïnes, protéines, que l'on sépare par filtration. 3 c. c. du liquide filtré correspondent alors à 2 d'urine ; on y dose l'urée comme d'ordinaire.

Acide urique. — L'ancien procédé, de Schwanert (précipitation par HCl concentré) est sujet à trop d'erreurs (précipitation des pigments, non précipitation de tout l'acide urique en liqueur acide). Il faut par conséquent recourir à d'autres méthodes. Voici celle de *Fokker*, modifiée par Salkowski.

On ajoute à 200 c. c. d'urine un carbonate de soude jusqu'à réaction alcaline et, une heure après, 20 c. c. d'une solution très concentrée de chlorure d'ammonium. Il se précipite de l'urate acide d'ammonium. On laisse reposer 48 heures dans un endroit frais, filtre à travers un filtre préalablement pesé et lavé 2 ou 3 fois. On lave ensuite avec de l'HCl dilué jusqu'à dissolution de tout l'urate, resté sur le filtre. Après un repos de 6 heures, on recueille l'acide-urique sur le même filtre, qu'on lave à 2 reprises avec de l'eau, puis avec de l'alcool jusqu'à disparition de la réaction acide, dessèche à 100° et pèse. On déduit du poids obtenu celui du filtre et ajoute o gr. o3. Si l'urine est trop diluée, on la concentre jusqu'à ce que sa densité soit de 1,017 à 1,020.

Salkowski lui-même a trouvé le procédé suivant :

A 250 c. c. d'urine, on ajoute une solution ammoniacal de magnésie (1 partie de sel ammoniac, 4 parties d'AzH^3 et 8 d'eau), on filtre et on mesure 240 c. c. de la liqueur qui correspond à 200 d'urine primitive. On précipite immédiatement par une solution de nitrate d'argent à 3 o/o environ. Quand le nitrate est en excès, on filtre, lave à l'eau. Puis, filtre et précipité, placés dans un ballon avec 200 c. c. d'eau, sont traités par un courant de H_2S. On ajoute quelques gouttes d'HCl, on fait bouillir, lave rapidement et à fond, et on évapore à quelques centimètres cubes, 24 heures après, on filtre l'acide urique précipité et on le pèse. A ce poids on ajoute o gr. 000045 autant de fois qu'il y a de c. c. de liqueur filtrée (urine et liqueur de lavage comprises), afin de tenir compte de l'acide urique resté dans les eaux de lavage.

Si les urines sont sucrées, précipiter l'acide urique par acétate de mercure, décomposer ce précipité par la chaux, et continuer comme ci-dessus. Si elles sont albumineuses, Esbach acidifie par 2 o/o d'acide acétique, laisse 3 jours dans un endroit frais, filtre, lave avec un peu d'eau et d'alcool et sèche à 110°. 100 c. c. d'urine retiennent dans ce cas o gr. 005 d'acide urique.

Acides hippurique et benzoïque. — On réduit au dixième dans le vide 200 c. c. d'urine fraîche, on ajoute au résidu 5 c. c. HCl, puis on verse sur 50 gr. de plâtre calciné. Après séchage à l'air sec et pulvérisation, on épuise par de l'éther, privé d'alcool et d'eau, on traite par l'eau bouillante l'extrait éthéré et on évapore au bain-marin. L'acide hippurique cristallise. On reprend par l'éther de pétrole qui entraîne les traces d'acide benzoïque, on lave avec un peu d'eau glacée et on *pèse.*

En cas de présence du sucre, le détruire par fermentation en présence de levure.

L'évaporation de l'éther de pétrole à basse température abandonne l'acide benzoïque qui se rencontre parfois dans l'urine.

Créatinine. Procédé de Neubauer. — On porte à 100° 500 c. c. d'urine, on les alcalinise avec un peu d'hydrate de baryte, et on les additionne de BaCl tant qu'il se forme un précipité. Après refroidissement et filtration, on évapore rapidement dans le vide jusqu'à obtention de sirop chaud que l'on mêle à 80 c. c. d'alcool à 90°. La liqueur, abandonnée jusqu'au lendemain, est filtrée et additionnée de $\frac{2}{3}$ de c.c. d'une solution alcoolique saturée de chlorure de zinc. Après abandon en lieu frais pendant quelques jours, on sépare sur un filtre le précipité double de chlorure de zinc et de créatine formé. On le lave à l'alcool tant qu'il passe du chlore, on le sèche et on le pèse.

100 parties de ce sel correspondent à 62,44 parties de créatinine.

Dérivés xantho-uriques. — Nous ne ferons que signaler le procédé de M. *Denigès*, communiqué au début de 1894 à la Société de biologie.

Chlorures. — Le chlore urinaire n'est pas directement dosable avec la solution titrée de nitrate d'argent et le chromate de potasse, à cause de l'acidité du milieu, qui empêche la réaction du chromate. D'autre part, en milieu neutre, le nitrate d'argent précipite à l'état de sels les urates, la xanthine, la matière colorante principale, les phosphates, etc. Aussi, le procédé de *Mohr* ne donne-t-il que des résultats approximatifs.

Seule, l'incinération du résidu sec de 10 c.c. avec 1 gr. de carbonate de soude et 4 gr. d'azotate de potasse pur permet le dosage du chlore, du soufre et du phosphate total par les procédés ordinaires.

Néanmoins, la meilleure méthode pour le médecin est celle de Volhard, modifiée par Salkowsky. Elle repose sur la précipitation du chlore de l'urine, acidifié, par du nitrate d'argent, dont l'excès est saisi grâce à la coloration rouge que donne le sulfocyanure avec les sels ferriques.

On prépare d'abord une solution de 29 gr. 075 de nitrate d'argent par litre, dont 1 c.c. correspond à 0 gr. 01 de NaCl, puis une autre de 6 gr. de sulfocyanure dans 1000 c.c. d'eau, à laquelle on ajoute assez d'eau pour que 25 c.c. précipitent 10 c.c. de la solution d'argent ci-dessus en présence d'un sel ferrique comme indicateur, enfin une dernière d'alun ferrique saturée à froid et dépourvue de chlore.

On verse alors, dans un ballon jaugé de 100 c.c., 10 c.c. d'urine, 60 c.c. d'eau, 4 c.c. d'acide azotique pur et 20 c.c. de la sol. de nitrate d'argent. Après avoir complété avec de l'eau, jusqu'à 100 c.c., on filtre, ajoute à 80 c.c. du liquide filtré 5 c.c. de la sol. d'alun ferrique, et détermine l'excès contenu dans cette liqueur au moyen de la sol. de sulfocyanure. On dose ainsi les 80/100 ou les 4/5 du nitrate d'argent qui reste après la précipitation par les chlorures, ce qui permet de calculer les 100/100, c'est-à-dire le tout.

Autant il a disparu de c.c. d'argent, autant les 100 c.c. d'urine contenaient de centigrammes de NaCl. Le produit de ce nombre par 0.6068 exprime le poids de chlore total.

Sulfates. — Le *soufre urinaire* est à l'état : 1° de sulfates, 2° de phénol-sulfates.

Voici comment Salkowsky recommande de les doser :

1° *Dosage des sulfates minéraux.* — 100 c.c. d'un mélange de 2 vol. d'une solution d'hydrate de baryte et de 1 vol. de chlorure de baryum, saturés à froid, sont versés dans 100 c.c. d'urine. On filtre et met à part, avant de laver, 180 c.c. du liquide qui passe. Le sulfate de baryte, retenu par le filtre, est lavé à l'eau, puis à l'eau acidulée d'acide nitrique. Son poids donne l'acide des sulfates minéraux.

2° *Dosage des phénol-sulfates.* — Les 180 c.c. mis à part précédemment correspondent à 80 c.c. d'urine primitive. Après addition de 10 vol. d'HCl pour 100, on chauffe au bain-marie tant que la liqueur reste louche ; les phénol-sulfates se décomposent et donnent un précipité de sulfate de baryte que l'on lave, sèche et pèse. Ce poids correspond à l'acide sulfurique des phénol-sulfates.

3° *Dosage du soufre total.* — Il consiste à doser les sulfates des cendres obtenues par l'incinération des urines avec du carbonate de soude et du nitre, comme nous l'avons indiqué plus haut pour les chlorures. L'excès du chiffre ainsi obtenu sur ceux qui expriment les sulfates et phénol-sulfates répond au soufre dit *neutre* (taurine, cystine, soufre des acides biliaires, des matières extractives, etc.).

Phosphates. — Le procédé classique de *Lecomte* est basé sur la précipitation de l'acide phosphorique à l'état de sel d'urane.

10 gr. 085 de phosphate de soude ordinaire récemment cristallisé, non effleuri et séché sous une cloche, pendant 24 heures, en présence du même phosphate effleuri sont dissous dans l'eau de manière à obtenir 1 litre. Cette *liqueur titrée* contient ainsi 2 milligrammes d'acide phosphorique anhydre P^2O^5 par centimètre cube.

On étend ensuite jusqu'à 1100 centimètres cubes 33 gr. d'uranate de soude, d'acide azotique en excès. Puis, on additionne dans un verre de Bohême, 50 c.c. de la sol. titrée de phosphate de soude ci-dessus de 5 c.c. d'une *liqueur d'acétate de soude*, obtenue en ajoutant 100 c.c. d'acide acétique, à 30 p. 100, à une solution de 100 gr. d'acétate de soude dans 800 d'eau, et complétant le titre. On fait bouillir ce mélange, et on y laisse couler goutte à goutte, d'une burette graduée, la liqueur d'urane à titrer.

Lorsque le trouble formé ne paraît plus augmenter, on porte une goutte du mélange sur une assiette, et on la touche avec une trace de sol. de ferro-cyanure de potassium.

L'excès d'acétate d'urane formé est indiqué par le brunissement de la goutte, primitivement incolore.

D'après ces essais on régularise enfin le titre de la liqueur d'acétate d'urane par addition d'eau, de façon que 20 c.c. de liqueur uranique en précipitent exactement 50 de liqueur phosphatique titrée ou 0 gr. 1 d'acide phosphorique.

On procède pour l'urine comme pour le titrage de la sol. d'urane.

Après ébullition d'un mélange de 50 c.c. d'urine et 5 c.c. de liqueur d'acétate de soude, on y verse la liqueur titrée d'urane jusqu'à ce qu'une goutte, déposée sur une soucoupe de porcelaine, brunisse par le ferrocyanure de potassium.

Pour la détermination séparée de l'*acide phosphorique combiné aux sels terreux*, on dose l'acide phosphorique total, puis on précipite les phosphates terreux d'un autre volume d'urine par addition d'ammoniaque. Le précipité est séparé 12 heures après, et l'on dose, comme précédemment, l'acide phosphorique de la liqueur, préalablement saturée d'acide acétique. La différence correspond à l'acide phosphorique combiné aux bases alcalino-terreuses.

Pour calculer le *phosphore incomplètement oxydé*, il faut précipiter tout l'acide phosphorique ordinaire par la mixture magnésienne, filtrer 24 heures après, et calciner le résidu avec de l'azotate de potasse pur, afin de changer le phosphore neutre en acide phosphorique. On traite les cendres par l'eau et on précipite l'acide phosphorique par le carbonate acide d'ammoniaque.

Bases. — 1° *Potasse et soude.* — En additionnant l'urine à chaud, et tant qu'elle précipite, d'un mélange d'eau de baryte et de BaCl, on sépare la majorité des sels de chaux et on transforme les sulfates et phosphates à l'état de chlorures. Après filtration, et évaporation à sec, on calcine avec un peu de nitrate d'ammoniaque pur, on traite les cendres par de l'eau très légèrement chlorhydrique, et on précipite l'excès de baryte par un mélange de carbonate d'ammoniaque et d'ammoniaque. On isole le précipité, et on évapore à sec la liqueur. En la traitant de nouveau par l'eau, en évaporant et fondant le résidu dans une capsule de platine, on obtient le poids du mélange de KCl et de NaCl, dans lequel on dose comme d'ordinaire la potasse et la soude.

2° *Ammoniaque.* — On verse 20 c.c. d'urine filtrée, et privée d'albumine, dans une capsule reposant sur un triangle au-dessus d'un vase de verre, contenant 10 c.c. d'acide sulfurique (4 gr. 9 au litre). Un support en verre maintient la capsule et le vase dans un cristallisoir, dont le quart est plein de mercure. Le tout est coiffé par une cloche de cristal, dont la tubulure supérieure porte un bouchon de caoutchouc percé de 2 trous. L'un livre passage à un tube coudé muni d'un robinet, l'autre à un tube de caoutchouc. On ferme ce dernier avec une pince, verse dans l'entonnoir 25 c.c. d'un lait de chaux, aspire par le tube à robinet pour soulever dans la cloche 3 à 4 centimètres de mercure, et ouvre doucement la pince pour laisser le lait de chaux s'écouler dans la capsule à urine placée immédiatement au-dessous dans la cloche; l'ammoniaque des sels ammoniacaux, ainsi dégagé, va saturer l'acide sulfurique placé dans le vase au-dessous, 3 à 4 jours après, on retire cet acide avec la liqueur décinormale de soude et la phtaléine. La quantité d'acide saturée donne la proportion d'AzH^3 équivalente aux sels ammoniacaux.

3° *Chaux.* — On ajoute du chlorhydrate d'ammoniaque à un certain volume d'urine et acidule avec de l'acide acétique, afin d'empêcher la précipitation des phosphates et de la magnésie. L'addition d'un petit excès d'oxalate d'ammoniaque précipite la chaux moindre comme d'ordinaire.

4° *Magnésie.* — Dans le dosage précédent la magnésie passe dans la liqueur filtrée. On ajoute du phosphate de soude, de l'ammoniaque et l'on remue vivement avec une baguette. Le précipité de phosphate ammoniaco-magnésien formé est dosé comme d'habitude.

IX

Examen de l'oreille.

DU DOCTEUR PROFESSEUR J. POLLAK, A VIENNE

L'examen de la conque de l'oreille et de sa région n'exige pas une habileté technique spéciale. Par contre, le diagnostic des affections du canal auditif et spécialement des affections du milieu de l'oreille réclame l'inspection du tympan et l'investigation de la trompe d'Eustache. Ces opérations ne peuvent être effectuées qu'avec le concours méthodique des instruments. L'examen objectif de l'oreille comprend par suite : 1° l'otoscopie ; 2° les méthodes d'investigation du tube d'Eustache et de la caverne tympanique.

A. Otoscopie.

L'investigation de l'organe extérieur et du tympan s'effectue, depuis Tröltsch, au moyen de la lumière réfléchie à travers un entonnoir non fendu et d'un miroir concave servant de réflecteur (fig. 1).

La meilleure source d'éclairage est la lumière diffuse du jour tombant dans le miroir et réfléchie par des nuages blancs ou une paroi blanche éclairée. La lumière du soleil ne peut être employée directement qu'avec des miroirs plans. La nuit, au lit du malade ou à la lumière insuffisante du jour, on se sert d'une lampe à gaz ou à pétrole à mèche ronde (lampe mitrailleuse). Le bec Auer donne d'excellents résultats.

On emploie ordinairement comme réflecteur un miroir à manche concave d'un diamètre de 7 à 10 centimètres et d'une force réflective de 12 à 15 centimètres. Le centre est perforé d'un trou rond. Ce miroir devra, dans les manipulations opératives de l'oreille, être débarrassé du manche et pouvoir s'adapter à un bandeau frontal. Les hypermétropo-presbytes et les myopes à un fort degré feront bien de fixer sur la partie postérieure du réflecteur un croissant destiné à recevoir la lentille de correction correspondante. Les entonnoirs otoscopiques sont confectionnés en caoutchouc durci, argent pur ou argentan, le plus souvent en quatre grandeurs (de 4, 6, 8 millimètres de diamètre à l'embouchure) et de formes variables. Les plus usités sont ceux introduits dans la pratique par Politzer (fig. 2 et 3) et les entonnoirs de Heraud (fig. 4).

Pour les grandes cliniques, les entonnoirs métalliques sont préférables à cause des facilités de désinfection. On peut se passer des entonnoirs munis d'un mécanisme à grossissement des images tympaniques.

Marche et technique de l'examen. — On fait asseoir les adultes pour l'examen ; mais les jeunes enfants seront

deboūt. Dans les 2 cas, le médecin fera bien de se poster
en face du patient, la tête de celui-ci sera placée de façon
que l'oreille s'écarte de la source de lumière. Le médecin
prendra le réflecteur et l'entonnoir de la main droite.

L'œil du médecin devra se trouver immédiatement derrière la perforation centrale du réflecteur afin de s'assurer
qu'aucun facteur n'existe pouvant s'opposer à l'introduction de l'entonnoir ou le rendre douloureux et inutile, tels
que furoncles du canal ou rétrécissement.

Si ce n'est pas le cas il faut saisir la conque à sa partie

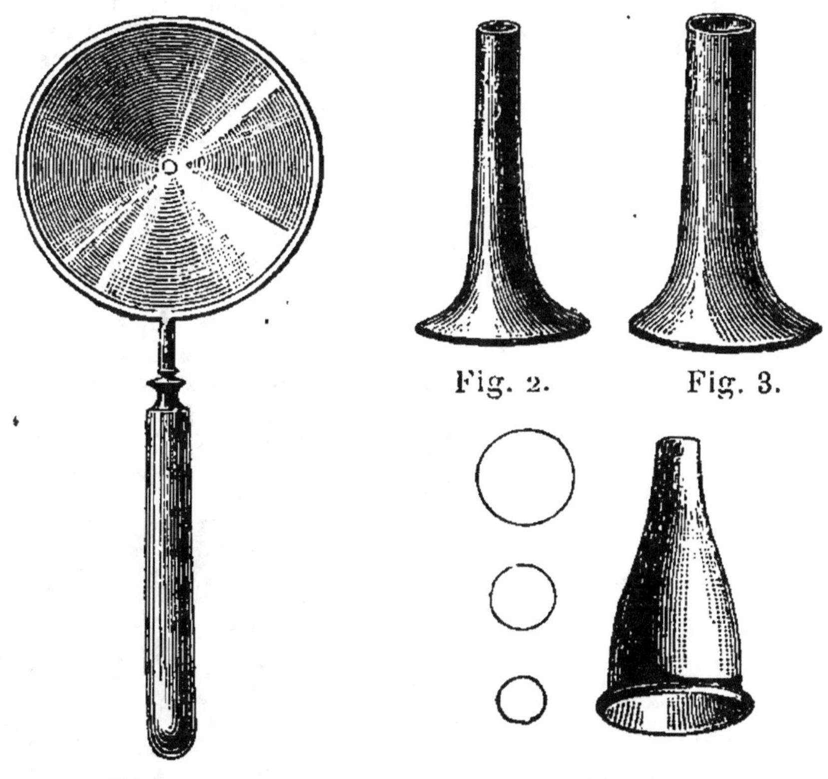

Fig. 2.   Fig. 3.

Fig. 1.   Fig. 4.

supérieure entre l'index et le médius de la main gauche et
la tirer en arrière en haut et en dehors. Chez les enfants
en bas-âge, il faut la tirer en avant en bas et en dehors.
On opère ainsi pour transformer le canal coudé à l'équerre
en un canal droit. Ensuite, de la main droite on introduit
doucement l'entonnoir dans le canal en le tournant jusqu'à
ce que l'on rencontre une légère résistance.

Il n'est pas recommandable d'introduire l'entonnoir jusque dans la partie osseuse du vestibule, car une lésion
pourrait facilement s'y produire. On saisit l'entonnoir par
son extrémité sertie entre le pouce et l'index de la main

gauche, ce qui permet dans beaucoup de cas d'inspecter le tympan et sa région en regardant à travers le réflecteur appuyé sur le front comme il a déjà été décrit.

Néanmoins, il arrive souvent que l'inspection complète de cet organe est obstruée par des accumulations de cérumen ou des masses d'épiderme sous forme de membranes brillantes ou bien de fragments ou alors dans les cas pathologiques par des accumulations purulentes, polypes et exostoses. On éloigne le mieux le cérumen adhérent et les épidermes au moyen de la pincette de Pollitz à la curette ourlée et les branches croisées (fig. 5). Les bouchons de cérumen, les glaires et le pus doivent être expulsés à la seringue. On se sert pour cela d'une seringue contenant 100 à 200 grammes dont la canule est recouverte d'un drain en caoutchouc mince et mou. On emploie comme

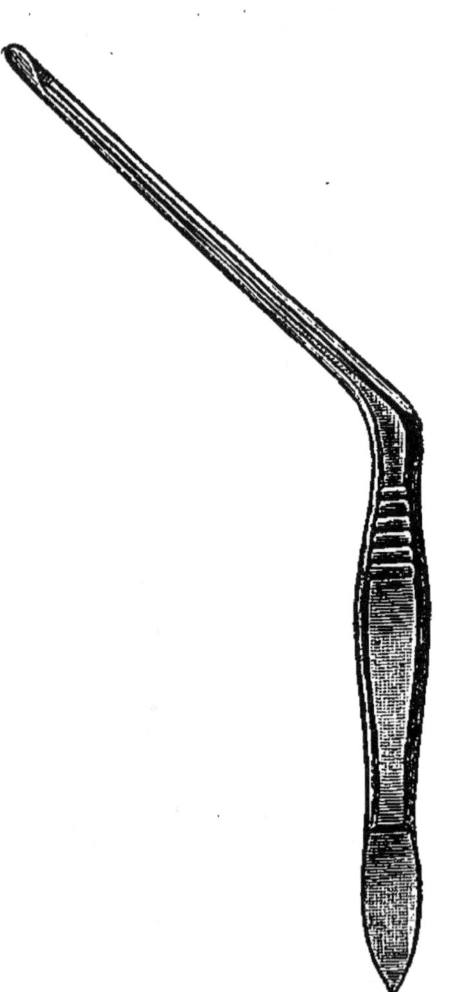

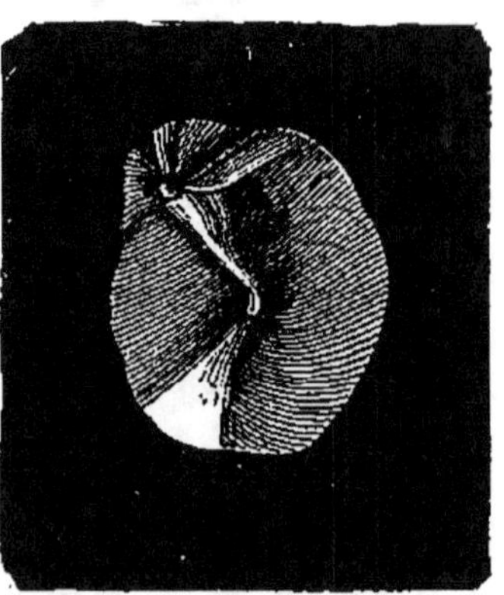

Fig. 5.   Fig. 6.

liquide une solution sublimée de 1 à 5000 ou bien une solution de sel de cuisine physiologique stérilisé. Toute eau de pulvérisation pour l'oreille doit avoir de 37 à 39° car une température inférieure provoquerait facilement le vertige, la syncope ou des vomissements. Après l'injection, le vestibule et le tympan seront desséchés avec des tampons de ouate portés jusqu'au tympan au moyen de la pincette

otoscopique. Les porte-ouate à vis munis de sondes armées
de coton hydrophile ont donné d'excellents résultats. Les
accès de toux, que provoque fréquemment cette manipulation, sont un réflexe amené par le nerf auriculaire.

Tableau normal du tympan. — Le tympan (fig. 6) est une
membrane ovale de 9 à 10 millimètres de long sur 8 à 9 de
large qui fortement penchée au fond du vestibule extérieur
est tendue contre la surface médiane. Ce n'est pas une membrane plane, mais elle est repliée en dedans en forme d'entonnoir par le manche du marteau inséré sur ses replis.
La pointe de l'entonnoir se trouve au bout inférieur du
manche du marteau. Cet endroit se nomme le nombril.

La nuance du tympan normal apparaît neutre ou gris de
fumée avec un ton faible bistré sous la lumière diffuse du
jour. Sous la lumière du pétrole ou jaune du gaz, la nuance
grise se corse d'un ton rouge ; le tympan des enfants est
couleur gris perle.

A l'examen du tympan, on remarque d'abord à son pôle
supérieur antérieur un petit osselet blanc saillant à travers l'éclaircie du vestibule. C'est le court appendice du
marteau (processus brevis mallei ou apophyse courte du
marteau). Cet appendice se termine en une bande blanche,
ou jaune d'os, allant en arrière et en dedans (manche du
marteau), et dont l'élargissement en forme de spatule se
termine au limaçon.

Celui-ci (le manche) est plus fortement coloré en jaune
et on le nomme la tache jaune de Trautmann.

A travers la proéminence du court appendice il y a deux
fentes, normalement peu dessinées : l'une, fente tympanique antérieure, courte ; l'autre, fente tympanique postérieure, longue.

On désigne sous le nom de membrane flasque, ou de
Shrapnell, la portion qui se trouve en contre-bas du court
appendice et des fentes tympaniques, limitée par la section
de Rivini. Imaginez une ligne, traversant le manche du
marteau dans sa longueur et une partie verticale sur cette
ligne traversant le limaçon, le tympan se trouvera divisé en 4 parties : antéro-supérieure, antéro-inférieure, postéro-supérieure, et postéro-inférieure.

Dans la partie antéro-inférieure, s'élève invariablement
la quille lumineuse. La quille lumineuse, rendue nécessaire par la forme conique du tympan, a la forme d'un
triangle, dont la pointe s'appuie sur le bout du *manche*, et
dont la base touche presque à la circonférence.

Les déviations dans la forme et la grandeur de la *quille
lumineuse* indiquent un changement de tension et de
convexité du tympan. Dans la partie postéro-supérieure,
on voit souvent apparaître le *support vertical* de l'enclume,
parallèlement au manche du marteau.

Par un bon éclairage, on aperçoit parfois aussi dans la
partie postéro-inférieure l'embrasure sombre de la fenêtre

ronde. On voit aussi dans les tympans particulièrement transparents, au-dessous du pli postérieur, le rebord inférieur de la poche de Tröltsch, et de la corde du tympan. La circonférence externe de la membrane tendue (par opposition à la membrane flasque) du tympan est entourée d'un ourlet blanc opaque, l'anneau tendineux ou cartilagineux, formant saillie aiguë contre le centre, comme le gerontoxon de la cornée.

Si l'on examine le tympan pendant un certain temps, on remarque que les vaisseaux longeant le manche du marteau sont injectés. Cette injection fugitive est sans importance. L'examen à l'entonnoir pneumatique otoscopique de Siegles a une importance précieuse pour ce qui concerne la mobilité du tympan et du marteau.

Cet appareil consiste dans sa forme la plus parfaite en

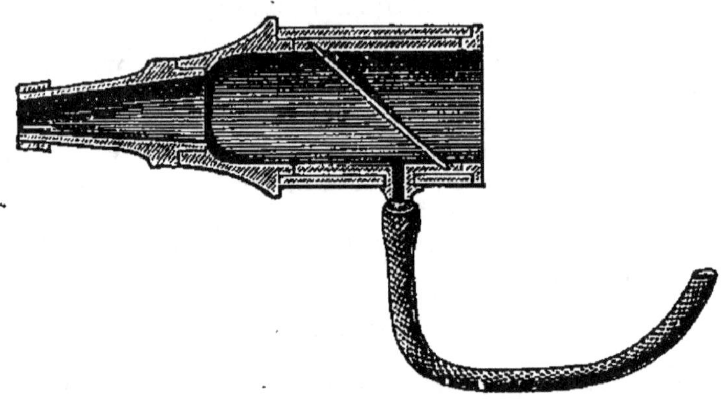

Fig. 7.

un tambour de caoutchouc durci, qui est fermé extérieurement par une glace inclinée, pour éviter les réflexions gênantes,

Intérieurement le tambour porte un pas de vis auquel, suivant le cas, on peut adapter des canules coniques. En outre, le tambour porte sur le côté un petit robinet en bois sur lequel on fixe un tube en caoutchouc, terminé par une petite poire. L'examen consiste à fixer l'entonnoir de la main gauche dans le conduit auditif. Le tympan sera éclairé avec le réflecteur fixé au front, et par une pression suffisante sur la poire, l'air du tambour et du conduit auditif sera alternativement comprimé ou raréfié. Dans les conditions normales, on remarque les mouvements les plus disparates entre le manche du marteau et la circonférence.

Sous l'action de l'air comprimé, la *quille lumineuse* paraît plus petite, et, sous l'action de l'air raréfié, plus longue.

Le bout du manche du marteau se rétracte sous l'air

comprimé en arrière et en dedans, tandis que le tympan
étant rigide ou la tête du marteau montrant des adhésions
anormales, le bout du manche du marteau n'accuse que
peu ou pas de mobilité.

*B. Méthodes d'investigation du tube d'Eustache et de la cavité
tympanique.*

Ces méthodes n'ont pas seulement une grande valeur
diagnostique parce qu'elles nous renseignent sur l'état de
la trompe auriculaire et de la cavité tympanique par le
phénomènes d'auscultation qu'elles nous révèlent, mais elles
sont aussi pratiquement très importantes, parce que dans
les maladies du milieu de l'oreille elles se présentent
comme des mesures thérapeutiques fondamentales. Ces
méthodes sont;

1° L'expérience de Valsalva.

2° Le cathétérisme de la trompe d'Eustache.

3° Le procédé de Politzer pour la viabilité de la trompe
auriculaire et ses variétés.

1. Expérience de Valsalva. — L'expérience de Valsalva consiste à faire exécuter un fort mouvement respiratoire en
comprimant la bouche et les narines ; par ce moyen, l'air
est comprimé dans les cavités nasales et dans le cas où la
pression respiratoire est suffisamment forte et le tube
praticable en conséquence, cet air fait pression dans la
cavité tympanique.

A l'examen du tympan, on remarque une convexité des
parties de la membrane placée entre le manche du marteau
et la circonférence et le rapetissement ou une disparition
complète de la quille lumineuse. Si l'on relie l'oreille du
patient avec la sienne propre, au moyen du tube d'auscultation on perçoit un bruit petit et sourd que Politzer a
nommé plus justement bruit de ronflement.

Le tube d'auscultation appelé ordinairement otoscope est
un tube en caoutchouc long de 80 centimètres à 1 mètre,
de 7 à 8 millimètres d'ouverture, portant une olive à
chaque extrémité. On fera bien de les faire confectionner
en deux couleurs et d'en réserver une pour soi. L'expérience de Valsalva n'a qu'une valeur diagnostique médiocre
et une valeur thérapeutique nulle en comparaison du cathétérisme du tube et du procédé de Politzer, attendu qu'il
se compose de deux facteurs dont l'un, qui est la pression expiratoire, est très variable suivant les individus et
qui souvent à la moindre résistance rencontrée dans le
tube est insuffisante pour arcbouter contre le vestibule le
tympan bombé vers l'intérieur. Donc, comme Schwartze le
proclame avec raison, on ne doit jamais conclure de l'insuccès de l'expérience à l'existence d'une obturation tu-

baire. Ce n'est que lorsqu'elle donne un résultat positif comme cela se présente souvent dans la perforation du tympan ou des affections de l'oreille médiane alors que l'on entend le bruit connu de la perforation qu'il est permis d'en déduire l'absence d'obstacles importants dans le tube. En l'occurrence, c'est important non seulement pour le diagnostic mais aussi pour le pronostic, attendu qu'il se présente plus favorablement que dans les cas où la viabilité de la trompe auriculaire réclame l'application de la sonde ou du procédé de Politzer.

Exécution du cathétérisme. — On fait asseoir le patient sur un siège à dossier élevé le plus possible, afin que la tête ne puisse se rejeter en arrière. Le médecin s'appliquera à demeurer debout et à se tenir sur le côté du malade. Muni de tous les instruments, il enfoncera la poire dans la caisse du tympan gauche, la canule dirigée à rebours et reliera l'oreille à cathétériser avec la sienne au moyen du tube d'auscultation. Ensuite il importera de fixer la tête du patient en lui posant quatre doigts de la main gauche sur le front, pendant qu'avec le pouce on lui relève le nez. Puis, saisir la sonde horizontalement et avec le pouce, l'index et le majeur, comme un porte-plume, et la diriger le bec en bas vers le fond de la caverne nasale par dessus l'épine nasale antérieure sans exercer de pression. Glissant alors sur le fond de la caverne, on poursuivra la direction de l'instrument jusqu'à la paroi laryngique postérieure en passant sur la surface molle du palais. A ce moment on fera glisser la main gauche sur la bosse nasale gauche et l'on saisit mollement la sonde entre les extrémités du pouce et de l'index, juste à la sortie du nez. Ensuite, de la main droite, on tourne la sonde sur son axe en dehors, en décrivant une courbe de 70 à 80°. Le bout se trouvera alors dans la cavité de Rosenmuller. En soulevant alors le bout postérieur de la sonde et en la poussant vers la cloison nasale intermédiaire, on la retire doucement et prudemment.

Dans la pratique privée, on se sert généralement d'instruments moins douloureux en caoutchouc durci. Par contre, dans les grandes cliniques publiques on utilise les sondes métalliques plus faciles à désinfecter.

La véritable valeur du cathétérisme consiste dans l'insufflation de l'air dans l'oreille par la sonde, combinée avec l'auscultation. Cette opération s'effectue le mieux au moyen d'une poire en caoutchouc contenant de 350 à 400 grammes de liquide (elle est connue dans le commerce sous le numéro 10), et munie d'une canule conique s'ajustant dans le pavillon de la sonde. On opère sur cette poire une pression momentanée de 3/10 d'atmosphère. Lucas emploie une double poire plus grosse et plus résistante que celle employée dans le pulvérisateur de Richardson. La pression que l'on peut en obtenir n'est sans doute pas plus forte qu'avec les poires simples, mais elle est plus vigoureuse. On peut se passer des pompes pneumatiques faites de plusieurs modèles (le n° 2 = 2^{mm} 1/2, n° 3 = 3^{mm}, n° 4 = 3^{mm} 1/2). L'épaisseur de la paroi est de 1/2^{mm}, dans les sondes en caoutchouc durci, dans les sondes en métal 1^{mm}.

Un anneau métallique est fixé au bout postérieur et correspond à la courbure du bec pour l'orienter, lorsque celui-ci est enfoncé dans la cavité nasale.

2. Cathétérisme de la trompe d'Eustache. — Les instruments nécessaires au cathétérisme sont la sonde tubaire, la poire en caoutchouc, et l'otoscope précédemment décrit.

La sonde tubaire (fig. 8) est un tube cylindrique de 13 à 17 ^{cm} de longueur en argent, maillechort ou caoutchouc durci dont le bout postérieur. ou pavillon, est élargi en forme d'entonnoir. Le bout antérieur ou bec est courbé de 140 à 150 degrés. La longueur du bec est de 2 à 3 ^{cm} 1/2 et 3 mill. 1/2 (n° 1 = 1 1/2 mm).

Pendant ce mouvement, on sent distinctement le glissement du bec de la sonde sur le bourrelet tubaire postérieur.

Le bec de la sonde se trouve désormais à l'ostium pharyngum tubex, il ne reste plus qu'à le retirer en dehors, de façon que l'anneau métallique fixé à sa partie postérieure soit dirigé vers l'angle oculaire extérieur.

On fixe alors la sonde que jusqu'ici l'on tenait mollement entre le pouce et l'index de la main gauche. De la main droite, on retire la poire qui se trouve dans la cavité (nasale) et en introduisant la canule dans la sonde, on insuffle par compression de l'air dans le milieu de l'oreille. On exécute cette pression en prenant la poire en plein dans la main, en la pressant par les quatre doigts d'un côté et le pouce de l'autre.

Les premières compressions doivent être exécutées doucement et prudemment et l'on ne devra forcer qu'après s'être assuré par l'auscultation de l'entrée aisée de l'air dans l'oreille moyenne. L'examen terminé, on dirigera de nouveau le bec de la sonde en bas et en dedans, et on la retirera par le nez, le bec en bas et le pavillon baissé. Je préfère la méthode dite du bourrelet tubaire proposée

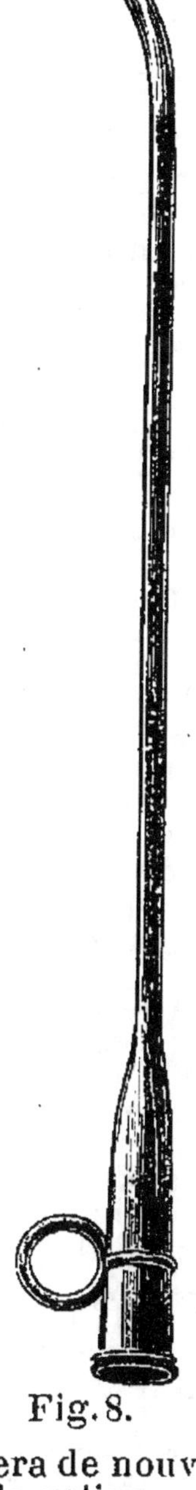

Fig. 8.

par Kuh et adoptée par Politzer, comme étant la plus sûre. Ce n'est que dans les cas où le bourrelet tubaire est peu prononcé, ou caché par une enflure, que je cathétérise d'après la méthode de la *cloison du nez*, de Franck-Lowenberg. C'est avec les mêmes précautions que dans la méthode décrite précédemment l'on introduit la sonde dans la paroi postérieure de la gorge. Arrivé là on le tourne sur son axe à 90° dans *le sens ventral*, de manière que le bec soit dirigé horizontalement vers la trompe de l'oreille du côté opposé. Dans cette position, on retire l'instrument jusqu'à ce qu'il se produise une résistance qui empêche toute extraction ultérieure.

Cette résistance est déterminée par le choc ou le contact du coude extérieur du bec contre le bord postérieur de la cloison du nez. Ensuite, on retourne la sonde en dirigeant le bec en bas, sur un angle de 220°, et l'on atteint de cette façon l'ouverture laryngienne de la trompe. Après cela, on pratique le cathétérisme comme dans la méthode du bourrelet tubaire.

Obstacles, fausses manœuvres et accidents dans le cathétérisme de la trompe d'Eustache. — L'obstacle le plus fréquent à l'introduction de la sonde dans la fosse nasale est la déviation de la cloison cartilagineuse, le plus souvent vers la gauche. Dans ces cas, il ne faut pas forcer le cathétérisme par une introduction violente de l'instrument, mais on choisira une sonde plus faible ou d'un bec plus faiblement coudé. On réussit souvent à surmonter l'obstacle en tournant la sonde sur son axe. Si le conduit nasal est obstrué par des tumeurs (polypes), ou par des sténoses osseuses (syphilis), il faut renoncer au cathétérisme et appliquer le procédé de Politzer. On peut parfaitement se passer du cathétérisme de la trompe par l'autre moitié du nez, recommandée par *Deleau*, et on n'aura recours à ce procédé que dans les cas spéciaux, où l'injection de médicaments liquides dans la cavité tympanique est nécessaire.

Malgré l'introduction exacte de la sonde, on se heurte parfois à des contractions réflexes des muscles tympaniques, qui emprisonnent la sonde. Il faudra, sans user de violence, conseiller au patient d'ouvrir la bouche et de respirer doucement par le nez. Lorsque les crampes auront cessé, on poussera rapidement le bout de la sonde dans le trou auditif. Il est une fausse manœuvre, que commettent les débutants qui ne s'en tiennent pas à la règle, et qui consiste à introduire la sonde dans le canal moyen au lieu du canal inférieur, pour ne l'avoir pas dès le début dirigée horizontalement. On reconnaît cette erreur au fait que la sonde. arrivée dans la portion laryngienne du nez, ne peut tourner ni en dedans ni en dehors.

Une autre fausse manœuvre fréquente consiste à tourner la sonde, dès son arrivée dans la cavité de Rosenmüller, où elle se trouve prise entre des cordons fibreux en forme de pont. Cette faute se révèle lorsqu'à l'auscultation on ne perçoit pas le bruit du choc. D'autre part, à la déclaration du patient, qui ne sent l'air insufflé que dans l'œsophage.

Il peut arriver que dans une position défectueuse de la sonde et même dans son introduction régulière lorsqu'on a poussé sa pointe contre la paroi laryngienne ou tubaire (ce que l'on doit toujours éviter), il peut arriver, disons-nous, que par une compression trop forte de la poire la muqueuse se trouve lésée, et que l'air insufflé pénètre à travers la brèche de la muqueuse, dans le tissu cellulaire qui se trouve sous la séreuse. Le patient en éprouve une douleur violente et lancinante. Si l'on suspend immédiatement l'insufflation, cet emphysème traumatique peut se borner au larynx ; mais si l'on persiste, il peut s'étendre jusqu'au tissu ligamenteux de la région laryngienne latérale de la joue, et des paupières.

Les symptômes subjonctifs de l'emphysème, extrêmement gênants pour le patient, sont des difficultés de respiration et de déglutition, et un chatouillement insupportable dans la gorge, qui provoque la toux.

Dans l'examen objectif on trouve la muqueuse molle du palais, surtout de la luette boursouflée. Il en est de même de la gorge, des joues et des paupières, qui grincent sous la pression. Le cours de la maladie en est favorable, car l'air se résorbe après quelques jours. Le malade sent disparaître les douleurs qu'a provoquées sa peur, si l'on incise superficiellement au ciseau la muqueuse, dans l'emphysème de la luette et de la muqueuse molle du palais. Parmi les accidents désagréables, qui se présentent parfois dans le cathétérisme de la trompe, il faut citer une toux continuelle, crampes d'éternucment, vertiges et syncopes, crampes d'hystérie, hémorrhagies nasales.

Résultat de l'auscultation par la douche pneumatique au moyen de la sonde en tube. — A l'état normal de la trompe et de la caisse du typan, on entend un bruit large, mou, soufflant (« bruit de pluie » de Deleau), analogue au bruit respiratoire vésiculaire et rauque. Les bruits stridents indiquent des accumulations de sécrétion dans la trompe ou dans l'oreille moyenne.

La stridulence faible est produite par les sécrétions liquides et plus abondantes dans la caisse du tympan, tandis que la stridulence forte ressortit le plus souvent de la portion tubaire du pharynx. Le bruit ronflant et sec, analogue au bruit de frottement pleurétique, accuse des masses exsudatoires siégeant dans la trompe et le tympan. Si après avoir entendu au début de l'insufflation de la stridence suivie d'un bruit de vent, c'est que la sécrétion a été projetée hors de la trompe. Dans la perforation du tympan, on entend même sans tube d'auscultation un bruit très intense caractéristique, sifflant et chutant, appelé bruit de perforation, qui est d'autant plus aigu que la perforation est plus petite. Dans les brèches de perforation étendue, ce bruit peut faire totalement défaut. On entend alors un vague bruit de vent, mais l'air qui souffle à travers le tube d'auscultation produit une sensation de froid sur le tympan même du médecin.

Circonstances où le cathétérisme est proscrit. — Il faut s'en abstenir dans les maladies à forte fièvre, dans l'inflammation aiguë de l'oreille moyenne, dans la pharyngite et la rhinite aiguë, dans les ulcérations du nez et du vestibule pharyngien de la trompe, ensuite chez les convalescents, vieillards on les enfants jusqu'à 5 ou 6 ans.

Procédé de Politzer pour rendre praticable la trompe auditive et ses annexes. — Le procédé indiqué en 1863 par Politzer dans un but thérapeutique peut être employé dans les cas où le cathétérisme est inexécutable ou proscrit et cela en vue du diagnostic. Ce procédé repose sur ce principe que pendant l'acte, l'air est comprimé du dehors dans la cavité naso-pharyngienne, hermétiquement fermée et chassé par la trompe auditive dans l'oreille moyenne. Il n'est point pour cela nécessaire d'introduire la sonde dans la trompe auditive. Il suffit pour cela d'introduire le bout de l'instrument à compression d'air dans la portion la plus antérieure du nez.

La technique du procédé est la suivante : On fait prendre au malade un peu d'eau dans la bouche pour faciliter le mouvement ondulatoire et on lui dit d'avaler. Le médecin prend alors la poire, dont la canule sera armée d'un tube à drainage résistant, long de 3 centimètres. Il enfoncera le petit tube vers le bord postérieur de la narine dans une profondeur de 1 centimètre. Ensuite, il comprimera de deux doigts les narines et le tube, donnera le commandement d'avaler, et à ce moment même, il pressera la poire vivement et vigoureusement. S'il se produit une vibration du voile du palais, sous forme de bruit de gargarisme, ce sera un signe de la réussite du procédé en même temps que l'auscultation de l'oreille moyenne.

Une fausse manœuvre, qui se produit souvent, et qui rend le procédé de Politzer illusoire, consiste à comprimer la poire non pas au moment même de la déglutition, mais avant ou après. L'air ne pénétrera plus alors dans la trompe auditive, mais dans l'estomac où il provoque une oppression douloureuse. On fera donc bien d'attendre environ une seconde après le commandement pour presser la poire, ou bien on aura l'œil sur le larynx et on chassera l'air au moment même où ce dernier se soulèvera.

Chez les enfants, la cavité naso-pharyngienne est plus petite dans toutes ses dimensions. Il n'est donc pas nécessaire de faire avaler pour provoquer la fermeture du clapet palatin. Mais il suffit, comme Lucœ l'a observé, de leur faire prononcer la lettre A ou *papa*.

Le procédé réussit aussi lorsque les enfants crient sous l'insufflation de l'air.

Grüber a montré que, dans beaucoup de cas, chez les adultes, le clapet palatin se ferme à la prononciation des syllabes *hack, heck, hick, hock, houck*, et le mieux lorsque le patient prononça *houck*. Les autres voyelles donnent des résultats plus faibles. Le procédé de Grüber ou douche nasale sèche, s'applique invariablement à tous les cas pour le diagnostic là où la trompe n'offre pas de trop forte résistance. On peut toujours l'employer à cause de sa commodité et la suppression du bruit de gargarisme du procédé de Politzer, avant d'appliquer celui-ci.

Il est un inconvénient inhérent à tous les procédés remplaçant le cathétérisme. C'est que l'air pénètre dans les deux caisses tympaniques, et que, en cas de maladie unilatérale, il pénètre plus tôt dans la trompe auditive saine à cause de son peu de résistance. Pour y obvier en quelque sorte, on recommande dans le procédé de Politzer de comprimer avec les doigts le tube auditif de l'oreille saine.

Dans la douche nasale sèche, on fera pencher fortement la tête du côté sain.

La valeur diagnostique des procédés supplétifs décrits est inférieure à celle du cathétérisme, attendu qu'il ne reste qu'un seul phénomène d'auscultation appréciable comme dans celui-ci et qui est le bruit de perforation.

X

Tableau laryngoscopique.

PAR M. LE PROF. GOTTSTEIN, DE BRESLAU

Pour bien juger ce tableau, il faut se rappeler que nous n'avons qu'une image réfléchie à voir, et que d'après les lois de l'optique, cette image est donnée par le miroir en proportion de la distance où se trouve l'objet réfléchi. Ensuite, comme le miroir est incliné d'environ 45 degrés, l'image de la surface glottique paraîtra droite dans le miroir. Par suite, tout ce qui en réalité est en avant (épiglotte, commissure antérieure) paraîtra en haut dans le miroir, et ce qui est en arrière (aryténoïde, commissure postérieure) paraîtra en bas. Il n'y a pas d'autre inversion. Par suite, toutes les parties gauches se réfléchiront à gauche, mais à droite de l'observateur, et toutes les parties du côté droit à droite, mais à gauche de l'observateur.

Les parties qui apparaissent en premier plan sont les cordes vocales, qui se distinguent par leur couleur blanche et leur mouvement. Afin d'éviter toute erreur de diagnostic, il faut bien se pénétrer qu'un examen laryngoscopique n'est complet que si l'on a vu toutes les parties qui apparaissent dans le miroir. Ces parties sont : la commissure antérieure des cordes vocales, la paroi postérieure du larynx, qui est la plus difficile à inspecter et est en même temps très importante en pathologie. Même, lorsque nous trouvons en un point une modification pathologique nous indiquant suffisamment un trouble fonctionnel, nous ne devons pas négliger l'inspection des autres parties, pour éviter le danger d'un diagnostic grossier et hasardeux.

Ainsi, on est exposé, de prime abord, à conclure à une paralysie en présence d'un relâchement des cordes vocales. Mais un examen sérieux démontre que l'insuffisance de la fermeture glottique est d'origine purement mécanique, déterminée par un œdème de la paroi postérieure du larynx, ou bien par une néoformation de la commissure antérieure des cordes vocales. Il faut donc être très prudent dans cet examen, et observer toutes les parties en procédant par ordre, que l'on débute par les cordes vocales, les parties supérieures, l'arrière-bouche ou le carrefour du larynx.

Nous examinerons les cordes vocales pendant la respiration normale. Elles nous apparaîtront séparées l'une de l'autre à la paroi latérale du larynx, comme de petites bandes plus ou moins étroites.

La glotte, c'est-à-dire l'espace entre elles, représente un triangle équilatéral, dont les côtés sont légèrement coudés en dedans. C'est la position de repos des cordes vocales. Dans cette position, on peut toujours voir par la glotte dans la profondeur du *cartilage cricoïde*, et presque toujours un certain nombre des anneaux de la trachée, quelquefois aussi le point de bifurcation.

Si on fait émettre un son par le malade, les cordes vocales se rapprochent vers la ligne médiane, de sorte que la glotte représente une fente linéaire, allant de la commissure antérieure à la commissure postérieure. C'est la position rayonnée ou de phonation. Il arrive plus rarement, mais toujours dans des conditions physiologiques, que dans la phonation la partie antérieure seule (partie ligamenteuse) se ferme, tandis que la partie postérieure, ou cartilagineuse forme un triangle avec la pointe antérieure. A ce moment, la fente de la glotte représente une ellipse étroite. Il faut connaître cette forme de la glotte, parce qu'il se présente une forme analogue dans les cas pathologiques. particulièrement dans la paralysie du muscle transverse.

Néanmoins, dans des conditions normales, la base du triangle n'est jamais aussi grande que dans la paralysie. Dans la formation du fausset, la partie ligamenteuse accuse une fente elliptique, relativement large, tandis que la partie postérieure des cordes vocales est contractée. Au-dessus de la commissure antérieure des cordes vocales, on remarque le tubercule épiglottique, ou petiotus, formant un mamelon arrondi. L'épiglotte même, qui déborde l'orifice

du larynx, dont la forme varie souvent, se présente sous
forme de couvercle mobile, qui tantôt se tient debout et
laisse voir mieux les parois du larynx, tantôt au contraire
est fortement penché en arrière, pour laisser apercevoir

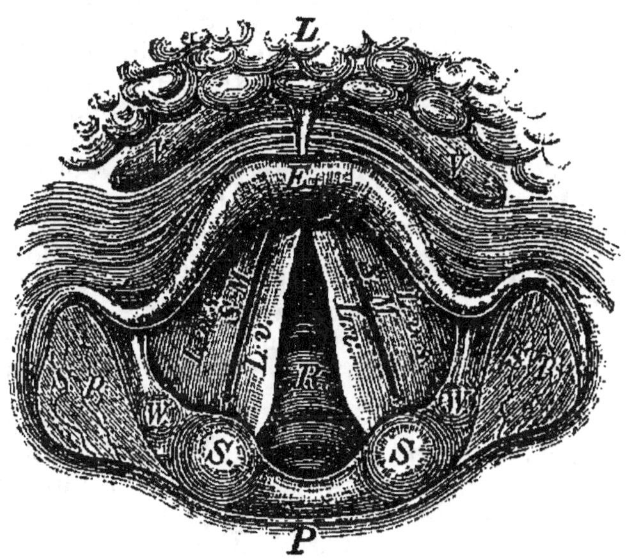

Fig. 1.

la surface dorsale de la racine de la langue. Immédiatement au-dessus des cordes vocales on voit sur les côtés
une étroite cavité, se dirigeant d'avant en arrière, la poche
de Morgagni (fig. 1, S). Quelquefois cette poche est indi-

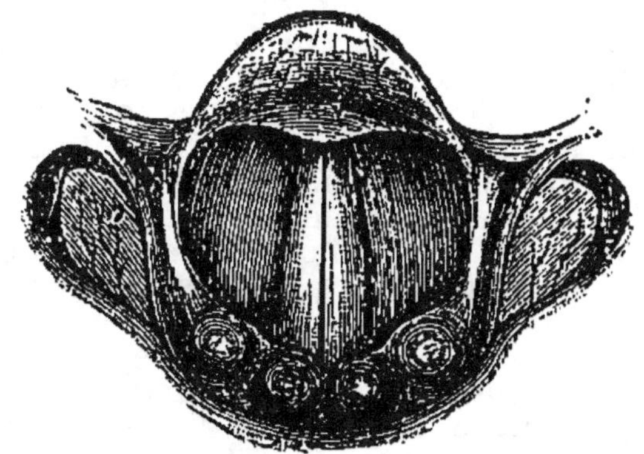

Fig. 2.

quéc comme une ligne sombre entre les cordes vocales
supérieures et les inférieures.

Les cordes vocales inférieures (fig. 1, L. v, S.) muqueuses
épaisses formant la limite supérieure des poches de Morgagni et qui, partant de l'épiglotte sur le devant finissent

vers l'aryténoïde sur le derrière, se meuvent parallèlement aux cordes vocales, mais ne les touchent qu'à la déglutition, la pression et dans les conditions pathologiques. Elles se dirigent de bas en haut, sans limites marquées, vers la section supérieure de la paroi laryngique latérale pour aboutir dans le bord libre de l'ouverture du larynx. Ce bord libre formé de ligaments aryépiglottiques est plus ou moins vif et s'étend en biais en descendant en arrière, partant de l'épiglotte jusqu'à l'aryténoïde. Au point de rencontre du bord supérieur de la paroi dorsale du larynx, on voit les cartilages de Santorini émerger comme de petites tubérosités rondes (fig. 1, S). En avant de celles-ci, dans la partie postérieure, on voit le ligament aryépiglottique, le cartilage de Wrisberg (fig. 1, W). La position du cartilage de Santorini nous indique aussi l'emplacement des pyramides de l'aryténoïde. Le cartilage de Santorini et l'aryténoïde accompagnent les mouvements des cordes vocales. Ils se rapprochent quand la glotte se resserre et se croisent parfois dans des conditions normales, mais plus souvent dans des conditions pathologiques. Entre les cartilages de Santorini se trouve l'incision aryténoïdienne que l'on aperçoit le mieux lorsque la glotte est à son maximum d'ouverture. Lorsque la glotte est fermée l'incision n'apparaît que comme une fente étroite. Elle forme le bord supérieur de la paroi laryngée postérieure ou partie interaryténoïdienne (fig. 1, P), qui raccourcie dans la perspective du miroir, n'apparaît que comme une fente muqueuse.

La racine de la langue et les synus pyriformes, bien que ne ressortissant pas directement du larynx, apparaissent dans le tableau laryngoscopique et sont à considérer. La racine de la langue (fig. 1, L), et ses glandes se voient pendant l'introduction du miroir, donc à la position horizontale de celui-ci. On voit le ligament glosso-épiglottique partir de sa base et suivre la ligne médiane jusqu'à l'épiglotte, aux deux côtés des piliers (fig. 1, V) qui sont limités à l'extérieur par les plis glosso-épiglottiques latéraux. Dans les conditions pathologiques les glandes sublinguales s'hypertrophient de telle façon que l'espace entre la base de la langue et l'épiglotte est complètement couvert, et que l'épiglotte est en quelque sorte appuyée sur les glandes.

Enfin le sinus pyriforme (fig. 1, S, p) se trouve en dehors des ligaments aryépiglottiques, en dedans du cartilage (aryténoïdien) et forme un espace libre qui conduit de l'aryténoïde dans l'œsophage.

Pour apprécier exactement les conditions pathologiques, il faut aussi connaître les teintes qu'accusent les diverses parties à l'état normal. En général, la couleur de la muqueuse sauf les cordes vocales, ressemble à celle du palais. Mais il faut tenir compte de certaines nuances. La surface supérieure de l'épiglotte est rose mat. Parfois elle est couleur orange par suite de la transparence du cartilage, surtout au bord libre supérieur. La surface inférieure est d'un rouge vif, notamment au tubercule épiglottique. La transparence du cartilage jaune s'aperçoit dans beaucoup de cas, même au cartilage de Santorini et de Wrisberg. Ailleurs la teinte est à cet endroit plus vive et plus profonde que sur le reste de la muqueuse.

Les cordes vocales se distinguent par leur couleur d'un blanc brillant et leur transparence musculeuse. Une petite tache jaune marque la limite entre la partie ligamenteuse et la partie cartilagineuse. Ce point a son origine dans le tissu élastique qui se resserre à la pointe du processus vocal. Mais il faut retenir que, bien que rarement, les cordes vocales apparaissent rouges sans impliquer pour cela un trouble vocal.

C'est surtout parmi les hommes qui font un usage professionnel de la voix, comme les chanteurs (barytons et basses) que les cordes vocales présentent à l'observateur une tonalité rouge aussi fréquente que la nuance blanche.

XI

Indications obstétricales.

PAR M. LE PROFESSEUR G. BREUS, DE L'UNIVERSITÉ DE VIENNE.

1. Avortement artificiel :

On y a recours lorsque le rétrécissement du bassin est tel qu'au huitième mois de la grossesse la naissance d'un fruit vivant ne saurait être réalisée par les voies naturelles. Il en est de même lorsque la patiente refuse de se soumettre à l'opération césarienne, ou bien lorsque la délivrance par la craniotomie de l'embryon est impossible ou n'est exécutable que par des difficultés telles que le pronostic de l'accouchement en devient très défavorable. Autant à dire des rétrécissements du bassin ou des voies molles puerpérales obstruées par des néoplasmes que l'on ne peut éliminer par des moyens chirurgicaux. C'est aussi le cas dans l'incarcération de rétroflexion ou de prolapsus de l'utérus lorsque le replacement est reconnu impossible et que les symptômes atteignent un degré inquiétant.

L'avortement artificiel s'impose aussi dans les affections graves telles que la maladie de Bright, troubles compensateurs des maladies de cœur, si elles sont un obstacle à la marche prospère de la grossesse et lorsqu'elles peuvent être améliorées par une interruption de celle-ci. Les cas extrêmes de vomissements incoercibles sont également un motif déterminant.

Tout médecin prudent ne saurait néanmoins provoquer l'avortement sans s'être consulté avec un confrère compétent, avoir vérifié et formulé avec lui le cas d'une manière indubitable. Les indications vagues s'appuyant sur les circonstances personnelles et extérieures de la femme enceinte telles qu'elles sont complaisemment énumérées par exemple dans le *Médecin des femmes* (Librairie Heuser) ne sauraient tenir devant le tribunal de la science et de la loi. Ces pratiques sont purement criminelles.

2. Accouchement prématuré artificiel.

Cette opération est indiquée dans les cas suivants: lorsque les circonstances locales défavorables sont moins impérieuses que dans les cas sus-mentionnés.

Cependant on ne doit y recourir que chez les multipares, c'est-à-dire en présence de bassins éprouvés et dont l'histoire et le succès des accouchements antérieurs permettent en général d'évaluer assez exactement le défaut de conformation, procédure presque impossible à effectuer d'avance chez les primipares ;

Dans les maladies graves lorsque l'on peut atténuer un danger de mort imminent par l'évacuation de l'utérus ;

Dans l'éclampsie, mais seulement lorsque l'on ne réussit point à arrêter les accès par des narcotiques (inhalations de chloroforme, lavements au chloral, injections de morphine et diaphorées, bains chauds).

Mais le plus souvent ces mesures réussissent et la grossesse peut être bien supportée après disparition de l'éclampsie et aboutir normalement sans récidive. Il faut bien se pénétrer de ceci, c'est que dans l'éclampsie l'accouchement artificiel anticipé n'amène pas une délivrance subite mais qu'elle est suivie d'un travail douloureux et de préparations durant plusieurs heures et souvent plusieurs jours pendant lesquels les dangers de l'éclampsie ne font qu'augmenter.

3. Ouverture artificielle de l'enveloppe :

Cette opération s'impose dans les cas suivants :

Pour procéder à l'accouchement prématuré artificiel dans les conditions sus-mentionnées, pour accélérer l'accouchement à travers le col presque ou totalement contracté, ou bien dans les retards d'ouverture spontanée par la dureté de l'enveloppe de l'œuf. Ne doit s'appliquer que dans la présentation en long ;

Pour régulariser les douleurs dans le travail spasmodique ou crampes, c'est-à-dire lorsque les pauses entre les accès font défaut. Néanmoins il faut que le cerveau soit contracté et le col mou et facilement dilatable, que l'enfant se présente par la tête et qu'aucune difformité locale n'existe.

Il en est de même pour l'hydropisie utérine.

Pour arrêter les hémorragies dans le détachement prématuré du placenta ou bien dans le cas de placenta brevia;

Lorsque le col est assez large pour recevoir la partie présentée par l'enfant, et agir sur celle-ci comme un tampon ;

Lorsque l'enfant change de position et après la correction de position penchée ou en travers par. des manipulations externes destinées à le fixer favorablement.

En général il faut tenir compte des indications opposées qui sont : les difformités locales, étroitesse ou rigidité du col; chute du cordon ombilical ou présentation des extrémités ainsi que les positions anormales de l'enfant. Ces considérations devront toujours être rigoureusement observées.

4. Forceps :

La pince ordinaire est destinée à l'extraction de la tête placée au fond du bassin après rotation et dilatation du col et qui se trouve prise dans la contraction du col. Dans ces conditions cette opération est indiquée dès qu'une circonstance fait paraître désirable le terme de l'accouchement dans l'intérêt de la mère ou de l'enfant. Le forceps est absolument nécessaire en présence de la faiblesse du travail, interruption de l'accouchement. gonflement de la tête, nuances défavorables des liquides amniotiques, irrégularités de pouls fœtal, etc.

Par contre, si le crâne bien que placé profondément dans le bassin évolue anormalement ou imparfaitement (grande fontanelle en avant, position profonde en travers), présentant la face ou le front, il faut alors ne pas perdre de vue que dans ces conditions le forceps ne saisit pas avantageusement et que l'extraction rencontrera des difficultés menaçantes pour la vie de la mère ou de l'enfant. On ne devra donc appliquer le forceps qu'en présence des phénomènes absolument impérieux, donc on retarde incontestablement la deuxième période de l'accouchement (plus de deux heures après la contraction du col). La vie de l'enfant se trouve en péril et des symptômes menaçant la mère se manifestent. On doit se résoudre encore plus difficilement à appliquer le forceps lorsque le crâne se présente au-dessus du pubis, que le col n'est pas contracté et que le bassin est étroit.

Dans ces conditions, l'opération du forceps est toujours très grave et dangereuse, la responsabilité de l'opérateur très lourde, sans compter que la supputation exacte des chances de succès demeure très difficile même chez les plus expérimentés; il ne faut s'y résoudre que dans les retards de délivrance persistant malgré un travail violent, lorsque le danger de mort de l'enfant est évident, devant une menace de rupture de l'utérus, en un mot devant les dangers qui justifieraient la craniotomie même de l'enfant vivant à la suite de l'insuccès du forceps, craniotomie à laquelle on peut procéder de suite.

C'est une lourde faute de l'accoucheur d'appliquer le forceps, le retirer pour cause d'insuccès et renouveler cette horrible manœuvre au bout de quelque temps, c'est là le signe d'un diagnostic précipité et étourdi. Lorsque la tête se presente en dernier, le forceps n'est indiqué que lorsqu'elle est enfoncée dans le bassin et n'est retenue que par le col qui se contracte autour du cou. Encore faut-il que l'extraction manuelle se soit montrée inefficace.

5. Version :

On doit l'essayer tout d'abord par des manipulations externes lorsque le col est peu ou imparfaitement dilaté. Cette opération doit porter sur la tête;

Lorsque l'enveloppe est intacte, le bassin spacieux et que l'enfant est couché ou en travers; lorsque les circonstances d'espace sont douteuses ou que le rétrécissement du bassin est très prononcé vers le fond;

Dans les cas où la seule manœuvre externe ne réussit pas, il faut l'opérer par des manipulations combinées; on recommande, si la main peut pénétrer, d'opérer la version par les pieds, parce que la tête est la plupart du temps beaucoup plus difficile à renverser, et qu'elle ne peut pas toujours être fixée assez sûrement dans le bassin.

Dans la position de l'épaule avec enveloppe intacte, il faut opérer la version dès que le col est effacé; il faut également y procéder après la perte des eaux dès que l'ouverture du col le permet et en l'absence de tout symptôme précurseur d'une rupture de l'utérus. Il faut s'abstenir de toute version en présence de fœtus macérés ou de mort-nés; car l'accouchement peut s'effectuer spontanément même dans la position en travers.

Les positions simples de la face ne sont pas en elles-mêmes des indications pour la version; dans le même ordre d'idées, il faut considérer que, sauf chez les fœtus de petites dimensions, la présentation frontale évolue dans le cours du travail en présentation faciale ou occipitale.

Dans toutes les présentations de tête, il ne faut pas effectuer la version tant que la tête n'est pas fixée dans le bassin et qu'elle ne peut être dégagée sans violence. La version est indiquée dans la présentation de tête lorsqu'elle est compliquée de saillies des extrémités ou du cordon ombilical pulsatif qu'on ne peut replacer; lorsqu'une difformité locale a nécessité dans des accouchements antérieurs le sacrifice de l'enfant se présentant par la tête; enfin la version s'impose lorsque d'autres incidents ordonnent d'abréger l'accouchement dans l'intérêt de la mère ou de l'enfant et que la tête est encore réfractaire au forceps. Dans le placenta prévia, la règle est de veiller le plus tôt, et le plus prudemment possible, à l'intégrité du col imparfaitement dilaté (au besoin avec deux doigts seulement d'après Braxton Hisch) et de ramener en dedans la cuisse, c'est-à-dire le fond du bassin, de façon à tamponner le col.

6. Accouchement dans la présentation du bassin :

On s'y résout seulement comme sur les indications mentionnées dans les présentations du bassin primaire mais en général le plus tard possible, lorsqu'il y a danger pour l'enfant, ou que des symptômes dangereux du côté de la mère réclament l'achèvement de la parturition.

Dans le placenta prévia, il faut le procéder le plus tard possible et l'éviter, autant que l'on peut, à cause du danger particulier qu'offrent les moindres égratignures de la matrice qui dans le prévia provoquent souvent les hémorragies les plus pernicieuses en présence de l'anémie préexistante.

7. Concours manuel dans la présentation du bassin :

Ce concours facile dans l'expulsion spontanée par le bassin est toujours indiqué dès que l'enfant est expulsé jusqu'au nombril, et que la partie supérieure du tronc ne suit pas immédiatement.

8. Craniotomie :

La perforation et l'extraction du crâne décapé à l'aide du cranioclaste (ciseaux de Naegele) sont indiquées comme méthode d'accouchement par diminution de la tête comme les plus sûrs et les plus simples dans les cas suivants :

Lorsque dans les différentes présentations de tête l'enfant est mort ou près de mourir et que les difformités locales sont de telle nature (sténose du canal du bassin ou du conduit génital) qu'aucun autre procédé d'accouchement n'est exécutable.

Lorsqu'on se trouve en présence de différents rétrécissements du canal du bassin par les maladies des os, néoformations, dégénérescence cicatricielle dans les voies génitales molles, structure anormale ou interposition de la tête de l'enfant, lorsque le travail douloureux a été reconnu sans issue, lorsque l'enfant est mort ou que le forceps, par suite de version ou extraction, ne peut l'amener vivant, enfin lorsque la mère refuse l'opération césarienne ou que son état s'y oppose.

On ne doit notamment pas hésiter lorsqu'il se présente des symptômes précurseurs de la rupture de l'utérus.

C'est à la négligence d'une craniotomie opportune, surtout après l'emploi inopportun du seigle ergoté, qu'il faut attribuer la plupart de ces tristes accidents.

Enfin, on s'y résout lorsque, dans le première période de l'enfantement, la délivrance est exigée par une maladie pouvant entraîner la mort de la mère (dangers d'asphyxie, éclampsie grave, etc.) et que d'ailleurs on ne peut plus compter conserver la vie à l'enfant. Si après la craniotomie les épaules et le torse offrent de la résistance, l'application des ciseaux et du cranioclaste leur sera faite également (Embryoctomie).

Chez les hydrocéphales, la simple ponction du crâne suffit la plupart du temps et l'on peut abandonner l'expulsion complémentaire à la nature, si d'autres complications ne réclament pas l'achèvement immédiat de l'accouchement. Lorsque la tête se présente en dernier, la craniotomie continue à s'imposer, si l'enfant est mort et si l'on ne réussit pas à épargner la tête en l'extrayant par les manipulations ordinaires.

(*) Le seigle ergoté ne doit jamais être administré avant l'expulsion complète de l'enfant, mais surtout en aucun cas on ne doit le faire lorsque le moindre obstacle s'oppose à cette expulsion. Malheureusement l'abus du seigle ergoté est l'hérésie la plus fréquente et la plus fatale, encore et toujours.

9. Décapitation :

On y a recours dans les présentations de travers négligées lorsque, après la perte des eaux, les épaules sont fortement engagées dans le bassin, que le cou de l'enfant est tiré en long et que l'utérus est tellement contracté autour de son corps qu'il devient dangereux de tenter la version à cause de la rupture du col qu'elle provoquerait, rupture qui est déjà sur le point de se faire. Enfin la décapitation peut s'imposer comme moyen de renseignements nécessaires dans les cas très rares d'accouchement atypique par les difformités du fœtus (difformités doubles, etc.).

10. Opération césarienne :

On la pratique dans les rétrécissements absolus du bassin (voyez Avortement artificiel) qui excluent tout autre moyen de délivrance ou qui ne la permettraient qu'avec des difficultés rendant le pronostic plus fâcheux qu'il ne le devient avec l'opération césarienne. Les sténoses des canaux génitaux mous par des cicatrices, néo-formations ou autres peuvent donner la même indication. En outre l'opération césarienne est indiquée dans le cas où la mère la demande dans le but de conserver l'enfant de préférence à l'opération de broyage (craniotomie) qui lui laisserait, à elle, des chances de survie. Aller plus loin dans les soit-disant indications relatives en faveur de la section césarienne est pour l'opérateur une responsabilité très lourde dont un insuccès chargerait sa conscience.

La seule excuse réside dans la réussite parfaite.

11. Dégagement manuel du placenta :

Il faut bien se pénétrer de ceci que cette manipulation doit être considérée comme la plus dangereuse de l'obstétrique non pas à cause des difficultés chirurgicales mais bien à cause du très grand danger d'infection qui l'accompagne.

Il ne faut procéder à l'extraction manuelle du placenta que lorsqu'il se présente des hémorragies inquiétantes, par suite des lenteurs de la troisième période de l'enfantement, et lorsqu'il a fallu abandonner les tentatives d'expression (Crède) effectuées également avec grande prudence et délicatesse. Dans d'autres cas, il est préférable d'attendre même pendant plusieurs heures et de provoquer l'expulsion spontanée au moyen du seigle ergoté et de la vessie de glace tout en surveillant la malade très attentivement.

12. Curettage :

Cette méthode d'élimination des parties placentaires retirées demande une grande habitude. Mais elle est moins dangereuse, est plus sûre que l'ergot de seigle. Elle est indiquée dans l'avortement incomplet, en présence de fragments de placenta, d'hémorragies ou de phénomènes putrides.

XII

Questionnaire servant à dresser les certificats d'admission à une maison de santé

(PAR LE PROFESSEUR MEYNERT.)

1. Nom et prénom :
2. Age, classe et religion :
3. Fonctions ou occupations :
4. Lieux de naissance et nationalité :
5. Ressortissant de la commune de
6. Derniers domiciles :
7. Quelles sont les causes ou les conflits qui ont fait paraître le récipiendaire comme anormal :
8. Quels sont les symptômes que le rédacteur du dossier a remarqués ou subis :

9. Depuis combien de temps dure la maladie, est-elle périodique ou est-ce une récidive :

10. Quelles sont les causes connues et probables de la maladie :

11. Le malade est-il tuberculeux ou dangereux :

12. Observations :

Date : Signature :

Il n'est pas possible naturellement de remplir les rubriques susdites dans tous les cas, mais en général les points 7, 8 et 11 doivent être développées, attendu que par cela même on n'indique pas seulement le motif de transfèrement du patient à une maison de santé, mais on fournit aussi aux médecins de la clinique et à l'établissement où le malade pourrait être transporté les données les plus importantes pour l'investigation et souvent aussi pour les mesures thérapeutiques et aussi pour décider si le malade peut être rendu aux soins domestiques.

Le point n° 5 est important en ce sens que les malades peuvent être dirigés dans les maisons de santé de leur région. C'est pourquoi il faut autant que possible joindre l'acte de naissance du patient au dossier.

En ce qui concerne le n° 8, les circonstances suivantes sont aussi importantes que les symptômes de maladies psychiques : 1° âge, taille, poids du corps, état de la nutrition, couleur de la peau. — 2° conformation du crâne à fixer par la mensuration du diamètre et du concours. — 3° physionomie, surtout forme des mâchoires, protubérance de la mâchoire inférieure, signe de dégénérescence important, difformité du visage telle que bec-de-lièvre, etc. — 4° organes des sens, yeux, regard, attitude des paupières et muscle ophtalmique, ouïe, lobe collé, défaut d'hélice, sensation : hyperesthésie et anesthésie. — 5° attitude de la langue à la traction, tremblement, cicatrices (signes d'accès épileptiques). — 6° attitude des muscles, paralysie ou parésie de quelques groupes musculaires ou des extrémités, tremblements, secousses, mouvements automatiques. — 7° sphères génitales, énormités des organes, développements défectueux, cryptorchie, hypospadie ou épispadie ; développement défectueux de l'utérus, atrésie de l'utérus ou du vagin, manifestation de l'appétit génital. — 8° attitude des fonctions génitatives.

En ce qui concerne le point n° 8 les causes de la maladie sont à considérer, spécialement hérédité (phénomène de maladie nerveuse ou mentale, mort subite avec symptômes cérébraux, tentatives de suicide, crimes, alcoolisme parmi les ascendants, consanguinité des parents, génération du malade par des parents très jeunes ou très vieux ou après que le père ou la mère avaient peu de temps avant traversé une maladie débilitante ou bien pendant que l'un des deux était ivre). Ensuite constitution névropathique congénitale, éducation inefficace, puberté, climat, maladies, notamment convulsions apparues dans la première enfance ou bien rachitisme, blessures à la tête, méningite, apoplexie cérébrale, encéphalite, tumeurs cérébrales, tabès dorsal, chorée, épilepsie, hystérie, neurasthénie, maladies infectieuses aiguës, notamment typhus, variole, pneumonie (délires), maladies aiguës ou débilitantes par suite de maladies chroniques comme l'anémie produite par la tuberculose, carcinome, etc. Syphilis, affections génitales féminines, onanisme et autres désordres sexuels, grossesse, accouchement, fièvres puerpérales, fièvre de lait, violentes émotions, fatigues cérébrales, grand souci, abus des alcools, intoxication par l'oxyde de carbone, le plomb, le mercure, la morphine, la cocaïne.

XIII

A. Stations thermales.

Sources alcalo-sodiques.

Ems, Gleichenberg, Luhatschowitz, Niederselters, Offenbach-Tönnistein, Weilbach.

Sources à eaux amères.

Ober-Alap, Friedrichshall, Kissingen, Mergentheim, Ofen, Püllna, Saidschitz, Sedliltz.

Sources alcalines simples.

Bilin, Fachingen, Fellach, Geilnau, Giesshübl, Krondorf, Neuenahr, Preblau, Ober-Salzbrunn, Römerquelle, Salvator, Strainz, Teinach, Vichy.

Sources ferrugineuses.

Alexanderbab, Alexisbad, Antogast, Augustusbad, Bartfeld, Bocklet, Brückenau, Cudowa, Doberan, Driburg, Flinsberg, Franzensbad, Freienwalde, Freiersbach, Godesberg, Griesbach, Alt-Heide, Imnau, Königswart, Langenau, Levico, Liebenstein, Liebwerda, Lobenstein, St. Moritz, Muskau, Pejoquelle, Petersthal, Polzin, Pyrawarth, Pyrmont, Reinerz, Rippoldsau, Roncegno, Sangerberg, Schandau, Schwalbach, Schwarzwald, Spa, Steben, Sylt, Saliács, Tarasp.

Sources chloruro-sodiques lithinées.

Contréxeville, Inselbad, Leuk, Lippspringe, Rappoltsweiler, Weissenburg, Wildungen.

Sources à sel de Glauber.

Balaton-Füred, Bertrich, Elster, Franzensbad, Karlsbad, Marienbad, Rohitsch-Sauerbrunn, Tarasp.

Sources chlorurées simples.

Aibling, Arnstadt, Aussee, Baden-Baden, Berlin, Bourbonne-les-Bains, Cannstadt, Colberg, Durrheim, Frankenhausen, Greifswald; Schwäb.-Hall, Hall (Tirol), Harzburg, Herzog Ludolfbad, Homburg, Hubertusbad, Ischl, Jaxfeld, Kissingen, Königsborn, Kösen, Kronthal, Nauheim, Neuhaus, Niederbronn, Oeynhausen, Orb, Neu-Rakoczy, Reichenhall, Rheinfelden, Rosenheim, Rothenfelde, Salzüngen, Salzuffeln, Schmalkalden, Soden, Sooden, Suderode, Sulza, Sulze, Traunstein, Werne, Wiesbaden, Wittekind.

Sources chlorurées bromo-iodurées.

Adelheidsquelle, Bex, Dürkeim, Elmen, Goczalkowitz, Hall (Oberösterr.), Inowraclaw, Königsdorff-Jastrzemb, Kreuznach, Lipik, Münster am Stein, Salzhausen, Salzschlirf, Sodenthal, Sulzbrunn, Tölz, Wildegg.

Sources sulfureuses.

Aachen, Baden près Vienne, Baden (Suisse), Bentheim, Burtscheid, Eilsen, Gurnigl, Harkany, Hechingen, Herkulesbab, Heustrich, Ilidze, Landeck, Langenbrüken, Langensalza, Lavey, Lenk, Limmerbrunnen, Meinberg, Nenndorf, Pistyán, Reutlingen, Schinznach, Sebastiansweiler, Stachelberg, Szmrdak (Büdöskö), Trenczin-Teplitz, Warasdin-Töplitz, Weilbach, Wippfeld.

Bains de mer.
a. Nord.

Blankenberghe, Borkum, Büsum, Cuxhaven, Dangast, Föhr, Helgoland, Juist, Langeoog, Norderney, Ostende, Scheveningen, Spikeeroog, Sylt, Wangerooge.

b. Ouest.

Ahlbeck, Apenrade, Binz, Boltenhagen, Borby, Colberg, Cranz, Dievenow, Düstenbrook, Fulgen, Glücksburg, Gravenstein, Göhren, Haffkrug, Heiligendamm, Herindsdorf, Kahlberg, Klampenborg, Koserow, Marienlyst, Misdroy, Gross-Mürity, Prerow, Putbus, Rügenwaldermünde, Sassnitz, Schwarzort, Stolpmünde, Swinemünde, Travemünde, Warnemünde, Westerpiatte, Zinnowitz, Zoppot.

Thermes indifférents.

Assmannshausen, Badenweiler, Budapest, Gastein, Johannisbad, Crapina-Töplitz, Luxeuil, Liebenzell, Neuhaus, Pfäffers-Ragatz, Plombières, Römerbad, Schlan-

genbad, Teplitz, Tobelbad, Tüffer, Warmbrunn, Wiesen-
bad, Wildbad, Wildstein.

Cures de raisin.

Aigle, Bex, Boppard, Bozen, Dürkheim, Edenkoben,
Eppau, Gleisweiler, St. Goarshausen, Gries, Honnef, Kal-
tern, Kreuznach, Laubbach, Meran, Montreux, Neustadt
a. d. Haardt, Rolandseck, Rüdesheim, Vevey, Wiesbaden.

Stations d'été.

Achensee, Adelholzen, Admont, Alexibad. Alp Piora,
Alexanderbad, Altenbrak, St. Andreasberg, Arnstadt,
Arosa, Auerbach, Aussee, Badenweiler, Badersee, Beaten-
berg, Berchtesgaden, Berka, Berneck, Blankerberg, Blan-
kenburg am Harz, Blankenhain, St. Blasien, Bodenbach,
Bergenz, Brennerbad, Brixtegg, Bruneck, Campfeer,
Charlottenbrunn, Churwalden, Cortina d'Ampezzo, Daru-
var, Davos, Dissentis, Dittersbach, Donaueschingen, Eise-
nach, Elgersburg, Empfing, Engelberg, Falkenstein, Fidau,
Fladnitz, Flinsberg, Frankenhausen, Frauensee, Frie-
drichsroda, Fuscher-Bad, Garsmisch, Gastein, Georgs-
walde, Gernsbach, Giesshübl-Puchstein, Gleichemberg,
Gmunden, Görbersdorf, Gossensass, Gottleuba, Grund,
Hainstein, Harzburg, Heidelberg, Heiden, Helmstadt,
Herrenalb, Höchenschwand, Hofheim, Höhlenstein, Hubertusbad, Ilidze, Ilmenau, Innichen, Interlaken, Ischl,
Jenbach, Johannisbad, Johannisberg, Judendorf, Karls-
brun, Kainzenbad, Kammer, Kitzbühel, Klosters, Kochel,
Kohlgrub, Königstein, Königswart, Kosen, Köstritz,
Kreuth, Krumpendorf. Lauenstein, St. Leonhard, Lieben-
stein, Lienz, Lindenfels, Lipik, Lobenstein, Lofer, Losch-
witz, Louisenthal, St. Lucasbad, Maderanerthal, Madona
di Campiglio, Magglingen, Marienbad, Mellau, Michelstadt,
Millstatt, Mittenwald, Mondsee, St. Moritz, Muggendorf,
Mühlbach, Nidelbad, Niederaschau, Niederdorf, Oberhof,
Obernigk, Oberstdorf, Olbernhau, Osterode, Partenkirchen,
Pfänder, Pontresina, Pörtschach, Portoré, Alt-Prags,
Neu-Prags, Preblau, Radein, Rappoltsweiler im Elsass,
Rasteinberg, Rehburg, Reiboldsgrün, Reichenau, Reinerz,
Renchthal, Rigi Kaltbad, Rohitsch, Römerbad, Ronneburg,
Rudolstadt, Ruhla, Sachsa, Salzbrunn, Samaden, Salzun-
gen, Schandau, Schluchsee, Schmalkalden, Schruns,
Schwanberg, Schwarzbach, Schwarzenberg, Schweizer-
mühle, Seeon, Seewis, Sexten, Sils-Maria, Silvaplana,
Sonneburg, Spindelmühle, Staffelsee, Steinach, Sterzing,
Streitberg, Suderode, Suhl, Sulza, Sutinsko, Gross-und
Klein-Tabarz, Tarvis, Tatra-Füred, Tegernsee, Thal, To-
belbad, Toblach, Tölz-Krankenheil, Trencsin-Teplitz, Tri-
berg, Unken, Unterach, Veldes, Vellach, Vierwaldstätter-
see, Villach, Waidring, Walchensee, Wallenstadt, Weesen,

Wehlau, Wernigerode, Wiesen, Wilhelmshöhe, Wolfach, Zell am See, Zugerberg.

Stations d'hiver.

Abbazia, Aegypten, Ajaccio, Alger, Alassio, Andermatt, Arco, Arosa, Aussee, Baden-Baden, St. Blasien, Bordighera, Cadenabbia, Cannes, Catania, Davos, Falkenstein, Gardone-Riviera, Görbersdorf, Gries, Hélouan, Hyères, Lugano, Madère, Malaga, Menton, Meran, Montreux, St. Moritz, Nervi, Nizza, Ospedaletti, Palerme, Pau, Pegli, Pise, Reiboldsgrün, San Remo, Samaden, Soden, Spezzia, Teneriffa, Venise, Vevey, Wiesbaden, Wilhelmshöhe.

Cures d'air et d'eau.

Aigle, Albisbrunn, Arendsee, Augustusbad, Aussee, Belfeld, Berlin, Berthelsdorf, Beurig, Boppard, Brestenberg, Brunnthal, Buchenthal, Champel, Cleve, Cossilla in Piemont, Dietenmühle, Eckerberg, Eggenberg, Elgersburg, Feldberg, Ferdinandsbad Frohnleiten, Fürstenhof, Gainfahrn, Geltschberg, Giessbach, Giesshübl, Gleisweiler, Godesberg, Graefenberg, Harzburg, Helenenthal, Hermsdorf, Herrenalb, Hofheim, Ilmenau, Isch, Kaltenleutgeben. Karlsruhe, Königsbrunn, Königstein, Kreischa, Kreuzen, Laubbach, Lauterberg, Liebenstein, Lindenhof, Lobenstein, Mammern, Marienberg, Michelstadt, Mühlbad, Mürzzuschlag, Nassau, Nerothal, Nidelbad, Niederwaldhof, Obermais, Pforzheim, Priessnitzthal, St. Radegund, Reichenau, Reimannsfelde, Rolandseck, Salzburg-Parsch, Schandau, Schönnbrunn, Schöneck, Schweizermühle, Sonneberg, Sophienbad, Stein in Krain, Stuer, Suderode, Teinach, Thalheim, Thalkirchen, Tharandt, Wartenberg, Wilhelmshöhe, Wiesbaden, Wolfsenger, Zuckmantel, Zuoz.

B. Bains artificiels.

Froids	10 à 20 degrés centigr.	
Frais	20 — 25	—
Tièdes	25 — 30	—
Chauds	35 — 40	—
Très chauds	40 — 45	—

Bain complet, allant jusqu'au cou (200 à 400 litres pour adultes et 50 à 200 litres pour les enfants). Demi-bain (allant jusqu'à la cavité cardiaque), 100 à 150 litres. Bain de siège, 20 à 30 litres. Bain local, suivant la partie intéressée, comme par exemple pour les bains de pied, 10 litres.

Bains aromatiques :
a) Par addition de :
    5oo à 1000 gr. camomille.
    5oo — 1000 — menthe, ou
    3oo — 5oo   — racine de guimauve, ou
    200 — 5oo   — plantes aromatiques sur 2 à 10 litres
                d'eau dans un bain.
b) Par addition de :
    5o à 100 gr. alcool angélique, ou
            — calaminthe,
            — mastic,
            — serpolet.
La moitié environ pour un enfant.

Bains de chlorure de chaux. — 5oo gr. chlor. de chaux dans un bain complet 0.70 centigr. sur 1 litre d'eau pour un bain local.

Bains ferrugineux. — 1° Sulf. de fer pur ou de commerce, 2 gr. à 4 gr. Potasse lavée, 8 gr. 2° Sulf. de fer pur, 2; sel de cuisine, 4; bicarb. de soude, 6. Pour les enfants le quart de la dose.

Bains de boue (ferrugineux). — Extr. de boue de Mattoni : 1 kilo de sel de boue (Extr. sec de boue) ou 1 bouteille lessive de boue de Mattoni (Extr. liquide de boue). Producteur : H. Mattoni à Budapest, Franzensbad, Karlsbad et Vienne.

Bains d'aiguilles de pin. — Extrait du pin sylvestre, 15o à 5oo grammes.

Bains de goudron. — Térébenthine du commerce, poix liq. 70 gr. avec de l'eau chaude. Agiter pendant plusieurs heures (Trousseau).

Bains d'iode. — Iodure de potassium 3 gr. 5o à 7 gr. pour un bain entier, 0.35 à 0.70 pour un bain local ou de siège, ou bien : iodure de potass. 1.4o, iode pur, 0.70, dans une baignoire en bois.

Bain de son. — Son du froment 1/2 kilo à 1 kilo 1/2 dans 5 litres d'eau, à bouillir pendant 1/2 heure.

Bain de lessive. — Potasse en morceaux, 100 à 5oo gr. dans un bain entier.

Bain de colle. — 5oo à 1000 gr. colle animale diluée dans l'eau bouillante.

Bain de malt. — 1 à 3 kil. malt d'orge, faire bouillir 1/2 heure dans 4 à 5 litres d'eau pour le bain.

Bains de lait. — Pur ou avec 5o p. 100 d'eau.

Bain de lessive mère. — 1 à 3 kil. pour 1 bain de sel de lessive mère de Hallein.

Bain salin. — 2 à 4 kilogr. sel marin ou de cuisine, ou 1 kil. sel de cuisine et 1 kil. sel de lessive mère sur 1 litre de lessive mère.

Bains acides. — Acide muriatique ou nitrique : 7 à 35 gr. pour 1 bain entier (baignoire en bois).

Bain sulfureux. — 1° Hyposulfite de soude, par bain 3.50 à 7 gr. ou bien : 2° sulf. de potasse, par bain 3.50 à 7 gr. ou davantage; 3° sulf. de potasse, par bain 2.10; ac. sulf. 1. En tous cas, 25 à 50 centigr. colle animale en sus (pas de baignoire en métal).

Bain de savon. — 100 à 400 gr. savon de ménage en copeaux ou savon blanc de potasse ou savon aromatique par bain ou alcool de savon, 3.50 à 7 gr.

Bain de mer. — 5 à 8 kil. sel marin par bain.

Bain de moutarde. — 1° 7 gr. à 14 gr. farine de mout. remuée dans de l'eau froide. Répartir la pâte dans le bain. 2° Huile de moutarde 0.15, alcool 1.75.

Bain de soude. — Carbonate de soude cru, 140 à 350 gr. pour un bain entier. 7 à 14 gr. pour un bain local.

Bain de sel. — 2 à 3 p. p. 100 sel de cuisine, 3 à 25 litres de sel mère pour 1 de bain ou 1/2 à 2 kil. Sel de lessive mère de Hallein avec 1 kil. de sel minéral ou de cuisine.

Bains de sublimé. — Sublimé, 5 gr.; alcool, 35 gr.; eau, 50 gr. dans le bain. Bain local, 0.7 sublimé (baignoires en bois seulement).

Bains de tannin. — 1° acide tannique, 0.7 eau, 15 gr. 2° décoction d'écorce de chêne, saule, ormeau ou châtaigner 1/2 kil. pour 2 litres.

Bains de feuilles de noyer. — 1/2 à 1 kil. de feuilles.

Eviter les baignoires métalliques dans les bains iodés et sulfureux.

XIV
Calendrier de grossesse,

DERNIÈRES MENSTRUES		JOUR DE LA NAISSANCE		DERNIÈRES MENSTRUES		JOUR DE LA NAISSANCE	
Janvier	1	Octobre	8	Juillet	5	Avril	4
—	5	—	12	—	10	—	8
—	10	—	17	—	15	—	12
—	15	—	22	—	20	—	16
—	20	—	27	—	25	—	21
—	25			—	28	—	26
Février	1	Novembre	1	Août	1	Mai	1
—	5	—	4	—	5	—	4
—	10	—	8	—	10	—	8
—	15	—	12	—	15	—	12
—	20	—	22	—	20	—	17
—	25	—	27	—	25	—	22
Mars	1	Décembre	1	—	28	—	27
—	5	—	6	Septembre	1	Juin	1
—	10	—	10	—	5	—	4
—	15	—	15	—	10	—	8
—	20	—	20	—	15	—	12
—	25	—	25	—	20	—	17
—	28	—	30	—	25	—	22
Avril	1	Janvier	2	—	28	—	27
—	5	—	6	Octobre	1	Juillet	2
—	10	—	10	—	5	—	5
—	15	—	15	—	10	—	8
—	20	—	20	—	15	—	12
—	25	—	25	—	20	—	17
—	28	—	30	—	25	—	22
Mai	1	Février	2	—	28	—	27
—	5	—	5	Novembre	1	Août	1
—	10	—	9	—	5	—	4
—	15	—	14	—	10	—	8
—	20	—	19	—	15	—	12
—	25	—	24	—	20	—	17
—	28			—	25	—	22
Juin	1	Mars	1	—	28	—	27
—	5	—	4	Décembre	1	Septembre	1
—	10	—	8	—	5	—	4
—	15	—	12	—	10	—	7
—	20	—	17	—	15	—	11
—	25	—	22	—	20	—	16
—	28	—	27	—	25	—	21
Juillet	1	Avril	1	—	28	—	26

Ces calculs sont établis d'après la formule suivante : Le jour de l'accouchement a lieu 9 mois moins 7 jours après celui de l'arrivée des dernières menstrues.

XV
Immunisation et Sérumthérapie [1]

I

L'histoire de l'immunisation est intimement liée à celle de la sérumthérapie. On avait cherché autrefois à créer l'immunité en injectant à l'animal le microorganisme pathogène lui-même ; plus tard, on a tenté l'immunisation en injectant à l'animal des doses progressives de produits solubles sécrétés par ce même microorganisme, ou bien en inoculant du sérum provenant d'un animal préalablement immunisé. C'est en cela que consiste toute la différence qui existe entre la vaccination et l'immunisation, différence qui est essentielle et qu'on confond trop souvent. La vaccination ne peut que prévenir l'infection. L'immunisation est capable de la guérir. La substance vaccinante est impuissante sur le microbe et ses produits ; la substance immunisante a la remarquable propriété, lorsqu'elle est mélangée à eux, d'en déterminer la destruction chimique. Enfin, la réaction vis-à-vis de la chaleur et des corps chimiques n'est pas la même pour la protéide défensive que pour le vaccin chimique.

Par la vaccination, on fait produire à l'animal lui-même les matières empêchantes qui devront entraver le développement du microbe. Dans l'immunisation, on lui injecte celles qu'a fabriquées un autre organisme. Nous avons dans ce dernier un véritable remède.

II

Si nous insistons tant à marquer la nuance de ces deux méthodes, c'est qu'il s'agit là de recherches toutes nouvelles et bien originales qui doivent être distinguées de celles poursuivies précédemment. Sans doute, les expérimentateurs ont pour ainsi dire deviné l'action immunisante du sérum, lorsqu'ils ont conseillé de saigner à blanc les cachectiques, de leur enlever tout le sang *vicié* et d'introduire dans leurs veines un sang provenant d'un organisme sain. On avait observé aussi un certain antagonisme entre les maladies infectieuses qui se gênaient mutuellement dans leur évolution et dont l'une pouvait devenir curative pour l'autre. Dans cet ordre d'idées Felheisen a cité, en 1880, un cas bien remarquable d'une femme atteinte d'un cancer du sein, patiente qui fut opérée successivement trois fois, et dont la récidive s'effectua très rapidement. A la

---

[1] Cette étude générale est tirée d'un ouvrage paru récemment, intitulé *Immunisation et Sérumthérapie,* par le docteur Samuel Bernheim.

troisième récidive un érysipèle envahit la plaie cicatricielle du sein amputé et cette nouvelle invasion fut salutaire pour la malade dont le carcinome ne récidiva plus.

Le même savant observa d'autres cas de cancer compliqués d'érysipèle, avec un succès relatif, mais moindre que celui rapporté précédemment. Emmerich ne conclut pas moins qu'il faudrait se servir du sérum provenant d'animaux immunisés avec du streptocoque de Felheisen pour traiter et guérir (?) des cancéreux, les toxines du streptocoque de l'érysipèle agissant contre la carcinose.

III

Le 2 mars 1889, Richet et Héricourt annoncèrent à la Société de biologie que la transfusion intrapéritonéale du sang de chien, ralentit chez le lapin l'évolution de la tuberculose aviaire ou bovine.

Vers la même époque, Behring et Vernicke firent une communication de la plus haute importance à cause de la précision de la méthode qu'ils fixèrent définitivement. Ces expérimentateurs immunisèrent, dès cette époque, contre le tétanos et la diphtérie par l'inoculation des produits solubles étendus d'une solution de trichlorure d'iode.

Le 31 mars et le 7 juin 1890, Bouchard et Charrin communiquèrent ce fait que, non seulement le sang, mais encore le sérum de chien augmentent la résistance du lapin au bacille pyocyanique.

La même année, je fis connaître par des communications faites successivement à la Société de thérapeutique et à la Société clinique des praticiens que la transfusion de sang de chèvre faite directement à un lapin ou à un cobaye immunisait contre la tuberculose. J'avais également pratiqué un grand nombre de transfusions faites directement de la chèvre à l'homme[1] et j'ai communiqué au Congrès de la tuberculose une série de cas où cette méthode thérapeutique avait donné chez les phtisiques d'excellents résultats.

Courmont et Dor ont également cherché l'immunisation tuberculeuse et l'ont obtenue chez un petit nombre d'animaux. Toutefois, ils n'ont pas appliqué cliniquement cette méthode et ils ne parlent guère, à cette époque du moins, de sérumthérapie chez les phtisiques. Leurs tentatives scientifiques ne méritent pas moins d'être signalées, d'autant plus que l'immunisation a été obtenue par la méthode de Behring, c'est-à-dire par l'inoculation de toxines.

IV

En Allemagne, Behring constate que la souris résiste

---

[1] *Traité clinique et thérapeutique de la tuberculose pulmonaire*, par le Dr Samuel Bernheim.

davantage au charbon, lorsqu'on lui injecte du sérum de rat, qui y est moins sensible, et Jasuhara que le sérum de chien et de grenouille immunise la souris contre le charbon, et que celui de poule la préserve du microbe de la septicémie des souris.

Behring annonce ensuite que le sérum de rat favorise la résistance du cobaye au bacille diphtérique.

Cette action antiseptique du sérum réfractaire s'exerce même *in vitro.* C'est ainsi que celui de grenouille et de pigeon atténue ou détruit le charbon, celui de chien la même bactérie, celui de rat le virus diphtérique.

Etant donnée cette propriété préventive du sang de réfractaire, il était naturel de voir si elle appartiendrait aux animaux artificiellement immunisés ; Behring et Kitasato ont été les premiers à affirmer ce fait pour le tétanos (*Deut. med. Woch.*, 1890). Ils ont montré que la souris, si sensible au poison tétanique, cesse de l'être lorsqu'on injecte le mélange de ce poison avec le sérum du sang des lapins vaccinés. De plus, ce pouvoir antitoxique se manifeste non seulement *in vitro*, mais même dans l'organisme.

Tizzoni et Cattani ont confirmé les résultats de ces auteurs (*Centr. f. Bact.*, t. XIX) pour le sérum de chien et de pigeon.

Vaillard put aussi vacciner, mais non guérir (Soc. de biolog. 21 fév. 1891), et constata la grande variabilité du pouvoir antitoxique. Il trouva, de plus, que la rate et l'humeur aqueuse des vaccinés ne possédaient pas ce pouvoir.

Kitasato a été le premier à tenter la guérison de l'homme tétanique par le sérum du lapin vacciné. Employant des doses trop faibles, il n'a pu réussir.

Tizzoni et Cattani ont obtenu de meilleurs résultats par l'emploi de l'antitétanine du sérum de chien vacciné.

En 1890, dans la *Deut. med. Woch.*, Behring a répété pour la diphtérie ce qu'il avait fait pour le tétanos. Il constata, vis-à-vis du virus diphtérique, le pouvoir antitoxique du sérum du cobaye immunisé. En 1891, avec Kitasato, il étendit le même fait (*Deut. med. Woch.*) au lapin et au mouton.

C'est alors que des essais thérapeutiques furent entrepris par divers auteurs, en particulier par Aronson (*Berlin. klin. Woch.*, 19 juin 1893), Kossel (*Deut. med. Woch.*, 1893) pour le traitement de la diphtérie.

En France, des résultats analogues étaient poursuivis par Roux, qui, utilisant avec Nocard le sérum de cheval, a pu arriver à l'hôpital des Enfants-Malades à établir la méthode définitive.

On sait qu'il fit sa première communication en septembre 1894, au Congrès de Budapest.

Depuis, ce mode de traitement a été l'objet des plus vives attaques en Allemagne, en particulier de la part de

Hansemann, un assistant de Virchow, à la Société médicale de Berlin.

En France, on a signalé à la Société médicale des hôpitaux chez les diphtériques traités par le sérum immunisé quelques accidents généraux, tels que l'élévation de la température jusqu'à 40°, urticaire, érythème polymorphe, arthropathies, délire, vomissements, dyspnée, purpura abdominal ou généralisé, néphrite (?), et au point d'inoculation, un abcès, une légère sensibilité, un œdème fugace et même un cas de mort, mais dont la cause a été diversement interprétée.

Néanmoins, ces accidents sont de minime importance, lorsqu'on considère l'efficacité de la méthode chez le diphtérique, lorsqu'on voit deux ou trois jours après l'injection la pâleur du visage disparaître, la vivacité de l'enfant revenir, l'appétit se relever, la température s'abaisser brusquement, et surtout les membranes disparaître, et le phénomène du tirage ne plus revenir.

V

Emmerich, l'auteur de la théorie des protéides antiseptiques, a fait le premier de la sérumthérapie avec Mastbaum (*Munch. med. Woch.*, 1892) contre le rouget des porcs, et avec Fovitsky (*Munch. med. Woch.*, 2 août 1891) contre la pneumonie.

Presque en même temps que ces deux auteurs, G. et F. Klemperer établissaient (*Ber. klin. Woch.*, 24 et 31 août 1891) la guérison de la pneumonie chez le lapin par le sérum des lapins vaccinés, et la destruction *in vitro* du poison pneumonique par ce sérum. Foa et Scabia et Mosny firent de même.

Dans les *Arch. de méd. exp.* de 1892, Archaroff a confirmé les recherches des deux frères Klemperer, et récemment (*Berl. klin. Woch.*, mai 1892) ces derniers ont donné le résultat de l'application de leur méthode au traitement de 40 cas de pneumonie chez l'homme. En France, il faut signaler sur ce sujet un travail de Mosny.

La sérumthérapie de la fièvre typhoïde a été étudiée par Brieger, Kitasato et Wassermann (*Zeit. f. Hygiene*, t. XII). En France, Chantemesse et Widal ont vu que le sérum du cobaye vacciné contre le bacille typhique est doué du pouvoir antitoxique, et que le sérum des typhiques guéris est préventif pour les animaux.

Dernièrement (Société de Biologie, 1895), le Dr Legrain a tenté la sérumthérapie du typhus exanthématique.

Celle du choléra a été étudiée par Klemperer, puis par Ferran, Behring, Kitasato et Wassermann. On a dit que Behring serait en possession de l'antitoxine cholérique.

Il faut ajouter qu'en 1893, Tommasoli et Pellizzari ont

prétendu avoir amélioré la syphilis par le sérum de syphilitique. Le professeur Mazza, reprenant ses expériences (*Giornale ital. della Mal. vin. e d. pelle*, fasc. 2, 1893), n'a pas obtenu de succès. Ce résultat fut plus heureux pour M. Richet et Triboulet, ainsi qu'il ressort d'une note, récemment communiquée à la Société de Biologie.

Richet a fait à l'Académie des sciences une communication très intéressante au sujet de la guérison du carcinome par le sérum provenant d'un âne immunisé.

Enfin Marmoreck a lu plusieurs notes relatives à la guérison de l'érysipèle et de la fièvre puerpérale à l'aide du sérum antistreptococcique.

VI

D'après ce rapide historique, il est donc établi que le sérum des animaux vaccinés peut amener la guérison des maladies infectieuses. Les recherches ont été poussées dans des domaines plus larges. Ehrlich a vu le premier qu'on peut prévenir chez les souris l'intoxication par des toxalbumines végétales : abrine, ricine, en leur injectant le sérum des animaux vaccinés.

Des faits analogues ont été signalés en 1894, à la Société de Biologie, par MM. Phisalix et Bertrand, et par M. Calmette, à propos du venin des serpents.

MM. Phisalix et Bertrand ont également montré (Ac. des sciences, août 1894) que le mélange de curare et de sang de salamandre rend la grenouille réfractaire au terrible poison.

Roux, au Congrès de Budapest, ajoute une notion nouvelle à la question des sérums antitoxiques ; le traitement d'une maladie par le sérum d'une maladie différente. C'est ainsi que, comme l'a vu Calmette, le sérum antitétanique préserve contre l'action du venin. De même, le sérum d'un lapin vacciné contre la rage possède un pouvoir préventif contre le même venin. Pourtant, la réciproque n'est pas vraie, un lapin vacciné contre le venin n'est pas vacciné contre la rage. « Puisque ces sérums préventifs agissent comme des stimulants cellulaires, dit Roux, on comprend que le sérum d'un animal vacciné contre une maladie puisse être efficace contre une autre. Dans ces derniers temps, M. Duntschman a constaté que le sérum des animaux immunisés contre le charbon symptomatique agit sur le bacille de la septicémie aiguë ; d'autre part, le sérum de l'homme sain, et parfois aussi celui du cheval, comme l'a montré M. Pfeiffer, ont des propriétés immunisantes très marquées contre l'infection cholérique intrapéritonéale. Il semble donc que ce pouvoir préventif du sérum contre les virus vivants ne soit pas toujours spécifique, puisqu'il se rencontre chez des animaux qui n'ont jamais éprouvé l'action du microbe contre lequel leur sang protège. Il n'y a rien là de bien surprenant, car, suivant l'expression de M. Metchnikoff, il s'agit non pas d' « antitoxines », mais de « stimulines », dont plusieurs seraient capables d'un même effet. »

VII

Les études sur l'immunisation et la sérumthérapie ont marché, ces derniers temps, avec une rapidité vertigineuse et tout fait prévoir que, grâce aux progrès des connaissances bactériologiques et biologiques, grâce aussi aux résultats déjà obtenus, l'application de cette nouvelle méthode stimulera les chercheurs et que, bientôt, de nouvelles découvertes verront jour et viendront sanctionner et renforcer les résultats déjà acquis.

Nous nous sommes expliqué amplement sur les moindres minuties de cette nouvelle méthode thérapeutique, dans notre ouvrage intitulé *Immunisation et Sérumthérapie* où nous avons traité spécialement les tentatives et les recherches qui ont été faites pour chaque maladie. Expliquons, ici, comment on doit procéder d'une façon générale :

Avant tout, il faut déterminer la valeur minima mortelle des toxines de chaque microorganisme pathogène pour chaque animal. Cette connaissance bien établie, on injecte d'abord à un animal des doses très petites de produits solubles, provenant d'un bouillon pur, stérilisé et passé au filtre Chamberland. Il est prudent de commencer par inoculer les toxines d'une culture peu virulente, atténuée chimiquement ou par l'âge (Behring). On habitue le sujet expérimenté à ce poison, et on augmente graduellement la dose inoculée, pour atteindre des doses énormes de toxines, provenant de bouillons plus jeunes et de plus en plus virulents. On a atteint l'immunité de l'animal lorsque l'injection de son sérum faite à un autre sujet est capable de neutraliser l'action d'une dose minima mortelle. Cet essai, qui est la meilleure pierre de touche, n'est cependant pas le seul, car on peut éprouver *in vitro* le degré d'immunisation, en ensemençant le sérum immunisé avec un virus qui ne doit pas se développer ; cette preuve ne peut être réalisée pour contrôler la parfaite immunisation de toutes les maladies infectieuses. Une fois l'immunisation dûment reconnue, on saigne l'animal ainsi préparé, et on recueille le sang avec les plus grandes mesures d'asepsie et on injecte le sérum aux malades, à la dose de 5 à 20 centimètres cubes tous les jours ou tous les deux jours. Cette injection hypodermique est absolument inoffensive. Je l'ai pratiquée un nombre de fois incalculable, et je puis certifier qu'elle n'exige pas plus de mesures de précaution que toute autre injection de produits organiques.

VIII

Mais comment se forment les antitoxines ? C'est là un point que Roux a cherché à élucider au dernier Congrès de Budapest où il s'est exprimé en ces termes :

« Les antitoxines sont d'autant plus abondantes dans le sang des animaux que ceux-ci ont reçu plus de toxine, d'où l'idée très naturelle qui nous était venue tout d'abord et qui est soutenue maintenant par M. Buchner, à savoir que l'antitoxine dérive de la toxine par une transformation qui se produit dans le corps. Les propriétés si semblables de la toxine et de l'antitoxine venaient à l'appui de cette supposition. De plus, quand on cesse d'injecter de la toxine aux animaux, l'antitoxine diminue peu à peu dans le sang comme si la matière d'où elle provient n'était plus renouvelée. Une conséquence de cette hypothèse, c'est que la quantité d'antitoxine dans le sang doit être en proportion de la toxine introduite. Si on saigne fréquemment les animaux immunisés sans leur injecter de nouvelle toxine, la provision d'antitoxine devra s'épuiser rapidement. Avec M. Vaillard, nous avons vu qu'il n'en est rien ; on peut retirer, en très peu de temps, à un lapin vacciné contre le tétanos, un volume de sang égal au volume total de celui qui circule dans son corps, sans que le pouvoir antitoxique de son sérum baisse sensiblement. L'antitoxine se reproduit donc au fur et à mesure qu'on la puise. Et, d'ailleurs, une autre expérience que nous avons faite avec M. Vaillard prouve qu'il n'y a pas proportionnalité entre la toxine injectée et l'antitoxine produite. Avec la même dose de toxine donnée aux animaux, on peut obtenir un sérum plus ou moins actif, suivant la façon dont on l'administre. Prenons deux lapins de même poids et immunisons-les contre le tétanos ; quand leur résistance est déjà notable, injectons-leur la même quantité de toxine (103 centimètres cubes) dans l'espace de deux mois, en donnant à l'un, tous les jours, une faible quantité, et à l'autre, de temps en temps des doses plus fortes. Dans le même temps, nos deux animaux ont reçu le même volume de poison ; le premier en 33 petites injections, le second en 9 grandes. Le sérum de celui aux faibles doses neutralise *in vitro* 150 parties de toxine et a un pouvoir préventif de cent milliards ; le sérum de celui aux doses massives ne neutralise pas 25 parties de toxine et a un pouvoir de cinq cent mille. La manière de donner la toxine n'est pas indifférente et la quantité de l'antitoxine dans le sang n'est pas proportionnelle à la dose introduite. Avec de petites doses répétées, nous avons obtenu des sérums antitétaniques dont l'activité dépasse un trillion et cela dans un temps relativement court. Il semble que la toxine agisse comme un excitant sur les cellules qui sécrètent l'antitoxine.

« Cette idée que l'antitoxine est un produit cellulaire trouve un appui dans l'intéressante constatation de M. F. Klemperer, qui a vu que le jaune de l'œuf de la poule im munisée est antitoxique, tandis que le blanc ne l'est pas. Quelles sont les cellules du corps qui préparent ces antitoxines ? C'est une question trop peu avancée pour être abordée ici.

« L'expérience dans laquelle le pouvoir antitoxique se manifeste avec le plus de netteté est celle où l'on mélange le sérum antitétanique avec la toxine. Versons dans une série de verres un volume connu d'une toxine très active (qui tue une souris à la dose de 1/1000 de centimètre cube) et ajoutons dans chacun de ces verres des quantités variables du sérum antitoxique dont nous parlions tout à l'heure, et dont le pouvoir préventif égale un trillion. Une partie de ce sérum suffit à rendre inoffensives 900 parties de toxine ; un demi-centimètre cube du mélange injecté à un cobaye ne lui donne pas le tétanos, bien qu'il ne renferme qu'un dix-huit centième de centimètre cube de sérum. Le poison paraît donc neutralisé comme dans une réaction chimique, où une quantité donnée d'un corps sature une quantité donnée d'un autre. Les choses ne se passent pas avec cette simplicité. D'abord, rien n'est plus difficile que de saisir le point exact de la saturation ; M. Buchner a déjà vu qu'un mélange qui n'agit pas sur les souris est actif sur le cobaye. Un mélange de 900 parties de toxine et de une de sérum est inoffensif à la dose d'un demi-centimètre cube, pour 8 cobayes sur 10, mais il en est deux dans le lot qui prendront un tétanos plus ou moins sévère et se comporteront comme des réactifs plus sensibles, en montrant qu'il y a encore du poison libre dans le mélange. Diminuons la proportion de toxine et mêlons 500 parties de toxine et une de sérum. Un demi-centimètre cube de ce nouveau mélange ne produit aucun effet, mais 3 centimètres cubes donneront le tétanos. Il n'y a pas là la netteté d'une réaction chimique, soit que nous manquions d'un réactif suffisant pour nous indiquer le point exact de saturation, soit peut-être qu'il n'y ait pas de saturation du tout et que toxine et antitoxine continuent à exister côte à côte dans le liquide.

« Les expériences suivantes, que nous avons faites avec M. Vaillard, tendent à prouver qu'il en est ainsi. Nous injectons à cinq cobayes neufs un demi-centimètre cube du mélange : toxine 900 parties, sérum une partie ; aucun ne prend le tétanos. A cinq autres cobayes, de même poids, ayant les meilleures apparences de santé, mais qui ont été immunisés quelque temps auparavant contre le vibrion de Massouah, nous donnons le même mélange, à la même dose ; ils auront le tétanos. Bien plus, de semblables cobayes pourront être rendus tétaniques avec un tiers de centimètre cube d'un mélange de 500 parties de toxine pour une de sérum. Des cochons d'Inde qui reçoivent d'abord un centimètre cube de sérum préventif, actif au trillionième, c'est-à-dire une quantité capable de les immuniser des milliers de fois, puis une dose mortelle de toxine tétanique, restent bien portants dans les conditions ordinaires. Plusieurs d'entre eux prendront le tétanos, si on leur injecte ensuite des produits microbiens, tels que ceux du bacille de Kiel, du bacterium coli et d'autres bactéries. La toxine n'est donc pas détruite, puisqu'elle donne le tétanos, même après plusieurs jours, aux cobayes dont on modifie la résistance.

« De même, une quantité de sérum antidiphtérique, amplement suffisante à préserver contre une dose mortelle de virus ou de toxine des cobayes neufs, ne retarde pas la mort des cobayes de même poids qui ont subi des inoculations antérieures dont ils sont parfaitement rétablis. Et cependant si l'antitoxine détruisait la toxine, la même quantité de sérum serait efficace chez tous les cobayes de même poids.

IX

« Ces faits montrent l'influence que peut avoir une maladie antérieure qui ne laisse pas de traces apparentes sur la réceptivité à l'égard des virus et sur la sensibilité vis-à-vis des substances toxiques. Leur explication naturelle n'est-elle pas dans l'action du sérum sur les cellules plutôt que sur la toxine ? Les cellules bien vivaces des cobayes neufs répondent à la stimulation du sérum et sont comme indifférentes à l'empoisonnement, tandis que celles des cobayes déjà impressionnés par les produits microbiens ne résistent pas à la toxine.|

« Notre démonstration serait plus persuasive, si nous arrivions à séparer la toxine de son mélange avec l'antitoxine. Les propriétés très voisines de ces deux substances rendent le problème difficile à résoudre. Les toxines et les antitoxines du tétanos et de la diphtérie se comportent de la même façon en présence des divers agents et des réactifs. Mais la séparation peut être faite pour d'autres toxines et antitoxines.

« M. Calmette, MM. Phisalix et Bertrand ont montré que le sérum des animaux immunisés contre le venin des serpents est antitoxique ; il agit sur le venin comme le sérum antitétanique sur le poison du tétanos. Le mélange de sérum antivenimeux et de venin est inoffensif, quand il est en proportions convenables ; on lui rend toute sa toxicité en le chauffant à 70°. A cette température, l'antitoxine est altérée et le venin ne l'est pas. La chaleur agit sur le mélange des deux substances comme si chacune était seule. Il paraît donc que le venin était resté intact à côté de l'antitoxine, ou, tout au moins, qu'il avait contracté avec elle une union bien instable.

« De tout ce qui précède, nous sommes portés à conclure que les antitoxines agissent sur les cellules. Un sérum préventif contre une toxine met en jeu des actions cellulaires tout comme le sérum préventif contre un virus vivant. Peut-être même les cellules qui détruisent les microbes sont-elles aussi celles qui élaborent les antitoxines ?

« Nous avons rappelé au commencement de cette communication que le sérum d'un animal vacciné contre un microbe protège quelquefois contre un autre et que les sérums préventifs contre un virus vivant n'étaient pas toujours spécifiques. Jusqu'ici, au contraire, les sérums antitoxiques ont été envisagés comme spécifiques, chacun d'eux n'agissant que sur une toxine déterminée. Le fait que l'antitoxine tétanique n'a aucune influence sur le poison diphtérique, et réciproquement, a toujours été mis en avant pour prouver cette spécificité. La découverte de nouvelles antitoxines a élargi le champ de l'expérimentation. J'ai constaté que le sérum antitétanique n'était pas sans action sur le venin des serpents et j'ai confié le soin d'examiner cette question à M. le docteur Calmette qui étudie, dans mon laboratoire, la sérothérapie des venins. Les résultats obtenus sont intéressants au point de vue général qui nous occupe.

« Le sérum d'un cheval sain, mélangé à du venin de cobra, n'empêche nullement celui-ci d'agir, tandis que le sérum d'un cheval immunisé contre le tétanos rend inoffensif le venin auquel on l'ajoute. Ce sérum antitétanique, injecté avant le venin, retarde beaucoup la mort et l'empêche même, s'il est donné à doses répétées. Il y a cependant bien peu de ressemblance entre le venin des serpents, qui tue par asphyxie en un temps très court, et le poison tétanique, qui ne manifeste son action qu'après une période d'incubation.

« Le sérum antitétanique est antitoxique vis-à-vis du venin, mais le sérum antivenimeux ne l'est pas à l'égard de la toxine tétanique. Un lapin vacciné contre le venin prend le tétanos et, fait plus surprenant, un lapin immunisé contre le tétanos succombera si on lui donne une dose de venin très peu supérieure à celle qui tue un lapin neuf.

« Le sérum des lapins neufs n'a aucune action sur le venin, celui des lapins vaccinés contre la rage est antivenimeux à un haut degré. Mélangé au venin *in vitro*, il le rend inoffensif ; injecté préventivement, il protège contre l'envenimation. Des lapins vaccinés contre la rage supportent des doses quatre ou cinq fois mortelles de venin. N'est-il pas surprenant de voir qu'en rendant un lapin réfractaire à la rage, on lui donne du même coup l'immunité contre les morsures de serpents ?

« Le sérum antivenimeux rend les lapins plus résistants à l'abrine et le sérum antirabique a aussi une action sur les venins. Le sérum antidiphtérique mélangé à l'abrine ne tue plus les lapins qu'avec un long retard.

« Assurément, le sérum antitétanique est beaucoup plus efficace contre le poison du tétanos que contre les venins : mais ce ne sont là que des questions de plus ou de moins. Il ne paraît pas probable que ces sérums, d'origine si diverse, exercent sur le venin de cobra une même action chimique ; nous admettons plus volontiers qu'ils agissent tous sur les cellules, qu'ils rendent insensibles pour un temps à l'envenimation.

« Je pourrais donner encore d'autres exemples de l'action d'une antitoxine sur plusieurs poisons. Ceux dont je viens de parler nous montrent sous un aspect nouveau cette question déjà si attrayante de la sérothérapie. »

X

Nous ne nous étendrons pas davantage sur l'immunisation et la sérumthérapie, car on trouvera tous les détails concernant cette étude dans mon livre que j'ai cité plus haut.

Il est cependant utile de dire, ici, que la durée de l'immunisation préparée dans les meilleures conditions, n'est pas indéfinie, et que la puissance du sérum antitoxique va en diminuant à mesure qu'on s'éloigne des dernières injections des toxines. Cette durée elle-même n'a pas encore été fixée jusqu'à ce jour.

Quant au nombre des injections du sérum antitoxique faites aux patients il varie avec la maladie. L'effet du sérum est d'autant plus rapide qu'il s'agit d'une maladie infectieuse plus aiguë et dans laquelle, aussi, il y a un moindre mélange de bactéries (associations microbiennes). Cette durée immunisante et le nombre d'injections sont variables et jusqu'à présent aucun chiffre absolu n'a pu être adopté. On trouvera du reste de nombreux détails sur cette question dans l'ouvrage *Immunisation et Sérumthérapie* du Dr Samuel Bernheim.

XVI

Examen de la vision.

Le moyen le plus simple pour déterminer l'acuité visuelle des yeux est de se servir de caractères-types de *Snellen*, qui sont établis de façon qu'un œil, doué d'une acuité visuelle normale, distingue nettement certains caractères à une distance déterminée. Cette distance évaluée en pouces constitue également le numéro des caractères-types. Ainsi un œil d'acuité visuelle normale lit distinctement le n° XX à 20 pouces, le n° L à 5o p. et le n° III à 3 p. On exprimera donc l'acuité visuelle de l'œil par une fraction dont le numérateur correspondra à la distance de l'objet, et le dénominateur au numéro du caractère. Ainsi, dans l'exemple cité, l'acuité visuelle $V = \dfrac{20}{20}$ ou $\dfrac{50}{50}$ ou $\dfrac{3}{3} = \dfrac{1}{1}$. Si par contre un œil lit le n° XXX à 20 pieds seulement, son acuité visuelle s'exprimera par $V = \dfrac{20}{30}$; si l'individu lit le n° XL à 10 pouces seulement, son acuité visuelle est moindre et $V = \dfrac{10}{40}$; s'il lit le n° C à 20 pouces, son $V = \dfrac{20}{100}$.

Il est bon de ne pas simplifier cette fraction, parce qu'elle montre ainsi non seulement le degré d'acuité visuelle, mais aussi la voie par laquelle on est parvenu à l'établir. On fait lire habituellement à la distance de 20 pieds, en commençant par les plus gros caractères et descendant jusqu'à celui que l'œil distingue encore nettement (vision de loin).

Pour la vision de près, on présente d'abord à l'individu les plus petits caractères, et s'il ne peut les lire, on lui montre des caractères de plus en plus grands jusqu'à ce qu'il arrive à en lire un distinctement.

Les caractères ainsi que les quelques lignes qui suivent peuvent satisfaire pratiquement aux exigences d'un examen rapide.

II. (0,6.)

Il y a des justes dont la conscience est si tranquille qu'on ne peut s'approcher d'eux sans participer à la paix qui s'exhale, pour ainsi dire, de leurs cœurs et de leurs discours.

II ½. (0,8.)

Nous sortîmes de la forêt et nous commençâmes à gravir le revers d'une haute montagne. Le chien marchait devant nous et portait au bout d'un

III. (1,0.)

Quand il nous parlait debout et immobile, sa grande barbe, ses yeux modestement baissés, le son affectueux de sa voix, tout

IV. (1,3.)

Après une demi-heure de marche dangereuse par les montagnes, nous arrivâmes enfin à bon port et entrâ-

VI. (2,0.)

Il n'y avait dans ce lieu qu'une natte de feuilles et

VII ½. (2,5.)

Il se hâta d'allumer le feu avec quelques

X. (3,2.)

Le soir ayant rame-né la sérénité, nous

XV. (4,8.)

ERHFA

XX. (6,5.)

AVCIT

C. (32,5.)

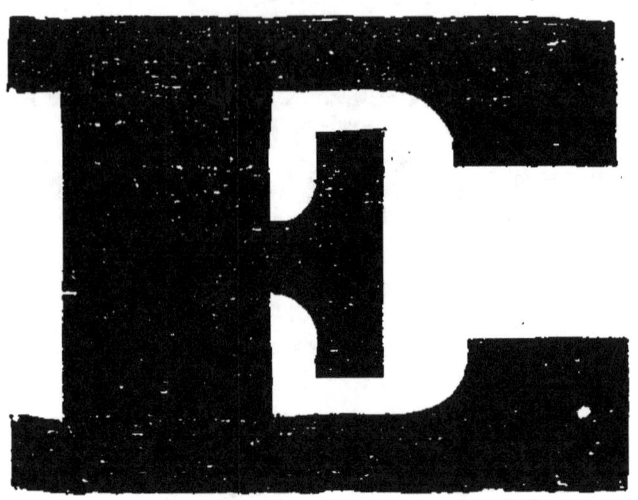

L. (16,2.)

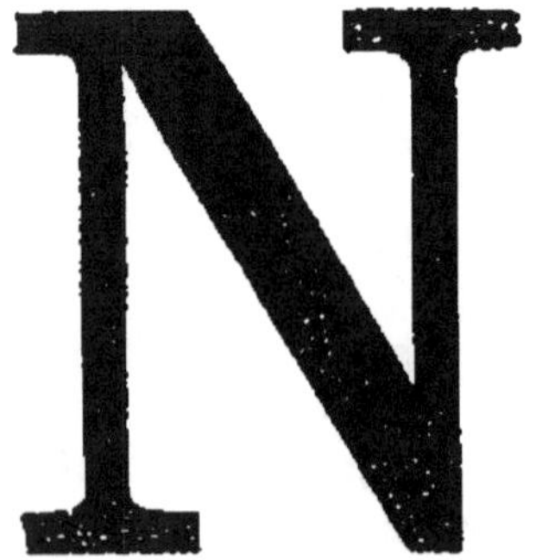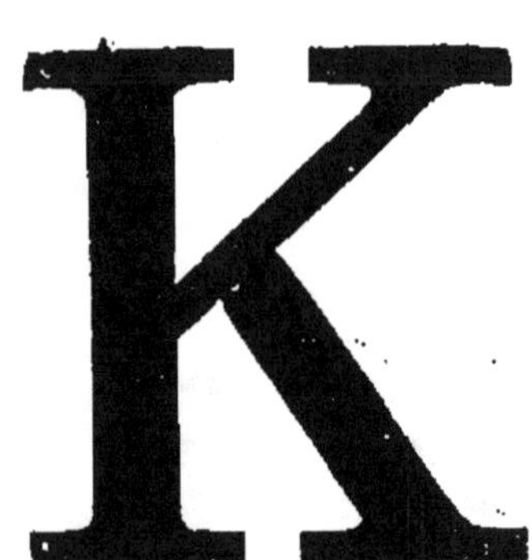

XXX. (9,75.)

S M O

9968-95. — CORBEIL, IMPRIMERIE ÉD. CRÉTÉ

9 782329 095158